Ulrich Schneeweiß

Spezielle Mikrobiologie

Leitsätze für Studierende und Ärzte

unter Mitarbeit von

Eva-Maria Fabricius

Spezielle Mikrobiologie

Leitsätze für Studierende und Ärzte

von

Professor Dr. med. habil. Ulrich Schneeweiß

unter Mitarbeit von

Eva-Maria Fabricius

Deutsche Akademie der Wissenschaften zu Berlin-Buch
Institut für Krebsforschung – Bereich Robert-Rössle-Klinik

Mit 158 Abbildungen und 39 Tabellen

Walter de Gruyter & Co.

vormals G. J. Göschen'sche Verlagshandlung · J. Guttentag, Verlagsbuchhandlung
Georg Reimer · Karl J. Trübner · Veit & Comp.

Berlin 1968

Satz und Druck: Franz Spiller, Berlin 36

Unseren lieben Eltern

in Dankbarkeit und Verehrung

gewidmet

Vorwort

Die zunehmende Spezialisierung der Medizinischen Mikrobiologie bringt unvermeidbare Schwächen der Einseitigkeit mit sich. Häufig bleibt das Verständnis für das Allgemeine und Wesentliche versagt. Es war deshalb mein besonderes Anliegen, entsprechend meiner Lehrerfahrung an der Universität den gesamten Stoff der Speziellen Mikrobiologie nach dem Vorbild der Lehrbücher von Professor Pschyrembel zu bearbeiten. Ich bemühte mich, die wichtigsten durch Bakterien, Viren, Protozoen und Pilze verursachten Infektionen des Menschen in übersichtlich-didaktischer Form darzustellen. Die Subjektivität in der Auswahl des Stoffes, der Betonung bestimmter Zusammenhänge und im Setzen der Akzente wird, so glaube ich, durch die straffe Gliederung und Systematik aufgewogen.

Jedes Kapitel wurde nach dem gleichen Prinzip aufgebaut. Einer epidemiologischen und historischen Einführung folgen fachliche Einzelheiten mit stichwortartiger Erläuterung. Methodische Fragen werden ohne technische Details berücksichtigt. Polyätiologische Leitsymptome sind tabellarisch geordnet, schwierige funktionelle Zusammenhänge sollen durch Abbildungen schematisch vereinfacht werden. Der „rote Faden" der Leitsätze in den Kästen kann zugleich als zusammenfassende Gedächtnisstütze dienen. Mit den „Leitsätzen für die Klinik und Diagnose" werden praxisbezogene Probleme aus klinischer, mikrobiologischer und epidemiologischer Sicht behandelt, weil hierdurch das Verständnis für seuchenverhütende Maßnahmen geweckt und erleichtert wird.

Sollte es gelingen, mit diesem Buch Ordnung und Übersicht in die vielfältigen Zusammenhänge unseres Faches zu bringen, so hätte es einen wichtigen Zweck erfüllt. Möge es auch zum fruchtbaren Gedankenaustausch anregen. Für Hinweise und Ratschläge bin ich aufgeschlossen und dankbar.

Herrn Professor Dr. Dr. W. Pschyrembel gebührt mein aufrichtiger Dank für die Anregung zu diesem Buch. Dem Verlag Walter de Gruyter & Co. möchte ich für die verständnisvolle Unterstützung und gute drucktechnische Ausstattung danken.

Berlin, Herbst 1967

Ulrich Schneeweiß

Inhaltsübersicht

Erkrankungen durch Bakterien

Einführung

Bakterien gehören zu den zahlreichsten aller Lebewesen. Wasser und Boden sind dichtbesiedelte Mikrobenstätten. Die ungeheure Vielfalt bakterieller Stoffwechselprozesse und ihre Ubiquität sichern das dynamische Gleichgewicht im Stoff- und Energiehaushalt der belebten Natur. Als ständige Begleiter von Mensch und Tier rechnen wir sie zum physiologischen Lebensmilieu; sie stellen als normale Haut-Schleimhautbewohner wichtige Wechselbeziehungen zwischen Wirt, Mikroben und Umwelt her. In diesem ökologischen System reift die Leistung jener lebensnotwendigen Zellen, die für die Erhaltung der Integrität der Körperstruktur und -funktion verantwortlich sind.

Nur ein geringer Teil der bekannten Bakterienarten besitzt fakultativ oder obligat pathogene Eigenschaften. Die große Mannigfaltigkeit dieser „spezialisierten" Mikroben geht jedoch daraus hervor, daß sich heute Forschergruppen erfahrener Mikrobiologen, Immunologen, Biochemiker und Genetiker dem Studium der antigenen Feinstruktur sowie der Stoffwechselleistungen bestimmter pathogener Bakterienarten zuwenden. Taxonomische Stellung sowie pathogene und immunogene Eigenschaften, wichtige Fragen der Mikrobengenetik und Erreger-Wirt-Beziehungen werden hierdurch unserem Verständnis nähergebracht.

Dank unserer fortgeschrittenen Kenntnis über die Erreger, deren Vorkommen und Übertragungswege, über Möglichkeiten einer wirksamen Vorbeugung und Bekämpfung, befinden sich menschheitsalte, verheerende Seuchen, die vor allem in Asien ihren Ursprung haben und im Altertum, Mittelalter bis in die Neuzeit Völker und Erdteile heimsuchten, auf dem Rückzug. An ihre Stelle traten „neue" bakterielle Infektionen, die die Ärzte im „Zeitalter der Chemotherapie und Immunprophylaxe" vor noch ungelöste Probleme stellen.

Fragen der Fokalinfektion und der Zunahme der Antibiotikaresistenz, der Hospitalinfektionen durch gefährliche Eitererreger, der bakteriellen Mischinfektionen in Begleitung weitverbreiteter Virusinfekte harren einer Klärung. Im Zuge der Intensivbewirtschaftung, der großtechnischen Nahrungsmittelgewinnung und -konservierung, der Ansammlung von Menschen in Betrieben und Verkehrsmitteln, in Einrichtungen zur Unterbringung von Kindern, änderten bestimmte bakterielle Darmseuchen ihren Charakter und nahmen an Verbreitung und Häufigkeit zu. Jahrhundertealte Volksseuchen mit „sozialem Einschlag" erfordern den Einsatz von Facharztdisziplinen und erfahrenen Gesundheitshelfern.

In dieser Situation erwachsen dem Arzt bei der Behandlung bakteriologisch-epidemiologischer Aufgaben drei vordringliche Verfahrensweisen:

1. **Beherrschung der Grundregeln der allgemeinen Hygiene beim Umgang mit Krankheitserregern.**

   Hierzu gehören die Beachtung des Prinzips der Noninfektion, der Vorschriften der Asepsis, getrennte Durchführung von Arbeiten in infektiöser Umgebung ebenso wie das Fernhalten bzw. Absondern von Infektionsquellen, die Kenntnis des Umganges mit ansteckendem Material wie auch die Überwachung der in der Praxis geübten Entkeimungsverfahren.

2. **Ätiologisch-deduktives Denken in Verbindung mit methodisch-diagnostischem Wissen.**

   Voraussetzung für die verantwortungsvolle Frühdiagnose ist eine gründliche Erfahrung in der Symptomatologie der Infektionskrankheiten. Sie allein reicht nicht aus für die Erfassung und Einschätzung von Seuchenzusammenhängen. Erst das kausal-analytische, in epidemiologischen Vorgängen erprobte Denken lenkt den Blick auf die mögliche Seuchenursache. Hierbei ist der gezielte Einsatz von mikrobiologischen Untersuchungsmethoden meist nicht zu entbehren. Er verlangt vom Arzt fundierte Kenntnisse über den Anwendungsbereich auch der verfeinerten Spezialverfahren, ferner die richtige Deutung der Befunde im Zusammenhang mit unklaren Infektionen und Seuchengeschehnissen.

3. **Anwendung des Prinzips des therapeutischen u n d prophylaktischen Handelns.**

   Ist die Heilung einer Krankheit eine ärztliche Kunst, die umfassendes Wissen und Können erfordert, so bleibt die Vorsorge gegen die Entstehung und Ausbreitung von Infektionskrankheiten eine Pflicht, zu der nicht nur der Arzt, sondern alle verantwortungsfreudigen Menschen aufgerufen sind. Aufklärung und Gesundheitserziehung, Einsatz von Schutzimpfungen gehören ebenso hierher wie die Hebung des Lebens- und Bildungsniveaus, die Beseitigung unhygienischer Verhältnisse und sozialer Mißstände.

Zyklische Infektionen zeigen charakteristischen Stadienverlauf (HÖRING), der mit der Inkubation beginnt, über die Vermehrung und den Einbruch in die Blutbahn zur Ausbreitung der Erreger im Körper führt, schließlich nach deren Rückzug und Befall disponierter Organe die „Leitsymptome" der jeweiligen Infektionskrankheit erkennen läßt, zum Beispiel Zeichen der Pneumonie, Meningitis, Hepatitis, Enteritis. Eliminierung der Erreger durch die Körperkräfte bedingt mehr oder minder ausgeprägte Immunität, anderenfalls rezidivierenden oder chronischen Verlauf.

Demgegenüber spielen sich lokale Infektionskrankheiten am Ort der Infektion ab, ausgenommen die durch Fernwirkung von Toxinen verursachten Krankheitsbilder. Immunitätsphänomene sind, wenn überhaupt, dann vorübergehender Natur.

Infektionsherde, die mit der Lymph-Blutbahn Verbindung bekommen, führen zur Sepsis, die ohne Inkubation, Stadienablauf und Immunität gewissermaßen das Ende der lokalen oder zyklischen Infektion bedeutet.

Bakterienbedingte Krankheiten lassen in der Regel, nicht ohne Ausnahme, folgende gemeinsame Merkmale erkennen:

1. **Schüttelfrost, septische (morgens niedrige, abends hohe) Temperaturen, kritische Entfieberung.**
2. **Entzündungen mit eitrigem Charakter.**
3. **Leukozytose mit Vermehrung der Jugendformen.**
4. **Nach zyklischen Infektionen Immunität, anderenfalls, auch nach nicht abheilenden Lokalinfektionen, chronisch-rezidivierender Verlauf.**
5. **Fetopathien in der zweiten Hälfte der Schwangerschaft.**
6. **Ansprechen auf Therapie mit Sulfonamiden und/oder Antibiotika.**

KAPITEL I

Erkrankungen durch Kugelbakterien

Streptokokken, Pneumokokken, Staphylokokken, Gonokokken und Meningokokken

Die alte Familienbezeichnung Coccaceae umfaßt alle Kugelbakterien, die mit Ausnahme von Gonokokken und Meningokokken grampositiv sind und sich fakultativ, teilweise auch obligat anaerob vermehren. Alle Kokken sind unbeweglich; die pathogenen Arten haben eine Größe um 1 μm. Sie sind normale Haut- und Schleimhautmikroben der Menschen und Warmblüter; unter ihnen befinden sich potentiell und obligat pathogene Vertreter der häufigsten Eiter- und Wundinfektionserreger. In Luft, Boden und Wasser trifft man apathogene Kokken.

Nach BERGEY rechnet man die kettenbildenden Streptococcaceae wegen ihrer starken Milchsäuregärung aus Kohlenhydraten zu den Milchsäurebakterien (Familie der Lactobacillaceae); Pneumokokken, früher Streptococcus lanceolatus, erhalten die Gattungsbezeichnung Diplococcus. Ferner lassen sich die grampositiven Micrococcaceae, die meist in Haufen liegen, von den gramnegativen Neisseriaceae, die häufiger paarweise angeordnet sind, unterscheiden.

Die sehr formenreichen und weitverbreiteten Streptokokken finden wir auf Haut und Schleimhaut von Mensch und Tier, in der Milch- und Käseindustrie sowie auf Pflanzen. Sie sind die Erreger von flächenhaften Eiterungen und Wundrose, von spezifischen Infektionen wie Scharlach und Lobärpneumonie, schließlich häufige Ursache des „Fokalgeschehens" und der Entstehung rheumatischer Krankheitsbilder.

Ansteckende Streptokokkenerkrankungen sind Scharlach, Wundrose und Kindbettfieber.

Die nach ihren pathogenen Merkmalen unterscheidbaren Staphylokokken verursachen umschriebene Eiterungen und die gefürchtete Enterokolitis (unspezifische Nahrungsmittelvergiftung); man findet sie gelegentlich beim Herdgeschehen. Bei chronisch rezidivierendem Verlauf (z. B. Furunkulose) spielt wie beim Streptokokkenerysipel und der Pneumokokkenlobärpneumonie die Krankheitsbereitschaft eine wesentliche Rolle.

Während die Gonokokken die häufigste Geschlechtskrankheit verursachen, die überall in der Welt weit verbreitet ist, ist die durch Meningokokken hervorgerufene epidemische Genickstarre ein Beispiel für eine „Auslesekrankheit": Beim Erstkontakt mit den Erregern erkranken nur wenige Menschen an den typischen Krankheitszeichen.

Alle potentiell bzw. obligat pathogenen Kokken sind gefährliche Sepsiserreger!

Streptokokkosen sind wegen ihrer Häufigkeit und der nicht seltenen rheumatischen Nachkrankheiten ernstzunehmen. Pneumokokkeninfektionen der Lunge sind bei herzgeschwächten Personen lebensgefährliche Erkrankungen. Staphylokokken gewinnen wegen ihrer starken Neigung zur Antibiotikaresistenz und ihrer Häufigkeit als Keime des bakteriellen Hospitalismus zunehmend an Bedeutung. Gonokokkeninfektionen sind trotz der modernen Mittel der Seuchenhygiene und -bekämpfung nur schwer einzudämmen. Meningokokkenerkrankungen haben den Charakter lebensbedrohlicher, unter Umständen bleibender Schädigungen des Zentralnervensystems (ZNS).

Erkrankung und Sterbefall an Scharlach, Kindbettfieber und epidemischer Genickstarre sind anzeigepflichtig, desgleichen Wundrose bei gehäuftem Auftreten[1]).

Gonorrhoe ist wie Syphilis „bedingt" meldepflichtig, es gilt die Behandlungspflicht durch den vollapprobierten Arzt[2]).

Kokken

Nachfolgende Übersicht bringt eine Gruppeneinteilung der Kokken und berücksichtigt die wichtigsten morphologischen Merkmale unter Hinweis auf die von ihnen verursachten Krankheiten, ihre Erkennung, Behandlung und Verhütung.

[1]) In der DDR sind Wundrose und Kindbettfieber nicht anzeigepflichtig.

[2]) In der DDR gilt die obligate Meldepflicht in chiffrierter Form.

1. Gruppe: Streptokokken

Morphologie und Färbbarkeit: Runde bis ovale grampositive Kugelbakterien, die sich in einer Ebene teilen und dabei kettenförmige Verbände, besonders in Krankheitsprodukten und flüssigen Kulturen, bilden, Abb. I/1 und I/2.

Züchtung: Zusatz von Traubenzucker oder Eiweiß zum Nährboden ist für die Anzüchtung zahlreicher Streptokokkenarten notwendig. Auf Blutagarplatten meist hämotoxische Schädigung des Blutes (verschiedene Formen der „Hämolyse").

Einteilung: Pathogene Streptokokken bilden verschiedene Toxine und aggressive Fermente. Die Differenzierung erfolgt nach Wachstumskriterien (BROWN, SHERMAN), biochemischen Leistungen (SEELEMANN) und auf Grund der verschiedenen Antigenstruktur (LANCEFIELD).

Primäres Vorkommen und Pathogenität:

1. **Pyogene Streptokokken** sind bei Mensch und Tier häufige Ursachen von eitrigen Entzündungen mit Tendenz zur flächenhaften Ausbreitung, Sepsis und allergischen Nachkrankheiten: serologische Gruppen A, B, C und G.

2. **Darmstreptokokken** (Enterokokken) sind am unrechten Ort pathogen: serologische Gruppe D.

3. **Viridansstreptokokken:** im Anfangsteil des menschlichen und tierischen Respirations- und Verdauungstraktes. Fakultativ pathogen. Kein Gruppenantigen.

4. **Milchstreptokokken:** auf Pflanzen, in Milch und Molkereiprodukten; nicht menschenpathogen: serologische Gruppe N.

5. **Anaerobe Streptokokken:** auf der Haut und Schleimhaut des Menschen. Fakultativ pathogen. Ohne Gruppenantigen.

Erkennung: Keimzüchtung, Blutkultur, biochemisch-serologische Differenzierung, Antikörpernachweis in der Rheumaserologie (Antistreptolysin-Test u. a.).

Behandlung: Chemotherapie, ggf. chirurgisches Vorgehen. Hochwirksam ist Penizillin, vor allem gegen pyogene Streptokokken (bisher keine Resistenzzunahme). Enterokokken und Viridansstreptokokken sind unterschiedlich penizillinempfindlich: Resistenzprüfung ist unumgänglich notwendig.

Vorbeugung und Bekämpfung:

1. Noninfektion und strenge Asepsis auf chirurgischen Abteilungen!

Nichtinfizieren ist besser als Desinfizieren!

2. Bei Scharlach und Kindbettfieber Anzeige, Isolierung und Desinfektion.
3. Beim Fokalgeschehen Herdsanierung, cave Rheumatismus und Sepsis!

2. Gruppe: **Pneumokokken**

Morphologie und Färbbarkeit: An den Enden zugespitzte, mit den flachen Seiten aneinanderliegende grampositive Diplokokken, die auch kurze, maximal viergliedrige Ketten und im Organismus Kapseln bilden, Abb. I/3a und b.

Züchtung: Auf Blutagarplatten Kolonien mit Dellenbildung und Vergrünung.

Einteilung: Serologische Unterscheidung auf Grund verschiedener Kapselantigene.

Primäres Vorkommen und Pathogenität: Die serologischen Typen 1 und 2 sind Erreger der Lobärpneumonie, Typ 3 findet man bei Otitis media und Sinusitis, die Sammelgruppe 4 (X) ist häufige Ursache der Bronchopneumonie.

Erkennung: Anzüchtung, ggf. Blutkultur und serologische Typendifferenzierung mittels Agglutination.

Behandlung: Sulfonamide und Antibiotika (Penizillin).

Vorbeugung und Bekämpfung:

a) Lobärpneumonie: Krankheitsdisposition in warmen Klimaten, ggf. Isolierung und Sanierung der Erkrankten und Keimträger (Chemotherapie), Desinfektion.
b) Bronchopneumonie:

Cave Resistenzminderung nach Masern und Keuchhusten, nach Operationen, bei langer Bettlägerigkeit!

3. Gruppe: **Staphylokokken**

Morphologie und Färbbarkeit: Runde, grampositive Kokken, die nach der Teilung in zwei Ebenen häufig zusammenliegen, so daß Haufen- und Trauben-, seltener Diplo-, Tetraden- und Kettenformen entstehen, Abb. I/4.

Züchtung: Gutes Wachstum auf allen gebräuchlichen Nährmedien. Auf Blutagarplatten häufig Schädigung der Blutkörperchen und des Hämoglobins durch Hämotoxine („Hämolyse"). Ausbildung von goldgelbem, weißem oder zitronengelbem Pigment, besonders bei Zimmertemperatur und Luftzutritt.

Einteilung: Pathogene Staphylokokken bilden verschiedene Toxine und aggressive Fermente. Für die Erkennung epidemiologischer Zusammenhänge ist die Lysotypie unentbehrlich.

Primäres Vorkommen und Pathogenität: Pathogene Staphylokokken sind die häufigsten und wichtigsten Eiter- und Wundinfektionserreger des Menschen.

Für die epidemische Ausbreitung von Staphylokokkosen gewinnen die zu bestimmten Lysotypen gehörenden, antibiotikaresistenten Hospitalkeime zunehmend an Bedeutung. Bestimmte enterotoxinbildende Staphylokokken sind gefürchtete Nahrungsmittelvergifter.

Erkennung: Anzüchtung und Prüfung der Pathogenitätsmerkmale. Zum Auffinden der Infektionsquelle Typisierung der Staphylokokken mittels Lysotypie und Serologie (Agglutination).

Behandlung:

1. Chemotherapie (Antibiotika und Sulfonamide) neben chirurgischen Maßnahmen (ubi pus ibi evacua!). Vorprüfung der Resistenz ist nicht zu umgehen. Staphylokokken werden zunehmend unempfindlich gegen Penizillin.
2. Autovakzinierung bei rezidivierenden Erkrankungen.

Vorbeugung und Bekämpfung:	1. Noninfektion und strenge Asepsis.

Nichtinfizieren ist besser als Desinfizieren.

2. Absonderung der „akuten" Infektionsquellen (Patienten, Pflegepersonal mit Staphylokokkosen) und Desinfektion.
3. Versuch der Herdsanierung beim Fokalgeschehen, cave Endokarditis und Sepsis!
4. Kein Mißbrauch von Antibiotika!

4. Gruppe:	**Gonokokken**
Morphologie und Färbbarkeit:	Gramnegative, an den Berührungsflächen abgeplattete, gelegentlich in Tetraden und Haufen liegende Diplokokken (Semmel- oder Kaffeebohnenform); in Reinkultur runde Formen, meist ohne typische Lagerung, Abb. I/7.
Züchtung:	Nur auf Nährböden mit Blut- bzw. Asziteszusatz bei 37° und semiaerob.
Einteilung:	Nach biochemischen Merkmalen (v. Lingelsheim-Plattensatz).
Primäres Vorkommen und Pathogenität:	Obligat menschenpathogen, Erreger der Gonorrhoe (Tripper).
Krankheit:	a) **Gonorrhoe** ist primär eine Infektion der Urogenitalschleimhaut mit Tendenz zur Ausbreitung per continuitatem und lymphogen. b) **Gonoblennorrhoe:** Augentripper der Neugeborenen.
Verlauf:	Zunächst akut, dann subakut bis chronisch.
Erkennung:	1. Erregernachweis: a) mikroskopisch im Eiterausstrich; b) kulturell, besonders bei chronischen und verschleppten Fällen, ggf. Blutkultur. 2. Antikörpernachweis mittels KBR bei chronischen Fällen.
Behandlung:	Antibiotika (Penizillin, bei Resistenz Streptomyzin oder Tetrazykline).

Vorbeugung und Bekämpfung:	1. Hygiene des Körpers (Erziehung zur Sexualethik) und des familiären sowie öffentlichen Lebens (Essen, Wohnen, Schlafen). 2. Erfassung und Sanierung der Infektionsquellen (ärztliche Behandlungs- u. ggf. Meldepflicht).

5. Gruppe:	**Meningokokken**
Morphologie, Färbbarkeit, Züchtung und Einteilung:	wie Gonokokken, Abb. I/8.
Primäres Vorkommen und Pathogenität:	Menschenpathogen, Erreger der **Meningitis epidemica** (epidemische Genickstarre).
Verlauf der Krankheit:	Meist akut; Defektheilung mit schweren Dauerfolgen (Verblödung).
Erkennung:	1. Liquordiagnostik: Erregernachweis mikroskopisch und kulturell-biochemisch. 2. Blutkultur (Aszitesbouillon). 3. Gesunde Keimträger Rachenabstrich, mikroskopisch, kulturell und serologisch.
Behandlung:	Sulfonamide und Antibiotika.
Vorbeugung und Bekämpfung:	1. Meldung des Erkrankten, Isolierung (Hospitalisierung), Desinfektion. 2. Sanierung der Keimträger und Schutz der Gesunden durch Chemotherapie.

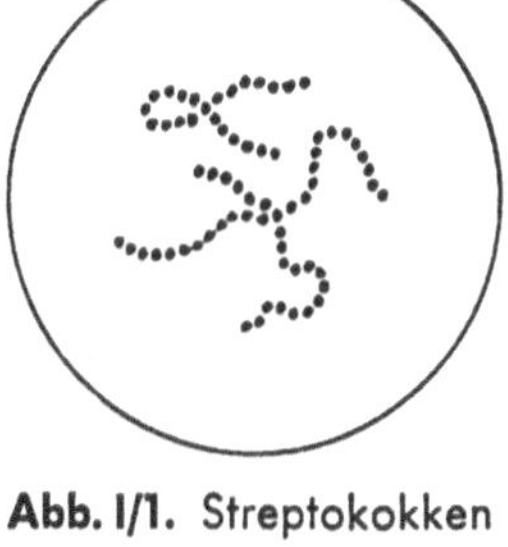

Abb. I/1. Streptokokken

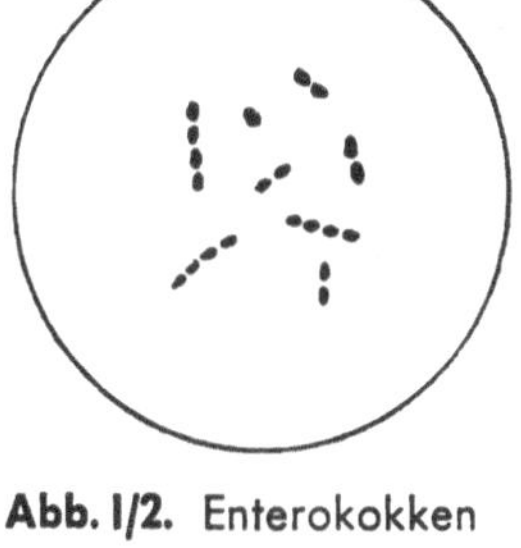

Abb. I/2. Enterokokken

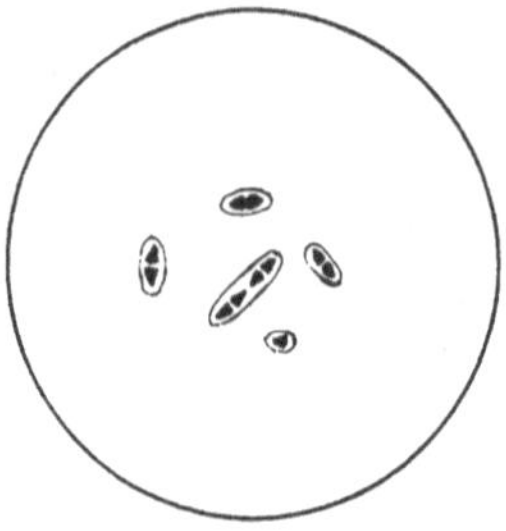

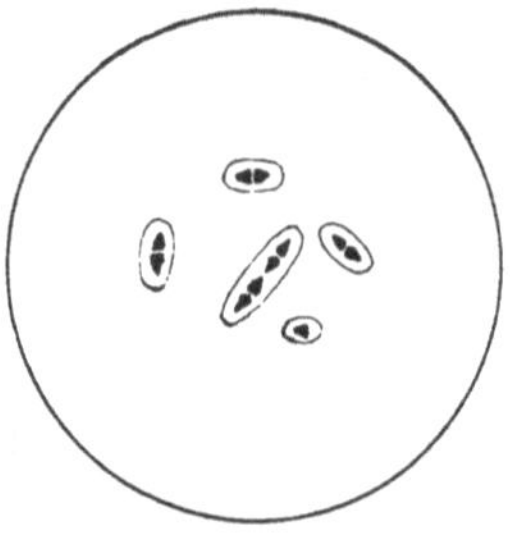

Abb. I/3

a) Pneumokokken
Negative Quellungsreaktion
nach NEUFELD

b) Pneumokokken
Positive Quellungsreaktion
nach NEUFELD

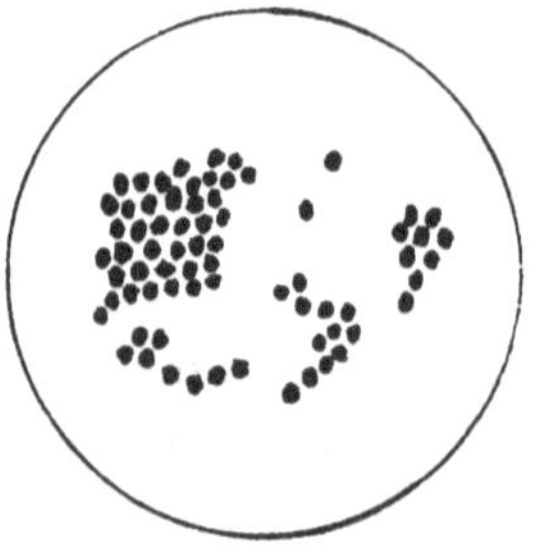

Abb. I/4. Staphylokokken

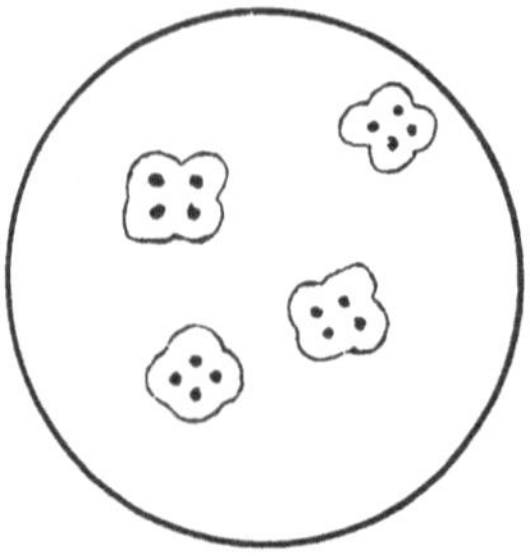

Abb. I/5. Gaffkya tetragena [1])

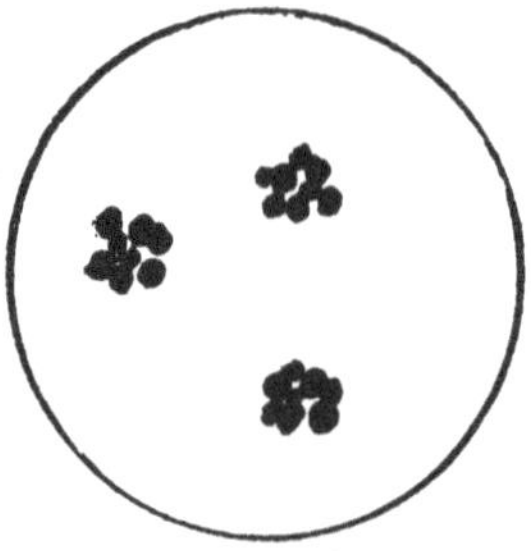

Abb. I/6. Sarzinen [2])

[1]) Tetraden: „Viererkokken", G a f f k y a t e t r a g e n a mit Schleimkapsel auf der oberen Respirationsschleimhaut des Menschen, Mischinfektionserreger, mäusepathogen, Abb. I/5.

[2]) Sarzinen: „Paketkokken", oktaedrische Anordnung nach der Teilung in drei Richtungen des Raumes, häufige Luftkeime, störende Verunreinigungen in der industriellen Mikrobiologie (z. B. im Brauereigewerbe) und auf bakteriologischen Nährböden, einige Arten Schleimhautsaprophyten beim Menschen, z. B. S a r c i n a v e n t r i c u l i im anaziden „Karzinommagen", Abb. I/6.

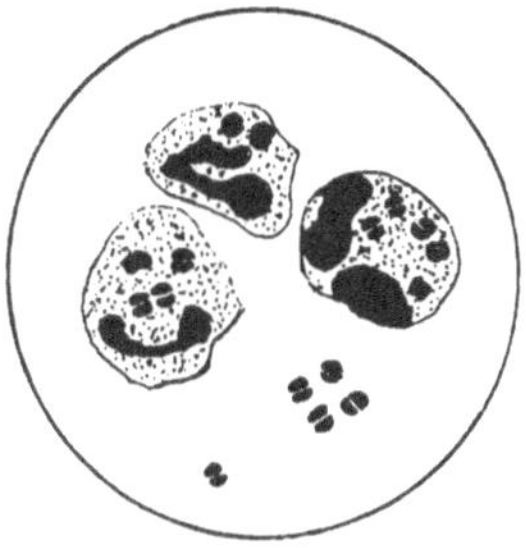

Abb. I/7. Gonokokken
Eiterausstrich

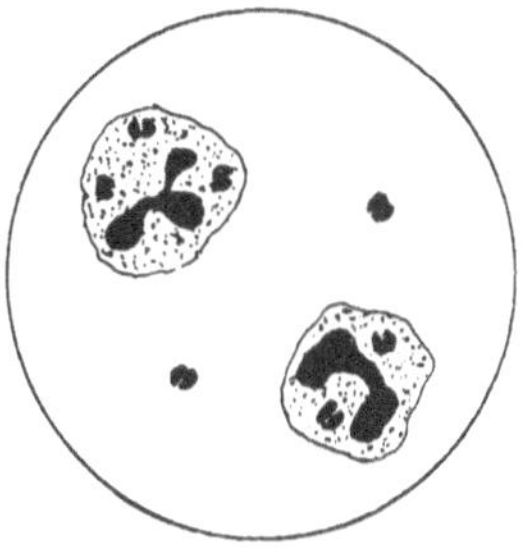

Abb. I/8. Meningokokken
Liquorsediment

Streptokokkosen

Übersicht über die Einteilung der wichtigsten Streptokokkengruppen (n. LANCEFIELD), über Vorkommen, Übertragung und klinischen Verlauf der Streptokokkosen beim Menschen.

Tab. I/1

Gruppe	Name	Serologische Einteilung	Blutagar	Primäres Vorkommen
A	Str. pyogenes	Gruppen-Antigen A: über 40 Typen (Kapsel-Antigene)	β-Hämolyse, Bazitrazin-Test positiv[1])	Mensch, Eitererreger, seltener Haustiere
B	Str. agalactiae	Gruppen-Antigen B	γ (α, β)-Hämolyse, Camptest positiv[2])	Tier (gelber Galt, Mastitis d. Kühe). Seltener bei menschl. Infektionen d. Urogenitale
D	Str. faecalis	Gruppen-Antigen D: über 20 Typen	γ- oder α-Hämolyse, Wachstum in 6,5 % NaCl-Bouillon	Darm von Mensch und Warmblüter, außerhalb des Darms pathogen
N	Str. lactis	Gruppen-Antigen N	γ- oder α-Hämolyse	Pflanzen, Milch- und Molkereiprodukte, apathogen

[1]) Bazitrazin (Antibiotikum mit Penizillinspektrum) hemmt Streptokokken der Gruppe A.

[2]) Abkürzung für CHRISTI-ATKINS-MUNCH-PETERSEN: B-Streptokokken verändern die Hämolyse von pyogenen Staphylokokken zu einer „schmetterlingsförmigen" vollständigen Hämolyse.

Tab. I/1 (Fortsetzung)

Gruppe	Name	Serologische Einteilung	Blutagar	Primäres Vorkommen
	Str. salivarius (Str. hominis)	ohne Gruppen-Antigen	γ-Hämolyse, Schleimbildg. auf Saccharose-Blutagar	Mensch, Mund-Nasen-Rachenraum, apathogen
	Str. mitis seu viridans	ohne Gruppen-Antigen	α-Hämolyse	Mensch, Mund-Nasen-Rachenraum, fakultativ pathogen
	Peptostreptococcus	ohne Gruppen-Antigen	obligat anaerob	Haut und Schleimhaut d. Menschen, fakultativ pathogen (Erreger putrider Mischinfektionen)

Erreger und Vorkommen: **Streptococcus pyogenes** (serologische Gruppe A, seltener humanus C, G). Auf der menschlichen Haut und Schleimhaut. Kalte Klimazonen häufiger betroffen.

Infektionsquelle: Gesunde und kranke Menschen.

Übertragung: Direkt durch Kontakt- und Tröpfcheninfektion (z. B. Scharlach, Angina), indirekt über infizierte Gegenstände und Nahrungsmittel (chirurgisches Instrumentarium, Milch).

Inkubationszeit: Wenige Stunden (Eiter- und Wundinfektionserreger) bis Tage (Scharlach).

Pathogenität: **Wundeiterungen,** Phlegmone, **Erysipel,** Impetigo contagiosa, Tonsillitis, Pharyngitis, Otitis-Sinusitis, Tracheitis, Bronchitis, Bronchopneumonie, **Kindbettfieber, Scharlach.**

Verlauf und Immunität: Beachtung der drei Vorgänge:

1. Streptokokkeninfekt
2. toxisch-bakterielle Fernwirkung (Herdgeschehen)
3. Nachkrankheiten.

Lokale Infektionen heilen ohne Immunität, Scharlach mit lebenslänglicher Immunität (gegen Scharlachstreptokokkentoxin). Alle Streptokokkeninfekte sind bedrohlich nach Einbruch in die Blutbahn: Endokarditis, Sepsis.

Streptokokkennachkrankheiten: Glomerulonephritis, Rheumatismus.

Prognose und Letalität:

Lokale Infektionen wegen möglicher Ausbreitung und Allergisierung (Herdinfektionen) nicht leicht nehmen! 5 % der Streptokokkeninfekte führen zu rheumatischen Nachkrankheiten. Penizillinbehandlung der Streptokokkenangina senkt signifikant die Häufigkeit des Rheumatismus. Streptokokkensepsis einschließlich Puerperalfieber und Lentasepsis bleiben trotz moderner Chemotherapie prognostisch zweifelhaft.

Erreger und Vorkommen:

Streptococcus faecalis (serologische Gruppe D). Im Darm von Mensch und Warmblüter.

Pathogenität:

Außerhalb des Darms Erreger von Cholezystitis, Cholangitis, Zystopyelitis, Peritonitis, Endokarditis, Sepsis.

Prognose und Letalität:

Die septischen Verlaufsformen sind prognostisch zweifelhaft.

Erreger und Vorkommen:

Streptococcus mitis seu viridans (kein Gruppenantigen). Normaler Schleimhautbewohner des Mund-Nasen-Rachenraums.

Pathogenität:

Fakultativ pathogen bei Herdgeschehen, Sinusitis, Endokarditis.

Prognose:

Endocarditis lenta dubiös.

Erreger und Vorkommen:

Peptostreptococcus (anaerobe Streptokokken, serologisch noch nicht erforscht). Auf der Haut- und Schleimhaut des Menschen.

Pathogenität: Mischinfektionserreger mit starkem Gewebszerfall, putride (faulig stinkende) Infektionen, Pulpitis, Lungengangrän, Appendizitis; Puerperalfieber (ca. ⅓ der Fälle).

Prognose: Bei septischen Verlaufsformen zweifelhaft.

Zum Verständnis der Pathogenese sowie der Bedeutung serologischer Streptokokkenreaktionen ist die Kenntnis extrazellulärer Toxine und aggressiver Fermente notwendig.

Tab. I/2. Streptokokkentoxine und -fermente

Substanz	Funktion	Pathogenese	Serologischer Nachweis
Streptolysin 0 (oxydabel)	Hämotoxin[1])	keine	Antistreptolysin-Reaktion (ASR)
Streptokokken-hyaluronidase	Depolymerisation von Hyaluronsäure	„Spreading-factor", Auflösung der interzellulären Kittsubstanz	Antihyaluronidase-Reaktion (AHR)
Streptokinase	Fibrinauflösung (Fibrinolysin)	Hemmung der schützenden Fibrinbarriere, wichtigstes Pathogenitätsmerkmal	Antifibrinolysin-Reaktion (AFR)
Scharlach-toxin	Exanthem	ungeklärt	Dick-Test[2]) Auslöschphänomen[3])

[1]) Nach BROWN unterscheidet man drei Stufen hämotoxischer Wirkung der Blutagarkolonien:

1. β-Hämolyse: komplette „Hämolyse", farblose durchsichtige Höfe, Zerstörung von Hämoglobin und Blutkörperchen (Hämopepsie).
2. α-Hämolyse: „Vergrünung", grüne bis schwarzgrüne Höfe bei intakten Blutkörperchen (Hämoglobinopepsie, Methämoglobin).
3. γ-Hämolyse: keine Veränderung von Blutkörperchen und Hämoglobin, gelegentlich jedoch helle oder grünliche „Schimmer": γ-Hämolyse mit Aufhellung bzw. Vergrünung.

[2]) Intrakutantest mit Scharlachstreptokokkentoxin. Positiv (Hautrötung): keine Antitoxine = Scharlachempfänglichkeit.

[3]) Antischarlachserum, intrakutan, bringt Scharlachexanthem lokal zum Erlöschen (SCHULTZ-CHARLTON).

Historie:

1847 Einführung der aseptischen Methoden gegen Kindbettfieber durch SEMMELWEIS (Wien).

1874 T. BILLROTH (Wien) beschreibt Kettenkokken im Wundeiter.

1882 Entdeckung der Erysipelstreptokokken durch F. FEHLEISEN (Berlin).

1884 Erste Reinkultur und wissenschaftliche Benennung der Wundstreptokokken durch ROSENBACH (Göttingen).

1903 SCHOTTMÜLLER (Hamburg): Artunterscheidung der menschenpathogenen Streptokokken auf Blutagar.

1909 Einführung des Begriffes der Fokalinfektion durch PÄSSLER (Dresden).

1919 Einteilung der Streptokokken auf Grund der Hämolyseformen auf Blutagar durch BROWN (Boston).

1928 Serologische Gruppeneinteilung der Streptokokken mittels Präzipitation durch R. LANCEFIELD (New York).

1932 G. DOMAGK (Wuppertal): Erste Erprobung der Sulfonamidwirkung an der experimentellen Streptokokkeninfektion.

1940 Erfolgreiche Erprobung des Penizillins an streptokokkeninfizierten Mäusen durch den Oxforder Arbeitskreis FLOREY und CHAIN.

Leitsätze für die Klinik und Diagnose

A. Klinik

Streptokokkosen haben wegen ihrer Häufigkeit, Vielgestaltigkeit und wegen der Tatsache, daß der Mensch zeit seines Lebens anfällig für Streptokokkeninfekte bleibt, große Bedeutung. Sie haben mit ihren Folgeerscheinungen den sozialen Charakter einer Volkskrankheit.

Hinter Streptokokkeninfekten steht die Gefahr der lokalen und septischen Ausbreitung, die Gefahr des Herdgeschehens und der allergischen Nachkrankheit!

I. **Das primäre Infektionsgeschehen** wird charakterisiert durch:

1. Akuten Beginn mit Fieber,
2. Tendenz zur lokalflächenhaften Ausbreitung in den Gewebsspalten,
3. dünnflüssigen, z. T. blutigen Eiter und
4. Gefahr des Eindringens in die Blutbahn mit septischem Verlauf.

Zu diesem Formenkreis gehören die Wundeiterungen, Phlegmone, Erysipel, Impetigo contagiosa, Streptokokkenangina, Pharyngitis, Laryngitis, Tracheitis, Bronchitis, Bronchopneumonie, Pleuraempyem, Otitis media, Sinusitis, Zystopyelitis, Infektionen des Puerperiums.

Erysipel (Wundrose) ist eine akute, hochfieberhafte, lokale Streptokokkeninfektion, die sich in den Lymphwegen der Haut ausbreitet und eine scharf abgegrenzte Entzündung hervorruft. Epidemisches Auftreten wird beobachtet.

Inkubation:	1 bis 7 Tage.
Übertragung und Eintrittspforte:	Kontakt- und Schmierinfektion. Epitheldefekte in Haut und Schleimhaut. Individuelle Disposition, häufigster Sitz im Gesicht.
Verlauf und Prognose:	8 bis 14 Tage hohes Fieber, schweres Krankheitsbild, Neigung zu Rezidiven. Unbehandelt bei Erwachsenen Letalität um 5 %, unter Umständen höher.
Prophylaxe:	Bei gehäuftem Auftreten Isolierung, Desinfektion und Meldepflicht.

An das primäre Infektionsgeschehen können sich **sekundäre Prozesse** anschließen:

Arthritis, Phlebitis, Meningitis, Endokarditis und Sepsis (z. B. Puerperalsepsis).

Kindbettfieber (Puerperalfieber) ist eine septische meldepflichtige Erkrankung der Wöchnerinnen, die vom Genitale ausgeht und selten nach regelrechter Geburt, meist nach Fehlgeburt (septischer krimineller Abort) auftritt. Puerperalsepsis gehörte in der voraseptischen Zeit zu den gefürchtetsten Hospitalinfektionen.

Erreger:	2/3 der Fälle Streptokokken (A-Streptokokken oder anaerobe Streptokokken), 1/3 der Fälle andere Wundinfektionserreger: Staphylokokken, Kolibakterien, Gasbrandbazillen und Mischinfektionserreger.
Übertragung:	Meist durch Kontakt- und Schmierinfektion.

Hände und Instrumente der Geburtshelfer!
Abtreibungsversuche!

Seltener Autoinfektion (aszendierende Vaginalflora) bzw. auf hämatogenem Weg von entfernten Eiterherden.

Inkubationszeit: 1 bis 3 Tage.

Pathologische Anatomie: Zunächst Endometritis, dann Myo-Peri-Parametritis, Peritonitis, Sepsis. Bedeutung der eitrigen Thrombophlebitis der großen Beckenvenen als streuende Infektionsherde.

Prophylaxe und Therapie: A n z e i g e , I s o l i e r u n g (Hospitalisierung), D e s i n f e k t i o n. Nach Einführung der aseptischen Geburtsleitung wurde für regelrechte Entbindungen die 1 ‰-Morbidität erreicht und nach Hinzunahme der modernen Chemotherapie unterschritten.

Die heutige Puerperalfieberstatistik ist ein Kennzeichen für die Häufigkeit ungesetzlicher Abtreibungen.

S c h a r l a c h gehört wegen der meist aerogenen Ansteckung durch Tröpfcheninfektion zu den akuten Zivilisationsseuchen (de RUDDER).

Klinisch besteht die Trias Fieber, Angina und Exanthem[3] (Abb.). Fälle mit fieberhafter Angina ohne Exanthem, meist in der Umgebung der Erkrankten, sind häufig.

Epidemiologisch zeigt Scharlach einen ausgeprägten Herbstgipfel.

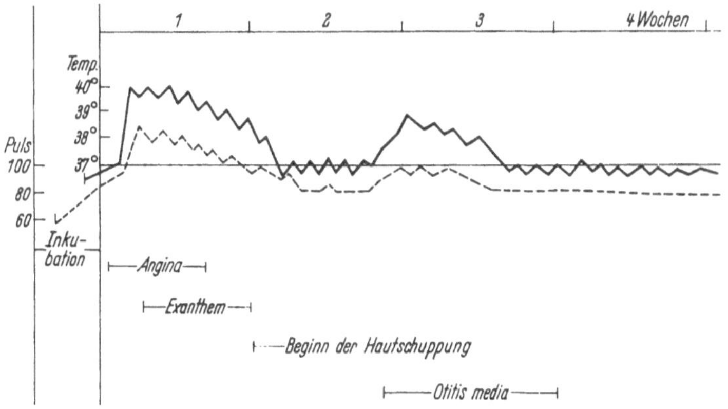

Abb. I/9. Klinik des Scharlachs (schematisch)

Inkubationszeit: 3 bis 6 Tage.

Kontagionsindex: 30 %.

[3]) Vgl. andere mikrobielle Exanthem-Ursachen, S. 416.

Ätiologie: In 90 % der Fälle Streptokokken der Gruppe A (zahlreiche serologische Typen!). Bedeutung des Scharlachtoxins für die Entstehung des Exanthems und für die lebenslängliche Immunität.

Prophylaxe und Therapie: Anzeige, Isolierung (Hospitalisierung) des Erkrankten und Desinfektion. Penizillinbehandlung senkt die Rezidivgefahr und Häufigkeit der Komplikationen (Otitis media, Scharlach-Rheumatoid) und der Nachkrankheiten (Glomerulonephritis, Rheumatismus), führt zur Abkürzung des Krankheitsverlaufes und senkt die Letalität.

Penizillin verkürzt den Krankenhausaufenthalt von 6 Wochen auf 1 Woche, verhindert jedoch die Ausbildung einer Scharlachimmunität.

Seit Ende der zwanziger Jahre besteht bei wechselnder Morbidität ein steter Rückgang der schweren Verlaufsformen. Die Ursache ist ungeklärt.

II. **Das „Herdgeschehen"** entwickelt sich aus banalen, nicht abgeheilten Streptokokkeninfektionen. Der chronische Entzündungsherd, der durch Bakterien unterhalten wird, streut Krankheitsstoffe (Bakterien, Bakterientoxine, Menkin'sche Entzündungsstoffe) in den Organismus. Im ungünstigen Fall sind Ausgang in Sepsis oder die Auslösung eines allergischen, fortschreitenden Krankheitsprozesses die Folge.

III. **Rheumatismus** ist die entzündliche Systemerkrankung des mesenchymalen Gewebes (Gefäßbindegewebsapparates) auf allergischer Grundlage nach voraufgegangenem Streptokokkeninfekt. Die Streptokokken führen zur Sensibilisierung, und ein erneuter Infekt bzw. ein chronischer Entzündungsherd löst den eigengesetzlich ablaufenden Rheumatismus aus: wegen der klinischen Vielfalt (Endo-Myo-Peri-Pankarditis, Polyserositis, Polyarthritis u. a. m.) spricht man vom Rheumasyndrom.

Das pathologisch-anatomische Substrat des Rheumatismus ist das Aschhoff-Geipel'sche Knötchen, das rheumatische Granulom; der primäre Angriffsort in das Gefäß-Bindegewebe. Erst in der weiteren Folge kommt es unter Umständen zum Befall der Gelenkhäute: akute fieberhafte Polyarthritis (rheumatisches Fieber).

Der Zusammenhang zwischen Rheumatismus und Streptokokkeninfekt ist durch die Streptokokkenerkrankung in der Anamnese und durch den spezifischen Antikörpernachweis (Antistreptolysin-Test) gegeben.

B. Diagnose

1. Entscheidend sind zunächst die klinische Symptomatik und der Verlauf.
2. Der Erregernachweis ist für bestimmte Streptokokkeninfekte unerläßlich: z. B. Kindbettfieber und andere Formen der Sepsis.

Erkennung des Krankheitsherdes ist Voraussetzung für die Herdsanierung. Blutkultur mehrmals (zu Beginn des Fieberanstiegs) abnehmen!

3. Antikörpernachweis in Gestalt des Antistreptolysintiters ist eine differentialdiagnostische Stütze für die Erkennung rheumatischer Krankheitsbilder.

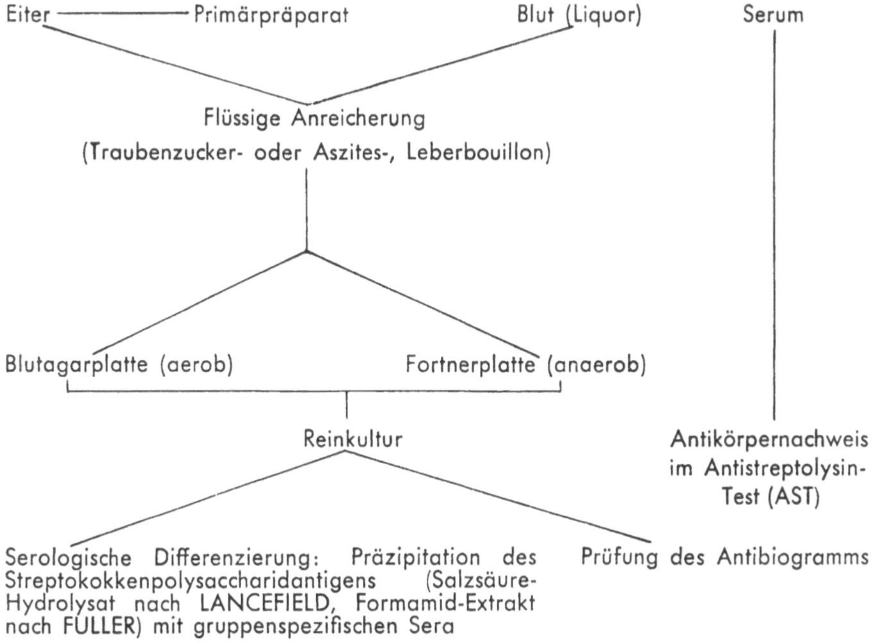

Abb. I/10. Ablauf der Untersuchungen auf Streptokokkosen

Die **Rheumaserologie** findet heute zur Erkennung und Abgrenzung des klinischen Rheumasyndroms zunehmend Anwendung. Wir unterscheiden:

1. Spezifische Streptokokkenreaktionen: Antigen-Antikörper-Reaktionen zum Nachweis spezifischer Streptokokken-Antitoxine, z. B.

des Anti-0-Streptolysins, und Streptokokken-Antifermente, z. B. der Antihyaluronidase.

2. Unspezifische Reaktionen zum Nachweis eines Serum-Makroglobulins, des „Rheumafaktors" (Auto-Antikörper).

Zwischen beiden Methoden steht der Nachweis des C-reaktiven Proteins (CRP), eines Serumeiweißkörpers, der ursprünglich mit Pneumokokken-C-Polysacchariden durch Präzipitation gefunden wurde. Jetzt wird der Nachweis mit Anti-CRP vom Kaninchen (Anti-Menschglobulin) geführt. CRP finden wir auch bei anderen akut entzündlichen Prozessen.

Für die Beurteilung der spezifischen Methoden ist der normale Titer-Grenzwert ausschlaggebend. In Mitteleuropa sind Titerbewegungen oberhalb einer Grenze von ca. 200 Antistreptolysin-Einheiten (ASE) pro ml Serum pathognomonisch. Titerdifferenzen um mehr als 30 % lassen sich differentialdiagnostisch und prognostisch verwerten.

Tab. I/3. Schema der Rheumaserologie

		Rheumatismus	
	akut	sekundär-chronisch (zyklisch)	primär chronisch[1])
Spezifische Streptokokken-Reaktionen ASR, AHR	+	(+)	—
CRP	+	+	—
Unspezifische Rheuma-Reaktionen[2]) Waaler-Rose-Test, Latex-Test	—	—	+

[1]) Kein Streptokokkeninfekt in der Anamnese.

[2]) Die Reaktion des „Rheumafaktors" beruht im Waaler-Rose-Test auf dessen Bindung an Ambozeptor-Gammaglobulin-beladene Schaferythrozyten, die zur Agglutination führt. Ähnliches Prinzip bei mit menschlichem Gammaglobulin überzogenen Latex-Partikeln, die durch den Rheumafaktor präzipitiert werden.

Anhang: Herd und Fokalgeschehen

Unter einem Herd oder Fokus versteht man einen chronischen Entzündungsprozeß, der durch Bakterien. z. B. Streptokokken der Gruppe A, unterhalten wird, wobei es über längere Zeit zu einer hämatogenen Fernwirkung auf andere Organe

a) durch bakterielle Streuung (Fokalinfektion),

b) durch Bakterientoxine (Fokaltoxikose) oder

c) durch endogene Entzündungsstoffe aus körpereigenen Zellen (MENKIN[4]) kommen kann.

Nur wenige Herde führen zum Herdgeschehen! Resistenzminderung und Allergisierung des Wirtsorganismus sind Wegbereiter.

Der häufigste Sitz primärer Herde ist im Bereich der Tonsillen, Zähne und Nebenhöhlen zu suchen.

Die Fernwirkung auf andere Organe geschieht nach dem Grundsatz: kleine Ursache — große Wirkung!

Folgende Kette von Ereignissen führt zum Fokalgeschehen bzw. knüpft an sie an:

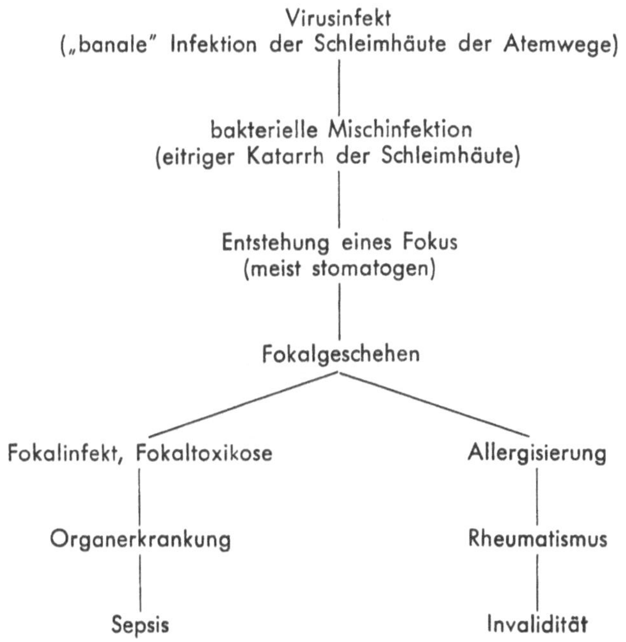

Abb. I/11. Schema des Fokalgeschehens

[4]) Menkin'sche Stoffe sind Polypeptide aus Exsudatzellen, die in geringster Menge die Kapillarpermeabilität (Exsudin), die Wanderung der Leukozyten (Leukotaxin und Leukopenin), die Fieberreaktion (Pyrexin) und den Gewebsuntergang (Nekrosin) bewirken.

Es gibt noch kein spezifisches Prophylaktikum gegen die verschiedenen Virusinfekte der oberen Luftwege bzw. gegen die banalen Infektionen durch Eiterkokken.

Vorbeugung und Bekämpfung: Abhärtung, Sport und gesunde Lebensführung führen lediglich zur Erhöhung der unspezifischen Resistenz.

Ebensowenig kennen wir bisher spezifische Teste für die Fokusdiagnose.

Daher sind nicht alle Versuche der Herdsanierung (Tonsillektomie, Zahnextraktion, Sanierung der Nebenhöhlen) bei Herzaffektionen, Glomerulonephritis, Rheumatismus erfolgreich.

Pneumokokkosen

Übersichtstabelle über Vorkommen, Übertragung und klinischen Verlauf beim Menschen.

Erreger und Vorkommen: **Diplococcus pneumoniae,** serologische Typen 1, 2, 3 und Sammelgruppe 4 (X). Auf der Respirationsschleimhaut der oberen Luftwege.

Die Typen 1 und 2 bei 1 % der gesunden Menschen, zu 90 % bei Lobärpneumonie.

Typ 3 (Pneumococcus mucosus) in 50 % der Fälle bei Mittelohr- und Nebenhöhlenentzündungen („Mucosus-Otitis").

Sammelgruppe 4 zu 90 % bei Gesunden und an Bronchopneumonie Erkrankten.

Pathogenität: Die krankmachende Eigenschaft der Pneumokokken liegt in den Polysaccharidantigenen der Kapseln. Kapsellose Pneumokokken sind avirulent.

Übertragung: Typ 1 und 2 durch Tröpfcheninfektion (Disposition, warmes Klima, z. B. in den Tropen, im Bergwerk), unter Umständen epidemische Ausbreitung. Typ 3 und 4 durch Autoinfektion. Zunahme der fakultativen Pathogenität dieser normalen Schleimhautmikroben bei geschwächter Resistenz.

Inkubationszeit: 1 bis 3 Tage.

Klinischer Verlauf: **Lobärpneumonie:** plötzlicher, hochfieberhafter Beginn, vor allem bei kräftigen, jungen Personen. Nach 1 bis 2 Tagen rostbraunes Sputum. Pathologisch-anatomisch die Stadien der Anschoppung, Hepatisation und Lösung.

Bronchopneumonie: schleichender Beginn bei geschwächten Personen, vor allem Kindern und alten Patienten. Eitriges Sputum. Pathologisch-anatomisch kein zyklisches Verhalten.

Besondere Pneumonieformen:

1. Die auf Nachbarlungenlappen übergreifende Wanderpneumonie mit schwerem Verlauf,
2. die ambulant leicht verlaufende Alterspneumonie,
3. der chronische Verlauf mit Vernarbung und Lungenschrumpfung.

Komplikationen:

1. Pleuraempyem,
2. Lungenabszeß und Lungengangrän,
3. Meningitis und Sepsis.

Letalität und Prognose: Unbehandelt über 30 % Letalität. Nach Einführung der Chemotherapie (Sulfonamide, Penizillin) um 3 %.

Unterlassung der spezifischen Chemotherapie ist ein Kunstfehler!

Historie:

1884/1886 Entdeckung der Pneumokokken durch A. FRÄNKEL (Berlin) und A. WEICHSELBAUM (Wien).

1909 Serologische Unterteilung der Pneumokokken mittels Agglutination durch NEUFELD und HÄNDEL (Berlin).

1923 Beginn der immunchemischen Erforschung der Kapsel-Polysaccharidantigene durch O. T. AVERY und seine Arbeitsgruppe (USA).

1928 F. GRIFFITH (London) entdeckt das Phänomen der In-vivo-Transformation von Pneumokokkentypen.

1929 HEIDELBERGER (USA) und seine Schule untersuchen die Natur der präzipitierenden Antikörper mit Hilfe gereinigter Pneumokokken-Polysaccharidantigene.

1944 O. T. AVERY und Mitarbeiter erkennen die spezifisch transformierende Substanz in Gestalt der gereinigten Pneumokokken-Desoxyribonukleinsäure.

Leitsätze für die Klinik und Diagnose

A. Klinik

Lungenentzündungen zeigen die klinische Trias Fieber, Atemnot mit Husten und Auswurf sowie Kreislaufschwäche.

Die Ursachen einer Lungenentzündung sind vielfältig und verlangen eine exakte mikrobielle Differentialdiagnose (vgl. Anhang).

Pneumokokkenlobärpneumonien sind heute selten, häufiger als diese sind Mischinfektionen der Lunge mit banalen Eitererregern, z. B. Staphylokokken. Pneumokokkeninfektionen finden wir außerdem als Ursache von Hornhautgeschwüren, Mittelohrentzündungen, Pneumokokkensepsis und Meningitis.

B. Diagnose

Die Diagnose wird gestellt:

1. Klinisch, da das dramatische Geschehen von seiten der Lunge im Vordergrund steht.
2. Durch den Erregernachweis, der aus Sputum, unter Umständen aus Blut, Liquor und Pleurapunktat geführt wird.

Der Ablauf der Untersuchungen auf Pneumokokkeninfektionen bis zur Gewinnung der Reinkultur entspricht der Streptokokkendiagnose. Die epidemiologisch bedeutsame Typendifferenzierung erfolgt durch Agglutination mit typenspezifischen Seren. Sie kann auch direkt im Sputum mit der Neufeld'schen Quellungsreaktion durchgeführt werden, wenn genügend Pneumokokken mit Kapseln vorhanden sind (Abb. 1/3a und b, S. 12).

Zur Unterscheidung pathogener von apathogenen Stämmen dient der Mäuseversuch. **Bekapselte Pneumokokken sind hochmäusepathogen.**

Die Unterscheidung gegenüber mikroskopisch und kulturell ähnlichen Streptokokken erfolgt durch die Gallelöslichkeit und Optochinempfindlichkeit der Pneumokokken.

Anhang: Mikrobiell-parasitäre Ursachen der Pneumonie

Neben der Röntgenaufnahme ist die mikrobiologische Verarbeitung des Sputums für die ätiologische Klärung der Pneumonie unerläßlich.

Folgende Mikroben und Parasiten können zu Pneumonieerregern werden:

1. Bakterien

a) bei akuten Infektionen:	Typ 1 und 2 der Pneumokokken, Typhusbakterien, Pest-, Tularämie- und Milzbranderreger. Bei Mischinfektionen Staphylokokken und Streptokokken, Pneumokokken vom Typ 4, Koli-, Friedländer- und Influenzabakterien. Anaerobe Mikroben, z. B. Fusobakterien mit Spirochäten.
b) bei chron. Infektionen:	Tuberkelbakterien, Aktinomyzeten (Gattung Nocardia).
2. Rickettsien und Viren:	Coxiella burneti, Psittakose-Ornithose-Virus; Mycoplasma pneumoniae (das „PAP-Virus", Erreger der primär-atypischen Pneumonie). Neben den genannten Rickettsien, Großen Viren und ähnlichen Erregern stehen die therapieresistenten Errger echter Viruspneumonien, z. B. Influenza- und Masernvirus, bestimmte Typen des Adeno-Virus.

Pneumonien durch echte Viren sind sulfonamid- und antibiotikaresistent. Die Chemotherapie wirkt auf die oft beteiligten Mischinfektionserreger.

3. Pilze:	Pneumonomykosen (Lungenverpilzung) u. a. durch Coccidioides immitis, Schimmelpilze, Candida albicans, Histoplasma capsulatum und Blastomyces dermatitidis.
4. Protozoen und Würmer:	Toxoplasma gondii und Pneumocystis carinii; Askarislarven während der Leber-Lungen-Wanderung, Echinokokken (Finnen des Hundebandwurms) und Paragonimus westermani (Lungenegelbefall der Bewohner in Ost-Südostasien).

Staphylokokkosen

Übersichtstabelle über Vorkommen, Übertragung und klinischen Verlauf beim Menschen.

Erreger und Vorkommen:	Häufigster Eitererreger **Staphylococcus aureus,** seltener **Staphylococcus albus,** am seltensten **Staphylococcus citreus.** Vorkommen auf der Haut und Schleimhaut gesunder und kranker Menschen.

Staphylokokken sind die häufigsten Eitererreger und Hospitalkeime, die wichtigsten Mischinfektionserreger.

Übertragung: Direkt durch Kontakt- und Schmier- bzw. Tröpfcheninfektion (eitrige Angina!), indirekt über infizierte Gegenstände und Nahrungsmittel.

Disposition: Lokale Resistenzminderung, z. B. häufiges Schwitzen, Verletzungen der Haut und Schleimhaut, wegbereitende andere Infektionen bzw. allgemeine Disposition bei verminderter Abwehr (z. B. Virusinfekt) und Stoffwechselstörungen (z. B. Diabetes) wirken infektionsfördernd.

Cave Störung der normalen Mikrobenflora durch Antibiotikamißbrauch.

Inkubation: Wenige Stunden bis Tage.

Pathogenität:

a) Haut- und Schleimhauterkrankungen:

Pyodermien:

Haarfollikel mit anhängenden Talgdrüsen: Follikulitis, Furunkel, Karbunkel, Sykosis staphylogenes. Im Gegensatz dazu die oberflächliche Impetigo contagiosa, eine hochansteckende Staphylodermie, z. B. in Einrichtungen zur Unterbringung von Kindern mit mangelhafter Körper- und Wohnhygiene.

Haut der Neugeborenen: Pemphigus neonatorum. Nach dem ersten Lebensmonat bis zum Ende des Säuglingsalters: Schweißdrüsenabszeß.
Bei älteren Kindern follikuläre Prozesse wie bei Erwachsenen.
Eitrige Wundinfektionen.

Schleimhauterkrankungen:

Rhinitis, Sinusitis, Pharyngitis, Tonsillitis, Tracheobronchitis; Urethritis, Enterokolitis.

b) Lokalisierte Organerkrankungen: Mastitis, Parotitis, Bronchopneumonie.

c) Lymphogen-hämatogene Aussaat, Osteomyelitis bei Kindern, Nierenabszeß bei Erwachsenen; gegebenenfalls multiple Metastasierung und Abszeßbildung bei Pyämie.

Klinischer Verlauf:

1. Abheilung der Lokalinfektionen oder septische Ausbreitung auf lymphogen-hämatogenem Wege.
2. Chronisch-rezidivierender Verlauf (Furunkulose).
3. Bakteriell-toxische Fernwirkung (Fokalgeschehen).

Prognose und Letalität:

Gefürchtete Mischinfektionen bei Virusgrippe, Keuchhusten, Masern und Tuberkulose.

Die pyämisch-metastasierende Aussaat und der septische Verlauf sind trotz moderner Antibiotika prognostisch zweifelhaft.

Wichtig für das Verständnis der Pathogenität der Staphylokokken und zur Unterscheidung der pathogenen „Pyokokken" von den apathogenen „Saprokokken" ist eine Übersicht über die wichtigsten Pathogenitätsmerkmale und Ektotoxine.

Tab. I/4. Ektotoxine und aggressive Fermente

	Wirkung	Nachweis
Nekrotoxin	Hautnekrose	Kaninchen-Intrakutan-Test
Hämotoxin	β-Hämolyse (BROWN)	Blutagarkultur
Letaltoxin	akuter Tod	Kaninchen-i.v.-Test
Enterotoxin	akute Enterokolitis	Katzen-i.p.-Test (DOLMAN)
Plasmakoagulase	Gerinnung von Zitratplasma, wichtigstes Pathogenitätsmerkmal	In-vitro-Plasmakoagulase-Test
Hyaluronidase	Auflösung der Interzellularsubstanz (Hyaluronsäure)	Hyaluronidase-Reaktion
Fibrinolysin	Auflösung von Fibrin	Fibrinolyse im Plasmakoagulase-Test

Historie:

1874 T. BILLROTH (Wien) beschreibt Haufenkokken im Wundsekret.

1884 Erste Reinkultur und wissenschaftliche Benennung durch den Göttinger Chirurgen ROSENBACH.

1915 Entdeckung der Bakteriophagen am Beispiel der Staphylokokken durch F. TWORT (London).

1928 Entdeckung des Penizillins durch A. FLEMING (London).

1940 Erfolgreiche Erprobung des Penizillins an Staphylokokken-infizierten Mäusen durch den Oxforder Arbeitskreis um FLOREY und CHAIN.

Leitsätze für die Klinik und Diagnose

A. Klinik

Lokale Staphylokokkeninfekte zeigen die Tendenz zur Abszedierung bzw. zur lymphogenen Ausbreitung bis zur Pyämie. Der Eiter ist rahmig und dickflüssig.

Die Staphylokokkensepsis ist meist durch multiple Metastasierung und Abszeßbildung in den inneren Organen gekennzeichnet.

Lokalisierte Osteomyelitis bei Kindern bzw. paranephritischer Abszeß bei Erwachsenen weisen auf abgelaufene hämatogene Staphylokokkenaussaat hin.

Perorale Aufnahme staphylokokkeninfizierter Nahrungsmittel führt nach einer Inkubationszeit von wenigen Stunden zum Krankheitsbild der akuten Nahrungsmittelvergiftung[5]).

Drei wichtige Regeln zur **Vorbeugung** gegen die wachsenden Gefahren der Staphylokokkosen und des bakteriellen Hospitalismus (vgl. auch Anhang):

1. Hygienische Maßnahmen der **Asepsis und Desinfektion,** vor allem auf chirurgischen Abteilungen.
2. **Streng indizierte Antibiotikatherapie** nach Erregerfeststellung und dessen Resistenzprüfung.

Ungezielt falsche Antibiotikabehandlung fördert die bereits weit fortgeschrittene Resistenz der pathogenen Staphylokokken.

---

[5]) Andere Lebensmittelvergiftungen S. 80.

3. Anwendung der **Autovakzinetherapie** mit abgetöteten krankheits- und patienteneigenen Erregerstämmen bei chronisch-rezidivierenden Prozessen.

Die Förderung der körpereigenen Krankheitsabwehr hat hierbei nachhaltigere Erfolge als die schnelle, aber vorübergehende Wirkung auch wiederholt eingesetzter Antibiotika.

B. Diagnose

Aufgabe der mikrobiellen Untersuchung ist die Erkennung und Isolierung pathogener Staphylokokken als Ursache von Krankheitsprozessen und die Erforschung der Infektionsquelle.

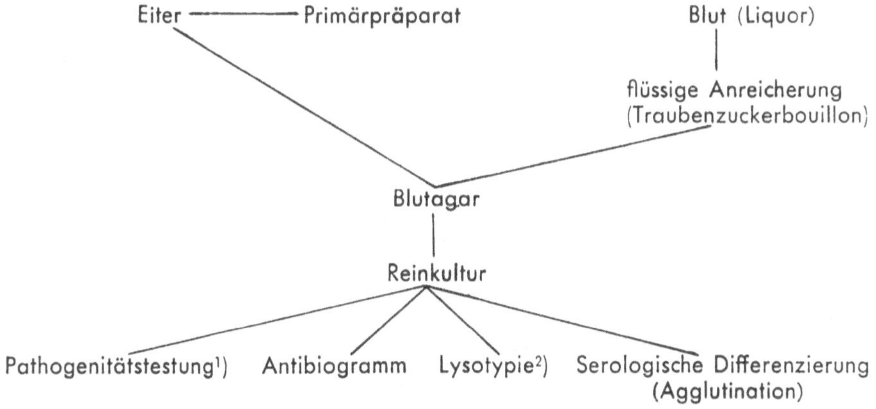

Abb. I/12. Untersuchungsgang bei Staphylokokkosen

[1]) In folgenden wichtigen Merkmalen unterscheiden sich Pyokokken (Staphylococcus aureus, albus, citreus) von Saprokokken (Staphylococcus epidermidis):

	Pyokokken	Saprokokken
Plasmakoagulasereaktion	positiv	negativ
Kaninchen-Nekrosetest	positiv	negativ
Hämolyse auf Blutagar	meist positiv	negativ
Pigmentbildung	meist gelb	weiß
Mannitvergärung	meist positiv	negativ

[2]) Die Lysotypie der Staphylokokken führt im Gegensatz zu den exakt bestimmbaren Lysotypen von Typhusbakterien zu Gruppendiagnosen mit sogenannten Phagenbildern, da Staphylokokkenstämme meist durch verschiedene Phagen gelöst werden.

Anhang 1: Sepsisformen

Die Sepsis ist der Endzustand einer voraufgegangenen, fortgeschrittenen Lokalinfektion. Sie hat daher nichts mit der Generalisation von Krankheitserregern zu Beginn zyklischer Infektionskrankheiten, z. B. Abdominaltyphus und Pocken, gemein.

Sepsis ist eine mit schweren Krankheitserscheinungen einhergehende Allgemeininfektion, die an das Vorhandensein eines Krankheitsherdes gebunden ist, der mit der Blut- und Lymphbahn in Verbindung steht. Die Sepsis führt unbehandelt meist zum Tode. Spontanheilungen sind selten.

Es bestehen folgende klinisch-diagnostische Hinweise:

1. Schweres klinisches Gesamtbild:

   septische Temperaturen, Herz- und Kreislauferscheinungen (häufig ulzeröse Endokarditis), septische Milz und Hautblutungen.

2. Wiederholt positive Blutkulturen beim Nachweis vermehrungsfähiger pathogener Mikroben im Blut, z. B. täglich eine Woche lang.

Man unterscheidet vier Sepsisformen:

1. Metastasierende Sepsis (Pyämie):

   reaktives Verhalten des Organismus auf embolische Erregerstreuung führt zu multipler Abszeßbildung in verschiedenen Organen. Typ: Staphylokokkensepsis.

2. Nichtmetastasierende Sepsis (Sepsis i. e. S.):

   destruierende Ausbreitung von Krankheitserregern und Giften im Organismus beim Versagen der Abwehr. Typ: Streptokokkensepsis.

3. Lentasepsis:

   schleichender Verlauf mit Endokarditis und subfebrilen Temperaturen. Ante finem septische Metastasen und Infarkte in inneren Organen. Typ: Sepsis durch Viridans-Streptokokken.

4. Kryptogenetische Sepsis:

   Sitz des streuenden Sepsisherdes unbekannt.

Wichtigste Voraussetzung für die lebenserhaltende Sanierung des Herdes ist dessen frühzeitige Erkennung.

Bei kryptogenetischen Herden bietet die Feststellung der Art des Erregers aus der Blutkultur einen gewissen Hinweis: z. B. vergrünende Streptokokken: oberer Atmungs- und Verdauungstrakt; Darmstreptokokken und Kolibakterien: Darm, Gallenwege oder Urogenitale; Gonokokken: Urogenitale.

Anhang 2: Bakterieller Hospitalismus

Der bakterielle Hospitalismus ist eine in der Klinik gehäuft auftretende Infektion von Patienten, die wegen einer anderen Krankheit in Behandlung sind. Der moderne Hospitalismus trägt epidemischen Charakter!

In der vorbakteriologischen Ära des 19. Jahrhunderts führten fehlende Asepsis und Krankenhaushygiene zum gefürchteten Hospitalbrand, zum Kindbettfieber und zu der weitverbreiteten pyämischen Wundeiterung nach operativen Eingriffen.

Die „moderne" Form des Hospitalismus erhielt ihre besondere Note durch die Zunahme der Hospitalinfektionen mit antibiotikaresistenten „Hauskeimen", die vom Patienten zum Patienten, vom Patienten zur Pflegeperson und umgekehrt, schließlich vom Entlassenen ins häusliche Milieu weiterverschleppt werden.

Die Zunahme der Penizillinresistenz der Staphylokokken als Folge wachsenden Penizillinverbrauchs in den Jahren 1942 bis 1959 zeigt folgende Tabelle (nach MUNCH-PETERSEN und BOUNDY 1962):

Tab. I/5. Penizillinresistenz von koagulasepositiven hämolysierenden Staphylokokken-Stämmen

	Krankenhauspatienten	ambulante Patienten	Gesunde Keimträger außerhalb ärztlicher Versorgung
1942	35 %	3 %	5 %
1959	ca. 60 %	ca. 60 %	18 %

In manchen Kliniken ist die Staphylokokken-Penizillin-Resistenz auf 90 % und darüber angestiegen.

Unter den Staphylokokken-Hospitalinfektionen stehen chirurgische Wundeiterungen, Mastitis puerperalis und postoperative Wundeiterungen im Vordergrund.

Weitere wichtige, zur Antibiotikaresistenz neigende Hospitalkeime sind Kolienteritis-Bakterien in Säuglingsabteilungen und Koli-Proteus-Pyozyaneus-Bakterien auf chirurgischen, urologischen und Entbindungsstationen.

Die Ausbreitung des Hospitalismus zwischen Patient-Pflegepersonal-Patient erfolgt nach folgendem Schema (sogenannte *Crossinfection*):

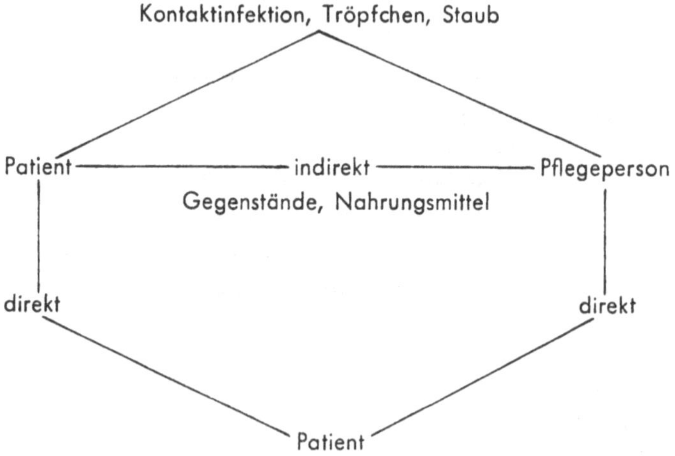

Abb. I/13

Hospitalkeime, z. B. Staphylokokken, sind weitverbreitete pathogene, mittels Serologie bzw. Lysotypie klassifizierbare „Hospitaltypen". Gefährliche Infektionsquellen sind Patienten oder Pflegepersonal mit aktiven Krankheitsherden.

Vorbeugung und Bekämpfung:

1. Gegen die weite Verbreitung und Keimverschleppung hilft Wiedereinführung konsequenter Krankenhaushygiene, Desinfektion, strenge Asepsis.

Asepsis beruht auf der weitreichenden Erkenntnis, daß sich Infektionen verhüten lassen.

Asepsis-Antisepsis umfassen alle antimikrobiellen Maßnahmen, die die ärztliche Versorgung der operativen und der Gelegenheitswunde sowie die Keimfreiheit biologischer Substrate betreffen.

Antibiotika sind kein Ersatz für eine gründliche Asepsis und Desinfektion!

2. Gefährliche Infektionsquellen unter Personal und Patienten werden isoliert bzw. ferngehalten. Diese Maßnahme allein genügt, um die Häufigkeit der Hospitalinfektionen in einer chirurgischen Abteilung von 40 % auf unter 10 % zu senken.

Nichtinfizieren ist besser als Desinfizieren!

3. Vorbeugung gegen Zunahme der Antibiotikaresistenz durch streng indizierte, gezielte Antibiotikaregie.

Kein Mißbrauch von Antibiotika!

Erkrankungen durch Neisseriaceae

Übersicht über die Einteilung gramnegativer Kokken, über Vorkommen und Verlauf der menschlichen Erkrankungen.

Gonokokken werden überwiegend durch den Geschlechtsverkehr bzw. während der Geburt von der infizierten Mutter auf die Augenbindehaut des Neugeborenen übertragen. Gonorrhoe ist die häufigste Geschlechtskrankheit.

Meningokokken verursachen neben der lokalen Pharyngitis die seltene septikämische Hirnhautentzündung, die vor allem das Kindesalter und jugendliche Erwachsene befällt und mit hoher Letalität sowie Defektheilungen mit Spätfolgen belastet ist.

Apathogene Neisserien befinden sich im oberen Respirationstrakt; ihre bakteriologische Abgrenzung gegenüber Meningokokken ist klinisch-epidemiologisch wichtig.

Tab. I/6

Name	Menschenpathogenität	Nähragarkultur 22°	Vergärung[1]) von Dextrose	Maltose	Lävulose
Neisseria gonorrhoeae	ja Erreger der Gonorrhoe	kein Wachstum	+	—	—
Neisseria meningitidis	ja Erreger der epidem. Genickstarre	kein Wachstum	+	+	—
Neisseria catarrhalis	bedingt ja Sekundärinfektionserreger bei Nasopharyngitis	Wachstum	—	—	—
Neisseria sicca	nein Saprophyt im oberen Respirationstrakt	Wachstum	+	+	—
Neisseria flava	nein Saprophyt im oberen Respirationstrakt	Wachstum	+	+	+

[1]) v. Lingelsheim — Plattensatz mit Aszitesagar als Nährbodengrundlage.

Erreger und Vorkommen: **Neisseria gonorrhoeae,** alle Erdteile; Städte sind häufiger befallen.

Eintrittspforte: Urogenitalschleimhaut, bei Neugeborenen auch Augenbindehaut.

Inkubation: 1 bis 4 Tage.

Krankheit und Übertragung:

1. **Gonorrhoe der Erwachsenen.**
   a) Überwiegend, mehr als 90 %, durch den Geschlechtsverkehr. Gonokokken sind wie Syphiliserreger hochempfindlich gegen Erhitzen und Austrocknen.

Wegen der großen Umweltempfindlichkeit der Gonokokken ist innige körperliche Berührung die unerläßliche Voraussetzung für eine Ansteckung.

b) Selten (!) extragenital, z. B. durch Benutzung gleicher Badetücher, Abortsitze, durch schlecht gereinigtes gynäkologisches Instrumentarium.

2. **Gonoblennorrhoe der Neugeborenen[6])** (Augentripper), führt unbehandelt zur Erblindung. Ansteckung während der Geburt beim Durchtritt des kindlichen Kopfes.

Verlauf und Prognose:

a) Zunächst akute Infektion, die sich beim Mann als „eitriger Harnröhrenausfluß", als meist symptomenreiche und daher bald erkannte „vordere" Gonorrhoe (Urethritis gonorrhoica anterior), bei der Frau dagegen meist als symptomenarmer und daher spät bzw. nicht erkannter „zervikaler Fluor" (Cervicitis gonorrhoica), als „untere" Gonorrhoe, abspielt.

Die Prognose ist gut, solange die Gonorrhoe die vorderen bzw. unteren Abschnitte der Urogenitalschleimhaut nicht überschreitet.

Mitbefall der weiblichen Harnröhre, ebenfalls recht häufig der Ausführungsgänge der Bartholin'schen Drüsen, gelegentlich auch der Rektalschleimhaut, wird beobachtet.

b) Das „Aszendieren" der Erreger per continuitatem leitet zur chronischen Infektion über (länger als drei Monate post infectionem) mit folgenden Komplikationen:

Beim Mann die „hintere" Gonorrhoe (Urethritis gonorrhoica posterior) mit Prostatitis und Epididymitis, bei der Frau die „obere" Gonorrhoe (Endometritis gonorrhoica), die stets von Salpingitis, Adnexitis und ggf. Pelveoperitonitis gefolgt wird.

In diesem Stadium der Erkrankung droht beiden Geschlechtern, abgesehen von weiteren Komplikationen, trotz energischer Behandlung die Sterilität.

c) Die jahrelange symptomenarme Gonorrhoe vor allem der Frau ist eine große

---

[6]) Mikrobielle Ursachen der Konjunktivitis, S. 239.

Gefahr für die seuchenhafte Verbreitung der Erreger.

Nur jede zweite weibliche Gonorrhoe kommt, dann meist zu spät, in ärztliche Behandlung (R. MÜLLER).

d) Die metastasierende Gonorrhoe mit Gelenkvereiterung (Arthritis gonorrhoica, Befall einzelner Gelenke bei 1 % der Gonorrhoe-Fälle), ggf. Endokarditis und Sepsis.

e) Die Vulvovaginitis gonorrhoica der Mädchen vor der Pubertät.

Erreger und Vorkommen: **Neisseria meningitidis,** alle Erdteile.

Infektionsquelle: Der Mensch, Keimträger (1 % der gesunden Bevölkerung, mehr als 50 % in der Umgebung Erkrankter), Erkrankte und Rekonvaleszenten.

Übertragung: Überwiegend Tröpfcheninfektion, Bedeutung der Wohn- und Verkehrsdichte. Ganzjähriges sporadisches Auftreten im Kindesalter sowie saisonbedingte Häufung von Februar bis Mai; säkulare Epidemien unter jugendlichen Erwachsenen in Abständen von mehreren Jahrzehnten.

Eintrittspforte und Inkubation: Nasen-Rachen-Raum; 1 bis 3 Tage.

Kontagionsindex: Weniger als 1 % (Auslesekrankheit). Voraussetzung für die Erkrankung ist eine Verminderung der lokalen oder allgemeinen Krankheitsabwehr.

Krankheitsverlauf und Prognose:

a) Die relativ häufige Meningokokken-Pharyngitis kann übergehen in

b) die seltene Meningokokkensepsis mit Endokarditis, Arthritis, Hautblutungen sowie

c) in die **Meningokokkenmeningitis** unter Absiedlung der Meningokokken in der weichen Hirnhaut während der septischen Ausbreitung im Organismus. Zeichen der Hirnhautentzündung: Fieber, bohrender Kopfschmerz, Nackenstarre, Beugekontraktur der Beine (KERNIG).

d) Die perakute Meningokokkensepsis verläuft als toxische Blutung in die Nebennieren („Nebennierenapoplexie", Marchand - Waterhouse-Friderichsen-Syndrom) in wenigen Stunden nach Beginn der Erkrankung unter Versagen des Kreislaufs und Koma zum Tode.

Die Letalität der unbehandelten Meningitis epidemica liegt über 50 %, nach rechtzeitiger Sulfonamid- oder Antibiotikatherapie unter 10 %.

e) Bei unvollständig Geheilten besteht die Gefahr des Hydrozephalus internus (Verblödung!).

Gonorrhoe

Der **Anstieg der Gonokokken-Infektionen** in zahlreichen Ländern nach vorübergehendem Rückgang der Seuchenwelle der Kriegs- und Nachkriegsjahre stellt den Arzt vor eine große Verantwortung. Es ist sicher, daß trotz unserer Kenntnis des Erregers, seiner Ansteckungswege, seiner Empfindlichkeit in der Umwelt unsere derzeitigen Kontrollmaßnahmen unzureichend sind. Gesetzlich geregelte Infektionsquellenforschung und -sanierung mit wirksamen Antibiotika allein genügen nicht. Drei Dinge muß der Arzt wissen, die für die Ausbreitung der Gonorrhoe an Bedeutung gewinnen:

1. Die ansteigende Promiskuität der Jugendlichen (HwG = häufiger Wechsel des Geschlechtspartners).
2. Zunahme der Gonokokkenresistenz gegenüber Penizillin und anderen Antibiotika.
3. Meldedefizit in Ländern, wo die Anzeigepflicht für Geschlechtskrankheiten geübt wird. Man nimmt an, daß nur etwa jede zehnte Neuerkrankung an Gonorrhoe und etwa jede fünfte an Syphilis seuchenstatistisch erscheint. Methoden zur schnellen Durchuntersuchung der Bevölkerung (z. B. Volksröntgenkataster, serologische Reihenuntersuchung auf Syphilis) und aktive Immunisierungsverfahren fehlen bei der Gonorrhoe.

Historie: Hinweise auf Gonorrhoe finden wir in den frühesten Überlieferungen der Menschheit, z. B. in den Gesetzen des MOSES. Offenbar gab es in Amerika vor KOLUMBUS keine Gonorrhoe.

1750 QUELLMALZ (Leipzig) erkennt Zusammenhänge zwischen eitrigem Fluor und Augeneiterungen der Neugeborenen.

1767 J. HUNTER (London) erkrankt an Gonorrhoe und Syphilis nach Selbstversuch mit Gonokokkeneiter.

1832 RICORD (Paris) unterscheidet harten und weichen Schanker auf Grund von Impfungen beim Menschen.

1872 NOEGGERATH (USA) erkennt gonorrhoische Ursache der „Unterleibsleiden".

1879 Entdeckung der Gonokokken durch A. NEISSER (Breslau).

1881 Prophylaxe des Augentrippers durch CREDÉ (Leipzig).

1936 Einführung der Sulfonamidbehandlung durch DOMAGK und GRÜTZ (Wuppertal).

1943 Einführung der Penizillinbehandlung durch HERRELL, COOK und THOMPSON (USA).

Leitsätze für die Klinik und Diagnose

A. Klinik

Kein Mensch ist gegen Gonokokken resistent. Gonorrhoe ist eine ernste Erkrankung und gefährdet nicht nur die eigene Gesundheit. Langwierige Unterleibsleiden der Frau und Sterilität beider Geschlechter sind unausbleibliche Folgen. Etwa 10 % aller Ehen sind kinderlos, und die Hälfte der Kinderlosigkeit beruht auf Gonorrhoe (R. MÜLLER).

Untersuchung, Erkennung und Behandlung der Gonorrhoe sind Aufgabe des vollapprobierten erfahrenen Arztes. Hiervon ist die Fahndung nach der Infektionsquelle nicht zu trennen.

Während die frische Infektion des Mannes den Patienten schnell zum Arzt führt, kann die der Frau leicht übersehen werden: symptomenarme „untere" Gonorrhoe der Frau. Einerseits fungiert die Zervixschleimhaut als Gonokokkendepot, andererseits ist die Zervix die entscheidende Barriere gegen die gefürchtete Aszension der Gonokokken.

In 90 % aller Fälle ist die Zervixschleimhaut von Gonokokken infiziert, das Zentrum des ganzen Geschehens bei der „unteren" Gonorrhoe ist die Zervix (PSCHYREMBEL).

Physiologische Gelegenheit zum Aufstieg der Keime entsteht:

1. durch die Menstruation,
2. durch das Wochenbett,

3. durch den Zustand post abortum.

Stürmischer Verlauf mit kolikartigen Bauchschmerzen, peritonitischen Erscheinungen und hohem Fieber charakterisieren den Beginn der „oberen" Gonorrhoe. Nach raschem Abklingen beherrschen die lokalen Symptome der chronischen Salpingitis bzw. Adnexitis das Krankheitsbild.

B. Diagnose

Nicht jeder eitrige Harnröhrenausfluß, nicht jeder Fluor ist gonorrhoischen Ursprungs[7]).

1. Im akuten Stadium entscheidet das mikroskopische Präparat (eine Methylenblaufärbung, eine Gramfärbung) zum Nachweis gramnegativer Doppelkokken innerhalb und außerhalb der Leukozyten: Eiterausstrich mittels Platinöse aus der Urethra, bei der Frau außerdem aus der Zervix, ggf. aus den Bartholin'schen Drüsengängen und der Rektalschleimhaut. Die sogenannte Zweigläserprobe dient zur Feststellung der „hinteren" Gonorrhoe des Mannes. Hervorragendes leistet der fluoreszenzmikroskopische Nachweis der Erreger aus der Kultur oder im Direktausstrich.

Es gilt der Grundsatz: Keine Behandlung der Gonorrhoe ohne spezifischen Erregernachweis.

2. In verschleppten chronischen Fällen ist der kulturelle Nachweis der Gonokokken oft nicht zu umgehen, ggf. nach

Provokation: Parenterale Applikation von Gonokokkenvakzine mit kurzer Fieberreaktion, bei der Frau die Menses, Abstriche und kultureller Nachweis während des Vakzine-Stress bzw. am 2. Tag der Menses.

3. Bei Komplikationen

   a) Erregernachweis aus der Gelenkflüssigkeit, ggf. Blutkultur (Aszitesbouillon).

   b) Antikörpernachweis mittels Komplementbindungsreaktion (negativer Ausfall spricht nicht gegen Gonorrhoe).

---

[7]) Mikrobielle Ursachen der Urogenitalinfektionen, vgl. S. 375.

Heilung der Gonorrhoe: Nach Beendigung der Antibiotikatherapie negativer mikroskopischer bzw. kultureller Erregernachweis, drei Monate lang, bei wöchentlich einer Untersuchung und nach abschließender Provokation.

Im Einzelfall kann auf Grund wissenschaftlicher Erfahrungen die Ansteckungsgefahr nach kürzerer Beobachtung als beseitigt gelten. Zur Erfassung einer eventuell gleichzeitig acquirierten syphilitischen Infektion dient die luesserologische Nachkontrolle des Patienten für die Dauer von sechs Monaten.

Meningitis epidemica

Historie:

1887 Entdeckung des Erregers durch A. WEICHSELBAUM (Wien).

1925 WALLGREN (Schweden) führt den Begriff der aseptischen Meningitis ein.

1938 Einführung der Sulfonamidtherapie durch DOMAGK und GEHRT (Wuppertal).

1943 Erprobung der Penizillin-Behandlung durch KEEFER und Mitarbeiter (USA).

Leitsätze für die Klinik und Diagnose

A. Klinik

Das dramatische Geschehen einer akuten Gehirnhautentzündung ist gekennzeichnet durch die Trias Fieber, Kopfschmerz und Nacken-Rückenstarre.

Von der Schnelligkeit der ärztlichen Maßnahmen hängen Leben und Gesundheit des Patienten ab.

Die Ursache der Hirnhautentzündung ist mannigfaltig und bedarf einer ätiologischen Klärung (vgl. Anhang). Sulfonamide, auch kombiniert mit Penizillin, haben nach rechtzeitiger Applikation gegen Meningokokken entscheidende Wirkung. Bei Meningitis siderans (Waterhouse-Friderichsen-Syndrom) sind außerdem hohe Dosen Nebennierenrindenhormon indiziert.

B. Diagnose

Die Diagnose wird gestellt:

1. Klinisch, da die Zeichen der meningealen Reizung im Vordergrund stehen.
2. Durch den Erregernachweis:
   a) Mikroskopische Präparate nach GRAM und ZIEHL-NEELSEN, ggf. Dunkelfeldpräparat aus dem Zentrifugat des Lumbalpunktats. Gram-negative Diplokokken liegen teils intra-, teils extrazellulär. Nötigenfalls Kultur.
   b) Blutkultur.
   c) Umgebungsuntersuchungen in Einrichtungen zur Unterbringung von Kindern, in Kasernen, in Betrieben usw. Nasen-Rachen-Abstriche (für die Rachenmandeln umgebogene Tupfer verwenden) und Abgrenzung saprophytischer apathogener Neisserien kulturell-biochemisch (Tabelle I/6, S. 36).

Anhang: Mikrobielle Ursachen der Meningitis[8])

Für prophylaktische und therapeutische Maßnahmen soll die klinische Diagnose stets durch eine mikrobiologische, serologische und klinisch-chemische Untersuchung des Liquors zur Klärung der Krankheitsursache ergänzt werden. Bei Epidemien genügt es, einige Fälle ätiologisch aufzuklären.

Die mikrobiologische Untersuchung stützt sich

1. auf den direkten Erregernachweis im Liquor, ggf. im Blut und Stuhl,
2. auf den Einsatz indirekter Nachweismethoden der Antikörperbestimmung im Patientenserum.

Da die Meningen meist auf dem Blutwege befallen werden, ausgenommen die in unmittelbarer Nachbarschaft ablaufenden infektiös-entzündlichen Prozesse, ist außerdem die Fahndung nach dem primären Krankheitsherd von Bedeutung.

Wichtig ist die Unterscheidung zwischen bakterieller und abakterieller („aseptischer") Meningitis mit bakteriologischen, wenn nötig mit virologi-

[8]) Vgl. mikrobielle Ursachen der Enzephalitis, S. 315.

schen Methoden und die Erkennung des „Meningismus" (der erregerfreien, vorübergehenden Hirnhautreizung: Meningitis secundaria, Meningitis sympathica seu concomitans) als „meningealer Begleitreaktion" bei anderen extrameningealen Grundleiden.

Folgende wichtige Erreger kommen in Betracht:

1. Bakterien:

 a) Anzeigepflichtige (übertragbare) Infektionen:
 Meningokokken („Prototyp" der Meningitis),
 Tuberkelbakterien (Meningitis tuberculosa),
 Typhusbakterien („Meningotyphus"),
 Leptospiren (Meningitis leptospirosa).

 b) Infektionen ohne Anzeigepflicht:
 Syphilistreponemen (Lues cerebrospinalis);
 Erreger der Meningitis purulenta:
 Pneumokokken, Staphylokokken, Streptokokken, Koli-, Pyozyaneus- und Influenzabakterien, ferner Listerien[9]).

2. Viren:

 a) Die epidemisch auftretende (anzeigepflichtige) Meningitis serosa:
 Poliomyelitis-Viren,
 Coxsackie-Viren (Meningitis myalgica),
 Echo-Viren (Meningitis exanthematica),
 Lymphochoriomeningitis-Virus (Meningitis lymphocytaria).

 b) Die meist sporadische „Begleitmeningitis" bei:
 Masern, Mumps, Influenza und Windpocken.

3. Protozoen:

 Toxoplasmen (Anzeigepflicht), Trypanosomen (Schlafkrankheit).

4. Pilze:

 Soor-Pilz, Histoplasma capsulatum, Cryptococcus neoformans.

[9]) In der DDR gilt die Anzeigepflicht.

KAPITEL II

Erkrankungen durch Darmbakterien

Koli- und Proteusbakterien, Typhus-, Paratyphus-, Enteritis- und Ruhrbakterien, verwandte Arten und ähnliche Bakteriengruppen, z. B. Pyozyaneusbakterien und Choleravibrionen

In der Familie der Enterobacteriaceae faßt man nach BERGEY alle stäbchenförmigen gramnegativen Bakterien der Größenordnung 0,5—1 mal 2—4 μm zusammen, die peritrich begeißelt oder geißellos sind, Glukose unter Säure- bzw. Säure- und Gasbildung zerlegen und sich fakultativ anaerob vermehren. Sie sind Symbionten oder potentielle bzw. obligate Parasiten im Darm des Menschen und der Warmblüter. Die durch sie verursachten Seuchen Typhus, Paratyphus, Enteritis (Salmonellosen) und Bakterienruhr (Shigellosen) sind weltweit verbreitet.

Enterobakteriazeen umfassen die wichtigsten und häufigsten krankmachenden Darmbakterien des Menschen. Ihre Ansteckungsweise und Verbreitung verlangen besondere Maßnahmen der Prophylaxe und Bekämpfung.

Alle pathogenen Darmkeime werden durch den Mund aufgenommen und aus dem Darm ausgeschieden. Bakterielle Darmseuchen sind Seuchen der Unkultur (KISSKALT)!

Koli- und Proteusbakterien gehören zur normalen Mikrobenflora der unteren Darmabschnitte, wo sie unter bestimmten Bedingungen pathogen werden (z. B. außerhalb des Darms). Bestimmte Kolitypen verursachen die Kolienteritis der Säuglinge.

Die primäre Infektionsquelle des Typhus, des Paratyphus und der Ruhr ist der erregerausscheidende Mensch. Enteritis-Salmonellen kommen von salmonellenbehafteten Warmblütern, die die Keime in den inneren

Organen, besonders im Darm, auch in den Eiern beherbergen und ausscheiden.

Die wichtigste Übertragung von Typhus- und Ruhrbakterien geschieht durch Kontakt von Mensch zu Mensch: die Keime wandern vom After über die Hand in den Mund. Gleiches gilt für Kolienteritisbakterien im Säuglingsalter.

Zur direkten Ansteckung:

Mensch → Mensch

kommt die indirekte vor allem durch verseuchte Lebensmittel:

Mensch → Lebensmittel → Mensch
Lebensmittel → Mensch
Lebensmittel → Mensch

Typhus und Ruhr ißt oder trinkt man.

Im Sommer werden die Erreger durch Fliegen vom Kot auf menschliche Speisen weiterverschleppt:

Mensch → Fliege → Lebensmittel → Mensch, Mensch, Mensch

Neben den äußeren Wegen der Ansteckung ist für die Weiterverbreitung der Erreger die innere Wechselbeziehung zwischen Mikroben und Wirtsorganismus entscheidend. Kommt es nach abgeklungener Krankheit zum „faulen Kompromiß" zwischen beiden, d. h. haften die Erreger im Gewebe, ohne den Wirt zu schädigen, so bleiben sie eine ständige Infektionsquelle für die Umgebung.

Ohne Dauerausscheider von Typhus- und Ruhrbakterien gäbe es keinen Typhus und keine Ruhr.

Die wichtigste seuchenhygienische Vorbeugung und Bekämpfung von Salmonellosen und Shigellosen ist daher neben der Erregerfeststellung (Quellenerfassung) die Quellensanierung (Unterbrechung der Übertragungswege). Gesetzlich vorgeschriebene Maßnahmen sind die Meldepflicht, die Isolierung und gegebenenfalls Hospitalisierung des Patienten, die Desinfektion seiner Abgänge und die Fliegenbekämpfung, die Desinsektion.

Die Überwachung der Lebensmittelhygiene, Milch-, Trinkwasser- und Küchenhygiene, Hygiene der Lebensmittelherstellung, des -transports und -verkaufs, Hygiene des Schlachthofs mit Schlachttier- und Fleischbeschau gehören zu den Aufgaben der Human- und Veterinärmedizin. Der bakteriologischen Lebensmittelkontrolle und Überprüfung der tierischen Futtermittel, z. B. Fleisch- und Knochenmehl, kommt weittragende Bedeutung zu. Ursprung und Übertragung von Enteritis-Salmonellen gibt folgende Skizze wieder:

Futtermittel

↗ ↘

Abwasser Nutztier

↑ ↓

Mensch ← Nahrungsmittel

Verdacht, Erkrankung und Sterbefall an Cholera, Salmonellose[1]), Shigellose, ferner Erkrankung und Sterbefall an Kolienteritis sind anzeige- und isolierungspflichtig. Die Meldepflicht erstreckt sich auf alle Dauerausscheider dieser Erreger.

Darmbakterien: Enterobacteriaceae

Nachfolgende Übersicht bringt eine Gruppeneinteilung der Darmbakterien mit den wichtigsten morphologischen und biologischen Eigenschaften der Mikroben, dem Wesen und Verlauf der durch sie verursachten Krankheiten, ihre Erkennung, Behandlung und Verhütung. Im Anhang stehen die Bakterien, die sich hinsichtlich Vorkommen und Pathogenität analog den Enterobakteriazeen verhalten, obwohl sie sich morphologsich von ihnen unterscheiden: es handelt sich um die beiden Familien der Pseudomonadaceae und Spirillaceae (BERGEY).

1. Gruppe: **Kolibakterien und verwandte Arten**

Morphologie und Färbbarkeit: Plumpe gramnegative Stäbchen, meist peritrich begeißelt (Escherichia, Paracolobactrum); Klebsiella und Aerobacter bilden Kapseln und sind unbeweglich, Abb. II/1a und b, 3 (S. 52).

[1]) Bei Salmonellenenteritis (Enteritis infectiosa), einschließlich der unspezifischen Lebensmittelvergiftungen durch Fäulnisbakterien, werden in der DDR nur Erkrankung und Todesfall gemeldet.

Züchtung: Auf allen üblichen Nährsubstraten leicht züchtbar, auf Laktose-Indikator-Platten Spaltung der Laktose (Farbumschlag) mit Ausnahme von Paracolobactrum (verzögerte bis fehlende Laktosespaltung, „ferment-schwacher" Koli).

Einteilung: Differenzierung erfolgt nach biochemischen und serologischen Gesichtspunkten.

Primäres Vorkommen und Pathogenität: **Escherichia** (frühere Bezeichnung Bacterium coli) ist normaler Darmbewohner bei Mensch und Warmblüter. Im Säuglingsalter verursachen bestimmte Koli-Serotypen eine ansteckende, endemische Enteritis. Außerhalb des Darms verhält sich Escherichia wie ein Eitererreger (Zystopyelitis, Cholezystitis, Peritonitis, Meningitis, Sepsis).

Paracolobactrum ist in der Natur weit verbreitet, gelegentlich im Darm von Mensch und Tier. Seine Pathogenität bei Gastroenteritis ist umstritten. Zahlreiche weitere „koliforme Bakterien", wie Citrobacter, Hafnia, Cloaca u. a., werden durch spezielle biochemische und serologische Untersuchungsmethoden abgegrenzt.

Klebsiella gehört zu den Schleimhautsaprophyten des Menschen. Sie ist fakultativ pathogen (Friedländer-Pneumonie[2]), Cholezystitis, Zystopyelitis, Otitis, Sepsis).

Aerobacter findet man überall in der Natur, auf Nahrungsmitteln, vorübergehend auch im menschlichen und tierischen Darm.

Erkennung: Keimzüchtung und biochemisch-serologische Differenzierung.

Behandlung: Streptomyzin, Chloromyzetin, Neomyzin.

Vorbeugung und Bekämpfung: Endemische Kolienteritis wie Typhus und Ruhr: Anzeige, Isolierung, Desinfektion; Erregerfeststellung, Quellenermittlung und -sanierung.

2. Gruppe: Proteusbakterien und Farbstoffbildner

Morphologie und Färbbarkeit: Kurze und lange schlanke gramnegative, peritrich begeißelte Stäbchen, Proteusbakterien vielgestaltig (Name !).

[2]) Vgl. andere Pneumonie-Ursachen, S. 26.

Züchtung:	Auf allen gebräuchlichen Nährsubstraten leicht züchtbar. Begeißelte Proteusbakterien wachsen auf festen Nährböden diffus terrassenförmig („hauchartiges Schwärmen"). Serratia bildet runde Einzelkolonien mit Pigmentbildung (rotes Prodigiosin, daher die frühere Bezeichnung Bacterium prodigiosum, „Hostienpilz").
Einteilung:	Differenzierung von Proteusarten nach biochemischen und serologischen Gesichtspunkten.
Primäres Vorkommen und Pathogenität:	**Proteus** gehört in der Natur zu den aeroben Fäulniserregern und zu den Bakterien der normalen Darmfäulnis von Mensch und Warmblüter. Als Sekundärinfektionserreger verursacht er auf geschädigter Schleimhaut und außerhalb des Darms putride Infektionen (Zystopyelitis, Peritonitis, mischinfizierte Wunden.) **Serratia** ist apathogen, vorübergehender Darmbewohner.
Erkennung:	Anzüchtung und biochemische Differenzierung.
Behandlung:	Chloromyzetin, Neomyzin.
3. Gruppe:	**Salmonellen und Shigellen**
Morphologie und Färbbarkeit:	Kurze und mittellange schlanke gramnegative Stäbchen. Salmonellen begeißelt, Shigellen unbegeißelt, Abb. II/4a bis 5b.
Züchtung:	Auf allen üblichen Nährsubstraten, Salmonellen leichter als Shigellen. Keine Laktosespaltung, auf Laktose-Indikator-Platten farblose Kolonien.
Einteilung:	Differenzierung nach biochemischen und serologischen Gesichtspunkten, gegebenenfalls Lysotypie.
Primäres Vorkommen und Pathogenität:	Typhus-Paratyphus-Salmonellen und Shigellen findet man primär im menschlichen Darm (Keimträger, Erkrankte, Dauerausscheider), Enteritis-Salmonellen dagegen primär im Darm der Tiere.

Alle Salmonellen und Shigellen sind menschenpathogen.

Übertragung: Direkt durch Kontakt und indirekt durch Nahrungsmittel.

Krankheit: **Salmonellosen** sind entweder Allgemeininfektionen mit bevorzugter Beteiligung des Darms (Typhus, Paratyphus) oder lokale Darmintoxikationen des Menschen (Gastroenteritis infectiosa).

Shigellosen sind Lokalinfektionen des menschlichen Darms (Ruhr, Gastroenteritis).

Verlauf: Akut mit Fieber, gegebenenfalls rezidivierend (Typhus), auch subakut bis chronisch (Ruhr), Keimträger, Dauerausscheider.

Immunität Jahrelange Immunität nach Typhus und Paratyphus (keine Überkreuz-Immunität), nach Ruhr vorübergehend und typenspezifisch.

Erkennung: Typhus, Paratyphus: In der ersten Krankheitswoche Erregernachweis aus dem Blut, ab zweiter Woche aus Urin, Stuhl und Gallensaft. Antikörpernachweis (Widal-Reaktion) in der zweiten Woche.

Salmonellen-Enteritis: Erregernachweis aus Mageninhalt und Stuhl des Erkrankten, desgleichen aus infizierten Nahrungsmitteln.

Ruhr: Erregernachweis aus dem Stuhl. Widal-Reaktion niedrige Titer (1 : 50 bis 1 : 200), unsicher.

Behandlung: Chloromyzetin. Shigellosen auch Sulfonamide.

Vorbeugung und Bekämpfung:

1. Erkennung der Infektionsquellen, dazu gehören: Anzeige von Verdacht, Erkrankung und Sterbefall; Erregerdiagnose und bakteriologische Umgebungsuntersuchung.
2. Sanierung der Infektionsquellen: Isolierung (bei Typhus und Paratyphus obligate Hospitalisierung), Desinfektion und Desinsektion (Fliegenbekämpfung). Problem des Dauerausscheiders![3]
3. Schutz der Nichtinfizierten durch persönliche Sauberkeit (Händewaschen, Toilettenhygiene), Lebensmittelhygiene und aktive Immunisierung der gefährdeten Personen gegen Typhus und Paratyphus in endemischen Gebieten, im Krankenhaus und bakteriologischen Laboratorium.

---

[3]) Leitsätze für Dauerausscheider, S. 78.

Darmbakterien (Anhang)

4. Gruppe:	**Pyozyaneusbakterien (Gattung Pseudomonas)**
Morphologie und Färbbarkeit:	Kokkoide und kurze gramnegative, 0,5 mal 1—1,5 μm große Stäbchen mit lophotricher Begeißelung, Abb. II/6a und b.
Züchtung:	Auf allen gebräuchlichen Nährmedien leicht aerob züchtbar, Kulturen duften nach Lindenblüten. Keine fermentative Zuckerspaltung. Bildet verschiedene Farbstoffe, chloroformlösliches blaues Pyozyanin, wasserlösliches grünes Fluoreszein, rotes Pyorubrin.
Primäres Vorkommen und Pathogenität:	In der Natur (Erdboden, Wasser, Abwasser) aerober Fäulniserreger. Gehört wie Proteus zu den normalen Bakterien der Darmfäulnis. Gefürchteter Sekundärinfektionserreger in Wunden (blaugrüner Eiter!), ferner bei Zystopyelitis, Peritonitis, Meningitis und Sepsis.
Erkennung:	Durch kulturelle Anzüchtung, Farbstoffbildung u. a.
Behandlung:	Chloromyzetin, Neomyzin, Polymyxin B.

5. Gruppe:	**Choleravibrionen und verwandte Arten**
Morphologie und Färbbarkeit:	Kommaförmige oder zu Spiralen vereinigte, gramnegative, 0,4 mal 2—4 μm große Bakterien mit monotricher Begeißelung, Abb. II/7a und b.
Züchtung:	Schnelles üppiges Wachstum auf alkalischen Nährmedien (pH-Optimum bei 8) unter streng aeroben Bedingungen.
Einteilung:	Differenzierung erfolgt nach serologischen Gesichtspunkten.
Primäres Vorkommen und Pathogenität:	**Vibrio comma** primär im menschlichen Darm (Keimträger, Erkrankter, Dauerausscheider), menschenpathogen. Außerdem zahllose wasserbewohnende apathogene Arten.
Übertragung:	Direkt durch Kontakt, indirekt über Nahrungsmittel.
Krankheit:	Die **Cholera asiatica** ist eine lokale Infektion mit Intoxikation des Dünndarms.
Verlauf:	Akut mit Fieber; Keimträger, Dauerausscheider.

Immunität: Vorübergehende, typenspezifische.

Erkennung: Kultureller Erregernachweis aus dem Stuhl. Antikörpernachweis ab zweiter Krankheitswoche: Widal-Reaktion, niedrige Titer (1:50 bis 1:200), deshalb unsicher.

Behandlung: Sulfonamide, Chloromyzetin.

Vorbeugung und Bekämpfung: Wie bei Typhus unter strenger Einhaltung der dort erwähnten Maßnahmen: Meldepflicht (!), Isolierung, Desinfektion; Erkennung und Sanierung der Infektionsquellen, Schutz der Gesunden.

Cholera asiatica gehört zu den gemeingefährlichen Fremdseuchen!

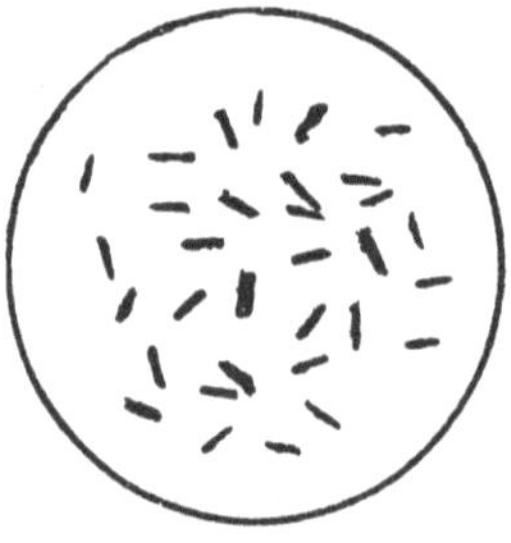

a) Kolibakterien

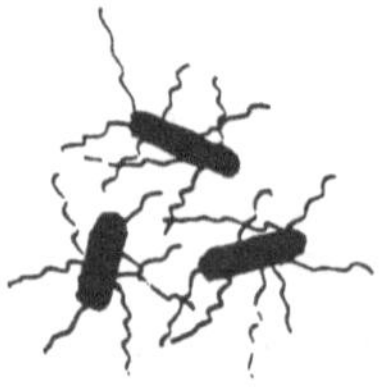

b) stark vergrößert, Geißeln

Abb. II/1

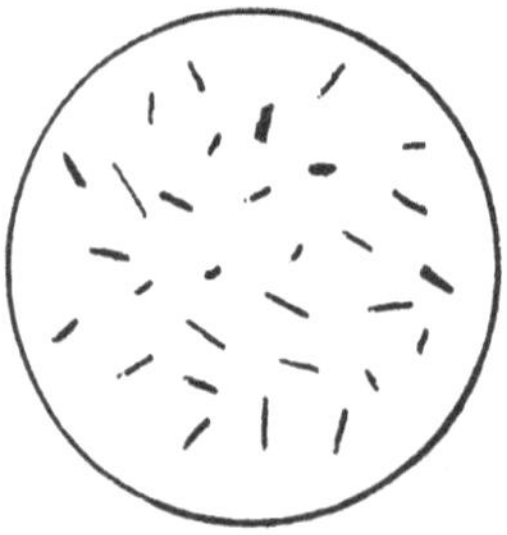

a) Proteusbakterien

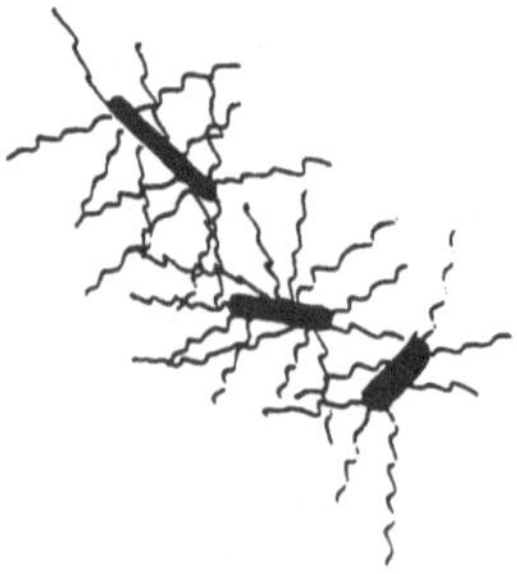

b) stark vergrößert, Geißeln

Abb. II/2

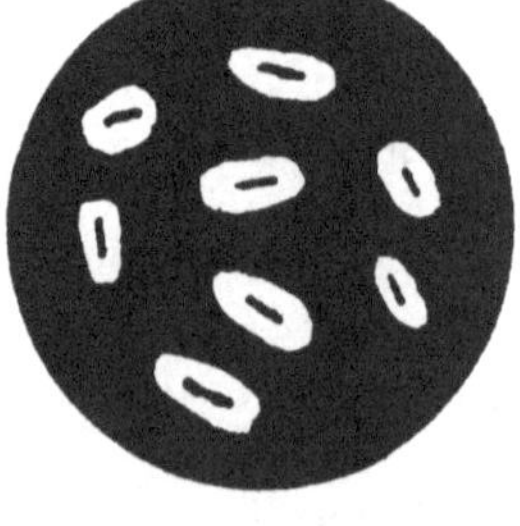

Abb. II/3

Kapselbakterien, Tuscheausstrich

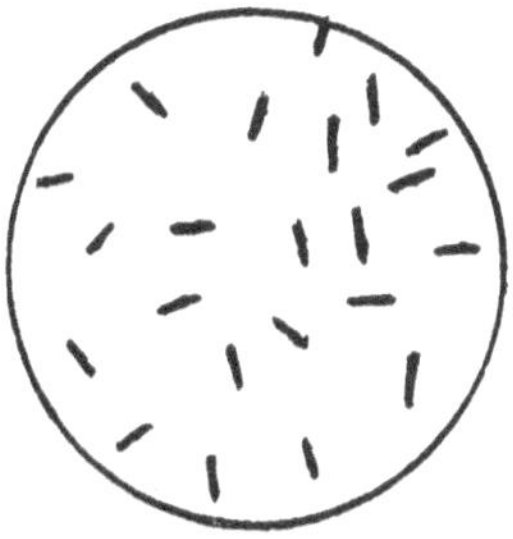

a) Typhusbakterien

Abb. II/4

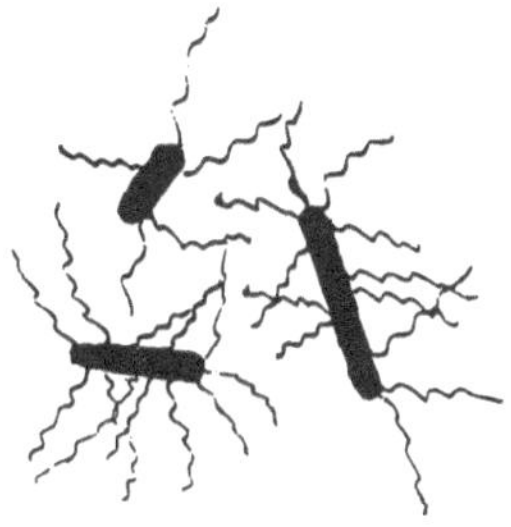

b) stark vergrößert, Geißeldarstellung

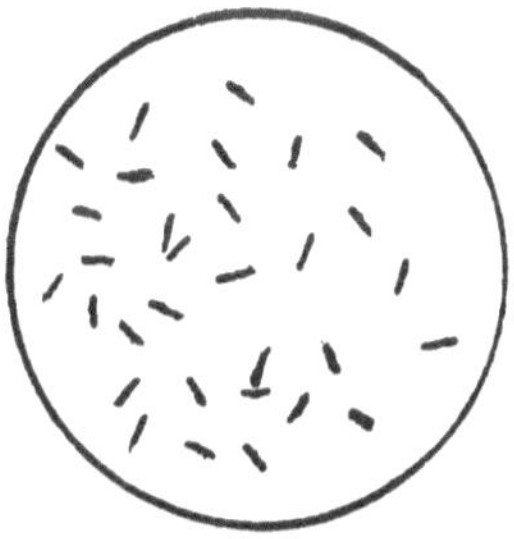

a) Ruhrbakterien

Abb. II/5

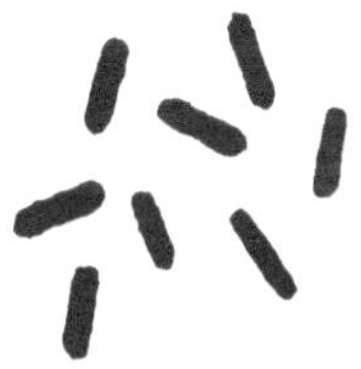

b) stark vergrößert

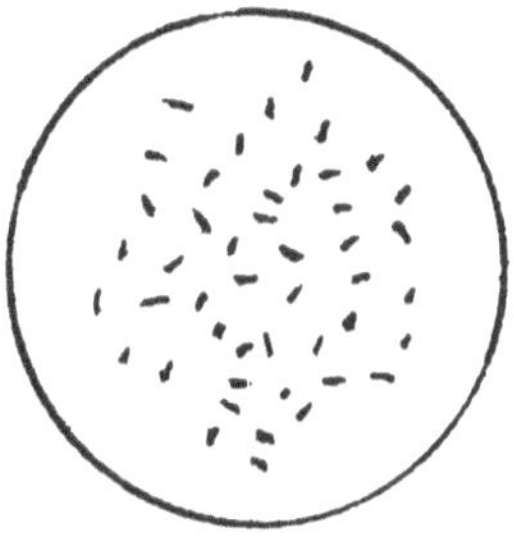

a) Pyozyaneusbakterien

Abb. II/6

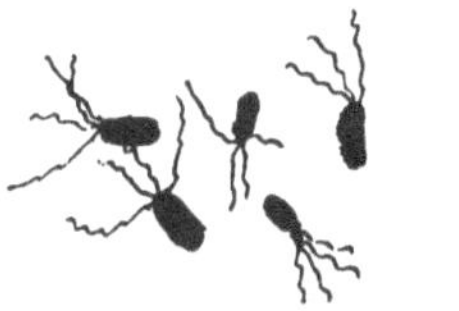

b) stark vergrößert, Begeißelung

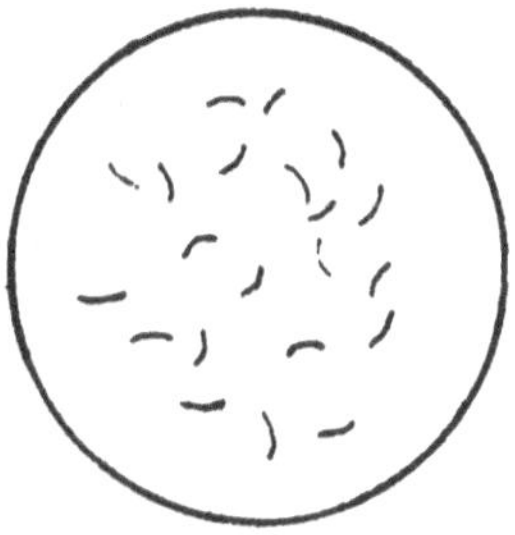

a) Choleravibrionen

Abb. II/7

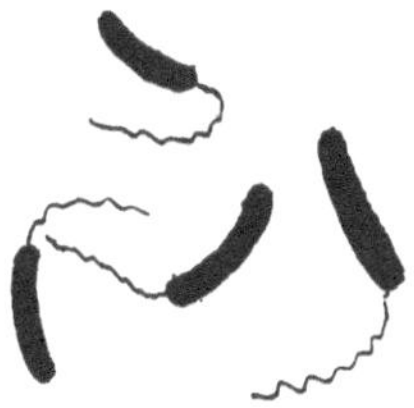

b) stark vergrößert, Begeißelung

Koligruppe

Die Abgrenzung der biochemisch sehr aktiven, variablen, auch serologisch nicht einheitlichen, gramnegativen Kolibakterien veranschaulicht folgende stark vereinfachte Tabelle:

Tab. II/1

Gattung	Beweglichkeit	Laktosespaltung	Indolbildung
Escherichia	ja	ja (Säure- und Gasbildung)	ja
Paracolobactrum	ja	negativ oder verzögert positiv	negativ oder positiv
Klebsiella	nein (Kapseln!)	ja (Säurebildung)	nein
Aerobacter	nein (Kapseln!)	ja (Säure- und Gasbildung)	nein

Bakterien der Koligruppe gehören zur normalen Darmflora des Menschen, die physiologischerweise den unteren Bereich des Ileums und das Kolon besiedelt. Weitere gramnegative Darmbakterien sind die Fäulniserreger der Proteus- und Pyozyaneusgruppe sowie die streng anaeroben Fusobakterien.

Zu den grampositiven Darmbakterien gehören verschiedene Erreger der Kohlenhydratvergärung (Enterokokken und Laktobakterien); ferner findet man anaerobe Streptokokken, aerobe und anaerobe Sporenbildner. Außer den Bakterien sind Pilze und Protozoen normalerweise im Magen-Darmtrakt.

Stuhl enthält bis zu 30% des Trockengewichtes Bakterien, 1 Gramm feuchte Fäzes bis zu mehreren Milliarden lebens- und vermehrungsfähige Bakterien.

Die physiologische Darmflora hat für das Leben des Menschen und des Warmblüters lebensnotwendige Aufgaben.

Wirtsfreundliche, symbiontische Darmbakterien bewirken:

1. Die fermentative Aufspaltung nicht- oder schwerverdaulicher Kohlenhydrate (Stärke, Pektine, Zellulose der pflanzlichen Zellwände) und Eiweiße, insbesondere der in Pflanzenzellen eingeschlossenen Proteine; diese Funktion ist für Pflanzenfresser lebensnotwendig.

2. Die Synthese von Vitaminen, vor allem Vitamin B- und K-Komplex.
3. Die antagonistische Überwucherung von pathogenen Bakterien: So bilden Kolibakterien antibiotisch wirksame, proteinartige „Kolizine".
4. Die Erhöhung der unspezifischen Wirtsresistenz durch fördernden Einfluß der Endotoxine von Enterobakteriazeen auf den Properdinspiegel der Gewebs- und Körpersäfte, ferner die Anregung der spezifischen Abwehr der im Darm und Gewebe liegenden Immunzentren durch antigene Stimulierung.

Historie:

1882 Entdeckung von Klebsiella pneumoniae durch K. FRIEDLÄNDER, Berlin („Friedländerbakterien").

1885 Entdeckung der Kolibakterien im Säuglingsstuhl durch T. ESCHERICH, Würzburg.

1904 Einführung der Kolivergärungsprobe für die bakteriologische Trinkwasserbeurteilung durch EIJKMAN, Utrecht.

1923 Beschreibung der ersten Kolienteritis-Stämme durch ADAM (Heidelberg).

1932 Einführung des Dysbakteriebegriffes durch NISSLE, Freiburg.

1944 Erste Koli-Antigentabelle von KAUFFMANN, KNIPSCHILDT und VAHLNE (Kopenhagen).

Leitsätze für die Klinik und Diagnose

Die außerhalb des Darms als Eiterung und Sepsis charakterisierbaren Krankheitsbilder werden

1. durch den Erregernachweis aus Krankheitsprodukten (Eiter, Gallensaft, Urin, Blut, Liquor) und
2. serologisch mittels Autoagglutination (Widal-Reaktion mit reingezüchteten krankheits- und patienteneigenen Kolistämmen) bestätigt. Ein Autoagglutinations-Titer von über 1:100 ist beweisend.

Die im Darm ablaufende „spezifische" Kolienteritis der Säuglinge wird durch Kolitypen mit bestimmten Kapsel(Hüll)-Antigenen verursacht. Mehr als 50% der Ernährungsstörungen im ersten Trimenon sind Kolienteritisinfektionen.

Folgende, serologisch mittels Probeagglutination zu ermittelnde „klassische" Kolitypen wurden nach LINZENMEIER in der angegebenen Reihenfolge am häufigsten angetroffen:

O 111 (B4), O 26 (B6), O 55 (B5), O 86 (B7).

Ähnlich dem Kauffmann-White-Schema der Salmonellen führt die serologische Einteilung der Kolibakterien nach KAUFFMANN zur Aufstellung von über hundert O-Gruppen und ihre Unterteilung in Typen mittels K- und H-Antigenen:

Tab. II/2

Antigene	Bezeichnung und Spezifität	Agglutinationstyp	Hitzeempfindlichkeit (100°)
Körper-(O-)Antigen Zellwandantigen, Glukolipoproteid [Endotoxinkomplex[1])]	„O" mit arabischen Zahlen, gruppenspezifisch	körnig	nein
Kapsel-(K-)Antigen (Pathogenitätsmerkmal!)	„K" (L, B, A) mit arabischen Zahlen, typenspezifisch	Hemmung der O-Agglutination	L, B ja, A nein
Geißel-(H-)Antigen Proteid	„H" mit arabischen Zahlen, typenspezifisch	flockig	ja

[1]) Das Koli-Endotoxin hat die gleiche Wirkung wie das Salmonellen-Endotoxin, es wirkt toxisch, antikörperbildend (antigen) und fiebererzeugend (pyrogen).

Pyrogene sind Stoffe, die in sehr kleinen Dosen, weniger als 1 μg pro Kilogramm Körpergewicht, in der Blutbahn des Menschen und der Warmblüter Fieber erzeugen, verbunden mit Leukozytensturz und akuten Kreislaufreaktionen.

Pyrogene finden in der Heilfieberbehandlung therapeutische Anwendung.

Die Gruppe der „Parakolibakterien" wird heute in zahlreiche biochemisch und serologisch differenzierbare Gattungen und Arten eingeteilt. Die Bedeutung ihrer Pathogenität als Erreger von akuter Gastroenteritis ist umstritten. Serologisch bestehen Beziehungen zu den Salmonellen (Beispiel:

Arizona-Gruppe), zu den Shigellen (Alcalescens-Dispar-Gruppe), zu den Proteusbakterien (Providencia-Gruppe).

Kolibakterien, nicht jedoch „Parakolikeime", gelten als wichtigste Indikatorkeime für fäkale Verunreinigungen im Trinkwasser und in Nahrungsmitteln.

Der Kolititer gibt diejenige Menge Trinkwasser (Nahrungsmittel) in Millilitern an, in der noch ein Kolikeim in Traubenzuckerbouillon nach 48stündiger Bebrütung bei 37° und 46° C durch Trübung mit Gasbildung nachweisbar ist.

Hygienisch einwandfreies Trinkwasser darf bei der Ortsbesichtigung keinen Anlaß zur Beanstandung geben. In 100 Millilitern Wasser dürfen keine Kolikeime bakteriologisch nachweisbar sein (Kolititer Null), und die Keimzahlen im Milliliter sollen bei zentraler Wasserversorgung die Zahl 10, bei Einzelversorgung die Zahl 100 nicht überschreiten.

Proteusgruppe

Historie:

1885 Entdeckung der Proteusbakterien durch G. HAUSER, Erlangen.

1915 Beschreibung der Agglutination von Proteus-X-Bakterien mit Serum Fleckfieberkranker durch WEIL und FELIX (Galizien).

Proteus vulgaris und andere Arten der Gattung Proteus gehören zu den stärksten Fäulniserregern der Humanpathologie. Sie wachsen noch bei Kühlschranktemperatur und zersetzen Lebensmittel.

Proteus gehört zur ständigen Kühlschrankflora!

Nach Genuß durchwucherter Nahrungsmittel besteht die Gefahr der akuten Gastroenteritis[4]) („unspezifische" Nahrungsmittelvergiftung), u. a. durch die freiwerdenden endotoxinartigen Lipopolysaccharide der zerfallenen Proteusbakterien.

[4]) Andere Ursachen von Magen-Darminfektionen im Anhang, S. 81.

Die serologische Einteilung der Gattung Proteus kennt spezifische O-Antigene und unspezifische H-Antigene.

Weil-Felix-Reaktion: Geißellose Proteus-X-Stämme (OX 19, OX 2, OX K) werden vom Serum Fleckfieberkranker agglutiniert; Rickettsien und Proteusbakterien besitzen ein gemeinsames Polysaccharid-Antigen.

Die Weil-Felix-Reaktion ist für die serologische Fleckfieberdiagnose ebenso zuverlässig und spezifisch wie z. B. der Typhus-Widal für Abdominaltyphus.

Salmonellosen

Übersichtstabelle über ihre Verbreitung, Übertragung, den klinischen Verlauf und ihre Erkennung.

Die durch Salmonellen verursachten Infektionen und Erkrankungen des Menschen gehören wie Typhus und Paratyphus mit Ablauf in einzelnen Stadien (Inkubation, Generalisation, Organmanifestation) und Ausbildung einer langjährigen Immunität zu den zyklischen Infektionskrankheiten (HÖRING).

Die als infektiöse Gastroenteritis oder bakterielle Nahrungsmittelvergiftung in Erscheinung tretende Salmonellose führt zur lokalen Intoxikation, seltener zur Allgemeininfektion, die vom Magen-Darmtrakt besonders bei Kindern ausgeht.

Erreger und Vorkommen:	**Salmonella typhosa, Salmonella paratyphi A, B, C** trifft man in allen Erdteilen, die warmen Länder sind stärker betroffen. Neben Salmonella typhosa ist in Deutschland der häufigste Paratyphuserreger Salmonella paratyphi B.
Infektionsquelle:	Der infizierte Mensch (Keimträger, Erkrankter, Dauerausscheider). Gelegentlich bei Paratyphus-B-Bakterien das Rind.

Übertragung:	a) Kontakt- und Schmierinfektionen (Fäkalien an Händen und Gebrauchsgegenständen) führen zu Tardivepidemien. b) Lebensmittelinfektionen (Erreger in Milch und Trinkwasser, auf kopfgedüngtem Gemüse; Fliegen als passive Überträger) sind die Ursache von Explosivepidemien.
Eintrittspforte:	Lymphsystem des Magen-Darmtraktes.
Kontagionsindex:	50 %.
Inkubation:	1—3 Wochen (14 Tage).
Pathogenese:	Die Erreger des **Typhus abdominalis** und des **Paratyphus** dringen nach der Inkubation über das Lymphsystem in die Blutbahn ein: Generalisation, Dauer 1–2 Wochen, Treppenkurvenanstieg des Fiebers, hohe Kontinua, Milzvergrößerung, Roseolen. Ausscheidung der Erreger über die Gallenwege in den Darm und Befall der Peyer'schen Plaques: Organmanifestation als Ausdruck für beginnende Immunität(!), Darmerscheinungen (Verstopfung oder Durchfall, häufig „Erbsenbreistuhl"), Erreger in Urin, Galle und Stuhl, Abb. II/9, S. 63.
Verlauf und Prognose:	a) Abheilung aller Organerscheinungen, Vernichtung der Erreger, Dauer vom Krankheitsbeginn an etwa 6 Wochen. Entlassung aus dem Krankenhaus nach drei negativen Stuhl- und Urinproben im Abstand von einer Woche. b) Rezidiv nach unvollständiger Ausheilung. c) Abheilung der Organschäden, jedoch ohne völlige Eliminierung der Krankheitserreger (Dauerausscheider). d) Leichter Verlauf im Kindesalter. e) Besondere Verlaufsformen und Komplikationen: Pneumotyphus (Bronchopneumonie), Meningotyphus (Meningitis), Knochenmarktyphus (Osteomyelitis).

Lebensgefährlich sind Darmblutung und Darmperforation!

Letalität:	Unbehandelt Typhus 10%, Paratyphus 5%, bei schlechtem Allgemeinzustand höher. Nach Antibiotikabehandlung 1%.
Diagnose:	a) Klinik (Verdacht!): Fieberverlauf, große Milz, Roseolen, Darmerscheinungen. Abgeschwächte Symptomatik, ggf. uncharakteristisch grippeähnlich! b) Bakteriologie: 1. Krankheitswoche und danach Blutkultur. Nachweis der Erreger im Venenblut und Knochenmark. 2. Krankheitswoche und später Widal-Reaktion mit Patientenserum, Erregernachweis aus Urin, Stuhl und Duodenalgalle, nötigenfalls aus Sputum, Eiter, Liquor, Leichenmaterial.

Aus verdächtigen Lebensmitteln erfolgt der Erregernachweis und die Bestimmung des Kolititers: Kolibakterien sind die wichtigsten Fäkalindikatoren für Typhusbakterien!

Erreger und Vorkommen:	**Salmonella typhimurium** („Breslaubakterien"), **Salmonella enteritidis** („Gärtnerbakterien"), **Salmonella choleraesuis** („Suipestiferbakterien") u. v. a. Enteritis-Salmonellen. Vorkommen auf allen Kontinenten, in Deutschland am häufigsten Salmonella typhimurium neben Salmonella enteritidis.
Primäre Infektionsquelle:	Warmblüter, z. B. gesunde und kranke Haus- und Nutztiere, Geflügel (!).
Übertragung:	Überwiegend Nahrungsmittelinfektionen, Salmonellen in Fleisch, Milch, Eiern und dgl. (Hackfleisch, Enteneier!). Die Nahrungsmittel werden seltener intravital, häufiger postmortal durch Schmutz- und Schmierinfektionen infiziert; von Bedeutung sind Fliegen als passive Überträger; Mäuse, Ratten und seltener Menschen als Ausscheider.
Inkubation:	Wenige Stunden bis Tage (8 bis 48 Stunden).

Verlauf: Akuter Beginn mit Fieber, Erbrechen und Durchfall (**Enteritis infectiosa**). Ernste Folgen sind starke Austrocknung und Kreislaufversagen auf Grund der endotoxischen Schädigung der Darmwand und Darmkapillaren.

Enteritis-Salmonellen führen gelegentlich über eine lokale „Toxiko-Infektion" des Darms zur Allgemeininfektion mit typhusähnlichem Verlauf.

Letalität: Um 5%.

Typhus-Paratyphus-Enteritis infectiosa

Typhus-Paratyphus gehörten schon immer zu den wichtigsten Seuchen der Humanpathologie. In der vorbakteriologischen Ära unterschied man drei Typhusarten: Typhus abdominalis (Unterleibstyphus), Typhus recurrens (Rückfalltyphus, Rückfallfieber, eine Borreliose) und Typhus exanthematicus (Flecktyphus, Fleckfieber, eine Rickettsiose).

Typhus und Paratyphus B sind in Mitteleuropa auf den Erkrankungsstand der Vorkriegszeit abgesunken, während die durch Nahrungsmittel auf den Menschen übertragbaren tierischen Salmonellosen seit den 50iger Jahren ständig zunehmen. Ein ernstes Problem ist der Import salmonelleninfizierter Kraftfuttermittel. Über die Nutztiere und die aus ihnen gewonnenen hochwertigen Nahrungsmittel (Fleisch und Fleischprodukte, Milch und Molkereiprodukte) werden sie vom Menschen aufgenommen. Mit den menschlichen Ausscheidungen gelangen die Krankheitserreger über abwasserberieselte Weideflächen zum Nutzvieh zurück.

Historie:

1880 EBERTH (Zürich), Entdeckung des Typhuserregers im Leichenmaterial.

1884 GAFFKY (Berlin), Züchtung des Typhuserregers.

1885 SALMON (USA), Entdeckung der Suipestiferbakterien. Nach ihm erfolgte die Benennung der Erregergruppe.

1888 GÄRTNER (Kiel), Entdeckung der „Gärtner-Enteritis"-Bakterien.

1890 F. LOEFFLER (Greifswald), Entdeckung der „Breslau-Enteritis"-Bakterien.

1896 ACHARD und BENSAUDE (Paris), Entdeckung der Paratyphus-B-Bakterien.

GRUBER (Wien) und WIDAL (Paris), Beschreibung der nach ihnen benannten spezifischen Bakterienagglutination.

PFEIFFER und KOLLE (Berlin), Einführung des Phenol-Impfstoffes.

1926 P. Bruce WHITE (London), erste diagnostische Antigentabelle der Salmonellen.

1938 CRAIGIE und YEN (Kanada), Einführung der Lysotypie der Typhusbakterien mit Anti-Vi-Phagen.

1943 FELIX und CALLOW (London), Einführung der Lysotypie von Paratyphus-B-Bakterien.

1948 WOODWARD (USA), Chloromyzetin wird „das" spezifische Therapeutikum gegen Typhus-Paratyphus.

1964 Kauffmann-White-Schema mit über 700 Serotypen.

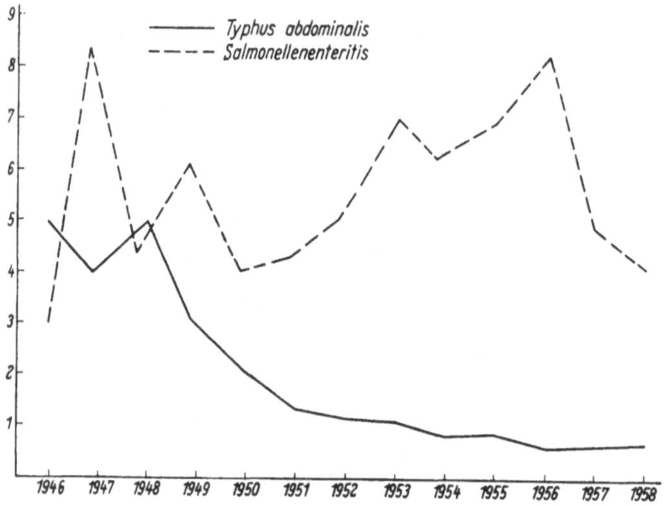

Abb. II/8. Typhus und Enteritis infectiosa in der BRD nach dem 2. Weltkrieg (Morbidität auf 10 000 Einwohner), nach ANDERS und MEIER

Leitsätze für die Klinik und Diagnose

A. Klinik

Typhus abdominalis ist äußerst vielgestaltig!

Von 10 Infizierten erkranken 3 an klassischen Typhuszeichen mit typischer Fieberkurve (Bradykardie), Milzvergrößerung, Roseolen und Darmerscheinungen (Typhus gravis), 3 erkranken leicht mit Fieber, geringer Milzschwellung und Hautveränderung (Typhus levissimus), unter Umständen sehr leicht mit grippeähnlichem Verlauf (Typhus ambulatorius); 4 der 10 Infizierten bleiben gesund (inapparente, stumme Infektion, verbunden mit stiller Feiung).

Leicht beginnende Formen können sich plötzlich verschlechtern mit schwerem, rezidivierendem Verlauf, Darmblutung und -perforation.

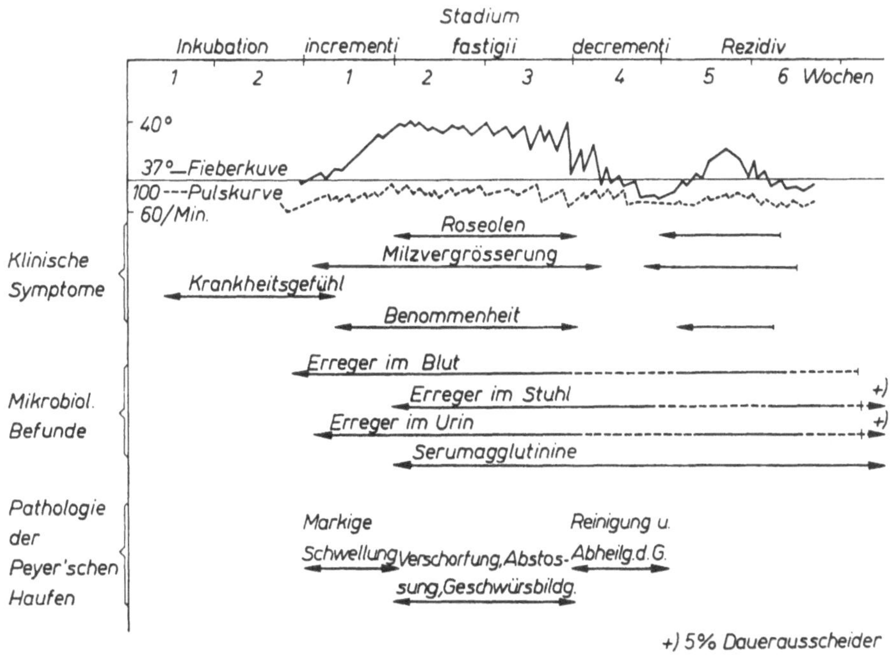

Abb. II/9. Klinik, Bakteriologie und Serologie des Typhus abdominalis

Bei starker Ansammlung von Paratyphusbakterien in Nahrungsmitteln steht der zunächst akute Beginn mit Brechdurchfall (Gastroenteritis paratyphosa seu infectiosa) im Vordergrund; nach zweiwöchiger Inkubation entwickelt sich dann das septikämische Krankheitsbild.

Paratyphus verläuft in allen Stadien ähnlich, jedoch leichter und kürzer als Typhus.

Nach massiver, äußerlich nicht sichtbarer Vermehrung in Nahrungsmitteln verursachen tierische Salmonellen das Krankheitsbild der akuten Lebensmittelvergiftung (Enteritis infectiosa)[5].

Die akute Nahrungsmittelvergiftung („Fleischvergiftung") gefährdet vor allem herz- und kreislaufgeschädigte Personen. Wegen des kurzen endotoxinbedingten Magen-Darm-Stadiums fehlt die Milzvergrößerung.

Gelegentlich erkranken vor allem Kinder typhös mit septikämischen Krankheitszeichen.

B. Diagnose

Die Erkennung des Typhus-Paratyphus erfordert große ärztliche Erfahrung. Der meldepflichtige Verdacht wird vom Kliniker geäußert, und von ihm wird die Hospitalisierung des Patienten veranlaßt. Der Bakteriologe bestätigt den klinischen Verdacht durch den spezifischen Erregernachweis, der auch aus epidemiologischen Gründen unerläßlich ist.

Die Enteritis-Salmonellose kann nur durch den bakteriologischen Erregernachweis aufgeklärt werden.

Die mikrobiologische Diagnostik der Salmonellen-Infektionen, auch die Erkennung und Differenzierung der übrigen Enterobakteriazeen, erfolgt 1. mikroskopisch, 2. kulturell, 3. serologisch, ggf. 4. mittels Lysotypie.

---

[5]) Vgl. Anhang Lebensmittelvergiftung, S. 80.

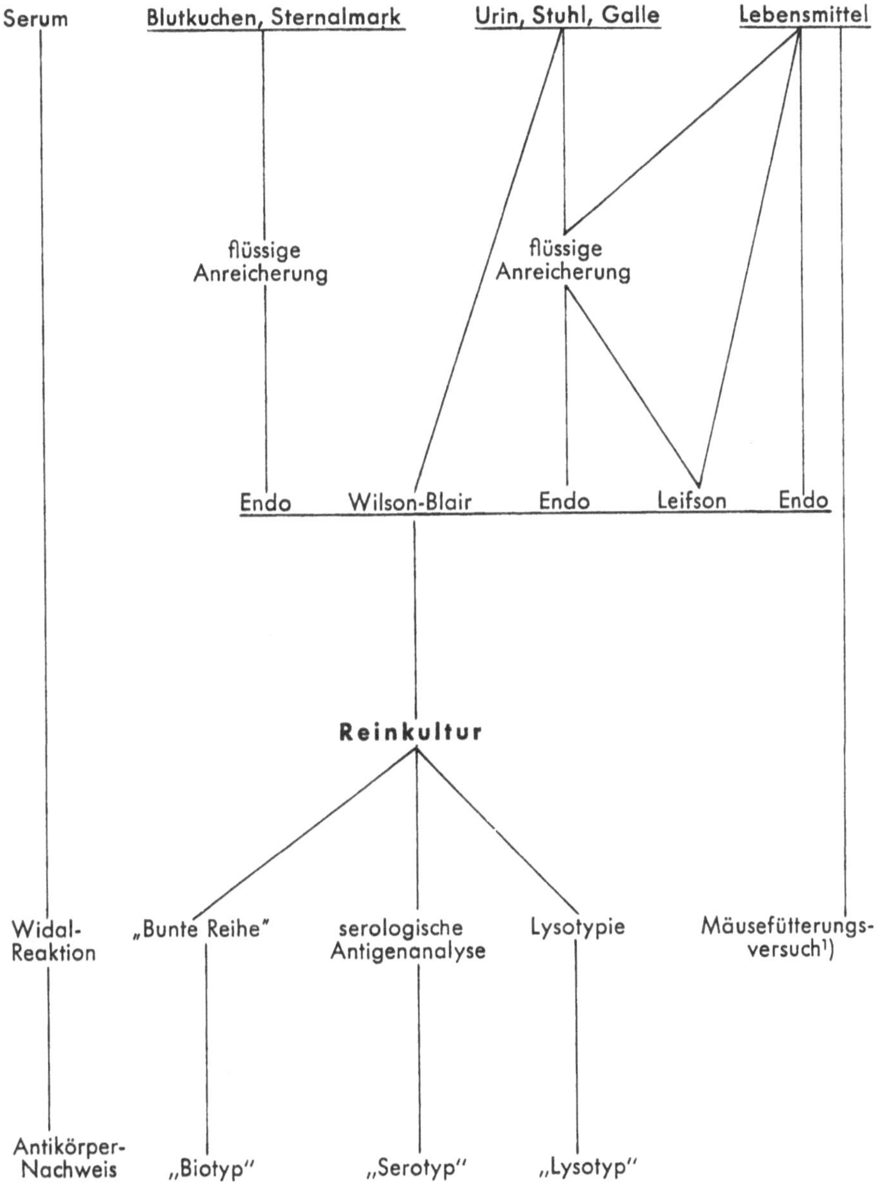

Abb. II/10. Ablauf der Untersuchungen auf Salmonellen (Schema)

[1]) Zahlreiche Salmonellen tierischer Herkunft sind enteral mäusepathogen; Typhusbakterien sowie Paratyphus-A- und -B-Stämme verhalten sich apathogen.

Mikrobiologische Salmonellendiagnostik

1. Mikroskopische Untersuchung: Gramfärbung und Prüfung auf Beweglichkeit.

Im Nativpräparat lassen sich Salmonellen nicht von anderen beweglichen Enterobakteriazeen unterscheiden. Salmonellen sind peritrich begeißelt! Ebensowenig gestattet das Grampräparat eine Differenzierung der Enterobakteriazeen.

2. Züchtung

a) Die kulturelle Anreicherung in flüssigen Nährmedien bezweckt eine vorübergehende Hemmung der üblichen Begleitkeime (Koli- und Proteusbakterien) und Förderung der Salmonellen, z. B. durch Gallezusatz: Anlegen der Typhus-Blutkultur in steriler Rindergalle.

b) Mit Hilfe der Differenzierungsnährböden lassen sich Salmonellen bzw. Shigellen von den normalen gramnegativen Darmbakterien (Koli-Proteusgruppe usw.) unterscheiden: Prinzip der Laktose-Indikator-Platte, Beispiel Endo-Agar (Fuchsin-Sulfit-Laktose-Agar): Salmonellen und Shigellen wachsen farblos ohne Laktosespaltung; Kolibakterien spalten Laktose, die entstehenden Abbauprodukte führen zum Farbumschlag, die Kolonien färben sich rot mit Fuchsinglanz.

c) Elektivnährböden hemmen vorübergehend die Begleitflora und verhindern das „Schwärmen" von Proteusbakterien, z. B. Wilson-Blair-Agar (Wismut-Sulfit-Agar), Leifson-Agar (Desoxycholat-Zitrat-Agar) : Typhusbakterien bilden durch Reduktion schwarzes Wismutsulfid.

d) Die „Bunte Reihe" hat ihren Namen von den Farbreaktionen, die bei der Prüfung der verschiedenen Zucker und anderer Nährsubstrate entstehen.

In der Dextrosevergärung unterscheiden sich Typhusbakterien von allen übrigen Salmonellen durch die fehlende Gasbildung.

In der kurzen Bunten Reihe ergibt sich folgendes typisches Verhalten der wichtigsten Enterobakteriazeen:

Tab. II/3

Gruppen	Laktose	Glukose Säure	Glukose Gas	Indol	Beweglichkeit
Kolibakterien	+	+	+	+	+
Proteusbakterien	—	+	+	— od. +	+
Paratyphusbakterien, Enteritisbakterien	—	+	+	—	+
Typhusbakterien	—	+	—	—	+
Ruhrbakterien	—	+	—	— od. +	—
Choleravibrionen	—	+	—	+	+

3. Serologische Prüfung

Die bakteriologische Agglutinationsreaktion (Gruber-Widal-Reaktion) wird mit wäßrigen Bakterienaufschwemmungen und antikörperhaltigem Serum ausgeführt. Kontrollen mit Kochsalzlösung zur Prüfung der Suspensionsstabilität der Bakterien („Spontanagglutination") sind notwendig.

	Gruber-Reaktion	**Widal-Reaktion**
Prinzip:	Untersuchung unbekannter Bakterienstämme (Reinkulturen!) mit bekannten Antiseren, meist als „Probeagglutination".	Untersuchung unbekannter Patientensera mit bekannten Bakterienstämmen, meist als „Ausagglutination"[6].
Verfahren:	Objektträgeragglutination.	Röhrchenagglutination.
Reaktionszeit:	1 bis 2 Minuten.	2 bis 20 Stunden.
Ablesung:	Mit bloßem Auge.	Mit der „Lupe": Agglutinoskop.

[6]) Sie dient der Bestimmung des Endtiters; das ist die Serumverdünnung, die noch ein positives Resultat ergibt

Wie bei anderen Seroreaktionen (Präzipitation, Flockungsreaktion, Komplementbindungsreaktion usw.) unterscheidet man nach BORDET's Zweiphasentheorie zwei Stufen des Reaktionsablaufs:

1. Stufe: Spezifische Bindung Bakterien - Antiserum.

2. Stufe: Unspezifische Zusammenklumpung der gebildeten Antigen-Antikörper-Aggregate durch Milieubedingungen (Elektrolyte, Temperatur, Zeit, mechanische Einflüsse usw.).

Die serologische Einteilung der Salmonellen erfolgt nach dem Kauffmann-White-Schema auf Grund gemeinsamer Körper-Antigene (O-Antigene) in Gruppen, die mit großen Buchstaben A—Z bezeichnet werden. Weitere neu hinzukommende Gruppen werden arabisch beziffert. Die Unterteilung dieser Gruppen in zweinamige Arten oder Typen geschieht durch differente Geißelantigene (H-Antigene).

Das gegenwärtige Kauffmann-White-Schema (Stand 1957) berücksichtigt 30 O-Antigene (O-Gruppen), 20 H-Antigene der ersten, spezifischen Phase und 10 H-Antigene der zweiten, unspezifischen Phase; das sind theoretisch 200 verschiedene Typen innerhalb einer Gruppe, insgesamt ca. 6000 Serotypen. Bisher sind über 700 bekannt: 1926 unterschied. P. Bruce WHITE 20 Typen.

Tab. II/4. Kauffmann-White-Schema (stark verkürzt)

Gruppe	Typ	Körper-Antigen[1])	Geißelantigene 1. Phase	Geißelantigene 2. Phase
A	Salmonella paratyphi A	1, **2**, 12	a	—
B	Salmonella paratyphi B	1, **4**, 5, 12	b	1,2
	Salmonella typhimurium	1, **4**, 5, 12	i	1,2
C	Salmonella paratyphi C	**6**, 7, Vi	c	1,5[2])
	Salmonella choleraesuis	**6**, 7	c	1,5[2])
D	Salmonella typhosa	**9**, 12, Vi	d	—
	Salmonella enteritidis	1, **9**, 12	g, m	—

[1]) Die gemeinsamen Gruppenantigene sind fett gedruckt.

[2]) Eine Differenzierung identischer Serotypen geschieht biochemisch in Biotypen: z. B. ist Salmonella paratyphi C trehalosepositiv, Salmonella choleraesuis trehalosenegativ.

Folgende Tabelle gibt einen Überblick über die wichtigsten Salmonellen-Antigene:

Tab. II/5

Antigene	Bezeichnung u. Spezifität	Chem. Natur u. Hitzeresistenz	Widal-Grenztiter	Agglutinationstyp
Körperantigen, Zellwand-antigen, O-Antigen („**o**hne Hauch")	arabisch 1, 2, 3 usw., gruppenspezifisch (A—Z)	Glukolipoproteid (Endotoxinkomplex[1]), „koktostabil"	1:100[2]), Schutzgeimpfte > 1:400	körnig
Geißelantigen, H-Antigen („**H**auch-Antigen")	1. Phase a, b, c usw., 2. Phase 1, 2, 3 usw., 1. Phase (typen-) spezifisch, 2. Phase unspezifisch	Proteid, „koktolabil"	1:100, bei Schutzgeimpften nicht verwertbar	flockig
Kapselantigen, **Hüllantigen,** Vi-Antigen (**Vi**rulenz)	Vi, Typhus-Paratyphus-C-Bakt., Keime der Koligruppe (Citrobacter)	Glukolipoid, Zerstörung bei 60° C	1:10[3])	körnig

[1]) Drei Wirkungen des Endotoxinkomplexes: Antigenität, Pyrogenität, Toxizität. Den gleichen Effekt erzielt man nach O. WESTPHAL und seiner Arbeitsgruppe mit dem gereinigten Lipopolysaccharid. Die endständigen Zuckermoleküle des Endotoxinkomplexes sind für die Gruppenspezifität der Salmonellen verantwortlich, Abb. II/11.

[2]) Entscheidend für eine sichere Beurteilung ist die Titerbewegung, Anstieg bzw. Abfall über mehr als zwei Titerstufen.

[3]) Positiv bei 85% der Typhusdauerausscheider.

Normale Schwankungen im Antigenbestand der Salmonellen sind biologische Abweichungen der als konstant anzusehenden Serotypen. Wichtige **Antigen-Variationen** sind die folgenden:

1. O-H-Variation: H-Antigenverlust führt zur Entstehung reiner O-Formen.

2. S-R-Variation: Verlust der gruppenspezifischen O-Antigene, die in den „Glattformen" (smooth) enthalten sind, führt zur Entstehung unspezifischer „Rauh-

formen" (rough). Hierbei gehen die gruppenspezifischen Kohlenhydratantigene unter Freiwerden unspezifischer Lipoidantigene verloren.

3. V-W-Variation: Stark ausgebildete Vi-Antigene hemmen die O-Agglutination. Bei ihrem Verlust entstehen O-agglutinable W-Formen.

4. Phasenvariation: Verlust bzw. Wechsel der spezifischen zur unspezifischen H-Phase und umgekehrt.

Beispiel für die Biochemie der determinanten Gruppen der Salmonellen-O-Antigene, die als endständige Zuckermoleküle die Gruppenspezifität der Salmonellen bestimmen.

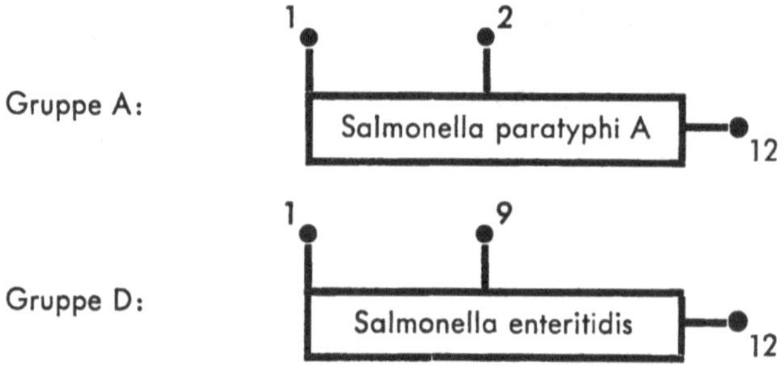

Abb. II/11

Salmonellen-O-Antigen	1	: Glukose
Salmonellen-O-Antigen	2	: Paratose (3,6-Didesoxy-D-Glukose)
Salmonellen-O-Antigen	9	: Tyvelose (3,6-Didesoxy-D-Mannose)
Salmonellen-O-Antigen	12	: Rhamnose

4. Lysotypie

Für die Aufklärung kausaler Zusammenhänge im Seuchengeschehen bzw. deren **Ausschluß** durch Beweis fehlender Zusammengehörigkeit einzelner Seuchenherde oder Infektionsquellen dient das Verfahren der Lysotypie. Gegenwärtig sind unter den 72 bestimmbaren Typhus-Lysotypen die folgenden in Deutschland am häufigsten (BRANDIS und RISCHE):

Tab. II/6

Salmonella typhosa-Lysotypen	Typhus-Vi-Phagen E_1	F_1	A	D_1	Häufigkeit in Deutschland
E_1	L[1])	—	—	—	31 %
F_1	—	L	—	—	10 %
A	L	L	L	L	10 %
D_1	—	—	—	L	8 %
					59 %

[1]) Lysis.

Die Prüfung der Typhusbakterienkultur erfolgt mit der RTD (Routine-Test-Dosis) entsprechend präparierter Phagen, die unter geeigneten Versuchsbedingungen die homologen Bakterienstämme gerade auflösen.

Außer bei Typhusbakterien gibt es gegenwärtig die Typisierung von Paratyphus A und B, von Salmonella typhimurium und anderen Salmonellen, ferner von Ruhrbakterien (Shigella flexneri und Shigella sonnei) und Kolienteritis-Bakterien (vgl. Staphylokokken, S. 31).

Die Durchführung der Lysotypie obliegt Speziallaboratorien mit erfahrenen Fachkräften und internationaler Zusammenarbeit.

Shigellosen

Übersichtstabelle über ihre Verbreitung, Übertragung, den klinischen Verlauf und ihre Erkennung.

Die durch Shigellen verursachten Erkrankungen des Menschen (Shigellosen) gehören zu den Lokalinfektionen (HÖRING) mit kurz anhaltender typenspezifischer Immunität.

Erreger und Vorkommen:

Ruhrbakterien sind weltweit verbreitet.

Shigella dysenteriae (Shiga-Kruse-Bakterien): Vor allem in warmen Ländern, in Deutschland nur eingeschleppte Fälle.

Shigella flexneri (Paradysenteriebakterien): In Deutschland epidemisch.

Shigella boydii (Paradysenteriebakterien): In Deutschland selten.

Shigella sonnei (Metadysenteriebakterien): Häufigster Ruhrerreger in Deutschland, endemisch.

Infektionsquelle: Der infizierte Mensch, Keimträger, Erkrankter, Dauerausscheider.

Übertragung:

a) Kontakt- und Schmierinfektionen: Tardivepidemien.

b) Lebensmittelinfektionen: Explosivepidemien.

Kontagionsindex: Um 15%.

Inkubation: 1—8 Tage.

Verlauf und Prognose: Voraussetzung für eine Erkrankung ist die Verminderung der lokalen oder allgemeinen Körperabwehr, z. B. Unterkühlung des Darmes, körperliche Strapazen. Beginn mit prädysenterischen Magendarm-Erscheinungen (Gastroenteritis acuta), dann entwickelt sich unter Fieberanstieg die „rote Ruhr" (Schleimblutstühle mit Tenesmen), nach ca. einer Woche schleimig-eitrige Stühle; keine Milzvergrößerung.

a) Abheilung unter Narbenbildung und Verschwinden der Erreger. Entlassung aus dem Krankenhaus nach drei bakteriologisch negativen Stuhlproben im Abstand von einigen Tagen.

b) Rezidiv durch nicht vollständige Abheilung.

c) Übergang in chronische Ruhr: Colitis gravis, Dauerausscheider. Die Häufigkeit der Dauerausscheider schwankt zwischen < 1 bis $> 10\%$.

Komplikationen: Starke Austrocknung, bei akut toxischem Verlauf Kreislaufkollaps.

Als Nachkrankheit das Reiter-Syndrom mit der Trias Ruhrarthritis („Ruhrrheumatoid"), Konjunktivitis-Iritis, Urethritis.

Letalität: Unbehandelt zwischen 1 und 5%, bei schlechtem Kräftezustand viel höher.

Diagnose:

1. Klinischer Verdacht: Magendarm-Erscheinungen mit Fieber, blutigen Durchfällen, Tenesmen.
   Häufig uncharakteristischer Verlauf mit kurz vorübergehender „Magendarmverstimmung".
2. Bakteriologisch: Erregernachweis aus Patientenstuhl vor Beginn der Chemotherapie, am sichersten aus Schleimflocken und Epithelfetzen.
   Antikörpernachweis (Widal-Reaktion) ab zweiter Krankheitswoche unsicher.

Historie: Die Bakterienruhr gehört seit Menschengedenken zu „den" Kriegsseuchen. Noch im ersten Weltkrieg war sie die im Lazarett am häufigsten behandelte Erkrankung.

1898 SHIGA (Japan) entdeckt die Dysenteriebakterien („Giftruhrbakterien").

1900 FLEXNER (USA) entdeckt die nach ihm benannten Paradysenteriebakterien.

1915 SONNE (Dänemark) untersucht die nach ihm benannten Metadysenteriebakterien.

1940/1941 Darstellung gegen Ruhr spezifisch wirksamer Sulfonamide durch FOSBINDER und MARSHALL (USA).

1950 Einteilung der Ruhrbakterien durch die internationale Shigella-Kommission in 4 biochemisch und serologisch unterscheidbare Gruppen.

Leitsätze für die Klinik und Diagnose

A. Klinik

Die Bakterienruhr ist eine bakteriologische, keine klinische Einheit.

Während einer Epidemie gibt es alle Übergänge vom „unspezifischen" Magen-Darmkatarrh über die typischen Formen mit Schleim-Blut-Eiter-Stühlen bis zum perakuten toxischen Verlauf.

Stets findet man während einer Epidemie viel mehr Keimträger als manifeste Erkrankungen!

Dies erschwert die Erkennung und Sanierung der Infektionsquellen und belastet die Ruhrstatistik mit zu niedrigen Morbiditäts- sowie zu hohen Letalitätsziffern.

Den klinischen Erscheinungen entsprechen bestimmte pathologische Veränderungen, vor allem im Bereich des unteren Magen-Darmtraktes:

1. Hyperämische katarrhalische Entzündung der Dickdarmschleimhaut.
2. Schwellung der Lymphfollikel mit Epithelnekrose.
3. Geschwürsbildung mit fibrinösen Auflagerungen (die Ruhr wird daher als „Diphtherie des Dickdarms" bezeichnet).
4. Abheilung der Geschwüre unter Narbenbildung.

B. Diagnose

Der Kliniker äußert bei gehäuft auftretenden Durchfallerkrankungen in Kindergruppen, in Betrieben usw., ferner bei typischen „Blutstühlen" den meldepflichtigen Verdacht[7]).

Die Bestätigung des klinischen Verdachts erfolgt bakteriologisch.

Der Erregernachweis gelingt, abhängig von der Stuhlform und der Zahl der Untersuchungen beim gleichen Patienten, in folgender Häufigkeit:

Tab. II/7

Stuhlform	Erregernachweis
schleimig-blutig	90 %
flüssig	60 %
geformt	52 %

[7]) Andere Magen-Darm-Infektionen, S. 81.

Tab. II/8

Anzahl der Untersuchungen	Erregernachweis bei akuter Ruhr	chronischer Ruhr
1.	70%	27%
2.	85%	32%
3.	94%	51%

Unerläßlich für einen sicheren Nachweis der Ruhrbakterien ist der Direktausstrich aus der Ampulla recti: Rektalabstrich bei der Rektoskopie, digitales Touchieren bzw. vorsichtiges Einführen von Watteträgern. Beimpfung von Laktose-Indikatorplatten, evtl. nach flüssiger Anreicherung und Sofortbebrütung bei 37° C.

Der Gang der bakteriologischen Untersuchung entspricht der Salmonellen-Diagnose: Mikroskopisch, kulturell, serologisch, gegebenenfalls Lysotypie.

Die biochemische Unterteilung der vier Ruhrgruppen geschieht folgendermaßen:

Tab. II/9

Gruppe	Laktose	Mannit	Xylose
A Shigella dysenteriae	negativ	negativ	
B Shigella flexneri	negativ	positiv	negativ
C Shigella boydii	negativ	positiv	positiv
D Shigella sonnei	verzögert positiv	positiv	

Shigella dysenteriae bildet ein hitzeempfindliches proteinartiges Ektotoxin mit stark neurotroper, teilweise enterotroper Wirkung. Außerdem besitzen alle Ruhrbakterien hitzestabile, glukolipoproteidartige Endotoxine, die enterotrop, teilweise neurotrop wirken. Ruhrendotoxine verhalten sich wie andere Endotoxine der Enterobakteriazeen, siehe S. 69.

Shigellenserologie: In den serologischen Gruppen A - D lassen sich die O-Antigene in spezifische Typen- oder Hauptantigene und unspezifische Gruppen- oder Nebenantigene unterteilen. Gruppenantigene findet man bei mehreren Shigellatypen der gleichen Gruppe, teilweise auch bei nicht verwandten Mikroben. X- und Y-Varianten der Gruppe B (Shigella flexneri) fehlen die spezifischen Typenantigene, sie unterscheiden sich durch differente Gruppenantigene.

Pyozyaneusgruppe

Historie:

1862 Entdeckung von Pseudomonas aeruginosa durch LÜCKE, Berlin.

1882 Erste Reinkultur von GESSARD, Paris.

1899 Benennung und Erprobung des antibiotisch wirksamen Bakterienfiltrates Pyozyanase durch EMMERICH und LÖW, München.

Von den über hundert Arten der Gattung Pseudomonas ist Pseudomonas aeruginosa (Bacterium pyocyaneum) die wichtigste pathogene Art.

Das Vorkommen und die Bedeutung als aerober Fäulniserreger im Darm des Menschen, auf Lebensmitteln, insbesondere im Kühlschrank, entsprechen Proteus vulgaris.

Das erstentdeckte Antibiotikum Pyozyanase wirkt gegen zahlreiche grampositive Bakterien, ist aber parenteral toxisch. Von EMMERICH und LÖW wurde es zur lokalen Behandlung pyogener Infektionen verwendet.

Die Erkennung von Pyozyaneusbakterien, die in der Kultur Farbstoff gebildet haben, ist leicht.

Pyozyaneusbakterien gehören in chirurgisch-urologischen Abteilungen sowie in Kinderkliniken zu gefürchteten Hospitalkeimen. Die Behandlung mit Antibiotika ist auf Grund der hohen Resistenz schwierig, Oxytetrazyklin und Polymyxin B werden am häufigsten verwendet.

Gruppe der Choleravibrionen

Die Cholera ist seit alters her in Indien endemisch. Im 19. Jahrhundert erfolgte ihre weltweite Ausbreitung. Die Ursache hierfür blieb unbekannt und ist möglicherweise auf die zunehmende Dampfschiffahrt zurückzuführen. Choleraepidemien in den Großstädten Europas gaben Anlaß zur hygienischen Beseitigung flüssiger Abfallstoffe durch die Schwemmkanalisation. Der letzte große Choleraausbruch in Deutschland war 1892 eine Trinkwasserepidemie in Hamburg: 17 000 Erkrankte und mehr als 8000 Tote.

1883 Entdeckung des Erregers in Alexandrien durch Robert KOCH.

1896 Phenolimpfstoff von KOLLE, Berlin.

1896 Pfeiffer'scher Versuch der spezifischen Vibriolyse im Meerschweinchenperitonealraum.

1905 Entdeckung von Vibrio El Tor durch GOTSCHLICH im Quarantänelager für Mekkapilger am Roten Meer.

Leitsätze für die Klinik und Diagnose

A. Klinik

Die Cholera ißt oder trinkt man!

Besonders gefährliche Infektionsquellen sind die späten, „akuten" Inkubationsträger (POLLITZER). Die Inkubation beträgt 12 bis 72 Stunden, akuter Krankheitsbeginn mit Brechdurchfall[8]) („Gallenbrechruhr") und profusen Reiswasserstühlen. Durch den großen Wasserverlust kommt es zu Faltenhaut, tonloser Sprache und Untertemperatur mit der Gefahr des Kreislaufversagens.

Der Cholerakranke bietet ein Bild des Grauens.

Unbehandelt beträgt die Letalität 50%.

Sofortiger Ersatz des Flüssigkeitsverlustes ist lebensrettend!

Sanierung der Keimausscheidung gelingt mit Streptomyzin und Chloromyzetin.

B. Diagnose

1. Klinischer Verdacht! Meldepflicht! Schon der Verdacht muß hospitalisiert werden!
2. Bakteriologisch:
   a) Kommabakterien in „Fischzugform" aus Schleimflocken des Patientenstuhls.
   b) Kulturelle Anreicherung in alkalischem Peptonwasser, Reinkulturen auf Blutalkaliagar (DIEUDONNE).

---

[8]) Vgl. Magen-Darm-Infektionen, S. 81.

c) Serologische Bestätigung durch spezifische Agglutination der verdächtigen Kolonien mit Inaba-O- und Ogawa-O-Immunserum. Inaba-Stämme haben die Antigenformel AC, Ogawa-Stämme AB. Im Gegensatz zu den Salmonellen besitzen alle Vibrionenarten gemeinsame H-Antigene.

Früher führte man an Stelle der technisch einfachen Agglutination den Pfeiffer'schen Versuch durch:

Choleravibrionen + Antiserum $\xrightarrow{\text{Meerschweinchen i.p.}}$ Vibriolyse.

Choleravibrionen + Kochsalzlösung $\xrightarrow{\text{Meerschweinchen i.p.}}$ Keimvermehrung, Tod des Kontrolltieres.

Tab. II/10. Unterscheidung verschiedener Vibrionenarten

Art	Pathogenität	Agglutination mit Inaba-Ogawa-Antiserum	Blutagar (Hämolyse)
Vibrio comma	Cholera asiatica	positiv	negativ
Vibrio El Tor[1])	Cholera asiatica	positiv	positiv
Vibrio proteus	Cholera nostras[2]) (Cholera infantum)	negativ	negativ
Vibrio metschnikowii	tierpathogen	negativ	negativ

[1]) Hämolysierende Abart von Vibrio comma.
[2]) Einheimische Cholera im Gegensatz zur Fremdseuche Cholera asiatica.

Anhang 1:
Leitsätze für Dauerausscheider von Salmonellen und Shigellen

Dauerausscheider sind Personen, die Krankheitserreger noch zehn Wochen nach Beginn der Krankheit ausscheiden.

Hierher gehören auch gesunde Personen, die Krankheitserreger noch 10 Wochen nach der ersten Erregerfeststellung in ihren Ausscheidungen beherbergen.

Ihre namentliche Eintragung bei der zuständigen Gesundheitsbehörde und die Entlassung aus dem Krankenhaus bzw. aus der Quarantäne (Isolierung) erfolgt nach den gesetzlich vorgeschriebenen drei bakteriologischen Stuhl- und Urinkontrollen im Abstand von wenigen Tagen (Shigellose) bzw. von einer Woche sowie einer bakteriologischen Prüfung der mittels Duodenalsonde gewonnenen Blasengalle (Salmonellose).

5% aller Typhus-Paratyphuskranken werden, unabhängig von der Schwere der Erkrankung und der Art der Behandlung, zu Dauerausscheidern. 80% von ihnen sind Frauen, 18% Männer und 2% Kinder. Nach Salmonellen-Enteritis und Cholera asiatica sind Dauerausscheider selten. Dagegen schwankt ihre Zahl nach Bakterienruhr zwischen <1 und > 10%.

Keimträger („Bazillenträger") sind Personen, die Krankheitserreger, ohne zu erkranken, vorübergehend ausscheiden.

In der Praxis werden Keimträger und Dauerausscheider häufig nach Umgebungsuntersuchungen von Kontaktpersonen gefunden, die mit Erkrankten in Berührung kamen.

Stehen und fallen die Bekämpfung und Ausrottung von Typhus, Paratyphus und Bakterienruhr mit der Aufklärung und „Verstopfung" der Infektionsquellen, so sind diese letztlich ein Problem der Erkennung, Überwachung und gegebenenfalls Sanierung der Dauerausscheider.

Für die gesetzliche Überwachung des Dauerausscheiders gilt das Prinzip der in bestimmten Zeitabständen regelmäßig durchzuführenden bakteriologischen Stuhl- und Urinkontrollen, der strengen Einhaltung der Berufshygiene (keine Tätigkeit mit Lebensmitteln, bei häufigem beruflichen Kontakt mit anderen Menschen, z. B. in der Berufserziehung und im Gesundheitswesen), der getrennten Wohn- und Schlafmöglichkeit, endlich der Desinfektion der Ausscheidungen mit wirksamen, von der Gesundheitsbehörde vorgeschriebenen Desinfektionsmitteln.

Die Sanierung von Typhus- und Paratyphusdauerausscheidern ist äußerst problematisch. Vor der Einleitung ärztlicher Maßnahmen müssen Absiedlungs- und Ausscheidungsstätten der Erreger (z. B. Gallenblase, Darm, Nieren) bakteriologisch ermittelt werden. Etwa 10% aller Salmonellenausscheider sind Nierenausscheider.

Konservative Möglichkeiten sind die einwöchige Applikation hoher Dosen von Penizillin sowie die Aufimmunisierung mit einer Autovakzine. Die Erfolgsaussichten liegen weit unter 50 %.

Dagegen wird der Gallenblasenexstirpation eine etwa 75prozentige Erfolgschance gegeben, sofern es sich um Blasenausscheider handelt und die operative Entfernung aus individueller und sozialer Indikation vertretbar erscheint.

Ruhrbakteriendauerausscheider lassen sich spezifisch mit Chloromyzetin sanieren.

Die Streichung aus der Dauerausscheiderkartei darf erst dann erfolgen, wenn die laufenden bakteriologischen Kontrolluntersuchungen während zwei Jahren stets negativ waren, wenn bei Typhusausscheidern außerdem die Vi-Agglutination im Serum (Typhus-Vi-Widal) dauernd negativ blieb und die abschließende bakteriologische Prüfung der Blasengalle negativ verlief.

Anhang 2: Lebensmittelvergiftung

Die Lebensmittelvergiftung kann viele Ursachen haben. In den meisten Fällen ist das klinische Leitsymptom der plötzlich einsetzende Brechdurchfall.

Es empfiehlt sich folgende ätiologische Einteilung:

1. Chemische Vergiftungen: Schwermetalle (Blei, Zink, Kupfer, Arsen usw.).
2. Natürliche Vergiftungen: Pilzgifte ("Myzetismus"), Bohnengifte („Fabismus"), Mutterkorngifte („Ergotismus").
3. Bakterielle Vergiftungen:
   a) „Spezifische" Nahrungsmittelvergiftungen durch Salmonellen („Fleischvergifter"), Wirkung der Endotoxine; durch Botulinusbazillen („Wurstvergifter"), enterale Resorption des spezifischen Ektotoxins[9]).

[9]) Zerstörung nach 15 Minuten Erhitzen auf 80° C.

b) „Unspezifische" Nahrungsmittelvergiftungen durch Fäulnisbakterien, Bedeutung des Eiweißabbaues und der Entstehung von Ptomainen („Leichengift") nach massivem Bakterienbefall, z. B. durch aerobe und anaerobe Sporenbildner, Staphylokokken (spezifisches Enterotoxin), Proteus-Pyozyaneusbakterien u. a. Keime.

Der Verdacht auf eine bakterielle Nahrungsmittelvergiftung, auf Enteritis infectiosa oder auf Botulismus, ist anzeigepflichtig.

Die epidemiologisch wichtige Unterscheidung zwischen der spezifischen und unspezifischen Krankheitsursache erfolgt durch den Bakteriologen.

Die häufig durch Nahrungsmittel verursachte Shigellose und Kolienteritis wird nicht als Vergiftung, sondern als anzeigepflichtige, ansteckende Krankheit registriert.

Anhang 3: Magen-Darm-Infektionen

Die Magen-Darm-Infektionen des Menschen werden durch heterogene Parasiten hervorgerufen. Die Klärung der Krankheitsursache erfolgt virologisch, bakteriologisch-mykologisch bzw. parasitologisch.

Die Einteilung kann nach folgendem Schema erfolgen:

1. Viren: „Unspezifische" Magendarm-Stadien der Infektionen durch Poliomyelitis-Viren, Coxsackie-Viren, Hepatitis-Viren, Influenza-Viren[10]).

2. Bakterien:

   a) Infektionen mit akutem Verlauf durch Typhus-Paratyphusbakterien, Shigellen, Escherichia coli, Vibrio comma, Milzbrandbazillen, Gas-

[10]) Die pathogene Bedeutung der zahllosen Echo-Virus-Arten im menschlichen Darm ist noch ungeklärt.

brandbazillen Typ F, Pasteurella tularensis.

b) Infektionen mit chronischem Verlauf durch Tuberkelbakterien, Aktinomyzeten.

3. Pilze: Infektionen durch Candida-Arten (Soorpilz).

4. Protozoen: Infektionen durch Ruhramöben, Balantidien, Lamblien (Balantidium coli, Lamblia intestinalis).

5. Würmer: Invasionen durch Trichinen, Helminthen (Eingeweidewürmer wie Bandwürmer, Askariden, Oxyuren), Hakenwürmer (Ankylostomiasis), Schistosoma-Arten (Darm-Bilharziose).

KAPITEL III

Erkrankungen durch Parvobakterien

Keuchhusten- und Influenzabakterien, Ulcus-molle-Bakterien; Brucellen, Pasteurellen und verwandte Arten

In der Familie der Parvobacteriaceae stehen nach BERGEY unter der neuen Bezeichnung Brucellaceae alle sehr kleinen kokkoiden bis stäbchenförmigen, gramnegativen Bakterien der Größenordnung 0,2 bis 0,5 x 0,5 bis 1,5 μm, die sich häufig stärker an den Polen anfärben; kapseltragende Arten kommen vor. Einige vermehren sich aerob, andere fakultativ anaerob, z. T. werden Wuchsfaktoren, z. B. aus Blut, benötigt. In dieser Familie befinden sich fakultative und obligate Schleimhautparasiten des Menschen (Gruppe der Hämophilen) sowie Erreger wichtiger Tierseuchen, die als Anthropozoonosen den Menschen befallen (Gruppen der Brucellen und Pasteurellen).

Die bezüglich ihrer Morphologie miteinander verwandten Parvobakterien sind in ihrer Biologie und Pathogenität sehr heterogen. Die formenreichen, weitverbreiteten Hämophilen finden wir auf der Schleimhaut des oberen Respirations- und Verdauungstrakts von Mensch und Warmblüter, ferner im Bereich des menschlichen Urogenitale. Obligat pathogene Vertreter sind die Erreger des Keuchhustens (Pertussis), die taxonomisch eine eigene Gruppe bilden (Gattung Bordetella), und des weichen Schankers (Ulcus molle); bestimmte Typen der Influenzabakterien sind gefährliche Mischinfektions- und Eitererreger.

Brucellen sind in bestimmten Warmblüterspezies vorkommende Erreger von septikämischen Erkrankungen, trächtige Tiere abortieren. Bei Menschen verursachen sie die Brucellose, eine in unseren Breiten nicht sehr seltene zyklische Allgemeininfektion mit subakutem und chronischem Verlauf.

Pasteurellen verursachen bei Säugetieren und Vögeln weitverbreitete Seuchen mit septikämischem Ausgang. Menschenpathogene Vertreter sind Ursache von Pest und Tularämie, ihr primäres Erregerreservoir sind Nagetiere.

Die Bekämpfung des Keuchhustens ist in erster Linie ein Problem der frühzeitigen Anwendung von Immunisierungsverfahren. Weicher Schanker unterliegt der gesetzlichen Regelung zur Bekämpfung von Geschlechtskrankheiten. Brucellosen werden durch systematische veterinärhygienische Maßnahmen zur Ausmerzung der befallenen Bestände von Nutztieren und durch Pasteurisierung der Milch zurückgedrängt. Die Eindämmung der Pasteurellosen ist wegen des weitverbreiteten Erregerreservoirs unter den wilden Nagetieren schwierig; aktive Immunisierung gefährdeter Personengruppen ist dringend anzuraten.

Keuchhusten ist von Schulen und Kinderheimen fernzuhalten, gehäuft auftretende Erkrankungen sowie Todesfälle müssen gemeldet werden[1]). Für Ulcus molle gilt die Behandlungs- und bedingte Anzeigepflicht. Brucellose und Rotz[2]) sind im Erkrankungs- und Sterbefall, Pasteurellosen auch bei Verdacht anzeigepflichtig, anerkannte Berufsinfektionen sind zu entschädigen.

Pestverdacht verlangt sofortige Hospitalisierung!

Brucellaceae

Nachfolgende Übersicht bringt eine Gruppeneinteilung der Parvobakterien mit den wichtigsten morphologischen und biologischen Eigenschaften der Mikroben, dem Wesen und Verlauf der durch sie verursachten Erkrankungen, ihre Erkennung, Behandlung und Verhütung. Im Anhang stehen die Bakterien, die sich in bestimmten Eigenschaften ähnlich wie Parvobakterien verhalten; es handelt sich um Rotz- und Fusobakterien.

1. Gruppe:	**Hämophile Bakterien**
Morphologie und Färbbarkeit:	Die kokkoiden gramnegativen Keuchhusten-, Influenza- und Ulcus-molle-Bakterien sind häufig bipolar gefärbt. Keuchhusten- und bestimmte Typen der Influenzabakterien besitzen mit Spezialmethoden nachweisbare Kapseln. Influenzabakterien neigen zur Pleomorphie und Fadenbildung, die stäbchenförmigen Ulcus-molle-Bakterien bilden außerdem parallelliegende Ketten („Streptobakterien"), Abb. III/1 bis 3 (S. 92 und 93).

[1]) In der DDR Meldung aller Erkrankungen und Todesfälle.

[2]) In der DDR wird Rotz bei Verdacht angezeigt.

Kultur: Aerobes, Influenzabakterien auch fakultativ anaerobes Wachstum auf bluthaltigen Nährmedien gab der Gruppe ihren Namen. Die Gattung Haemophilus (Influenza-, Parainfluenzabakterien und verwandte Arten) benötigen Wuchsfaktoren X (eisenhaltiges Hämin) und/oder V (Phosphopyridinnukleotid, Kozymase I), die Gattung Bordetella (Gruppe der Keuchhustenbakterien und ähnliche Keime) wächst auch auf blutfreien Nährmedien, z. B. auf Kohle-Kasein-Agar. Echte Keuchhustenstämme verlieren nach kultureller Anpassung an Nähragar wichtige serologische und pathogene Merkmale.

Einteilung: Kulturell auf Grund des Wuchsstoffbedarfs und der Ureaseprobe, ferner serologisch (Agglutination).

Vorkommen und Pathogenität: **Haemophilus influenzae** ist ein normaler Schleimhautbewohner im Mund-Nasen-Rachenraum des Menschen. Häufiger Mischinfektionserreger bei Virusinfekten der oberen Atemwege, z. B. bei eitriger Nasopharyngitis (Otitis, Sinusitis), Bronchitis, Bronchopneumonie, ferner Sepsis und Meningitis. Bedeutung der kapseltragenden Influenzabakterien (Typen a bis f) für die Pathogenität, des Serotyps b insbesondere für die kindliche Influenzabakterien-Meningitis.

Haemophilus ducreyi auf der Urogenitalschleimhaut des Menschen und in den befallenen Leistenlymphknoten; Erreger der dritten Geschlechtskrankheit (Ulcus molle), gesunde Keimträgerinnen!

Bordetella pertussis auf der Respirationsschleimhaut des Menschen (Inkubierte, Erkrankte, abortive Erkrankungen!); Erreger des Keuchhustens. Erreger keuchhustenähnlicher Krankheitsbilder sind serologisch verwandt infolge gleicher O-Antigene (jedoch differente K-Antigene), z. B. Bordetella parapertussis (wächst in der Erstkultur auf Nähragar).

Übertragung: Influenzabakterien durch Autoinfektion auf abwehrgeschwächter Schleimhaut, Ulcus-molle-Erreger durch den Geschlechtsverkehr, Keuchhustenkeime durch Tröpfcheninfektion (Husten, Sprechen, Niesen).

Krankheit: Die gefürchtete **Influenzabakterien-Meningitis**[3]) trifft man sporadisch im Kindesalter.

---

[3]) Weitere Ursachen im Anhang, S. 43.

Ulcus molle ist eine in unseren Breiten seltene, meist eingeschleppte Geschlechtskrankheit, die auf dem Ort der Infektion (Ulcus molle, weicher Schanker) und die zugehörigen Lymphknoten (Bubo dolens) beschränkt bleibt.

Keuchhusten ist eine sehr ansteckende, alle Altersklassen, bevorzugt das Kindesalter befallende Zivilisationsseuche.

Verlauf und Immunität:	Keine Immunität nach der abgeheilten akuten Ulcus-molle-Infektion. Keuchhusten verläuft in Stadien und führt zu lebenslangem Schutz, nicht gegen Parapertussis.
Erkennung:	Erregernachweis. Wichtig ist die bakteriologisch-kulturelle Unterscheidung zwischen Keuchhusten- und Influenzabakterien. Ulcus-molle-Erreger werden aus dem Geschwürseiter meist mikroskopisch nachgewiesen.
Behandlung:	Influenzabakterien-Infektionen bzw. -Mischinfektionen sowie Keuchhusten mit Chloromyzetin, Ulcus molle mit Sulfonamiden.
Vorbeugung und Bekämpfung:	Ulcus molle wie Gonorrhoe und Syphilis: 1. Sexualethik, öffentliche und persönliche Hygiene. 2. Erfassung und Sanierung der Infektionsquellen. Keuchhusten: 1. Vermeidung der Einschleppung in Einrichtungen zur Unterbringung von Kindern. 2. Aktive Immunisierung im Säuglingsalter mit abgetöteten Bordetella-Stämmen.

2. Gruppe:	**Brucellen**
Morphologie und Färbbarkeit:	Kokkoide gramnegative Kurzstäbchen mit Kapseln ohne bipolare Strukturen. Gehören wie die Hämophilen zu den kleinsten Bakterien, Abb. III/4.

Kultur: Bang-Bakterien (Brucella abortus) benötigen 5 % CO_2-Atmosphäre für die Erstkultur, nach mehreren Kulturpassagen aerobes Wachstum auf gebräuchlichen Nährmedien wie die anderen zwei Brucella-Arten.

Einteilung: Teils serologisch (Agglutinabsorption), teils kulturell-biochemisch und auf Grund von Wachstumshemmungen durch Farbstoffe.

Primäres Vorkommen und Pathogenität: Für den Menschen pathogene parasitische Mikroben bei Haus- und Nutztieren, gelegentlich auch bei Wildtieren. Primäres Erregerreservoir von **Brucella abortus** (Erreger des Morbus Bang) ist das Rind (boviner Typ), von **Brucella melitensis** (Erreger des Maltafiebers) Schaf und Ziege (kapro-oviner Typ), von **Brucella suis** das Schwein (porziner Typ).

Übertragung auf den Menschen:

a) Kontakt- und Schmierinfektion, Berufsinfektion beim Umgang mit Tieren.

b) Genuß infizierter, nichterhitzter Milch.

Krankheit und Infektionsverlauf: Die menschliche **Brucellose** (Febris undulans abortus bzw. melitensis) ist im Gegensatz zur stärkeren Organlokalisation beim Tier eine subakute bis chronische Allgemeininfektion mit zyklischem Verlauf (Inkubation, Generalisation, Organmanifestation) und Fieberschüben von undulierendem, auch remittierendem Charakter. Pathologisch-anatomisch generalisierte Granulomatose („Brucellome"). Intrazellulärer Befall durch die Parasiten erklärt den latenten Verlauf mit Fieberzyklen nach Zerfall der erkrankten Zellen. Dauerausscheider von Maltafiebererregern kommen vor (Urinausscheider).

Immunität: Überstehen des Morbus Bang hinterläßt jahrelangen Schutz auch gegen Maltafieber und umgekehrt.

Erkennung:

1. Klinisch.
2. Bakteriologisch:

a) Erregernachweis mittels Blutkultur.

b) Antikörpernachweis: Widal-Reaktion, Grenztiter 1 : 100.

Therapie: Oxytetrazyklin; in chronischen, therapieresistenten Fällen Autovakzinierung.

Vorbeugung und Bekämpfung: 1. Veterinärmedizinische Maßnahmen: Ausmerzung der Rinderbrucellose in unseren Breiten durch Abtrennung, gegebenenfalls Schlachtung der befallenen sowie aktive Immunisierung der gesunden Tierbestände.

2. Humanmedizinische Maßnahmen:

a) Anzeige von Erkrankung und Sterbefall.

b) Desinfektion und Vermeidung von Kontaktinfektionen (Tragen von Schutzhandschuhen usw.).

c) Pasteurisierung der Milch.

d) Aktive Immunisierung gefährdeter Berufs- und Personengruppen mit avirulenter Lebendvakzine.

3. Gruppe: Pasteurellen

Morphologie und Färbbarkeit: Gramnegative bipolare Stäbchen (Sicherheitsnadelform), z. T. stark pleomorph, Abb. III/5.

Kultur: Pasteurella pestis und tularensis wachsen aerob; die übrigen Pasteurellen fakultativ anaerob. Erstkulturen von Tularämiebakterien gedeihen nur nach Meerschweinchenpassage auf hochwertigen Eiweißnährböden.

Einteilung: Kulturell, biochemisch und serologisch (Agglutination).

Primäres Vorkommen und Pathogenität: Weitverbreitete Erreger besonders von Nagetierzoonosen, die auf den Menschen übertragbar sind. **Pasteurella pestis** findet man primär bei Erdhörnchen, Tarbaganen (sibirischen Murmeltieren) und ähnlichen Nagetieren, **Pasteurella tularensis** bei Feldhasen und Wildkaninchen, **Pasteurella multocida** (früher Bacterium septicaemiae haemorrhagicae) bei verschiedenen Warmblüterspezies, z. B. Hühnern, Kaninchen, Rindern.

Übertragung auf den Menschen: Pasteurella pestis:

a) Nager — Floh — Ratte — Floh — Mensch: Beulenpest.

b) Mensch — Tröpfcheninfektion — Mensch: Lungenpest.

Pasteurella tularensis:

a) Tierkontakt, Tierbiß, Zecken und Stechfliegen: äußere Tularämie.

b) Inhalation, Nahrungsmittelinfektion: innere Tularämie.

Pasteurella multocida:

Kontakt- und Bißinfektion.

Krankheitsverlauf: **Pest** und **Tularämie** zeigen je nach Eintrittspforte des Erregers lokale oder septikämische Formen. Während die Tularämie meist gutartig verläuft, ist die Prognose der Pest dubiös; die als Lungenpest gefürchtete Pestseptikämie verläuft stets tödlich.

Tierbißphlegmonen beim Menschen durch Pasteurella multocida bleiben meist lokal.

Immunität: Jahrelanger Schutz nach überstandener Pest, lebenslang nach Tularämie, keine gekreuzte Immunität. Tularämie schützt trotz gemeinsamer Agglutinogene nicht gegen Brucellose.

Erkennung: 1. Klinisch.

2. Bakteriologisch:

a) Erregernachweis aus Geschwürssekret und Buboneneiter, gegebenenfalls aus Blut und Sputum: mikroskopisch, kulturell, serologisch (Agglutination).

b) Antikörpernachweis: Pest- und Tularämie-Widal.

Behandlung: Pest:

Sulonamide, wirksamer Streptomyzin, Chloromyzetin.

Tularämie:

Streptomyzin, Tetrazykline.

Vorbeugung und Bekämpfung: 1. Veterinärmedizin:

a) Ausmerzung des primären Erregerreservoirs, Entrattung.

b) Desinsektion (Flohbekämpfung).

2. Humanmedizin:

a) Anzeige von Verdacht, Erkrankung und Sterbefall.

b) Bei Pest strenge Isolierung (Hospitalisierung). Ansteckungsverdächtige eine Woche Quarantäne!

c) Desinfektion, Desinsektion (siehe oben).

d) Aktive Immunisierung mit Lebendvakzinen gefährdeter Berufs- und Personengruppen in endemischen Pest- und Tularämiegebieten.

Arbeiten mit Pest- und Tularämieerregern sind wegen der großen Kontagiosität nur in besonderen Instituten gestattet. In klinischen Fachabteilungen und Laboratorien ist das Tragen von Schutzanzügen, Gesichtsmasken usw. unerläßlich. Aktive Immunisierung!

4. Gruppe:	**Rotzbakterien**
Morphologie und Färbbarkeit:	Ungleichmäßig färbbare gramnegative Stäbchen, seltener Fadenbildung und Verzweigung.
Kultur:	Aerob am besten auf glyzerinhaltigen Nährmedien.
Primäres Vorkommen und Pathogenität:	**Actinobacillus mallei** ist obligat pathogen für Einhufer, Pferde und Maulesel, hochansteckend für Menschen.
Übertragung auf den Menschen:	Kontaktinfektion beim Umgang mit Pferden, seltener durch Genuß von ungenügend erhitztem, infiziertem Pferdefleisch.
Krankheit und Verlauf:	Nach Inkubation von einigen Tagen, bei chronischem Verlauf auch von Wochen und Monaten: a) **akuter Rotz:** Septikämie, die in wenigen Tagen zum Tode führt. b) Häufiger ist der **chronische Rotz** mit Infiltrationen, Ulzerationen und Abszedierungen im Mund-Gesichtsbereich. Prognose zweifelhaft.

Erkennung: 1. Klinisch, Berufsanamnese.

2. Bakteriologisch:

a) mikroskopisch, kulturell, Tierversuch (Meerschweinchen erkranken nach i.p.-Infektion an Hodenvereiterung: Strauss'sche Skrotalreaktion, Tiere sterben nach 14 Tagen).

b) Antikörpernachweis: Widal-Reaktion ab Titer 1 : 400 verdächtig.

Arbeiten mit Rotzerregern erfordern Sondererlaubnis und wegen der hohen Ansteckungsgefahr strenge Sicherheitsmaßnahmen.

Behandlung: Sulfonamide, Streptomyzin, Chloromyzetin, Tetrazykline.

Vorbeugung und Bekämpfung: Veterinärmedizinische Maßnahmen:

Tilgung rotzbefallener Pferdebestände nach Vortestung mit Malleinhaut- bzw. -augenprobe.

Humanmedizinische Maßnahmen:

a) Anzeige!

b) Isolierung!

c) Desinfektion.

Rotz ist eine mit bakteriologischen Waffen erkennbare und ausrottbare Zooanthroponose (R. MÜLLER).

In Deutschland wurden im 1. Weltkrieg 15 Millionen Pferde untersucht, 36 000 waren positiv, sie wurden getötet und unschädlich beseitigt.

5. Gruppe: **Fusobakterien** und verwandte Arten

Morphologie und Färbbarkeit: Die Gattung **Fusobacterium** umfaßt gramnegative, leicht gebogene, spindelförmige Stäbchen mit zugespitzten Enden und stärker anfärbbaren Granula: Größenordnung 0,5 bis 1 x 5 bis 15 μm, Abb. III/6.

Die Gattung **Bacteroides** bezeichnet gramnegative Stäbchen mit abgerundeten Ecken und pleomorphem Verhalten.

Kultur: Streng anaerob auf bluthaltigen Nährmedien.

Primäres Vorkommen und Pathogenität: Normale Schleimhautbewohner des Menschen im Bereich des Mundes und Magen-Darmtrakts sowie des Urogenitale; Mischinfektionserreger: Fusobakterien in Symbiose mit Borrelien, siehe unter Borreliosen (**Fusospirochätosen**) und Abb. VII/16, S. 202. Bakteroidesarten, z. B. Bacteroides melaninogenicus, findet man bei lokalen Prozessen, z. B. Stomatitis, Alveolarpyorrhoe, Tonsillitis, Appendizitis, Zystopyelitis, Puerperalfieber und Sepsis.

Übertragung auf den Menschen: Meist durch Autoinfektion auf vorgeschädigter Schleimhaut; Kontaktinfektionen durch Benutzung gemeinsamer Eßgeschirre und dgl. führen zu Gruppenerkrankungen von Fusospirochätosen.

Erkennung: Erregerdiagnose:

a) mikroskopisch (Fuchsinpräparat);

b) kulturell, evtl. Blutkultur, schwierig!

Behandlung: Sulfonamide, Tetrazykline; Fusospirochätosen, auch Penizillin neben dem früher gebräuchlichen Neosalvarsan.

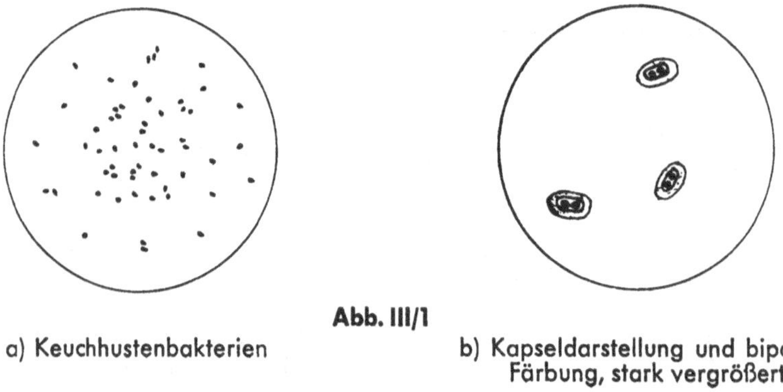

Abb. III/1

a) Keuchhustenbakterien

b) Kapseldarstellung und bipolare Färbung, stark vergrößert

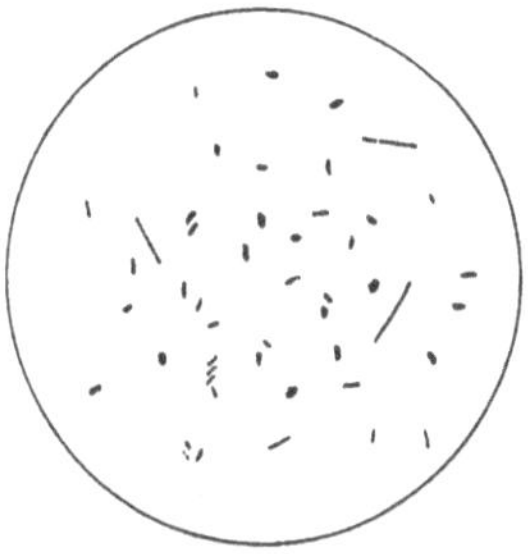

Abb. III/2. Influenzabakterien

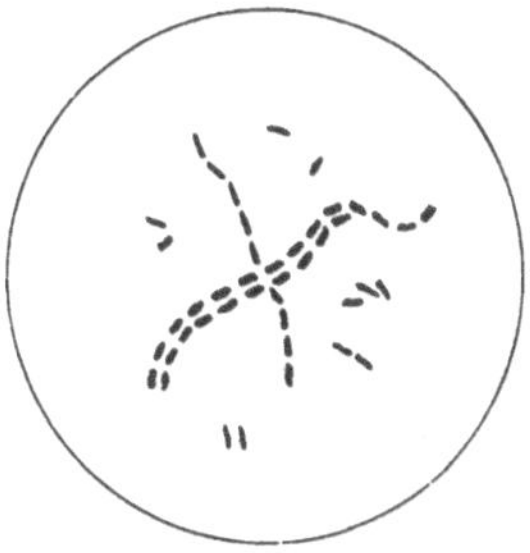

Abb. III/3. Ulcus-molle-Bakterien

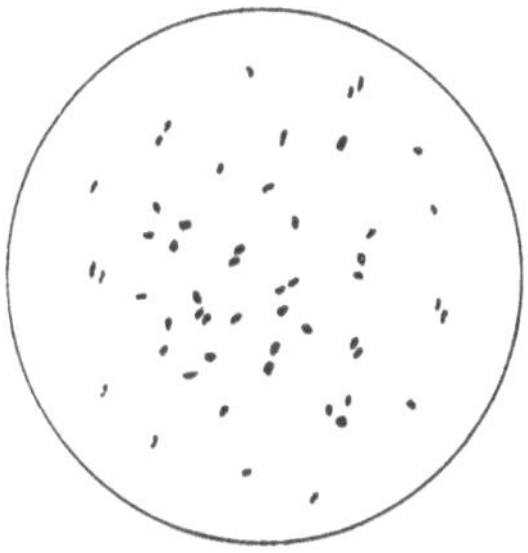

Abb. III/4. Brucellen

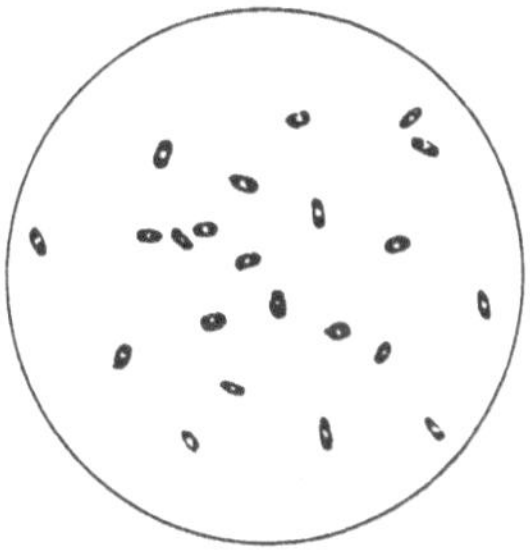

Abb. III/5. Pasteurellen

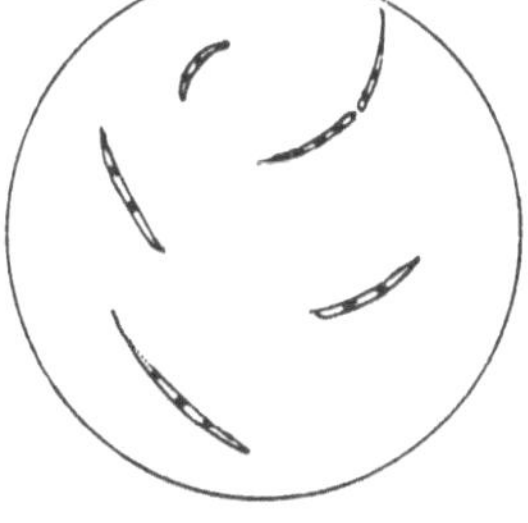

Abb. III/6. Fusobakterien

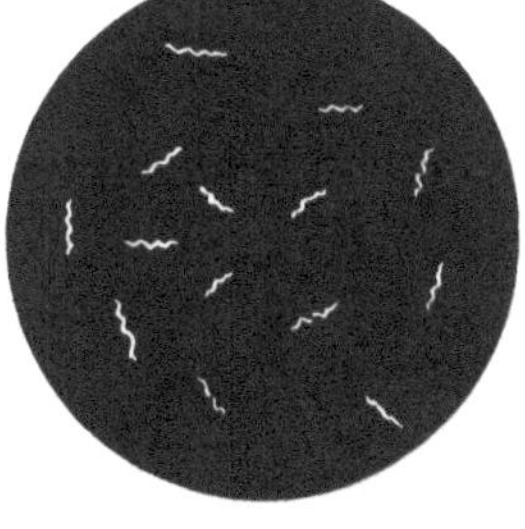

Abb. III/7. Rattenbiß-Spirillen

Keuchhusten

Der früher als Haemophilus pertussis bezeichnete Erreger des Keuchhustens hat in der Gruppe der Hämophilen die größte Bedeutung.

Keuchhusten ist ein infektiöser Krampfhusten, eine schwere Geißel im Kindesalter, die vor allem Säuglinge und Kleinkinder gefährdet. Er wird auch Stick- oder Blauhusten genannt und heißt in China „der Husten, der hundert Tage dauert".

In früheren Jahrhunderten trat Keuchhusten wie heute in einsamen Gegenden, z. B. auf den Faröer-Inseln, in epidemischen Wellen auf. Bei uns und in anderen zivilisierten Ländern ist er jetzt endemisch-sporadisch und zeigt eine Häufung der Erkrankungen in drei- bis fünfjährigen Abständen, bedingt durch das Aufwachsen einer anfälligen Generation. Bei uns erkrankt fast jeder nichtimmune Mensch um so früher, je größer die Wohndichte ist.

Die Morbidität ist in den ersten fünf Lebensjahren am größten, die Letalität erreicht im ersten Lebensjahr maximale Werte bis zu 25 %. Keuchhusten ist die einzige Kinderkrankheit, die mehr Mädchen als Knaben tötet.

Historie:

1889 DUCREY (Pisa) beschreibt Erreger des Ulcus molle.

1892 PFEIFFER (Berlin) entdeckt die Influenzabakterien.

1906 Entdeckung und Züchtung der Keuchhustenbakterien durch BORDET und GENGOU (Brüssel).

1931 LESLIE und GARDNER (Oxford) erforschen Antigenstruktur und Antigenwechsel der Keuchhustenbakterien (agglutinatorische Phasen I bis IV).

1933 Erster positiver Erfahrungsbericht von MADSEN (Schweden) über Keuchhustenvakzinierung auf den Faröer-Inseln.

1937 ELDERING und KENDRICK (USA) entdecken den Parapertussiserreger.

1949 Einführung der Chloromyzetintherapie des Keuchhustens durch verschiedene ausländische Forschergruppen.

Leitsätze für die Klinik und Diagnose

A. Klinik

Keuchhusten bleibt auf dem Respirationstrakt lokalisiert, seine Pathogenese ist noch nicht geklärt.

Typischer Keuchhusten zeigt Anfälle von Stakkatohusten, anschließend inspiratorischen Stridor („Ziehen", sog. Reprise), Zyanose und Erbrechen.

Kontagionsindex: 70 %.

Inkubation: 1 bis 2 Wochen.

Klinischer Verlauf:

1. Katarrhalisches Stadium:

2 bis 3 Wochen, uncharakteristisch, hochansteckend!

2. Konvulsives Stadium:

3 bis 6 Wochen, periodische, besonders nächtliche Hustenanfälle mit Reprisen, ansteckend bis etwa zur sechsten Krankheitswoche.

3. Lösungsstadium:

Einige Wochen, ausklingender bronchitischer Reizhusten.

Besonderer Verlauf und Komplikationen:

a) Säuglinge haben keine typischen Reprisen, eigenartiges Krächzen, bei Spasmophilie Gefahr des Glottisspasmus.

b) Erwachsene zeigen meist starken Reizhusten ohne Reprisen und Erbrechen.

c) Abortiver Verlauf mit hartnäckigem Husten, häufiger bei Schutzgeimpften.

d) „Keuchhustentic", nervlich bedingte Hustenanfälle bei seelisch labilen Kindern noch Wochen nach dem Lösungsstadium.

Gefürchtete Komplikationen sind:

1. Bronchopneumonische Mischinfektion,

2. Aktivierung einer Lungentuberkulose,

3. Keuchhustenenzephalose („Pertussisgehirn") infolge toxischer Hirnschädigungen mit Reiz- und Ausfallssymptomen (zerebrale Krämpfe und Lähmungen, Charakterveränderungen).

B. Diagnose

Die epidemiologisch wichtige Frühdiagnose im katarrhalischen Stadium ist klinisch unmöglich und gelingt nur durch den Erregernachweis.

Bakteriologisch: 1. Erregernachweis kulturell aus Rachenschleim (Abstrich) oder Sputum (Behusten) auf Bordet-Gengou-Platten (Kartoffelglyzerin-Blutagar). Zartes Wachstum nach 4 Tagen mit geringer Hämolyse („Quecksilbertröpfchen"), Bebrütung 37° C. Positiv im katarrhalischen Stadium > 75 %, im Beginn des konvulsiven Stadiums < 50 %, später < 10 %.

Wichtig ist die Unterscheidung zwischen frischisolierten Keuchhusten- und Influenzabakterien, vgl. Tabelle.

Tab. III/1

	Bordetella pertussis	Haemophilus influenzae
Ammenwachstum [1]	negativ	positiv
Kohlekaseinagar [2]	Wachstum	kein Wachstum
Intrakutantest [3]	Nekrose	Infiltration
Probeagglutination [4]	positiv	negativ
Ureasebildung	negativ	positiv

[1]) Hämolysierende Staphylokokken bilden den Wuchsfaktor V; Influenzabakterien wachsen daher auf Blutagar nur in der Nähe des Staphylokokken-Impfstrichs, Keuchhustenbakterien auch ohne „Amme".

[2]) Blutfreies Keuchhustennährmedium.

[3]) Intrakutane Injektion lebender Keuchhustenbakterien, z. B. in die Kaninchenhaut.

[4]) Mit Keuchhusten-Hyperimmunserum.

2. Antikörpernachweis: positiv ab dritter Krankheitswoche, sehr zuverlässig mit Komplementbindungsreaktion, weniger mit Agglutination. Wichtig für epidemiologische Testungen und bei uncharakteristischem Verlauf.

Brucellosen

Die Brucellose richtet unter den Tierbeständen aller Länder großen wirtschaftlichen Schaden an infolge von Jungtier- und Milchverlusten sowie Sterilität. Nach Einführung der Intensivbewirtschaftung droht eine schnelle Ausbreitung der Seuche, wobei die menschliche Gesundheit außerdem durch die häufig infizierte Sammelmilch der Molkereien bedroht wird. In Deutschland wurde früher fast ausschließlich die ubiquitäre Rinderbrucellose (Febris undulans abortus) angetroffen. In jüngerer Zeit werden Einschleppungen von Maltafieber (Febris undulans melitensis) beobachtet. Maltafieber ist von Mensch zu Mensch durch Urinausscheidung der Erreger übertragbar und zeigt klinisch einen schweren Verlauf mit schlechterer Prognose.

Die Letalität des unbehandelten Morbus Bang beträgt bis zu 5 %, die des Maltafiebers bis zu 10 %.

Historie:

1887 Entdeckung des Maltafieber-Erregers durch den englischen Militärarzt Sir David BRUCE.

1896 Entdeckung des Erregers der Rinderbrucellose durch BANG (Kopenhagen).

1947 Einführung der Chloromyzetin-Behandlung durch EHRLICH und Mitarbeiter (USA).

Leitsätze für die Klinik und Diagnose

A. Klinik

Mensch und Tier sind für alle drei Brucella-Arten empfänglich, jedoch ist die Kontagiosität von Bang-Bakterien für den Menschen am geringsten, von Maltafieber-Erregern am größten. Latente Infektionen und Erregerausscheidungen werden beobachtet. Aus beruflichen Gründen erkranken Männer doppelt so häufig wie Frauen.

Inkubation: 1 bis 3 Wochen, Morbus Bang auch länger bzw. nicht bestimmbar.

Klinik: Veränderungen an der Eintrittspforte (Haut oder Darm) sind unauffällig. Den uncharakteristischen Prodomi folgen Krankheitserscheinungen der Generalisation mit in typischen Fällen wochenlangen wellenförmigen Fieberzyklen (Abb. III/8). Weitere Hinweissymptome sind relative Bradykardie, Leber- und Milzschwellung, klares Sensorium.

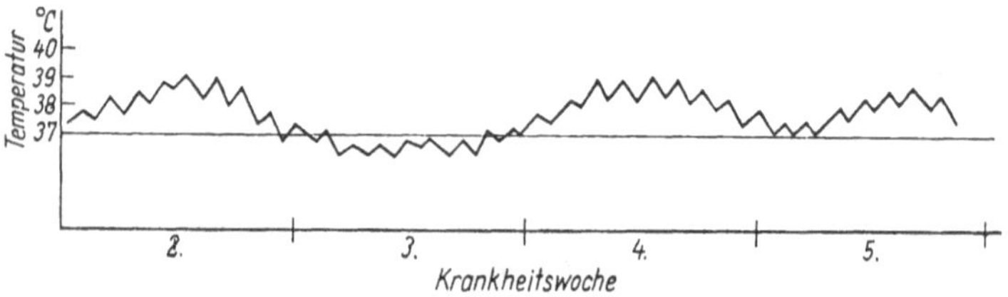

Abb. III/8. Fieberkurve der Brucellose

B. Diagnose

1. Klinisch:

Das Krankheitsbild der menschlichen Brucellose ist sehr vielgestaltig. Der Arzt denke stets an Abdominaltyphus.

Beweisend ist daher das Ergebnis des Bakteriologen.

2. Bakteriologisch:

a) Erregernachweis ist schwierig:

Kultur aus Blut und Sternalmark, mehrmalige Bluteinsendung während des Fieberanstiegs bzw. -anfalls; bei Maltafieber auch aus dem Urinsediment. Verdächtige Kolonien werden probeagglutiniert.

Die Typendifferenzierung von Brucella abortus und Brucella melitensis obliegt dem erfahrenen Bakteriologen.

b) Antikörpernachweis ist leicht:

Positiver Bang-Widal ab zweiter Krankheitswoche, Titer 1 : 100, vor allem sind Titerbewegungen beweisend. Beachtung nicht seltener „paradoxer" Reaktionen („Zonenphänomen"): Hemmung der Agglutination durch blockierende Antikörper in den stärkeren Serumstufen, Abbildung III/9. Erkennung der Zone gelingt auch mit der Bang-KBR.

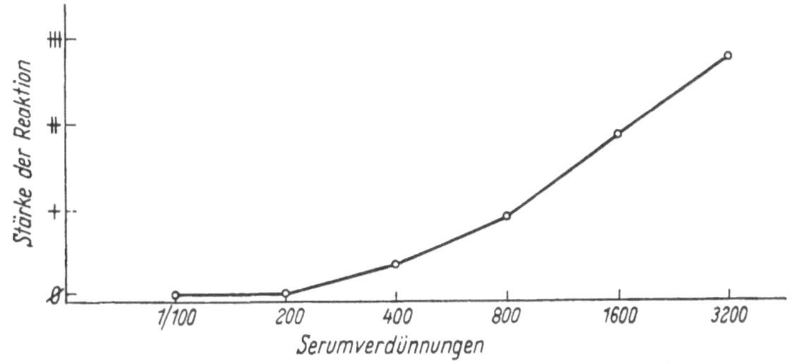

Abb. III/9. Zonenphänomen beim Brucellen-Widal

Pasteurellosen

Pest

Pest ist die gefürchtetste Pasteurellose des Menschen. Sie gehört zu den ältesten und wichtigsten Volksseuchen der Menschheit.

Die *„attische Pest"* in Athen 429 v. Chr. war eine Pocken- und Fleckfieberepidemie (HAGEN). Im Mittelalter wütete der *„Schwarze Tod"* (hämorrhagische Pestseptikämie) und raffte z. B. um die Mitte des 14. Jahrhunderts 25 Millionen Menschen dahin, ein Viertel der damals lebenden Europäer. Die Pest gab Anlaß zu Quarantänebestimmungen. 1710 wurde die Berliner Charité als Pestkrankenhaus gegründet. Schiffsratten schleppten die Pest in die Hafenstädte. In Europa sind Pestepidemien seit dem 18. Jahrhundert nach Verdrängung der „Pestratte" (Hausratte) durch die einwandernde stärkere Wanderratte erloschen (R. MÜLLER).

Pest ist primär eine epizootische hämorrhagische Septikämie vor allem der Steppennagetiere; in Europa ist die Ratte der einzige Pestnager. Hauptpestherde sind heute Asien (Länder am Himalaja, Indien), Afrika (einschließlich Madagaskar) und Lateinamerika (Brasilien, Peru).

Historie:

1657 A. KIRCHER (Geisa/Thüringen) sucht mikroskopisch nach Pesterregern im Buboneneiter.

1721 DEIDIER (Montpellier) überträgt Menschenpest auf Hunde.

1894 Entdeckung und Züchtung des Pesterregers durch den Schweizer Bakteriologen YERSIN in Hongkong.

1912 Pestkommission unter Glen LISTON erkennt in Indien den Rattenfloh als Hauptüberträger der Ratten- und Menschenpest (Bombay).

1935 Erfolgreiche Lebendvakzinierung auf Java mit avirulentem Impfstoff nach OTTEN.

1947/1948 Experimentelle und klinische Therapie mit Streptomyzin durch verschiedene Forschergruppen, HERBERT (Großbritannien), KARAMCHANDI und SUNDAR (Indien).

Der für fast alle Warmblüterspezies, ausgenommen Vögel, pathogene Pesterreger nistet enzootisch bei bestimmten Nagetieren und führt nach komplizierter Infektkette zur akuten, hochfieberhaften Drüsenpest des Menschen.

Es gilt der Satz: ohne Nagetierpest keine Menschenpest und „dem Menschensterben geht ein Rattensterben voraus".

Übertragung: Wilde Nager (Tarbagane, Erdhörnchen usw.)
↓
Floh → Nager → Floh → Nager
↓
Wanderratte → Floh → Wanderratte → Floh → Wanderratte
↓
Floh → Hausratte → Floh → Hausratte → Floh
↓ ↓
Mensch Mensch
↘ ↙
Drüsenpest

Der wichtigste „Pestfloh" ist der Rattenfloh, Xenopsylla cheopis, der besonders leicht auf den Menschen geht, Abb. III/10a und b.

Der Rattenfloh infiziert sich am septikämischen Blut des Wirtstieres kurz vor seinem Tode und beherbergt die Pestbakterien monatelang. Im Flohkot bleiben Pesterreger über ein Jahr infektionsfähig.

Die Infektion des Menschen erfolgt durch den Flohstich bzw. beim Kratzen und Einreiben erregerhaltigen Flohkots in die Haut.

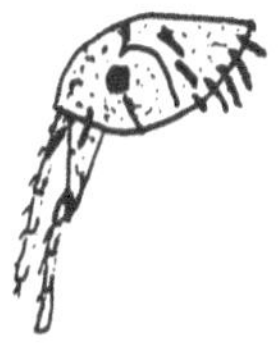

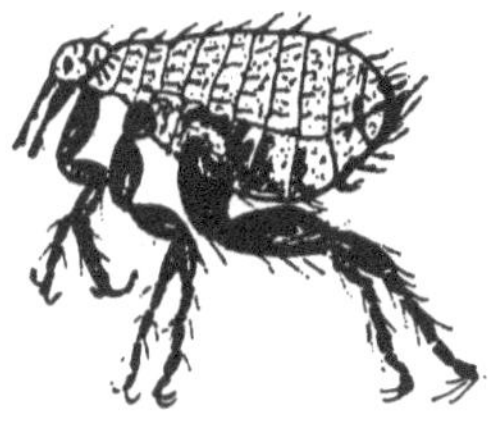

Abb. III/10

a) Kopf des Pestflohs b) Pestfloh

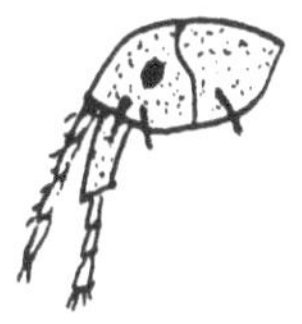

Abb. III/11

Kopf des Menschenflohs

Inkubation: 2 bis 5 Tage.

Eintrittspforte beim Menschen: Häufig Pusteln (Primäraffekt) an der Stelle des Flohstichs; lymphogener Befall der zugeordneten Lymphknoten, meist in der Leistenbeuge, führt zu schmerzhaften Anschwellungen infolge hämorrhagischer Entzündung und Nekrose: **Bubonenpest** (90 % der Pestinfektionen).

Leitsätze für die Klinik und Diagnose

A. Klinik

a) Schlagartiger Beginn mit hohem Fieber, schwerem Krankheits- und Schwächegefühl, Benommenheit, starrem und glänzendem Blick (Facies pestica). Abheilung nach mehrwöchigem Fieber.

Die Letalität der Bubonenpest beträgt 50 % und mehr.

b) Einbruch der Erreger in die Blutbahn und Tod an sekundärer Lungenpest, klinisch eine hämorrhagische Pneumonie mit Zyanose und Bluthusten.

Die menschliche Lungenpest ist hochansteckend[4]). Ubertragung durch Tröpfcheninfektion führt zur primären Lungenpest. Inkubation 1 bis 2 Tage, tödlicher Verlauf innerhalb 48 Stunden.

Massensterben bei großer Wohn- und Bevölkerungssdichte, besonders in der kalten Jahreszeit.

---

[4]) Weitere mikrobielle Pneumonie-Ursachen, S. 26.

c) Pestis siderans seu fulminans:
Tod aus voller Gesundheit binnen weniger Stunden.

d) Pestis minor seu ambulans:
Leichter Verlauf mit geringem Fieber, meist am Ende von Epidemien.

B. Diagnose

Mit der frühzeitigen Erkennung der Pest stehen und fallen Sofortmaßnahmen der Seucheneindämmung und -verhütung. Die klinische und bakteriologische Diagnose der Pest ist daher äußerst verantwortungsvoll.

1. Klinisch:

Anzeige von Verdacht, Erkrankung und Sterbefall, sofortige strenge Isolierung (Hospitalisierung).

Schwierig ist die Erkennung erster Fälle in bis dahin pestfreien Gebieten. Die bakteriologische Bestätigung des klinischen Befundes ist unerläßlich.

2. Bakteriologisch:

Tödliche Laborinfektionen mit Pestbakterien sind wiederholt vorgekommen. Die Arbeiten werden nur von autorisiertem, erfahrenem Fachpersonal unter entsprechenden Sicherheitsmaßnahmen ausgeführt.

a) Erregernachweis:

Drüsenpunktat, Blut und Sputum mikroskopisch, kulturell, serologisch (spezifische Agglutination), Tierversuch.

b) Antikörpernachweis (wenig bedeutsam):
Pest-Widal, Titer 1 : 10 beweisend!

c) Pestverdächtige Tierkadaver:

„Thermopräzipitation“ nach ASCOLI mit spezifischen präzipitierenden Immunsera und kochstabilen Pestantigenen aus tierischen Organen.

Tularämie

Tularämie ist eine in Deutschland seit den 40iger Jahren bekannte Zoonose, die zahlreiche Warmblütertierarten, vor allem Nagetiere, in Deutschland Feldhasen befällt und durch Zugvögel weiterverbreitet werden kann. Sie findet sich im gemäßigten Klima der nördlichen Halbkugel und verursacht eine hämorrhagische Septikämie der Nagetiere, die sogenannte Hasenpest. Herdgebiete in Deutschland bestehen in Main-Franken, Schleswig-Holstein und Mecklenburg.

Historie:

1912 Entdeckung und Beschreibung des Erregers durch McCOY und CHAPIN im kalifornischen Bezirk Tulare.

1914 WHERRY und LAMB (USA) beschreiben erstmals die Erkrankung des Menschen.

1946 Erfolgreiche Erprobung der Streptomyzinbehandlung durch verschiedene amerikanische Forschergruppen, KEEFER und Mitarbeiter; FOSHAY und PASTERNACK.

In der Humanmedizin ist Tularämie die „zahme Schwester der Pest".

Eintrittspforte und Erkrankung beim Menschen:

Am häufigsten ist die **äußere Tularämie**; Kontakt mit infizierten Tieren und tierischen Produkten (Abhäuten von Pelzen, Umgang mit Wildbret) führt zum sichtbaren Primärkomplex der Haut und äußeren Schleimhaut: kutano-glanduläre und okulo-glanduläre Form [Parinaud'sche Konjunktivitis[5])].

Zecken[6]) behalten Tularämiebakterien länger als ein Jahr infektionsfähig. Sie sind neben selteneren blutsaugenden Insekten, z. B. Stechfliegen (Pferdebremsen), die wichtigsten Tularämie-Vektoren im Tierreich und befallen auch den Menschen.

Seltener ist die **innere Tularämie**; so führt Inhalation infektiösen Materials, seltener der Genuß infizierten ungaren Fleisches ohne äußeren Primärkomplex zur typhös-pulmonalen bzw. zur enteralen Form.

---

5) Vgl. andere mikrobielle Ursachen der Konjunktivitis, S. 239.
6) Schildzecken siehe Abb. XIII/4, S. 312; Lederzecken siehe Abb. VII/14, S. 199.

Direkte Übertragungen von Mensch zu Mensch sind nicht bekannt, dagegen transplazentare Infektionen des Feten.

Leitsätze für die Klinik und Diagnose

A. Klinik

Die Klinik der Tularämie ist vielgestaltig!

Inkubation: 2 bis 5 Tage.

Verlauf: Plötzlicher Beginn mit Fieber, örtliche Symptome mit Drüsenschwellungen, auch typhös-grippeartige Allgemeinerscheinungen der generalisierenden inneren Tularämie.

Charakteristisch sind große körperliche Schwäche und monatelange Rekonvaleszenz. Die Prognose ist meist günstig, 1 bis 5 % Letalität.

Pathologisch-anatomisch entstehen Nekroseknötchen mit tuberkelähnlichem histologischem Aufbau.

B. Diagnose

1. Klinisch: Berufsanamnese, Epidemiologie, an Typhus abdominalis denken!

2. Bakteriologisch:

Der klinische Verdacht bedarf der bakteriologischen Bestätigung.

a) Erregernachweis aus Lymphdrüsenpunktat, Blut, Sputum usw. gelingt über Meerschweinchenpassage und Ausimpfen der Organe des verendeten Tieres auf Eigelbnährboden.

b) Antikörpernachweis:

Tularämie-Widal 1 : 20 und darüber beweisend, positiv ab dritter Krankheitswoche.

c) Hauttest:

Tularin-Reaktion (Antigen aus abgetöteten Tularämie-Bakterien) ähnlich Tuberkulin-Reaktion. Positiv ab erster Krankheitswoche.

Laborinfektionen mit Tularämie sind häufig, Handschuhe und Schutzbrille tragen!

Anhang: Rattenbißkrankheit

Die vereinzelt in allen Erdteilen, in Ostasien häufiger vorkommende Rattenbißkrankheit (chinesisch Sodoku) geht nach meist zweiwöchiger Inkubation mit Lymphdrüsenschwellung (Primärkomplex), Fieber und Exanthem einher. Erreger sind Spirillum minus oder Streptobacillus moniliformis („Bakterien"-Rattenbißkrankheit). Die systematische Stellung des letzteren ist trotz seiner hämophilen Eigenschaften noch nicht geklärt.

Übertragung: Meist durch Rattenbiß, seltener durch Mäuse und andere Nagetiere, auch Katzen. 1926 Streptobazillen-Massenerkrankung durch Milchgenuß in Haverhill (USA), „Haverhill-Fieber".

Verlauf und Prognose: Monatelange, remittierende Fieberschübe, starkes Krankheitsgefühl, Exanthem, häufig mit polyarthritischen Beschwerden, „Erythema arthriticum"[7]).

Sodoku zeigt unbehandelt 10 % Letalität.

Diagnose: 1. Klinisch, Berufsanamnese, Bißverletzung!

2. Bakteriologisch:

Beide Erreger werden auf Meerschweinchen und Mäuse mit Blut (im Fieberanfall), Gewebssaft oder

[7]) Differentialdiagnose des Exanthems siehe Anhang, S. 416.

Drüsenpunktat vom Primärkomplex i.p. verimpft. Spirillum minus erscheint im Bauchhöhlenexsudat und Blut (Dunkelfeldmikroskopie, lebhafte Bewegungen), Abb. III/7 (S. 93).

Der mäusepathogene Streptobacillus moniliformis zeigt gramnegative pleomorphe Stäbchen, die auf bluthaltigen Nährböden wachsen.

Die WaR wird häufig unspezifisch positiv.

Therapie und Prophylaxe: Rattenbekämpfung, feste Stiefel und dicke Handschuhe tragen, Benutzung von Rattenzangen, nach Rattenbiß Penizillinprophylaxe.

Penizillin heilt beide Formen des Rattenbißfiebers.

KAPITEL IV

Erkrankungen durch Korynebakterien

Diphtheriebakterien, Listerien und Rotlaufbakterien, die verwandten Gruppen der Laktobakterien und Leptotricheen

Die Familie der Corynebacteriaceae umfaßt nach BERGEY grampositive, ungleichmäßig färbbare, pleomorphe Stäbchenbakterien der Größe 0,3—0,6 x 1—6 μm. Sie zeigen häufig typische Lagerung und sind mit Ausnahme der Listerien unbeweglich. Die Vermehrung erfolgt fakultativ anaerob. Hierher gehören neben ubiquitären Arten sowie Haut- und Schleimhautsaprophyten die ektotoxinbildenden menschenpathogenen Diphtheriebakterien, ferner Erreger weitverbreiteter Tierseuchen, die als Zooanthroponosen den Menschen befallen: Listerien und Rotlaufbakterien.

Verdickungen an den Stäbchenenden verleihen den Korynebakterien Keulen- oder Hantelform und gaben der Familie den Namen (Koryne = Keule). BERGEY nennt die typischen Vertreter dieser Gruppe Corynebacterium; zu ihnen gehören die Diphtheriebakterien. Die Morphe der Gattungen Listeria und Erysipelothrix ist weniger charakteristisch.

Die akute Zivilisationsseuche Diphtherie wird bei uns in erster Linie durch Tröpfcheninfektion übertragen. Säkulare Ansteckungswellen brachten einen starken Gestaltswandel dieser früher gefürchteten Kinderkrankheit. Wichtigste Vorbeugung ist die aktive Immunisierung der Kinder mit Diphtherie-Formoltoxoid.

Listeriose ist bei Haus- und Wildtieren weitverbreitet und wird überwiegend durch Kontakt auf Menschen übertragen. Die gefürchtete intrauterine Infektion führt zum Absterben der Frucht. Rotlauf ist eine septikämische Erkrankung vor allem der Schweine; der Mensch infiziert sich nach ihrer Berührung (Erysipeloid). Vorbeugende Maßnahmen gehören zur Aufgabe der Veterinärhygiene. Persönliche Sauberkeit und Vorsicht beim Umgang mit Tieren, bis zu 50 % Keimträger in durchseuchten Schweinebeständen.

Erkrankung und Sterbefall an Diphtherie[1]) sind anzeigepflichtig; Isolierung, gegebenenfalls Hospitalisierung.

Corynebacteriaceae

Nachfolgende Übersicht berücksichtigt die wichtigsten morphologischen und biologischen Merkmale der Korynebakterien, das Wesen der von ihnen verursachten Erkrankungen, deren Erkennung, Behandlung und Verhütung. Im Anhang stehen die Gruppen der Milchsäurebakterien und Leptotricheen, die sich in bestimmten morphologischen Merkmalen und hinsichtlich des Fundortes ähnlich wie Korynebakterien verhalten.

1. Gattung: **Corynebacterium**

Morphologie und Färbbarkeit: Gerade oder leicht gekrümmte, häufig ungleichmäßig färbbare, an den Enden verdickte, grampositive Stäbchen. Diphtheriebakterien liegen im Gegensatz zu den diphtherieähnlichen Stäbchen („Diphtheroiden") abgeknickt, „V"- oder „Y"-förmig, letztere mehr parallel, „palisadenartig", Abb. IV/1 und 2 (S. 113).

Besitz von Polkörperchen, typische Form und Lagerung sind kein ausschließliches Artmerkmal der Diphtheriebakterien.

Züchtung: Fakultativ anaerobes Wachstum auf gebräuchlichen Nährmedien, optimal auf eiweißhaltigen Substraten bei 37 °C. Positive Katalasereaktion.

Einteilung: Morphologisch, kulturell-biochemisch und auf Grund besonderer Wuchsformen, ferner Ektotoxinbildung.

Primäres Vorkommen und Pathogenität: Apathogene Arten sind ubiquitär, ferner auf Haut und Schleimhaut von Mensch und Warmblüter. Nur eine Art ist menschenpathogen: Corynebacterium diphtheriae.

Diphtherie gehört zu den gefürchtetsten Kinderkrankheiten der Zivilisation.

[1]) In der DDR besteht Meldepflicht für Listeriose.

Immunität: Vorübergehend, nach Erkrankung unvollständig (Neuerkrankungen!). Bedeutung des wiederholten Erregerkontaktes für die stille Durchimmunisierung. Aktive Immunisierung mit Diphtherie-Formoltoxoid führt zu länger anhaltender und stärkerer Immunität.

Erkennung:

1. Klinisch (!).
2. Bakteriologisch: mikroskopisch, kulturell und Toxinnachweis.

Behandlung:

1. Antitoxische Serumtherapie bei Diphtherieverdacht (!) spätestens 48^h nach Beginn der Erkrankung.

2. Antibakteriell mit Antibiotika, z. B. Penizillin, gegen Diphtheriebakterien und Mischinfektionserreger (Streptokokken usw.); Sanierung von Diphtheriebakterien - Dauerausscheidern und -Keimträgern mit Erythromyzin.

Vorbeugung und Bekämpfung:

1. Anzeige, Isolierung (Quarantäne für Schulen und Einrichtungen zur Unterbringung von Kindern), Desinfektion.
2. Umgebungsuntersuchungen, Sanierung der Ausscheider und Keimträger mit Antibiotika.
3. Schutz der Gesunden durch aktive Immunisierung, gegebenenfalls Serumprophylaxe der Kontaktpersonen (kurz währender, aber sofort einsetzender Schutz) oder auch Simultanimpfung (aktiv-passiv).

2. Gattung: **Listeria**

Morphologie und Färbbarkeit: Grampositive, kokkoide Kurzstäbchen mit 4 peritrichen Geißeln; Lagerung häufig paarweise nebeneinander oder in kurzen Ketten, in alten Kulturen auch Fadenbildung, Abb. IV/3a und b.

Cave Verwechslung mit Korynebakterien und Streptokokken!

Züchtung:	Fakultativ anaerobes Wachstum, optimal bei 37 °C auf Serum- oder Blutnährböden mit Hämolysehof, Beweglichkeit bei 22 °C. Kulturen riechen sauer. Positive Katalasereaktion.
Einteilung:	Serologisch 4 Agglutinationstypen. Intravenöse Injektion lebender Listerien führt nach wenigen Tagen zur Monozytose im peripheren Blutbild des Kaninchens.
Primäres Vorkommen und Pathogenität:	Bei Warmblütern, auch Vögeln, vor allem Nagetieren, bei Haus- und Nutztieren weit verbreitete Zoonose, die gelegentlich auf den Menschen übertragen wird.

Warmblüter sind die Infektionsquelle der menschlichen Listeriose, transplazentare Infektion des Feten!

Erkennung:	Bakteriologisch (!) durch den Erregernachweis, mikroskopisch, kulturell, serologisch und im Tierversuch; indirekt durch Antikörpernachweis, Listerien-Widal und KBR.
Behandlung:	Tetrazykline, Sulfonamide.
Vorbeugung und Bekämpfung:	1. Veterinärhygienisch Ermittlung und Beseitigung verseuchter Tierbestände, Ratten- und Mäusevertilgung. 2. Persönliche Sauberkeit und Vorsicht beim Umgang mit Tieren, besonders in der Wohnung.

Haustiere von Säuglingen und Kleinkindern fernhalten!

3. Kein Genuß roher Milch und ungekochter tierischer Nahrungsmittel.

3. Gattung:	**Erysipelothrix**
Morphologie und Färbbarkeit:	Kleine zarte, grampositive Stäbchen, Tendenz zur Fadenbildung, Abb. IV/4.

Züchtung: Fakultativ anaerobes Wachstum, optimal bei 37 °C auf Blut- oder Serumnährböden, „Vergrünung". Negative Katalasereaktion. Gelantine-Stichkultur „Gläserbürstenwachstum".

Einteilung: Serologisch die Agglutinationstypen A (bei Septikämien), B (bei milden Erkrankungen) und N (bei Keimträgern).

Primäres Vorkommen und Pathogenität: Ubiquitär in der Erde, im Abwasser, im Magen-Darmtrakt (Tonsillen!) von Säugetieren, Vögeln und Fischen, in tierischen Rohprodukten wie Blut, Fleisch und Knochen. Ursache des **Schweinerotlaufs** und des **Erysipeloids** des Menschen. Pathogen für zahlreiche Laboratoriumstiere, z. B. Mäuse und Tauben.

Erysipeloid ist eine Berufskrankheit der Hausfrauen, Fischhändler und Schlächter.

Erkennung: Erregernachweis mikroskopisch, kulturell und im Tierversuch.

Behandlung: Penizillin.

Vorbeugung und Bekämpfung:

1. Veterinärmedizin aktive und passive, auch simultane Immunisierung, Desinfektion.
2. Humanmedizin persönliche Hygiene und Vorsicht beim Umgang mit verseuchten Tieren und tierischen Produkten.

Anhang: Milchsäurebakterien und Leptotricheen

Gattung: **Lactobacillus**

Morphologie und Färbbarkeit: Schlanke, unbewegliche, grampositive Stäbchen, gelegentlich Ketten und Fäden mit „unechten" Verzweigungen (Abb.). Einige Arten (Bifidusbakterien) entwickeln Keulen- und Gabelformen mit Polkörnchen, Abb. IV/5 und 6.

Züchtung: Anaerob auf kohlenhydrathaltigen, sauren Nährsubstraten, Bildung von Milchsäure, säuretolerant (pH 4,0!), teilweise hitzetolerant (50 °C). Oberflächenkolonien, z. B. auf Tomatensaft-Agar, mit zerfranstem Rand. Katalasereaktion negativ.

Einteilung: Nach Art der Vergärungsprodukte (homofermentative Arten bilden Milchsäure, heterofermentative außerdem Essigsäure, Alkohol und Kohlendioxyd) und der optimalen Wachstumtemperaturen (um 30 °, 37 ° und > 45 °C).

Vorkommen und Bedeutung: Ubiquitär in vergärenden pflanzlichen und tierischen Substraten, im Warmblüterorganismus.

1. Wichtige Produzenten von Gärungsprozessen in der Milch- und Käseindustrie, im Sauerteig.
2. Vertreter der grampositiven Darmflora von Mensch und Warmblüter, Hemmung der Darmfäulnis infolge Darmgärung; physiologische Vaginalflora der geschlechtsreifen Frau.
3. Testkeime (biologische Indikatoren) für Wuchsfaktoren (bestimmte Vitamine und Aminosäuren).

Lactobacillus acidophilus: im Darm des Menschen aller Altersklassen. Je nach Fundort verschiedene Namen:

Lactobacillus odontolyticus im Mund bei Zahnkaries (neben Streptokokken),

Boas-Oppler'sche Stäbchen im anaziden Magen.

Döderlein'sche Stäbchen in der Vagina der geschlechtsreifen Frau.

Bedeutung der physiologischen Säuerung für den Reinheitsgrad nach bakterieller Zytolyse der abgeschilferten Scheidenepithelien und fermentativer Umwandlung des Glykogens in Zucker, Abb. IV/8.

Lactobacillus bifidus: im Säuglingsdarm bei Muttermilchernährung; Bedeutung des „Bifidusfaktors", des Kuhn'schen Oligosaccharids der Muttermilch, für die bevorzugte Ansiedlung der Bifidusbakterien und den Schutz gegen Überwuchern durch Fäulniskeime, z. B. Koli- und Proteusbakterien. Im Darm der Erwachsenen.

Gattung:	**Leptotrichia**
Morphologie und Färbbarkeit:	Schlanke, grampositive, granulierte Stäbchen mit spitzen oder stumpfen Enden, paarig und kurze Ketten, Fadenbildung, Abb. IV/7.
Züchtung:	Anaerob auf eiweißhaltigen Nährsubstraten, runzlige Kolonien auf festen Nährböden.
Einteilung:	Systematische Stellung noch ungeklärt (saccharolytische Fusobakterien?), gemeinsames Gruppenantigen (Agglutination).
Vorkommen und Pathogenität:	Normaler Schleimhautsaprophyt des Mundes, in Belägen bei Angina, Begleitkeim bei endogener Aktinomykose.

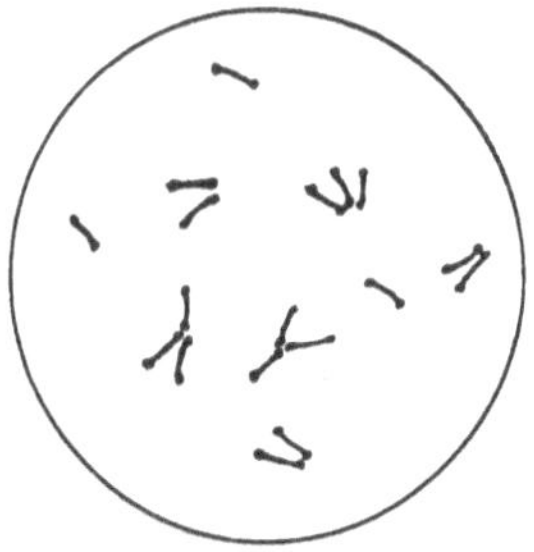

Abb. IV/1. Diphtheriebakterien

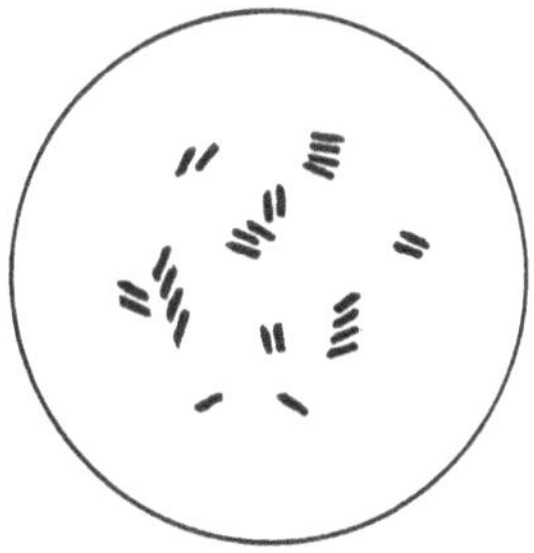

Abb. IV/2. Pseudodiphtheriebakterien

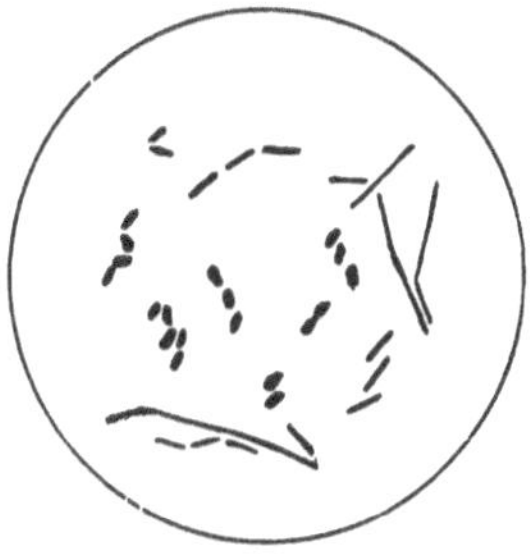

a) Listerien

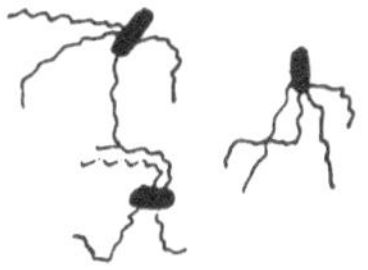

b) Listerien, stark vergrößert, Geißeldarstellung

Abb. IV/3

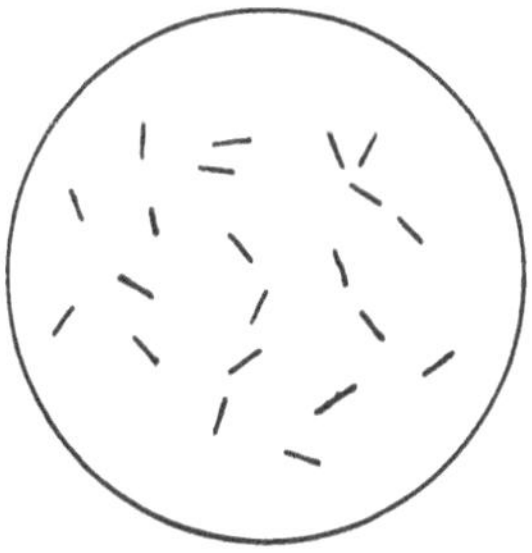

Abb. IV/4
Rotlaufbakterien

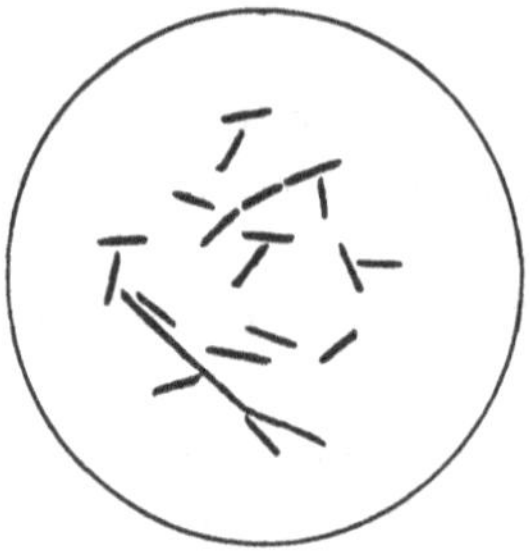

Abb. IV/5. Milchsäurebakterien

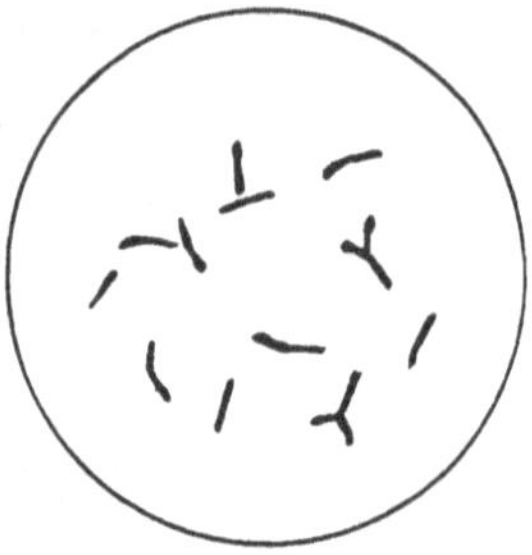

Abb. IV/6. Bifidusbakterien

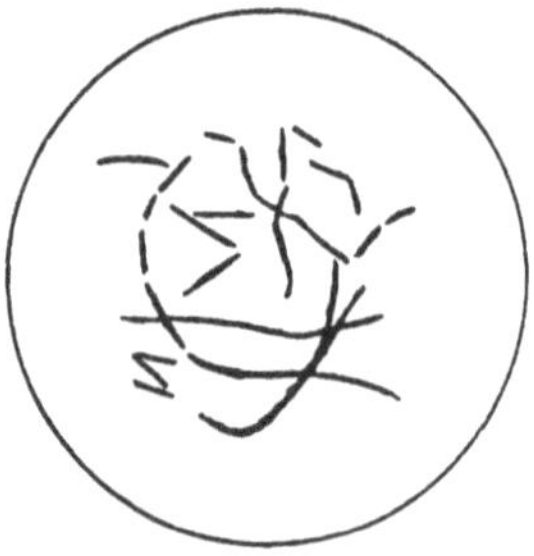

Abb. IV/7. Leptotricheen

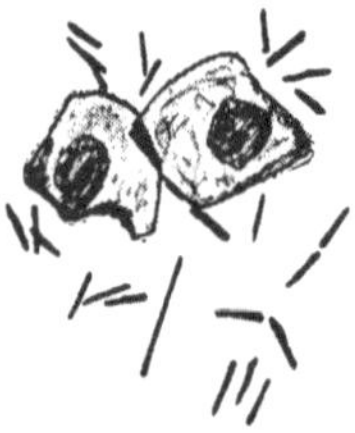

a) Milchsäurebakterien und Scheidenepithelien

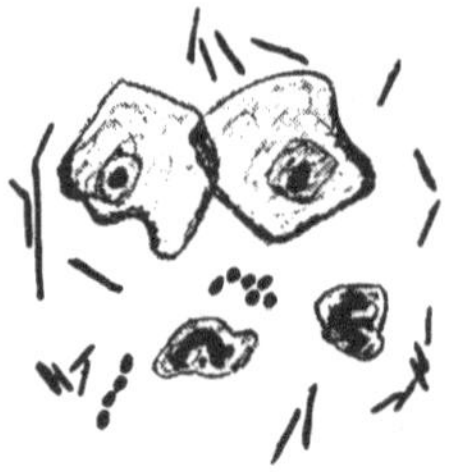

b) Milchsäurebakterien und Scheidenepithelien, vereinzelt Kokken, Koli-Proteusbakterien und Leukozyten

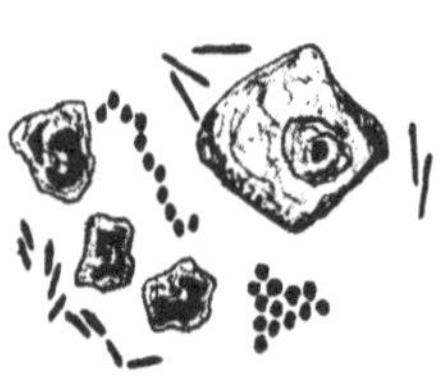

c) vereinzelt Milchsäurebakterien und Epithelien, reichlich Kokken, gramnegative Stäbchen und Leukozyten

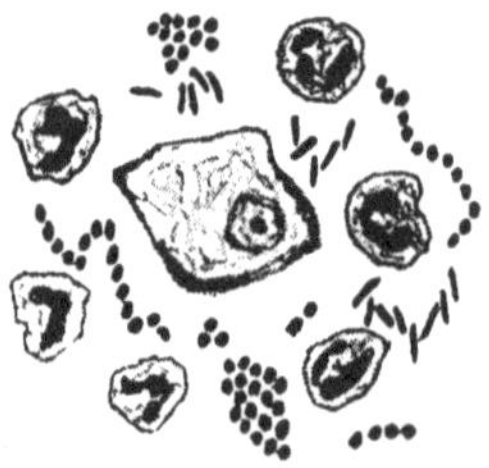

d) keine Milchsäurebakterien, massenhaft Eitererreger (Kokken), gramnegative Stäbchen und Leukozyten

Abb. IV/8. Reinheitsgrade der Vagina I bis IV

Erkrankungen durch Korynebakterien

Übersicht über die Einteilung der Korynebakterien (i. e. S.), über Vorkommen und Verlauf der menschlichen Erkrankungen.

Primäre Infektionsquelle der „beschränkt pathogenen" Diphtheriebakterien ist der Mensch. Diphtherie ist eine Auslesekrankheit. Unter Nichtgeimpften erkranken Kinder häufiger als Erwachsene.

Listerien verseuchen zahlreiche Warmblüterspezies, häufiger Umgang mit Tieren gefährdet den Menschen. Transplazentare Infektionen haben schwerwiegende Folgen für die Nachkommenschaft.

Rotlaufbakterien in Abwässern und bei verschiedenen Arten von Wirbeltieren führen zum Erysipeloid bestimmter Berufsgruppen.

Tab. IV/1

Art	Morphologie	Blutagar Hämolyse	Säurebildung Dextrose	Säurebildung Saccharose	Toxinbildung
Corynebacterium diphtheriae	schlank, Keulen- oder Hantelform, Polkörnchen, X-Y-Lagerung				
Typus gravis[1]		+	+	—	+
Typus mitis		+	+	—	+
Typus intermedius		—	+	—	+
Corynebacterium pseudodiphtheriticum	plump, gerade, keine Polkörnchen, Palisadenlagerung	—	—	—	—
Corynebacterium xerosis (paradiphtheriticum)	ähnlich Diphtheriebakterien	—	+	+	—

[1]) Wuchsformtypen auf „Wuchsformplatten", z. B. Glyzerinagar.

Erreger und Vorkommen: **Apathogene Korynebakterien** ubiquitär in Boden und Luft, **Corynebacterium pseudodiphtheriticum** und **Corynebacterium xerosis** Haut-Schleimhautsaprophyten, **Corynebacterium diphtheriae** potentieller Haut-Schleimhautparasit des Menschen.

Infektionsquelle: Der Mensch: Keimträger (1 % der gesunden Bevölkerung, in Epidemiezeiten bis zu 10 %, in der Umgebung von Erkrankten bis zu 50 %), Inkubations-Keimträger (!), Erkrankte und Dauerausscheider[2]).

Eintrittspforte und Übertragung:

1. Oberer Respirationstrakt — Tröpfcheninfektion, am häufigsten Rachendiphtherie, Säuglinge Nasendiphtherie, Kleinkinder Kehlkopfdiphtherie.
2. Haut — Kontakt- und Schmierinfektion, direkt oder indirekt über Gegenstände, Säuglinge Nabeldiphtherie, Wund- und Hautdiphtherie.

Kontagionsindex und Inkubation: 10 %, 1 bis 7 Tage. „Wegbereiter" sind verminderte Lokal- oder Allgemeinresistenz, z. B. Virusinfekte, Überanstrengungen.

Pathogenese und Krankheit: Haftung und Infektion, Vermehrung und **Giftbildung** „virulenter" Diphtheriebakterien:

Diphtherie ist eine Lokalinfektion[3]) (HÖRING) mit Lokal- und Fernwirkungen des von den Erregern gebildeten Ektotoxins.

a) Am Ort der Infektion entsteht Epithelnekrose und Schädigung der Kapillarpermeabilität; dies führt zu fibrinösen Entzündungen, zur Bildung grauweißer Pseudomembranen, die nach Abheben bluten. Schwellung der regionalen Lymphknoten und Ödembildung.

b) Über Lymph- und Blutweg[4]) kommt es zur Schädigung des Kreislaufs und der Nebennieren, des Herzparenchyms und der peripheren Nerven.

---

[2]) Im Gegensatz zu Salmonellen und Shigellen verlieren Diphtheriebakterien nach längerem Ausscheiden meist ihre Toxizität (Pathogenität). Diphtheriebakterien-Dauerausscheider werden in der DDR gemeldet.

[3]) Einbruch der Erreger in die Blutbahn erfolgt kurz vor dem Tode.

[4]) Diphtherietoxin enthält neben dem „klassischen", durch Antitoxin quantitativ neutralisierbaren Toxin „A" einen Nekrose- und Hyaluronidasefaktor (Toxin „B" — O'MEARA).

Verlauf und Prognose:

1. Lokalisierte Diphtherie. Nasendiphtherie der Säuglinge, Kehlkopfdiphtherie der Kleinkinder, Rachendiphtherie der Schulkinder.

„Rachenbräune" ist die häufigste Form der Diphtherie in unseren Breiten, mehr als 50 % aller Fälle.

Keine Tendenz zur Ausbreitung.

2. Progrediente Diphtherie. Übergreifen auf Nachbarbezirke wie Kehlkopf, Trachea und Bronchien. Starke Toxinresorption führt zu schweren Allgemeinsymptomen.
3. Hypertoxische Diphtherie. Zeichen starker Intoxikation gleich zum Beginn der Erkrankung.

Tod an Kreislaufversagen in der ersten Krankheitswoche.

Komplikationen:

die diphtherische Myokarditis hinterläßt in 50 % der Fälle Dauerschäden.

Gefahr des Herzversagens in späteren Krankheitswochen.

Lähmungen treten in 15 % der Fälle auf, in den ersten zwei Krankheitswochen meist des Gaumensegels, später der Extremitäten- und Rumpfmuskulatur.

Die Prognose der postdiphtherischen Lähmungen ist im allgemeinen gut.

Mischinfektionen mit Eitererregern, z. B. Strepto- und Staphylokokken.

Gefahr der Bronchopneumonie und Sepsis.

Sonderformen:

Hautdiphtherie befällt vor allem Säuglinge und Kleinkinder (Nabeldiphtherie), bei uns auf dicht belegten Stationen bei mangelhafter Krankenhaushygiene.

„Hautbräune" ist die Diphtherie der warmen Länder. Geringe Giftresorption, geringe Allgemeinerscheinungen!

Letalität: Schwankungen zwischen 1 bis 10 und 100%! Bedeutung des Charakters der Epidemie (Wellenberg — Wellental), des individuellen Verlaufs und der rechtzeitigen (!) Gabe von Heilserum.

Erreger und Vorkommen: **Listeria monocytogenes,** Warmblüterparasit, in allen Erdteilen.

Infektionsquelle:

a) Latent infizierte oder erkrankte Säugetiere und Vögel. Natürliches Erregerreservoir sind Nagetiere.
b) Mütter während der Schwangerschaft.

Übertragung:

1. Kontakt- und Schmierinfektion.
2. Nahrungsmittel, z. B. infizierte rohe Milch.
3. Transplazentar oder intra patrum von der infizierten Mutter auf das Kind.

Inkubation: 1 bis 4 Wochen.

Krankheitsverlauf und Prognose:

1. Granulomatosis infantiseptica der Frühgeburten und Neugeborenen.

Fetale und Neugeborenenlisteriose haben auf Grund des massiven Erregerbefalls aller Organe eine absolut schlechte Prognose.

Pathologisch-anatomisch miliare Granulomatose, „Listeriome" („Pseudotuberkel") in den parenchymatösen Organen.

2. Lokalinfektion, z. B. Angina mit Monozytose, oder septischer Verlauf bei Kindern und Erwachsenen, entweder typhös-meningitisch (Befall des ZNS) oder grippös-pneumonisch.

Dubiöse Prognose bei Erkrankung des ZNS, mehr als 50 % Letalität.

3. Die latente, auch uncharakteristisch fieberhafte Infektion der Schwangeren führt zur Metritis gravidarum als Wegbereiter für den transplazentaren Übertritt der Erreger in den kindlichen Organismus.

Erreger und Vorkommen:	**Erysipelothrix insidiosa**, weitverbreitet im Boden und Abwasser, bei Säugetieren (bis zu 50 % Keimträger bei Schweinen), bei Vögeln und Fischen. Alle Erdteile.
Infektionsquelle und Übertragung auf den Menschen:	Kontakt- und Schmierinfektion Tier → Mensch. Erkrankte und keimtragende Tiere, deren Ausscheidungen sowie tierische Produkte, z. B. Knochen; infizierte Abwässer.
Kontagionsindex und Inkubation:	30 %. 1 bis 2 Tage.
Krankheitsverlauf beim Menschen:	Das **Erysipeloid** ist im Gegensatz zum septisch verlaufenden Rotlauf der Schweine eine Lokalinfektion mit guter Prognose. Septikämien mit Endokarditis und Gelenkentzündung sind sehr selten.

Diphtherie

Schon bei HIPPOKRATES bekannt, war Diphtherie von altersher eine gefürchtete Krankheit und gefährdete in säkularen Ansteckungswellen vor allem das Kindesalter. Sie raffte unzählige Menschenleben dahin („Würgeengel der Kinder"). Übertragung durch Tröpfcheninfektion verleiht ihr in gemäßigten Breiten den Charakter einer akuten Zivilisationsseuche mit saisongebundener Häufung in der kalten Jahreszeit. In warmen Ländern begegnet man der harmlosen Hautbräune, mit der schon im frühen Kindesalter die Durchimmunisierung der einheimischen Bevölkerung beginnt („ägyptische" oder „syrische" Krankheit). Einschleppung in gemäßigte Zonen kann Epidemien von Rachenbräune zur Folge haben. Nach wechselvollem epidemiologischem Verlauf der vergangenen fünf Jahrzehnte befinden wir uns gegenwärtig — nach Abklingen des verheerenden Seuchenzugs im 19. Jahrhundert — in einem Wellental. In Ländern mit Pflichtimpfung in der Kindheit und abnehmender Durchseuchung der übrigen Bevölkerung erkranken, verglichen mit jüngeren Jahrgängen, zunehmend junge Erwachsene und ältere Menschen.

Die Diphtherie läßt sich nur durch ihren Verlauf über Jahrhunderte verstehen (GOTTSTEIN).

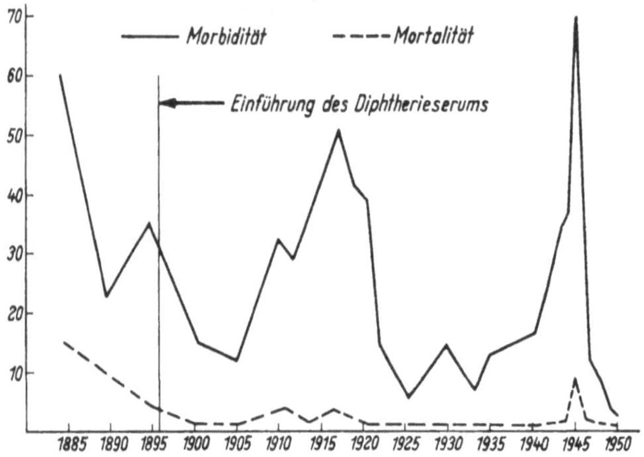

Abb. IV/9. Diphtherie-Morbidität und -Mortalität in Berlin auf 10 000 Einwohner (nach Angaben des LGA Berlin)

Historie:

Um 70 v. Chr.	Luftröhrenschnitt bei Diphtherie durch ASKLEPIADES (Rom).
1826	BRETONNEAU (Tours) bezeichnet die Krankheit als „la diphthérite".
1884	Fr. LOEFFLER (Berlin) züchtet den Erreger auf Loefflerserum.
1886	Intubation durch O'DWYER (New York).
1888	ROUX und YERSIN (Paris) gewinnen das Diphtheriegift.
1890	Diphtherie-Heilserum durch E. v. BEHRING und KITASATO (Berlin).
1908	SCHICK (Wien) entwickelt die Hautprobe mit „Schick"-Toxin.

1909	Th. SMITH (USA) empfiehlt Toxin-Antitoxin-Mischungen für die aktive Immunisierung.
1921	GLENNY und SÜDMERSEN (London) verwenden Diphtherie-Formoltoxoid für die aktive Immunisierung.
1924	HAMMERSCHMIDT (Graz) erkennt drei „Wuchsformtypen" des Erregers.
1939	O'MEARA (Dublin) unterscheidet experimentell „A"- und „B"-Toxin.
1944	SCHRÖER (Berlin) entwickelt Methode der kulturell-biochemischen Differenzierung von Korynebakterien.
1957	KRAUSE und SCHNAUDER (Berlin) sanieren Diphtheriebakterien-Ausscheider mit Erythromyzin.

Leitsätze für die Klinik und Diagnose

A. Klinik

Diphtherie ist noch immer eine Todesursache von Kindern im Alter zwischen 2 und 10 Jahren.
Die Symptomatik ist sehr vielgestaltig.

Rachendiphtherie verursacht Schluckstörung und Halsschmerzen, Kehlkopfdiphtherie bellenden Husten („Croup"), Heiserkeit und erschwerte Atmung, Nasendiphtherie blutig-serösen Schnupfen.

Allgemeinsymptome sind Hinfälligkeit, Fieber und Pulsbeschleunigung, Zeichen der Allgemeinvergiftung Ödeme („Cäsarenhals"), Schockpuls, unregelmäßiger Herzrhythmus, beginnendes Herzversagen.

Hautdiphtherie verursacht torpide granulierende, schmutzig belegte Ulzera vor allem an intertriginösen Hautbezirken.

B. Diagnose

1. **Klinisch!**

Diphtherieverdächtig sind Pseudomembranen in Schlundenge, Kehlkopf und Nasenrachenraum, süßlicher Fötor ex ore!
Diphtherieverdacht verlangt sofortige Seruminjektion, Abwarten ist ein Kunstfehler, die bakteriologische Diagnose kommt zu spät!

Differentialdiagnostisch kommen andere Formen von Angina in Betracht, vgl. auch infektiöse Mononukleose (S. 293) und Erkältungskrankheiten (S. 295):

1) Angina lacunaris: eitrige Angina durch Streptokokken, Staphylokokken, häufigste Form!

2) Angina bei Scharlach: Scharlach-Streptokokken, serologische Gruppe A.

3) Angina Plaut-Vincent: Fusospirochätose.

4) Monozyten-Angina: Drüsenfieber-Virus oder Listeria monocytogenes, Monozyten und Lymphoidzellen im peripheren Blutbild.

5) Angina syphilitica: Treponema pallidum, hochansteckende Frühform oder nichtansteckende, gummös-ulzerierende Spätform.

6) Soor-Angina: Candida albicans.

7) Angina bei Agranulozytose und Leukämie: gemischt bakterielle Prozesse in der Schlundenge bei Versagen der Zellabwehr.

2. Bakteriologisch: Erregernachweis.

Der Nachweis von Diphtheriebakterien ist zur Klärung unsicherer klinischer Befunde und aus epidemiologischen Gründen unumgänglich notwendig.

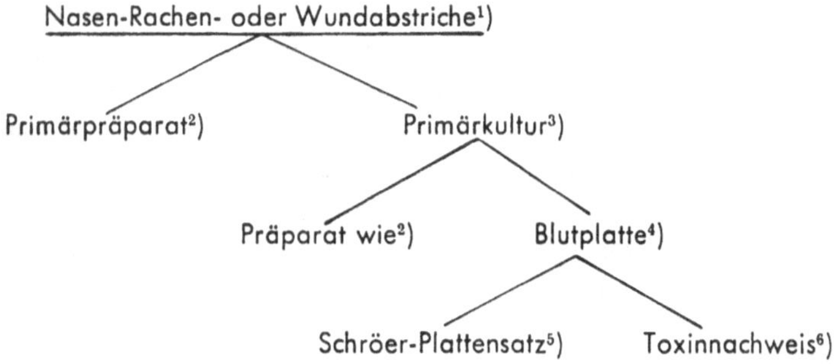

Abb. IV/10. Untersuchungsgang bei Diphtherieverdacht

[1]) Material von der bakterienreichen Unterseite der Membranen (!) mittels Tupfer aus Holzstielen entnehmen, 2 Stunden vorher keine antiseptische Behandlung.

[2]) Eine Polkörnchenfärbung nach M. NEISSER (Doppelfärbung mit zwei Farblösungen): Polkörnchen (metachromatische Granula, auch Babes-Ernst'sche

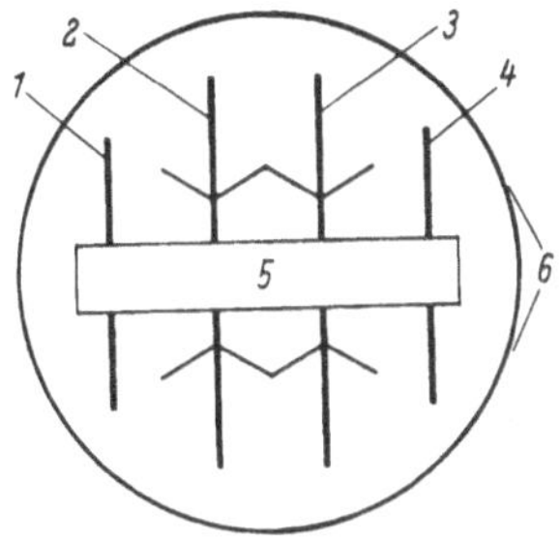

1 Toxinnegativer Kontrollstamm
2 Toxinpositiver Kontrollstamm
3 Positiver Teststamm
4 Negativer Teststamm
5 Mit Diphtherie-Antitoxin getränkter Filterpapierstreifen
6 Toxin-Antitoxin-Präzipitationslinien

Abb. IV/11. Toxinnachweis im Elek-Test

Toxinnachweis ist unentbehrlich für epidemiologische Fahndung nach Ausscheidern und Keimträgern.

Körperchen oder Volutinkörnchen, wurden erstmals bei Spirillum volutans nachgewiesen und enthalten Polyphosphate). Eine Färbung nach GRAM.

[3]) Loeffler-Schrägagar (erstarrtes Rinderserum plus Traubenzucker-Bouillon) für mikroskopisches Übersichtspräparat. Clauberg-Platte (Kaliumtellurit-Blutagar) als Elektivmedium für makroskopische Verdachtsdiagnose: Tellursalze hemmen Begleitbakterien und werden durch Diphtheriebakterien zu metallischem Tellur reduziert, grauschwarze Kolonien von Diphtheriebakterien.

[4]) Gewinnung der Reinkultur für kulturell-biochemische Prüfung und den Toxinnachweis, Beurteilung der Hämolyse.

[5]) Das Schröer-Kulturverfahren verwendet unter anderem Zucker-Indikator-Agarplatten für die Prüfung der Säurebildung aus Dextrose und Saccharose.

Die Bestimmung der Wuchsformtypen kann epidemiologisch wichtig werden; es besteht ein lockerer Zusammenhang zwischen Typ gravis-Infektionen und schwerem Verlauf, Typ mitis-Infektionen und leichtem Verlauf von Epidemien.

[6]) Der Toxinnachweis erfolgt in vivo und/oder in vitro: Meerschweinchen erhalten z. B. subkutan lebende Diphtheriebakterien bzw. mehrtägiges Bouillonkultur-Filtrat; das Versuchstier stirbt innerhalb 3 bis 6 Tagen, das Kontrolltier mit Antitoxin bleibt am Leben: pathologisch-anatomisch sulziges Ödem an der Injektionsstelle, Pleura- und Peritonealerguß, hämorrhagische Nebennieren-Entzündung.

In-vitro-Test nach OUCHTERLONY, modifiziert nach ELEK: Ausimpfung der zu prüfenden und Kontrollstämme im rechten Winkel zu einem antitoxingetränkten Filtrierpapierstreifen; diffundierendes Antitoxin flockt innerhalb 48 Stunden mit in vitro gebildetem Diphtherietoxin unter typischen Präzipitationslinien, Abb. IV/11.

3. S c h i c k - H a u t t e s t : Diphtherietoxin, $^{1}/_{50}$ der für das Meerschweinchen tödlichen Dosis streng intrakutan, führt innerhalb 72 Stunden zu Rötung und Papelbildung von mehr als 10 mm ∅, wenn Körpersäfte kein bzw. nicht nachweisbares Antitoxin enthalten.

Der Schicktest gestattet die Prüfung der Diphtheriedurchseuchung der Bevölkerung.
Schickpositiv = fehlendes Antitoxin = (relative) Diphtherie-Empfänglichkeit.

Beim negativen Test wird das Schick-Toxin durch Antitoxin gebunden und neutralisiert.

Schicknegativ = Serumantitoxin = (relative) Diphtherie-Unempfänglichkeit,
nach stiller Feiung oder künstlicher Immunisierung.

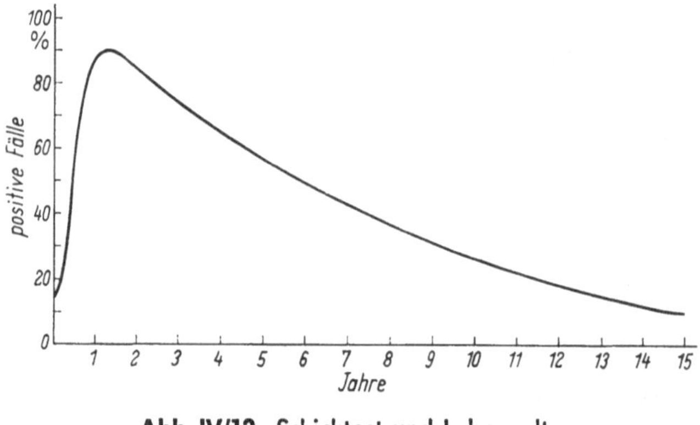

Abb. IV/12. Schicktest und Lebensalter

Mütterliche Antikörper, die während der Schwangerschaft zum Kind gelangen, verleihen dem Neugeborenen eine vorübergehende passive Immunität. Steile Zunahme der Schickpositiven im ersten Lebensjahr ist Ausdruck für die Eliminierung der mütterlichen Antikörper, langsame Abnahme der schickpositiven älteren Probanden für wiederholten Erreger-Toxin-Kontakt mit steigender Durchseuchungs-Immunität, Abb. IV/12.

Listeriose

Die im pathologisch-anatomischen Schrifttum seit langem unter „Pseudotuberkulose" beschriebene, mannigfaltige Symptomatik der Listeriose wurde erst in jüngerer Zeit einer ätiologischen Klärung zugeführt. Landbevölkerung und berufsmäßig mit Tieren beschäftigte Personen sind dieser weitverbreiteten Zoonose stärker ausgesetzt als Städter. Gegenwärtig entspricht das Auffinden einer bakteriologisch gesicherten Listeriose dem Standort von Listeriose-Speziallaboratorien.

Historie:

1926 MURRAY, WEBB und SWANN (Cambridge) entdecken und benennen den Erreger bei einer Kaninchenseuche.

1951 JUNG und SEELIGER (Bonn) beschreiben erste menschliche Listeriose in Deutschland.

1953 POTEL (Halle) erkennt die Ursache der fetalen Listeriose (Granulomatosis infantiseptica).

Leitsätze für die Klinik und Diagnose

A. Klinik

Listerien verursachen bei Mensch und Tier gleiche Krankheitsbilder sehr mannigfaltiger Symptomatologie. Die Verbreitung beim Menschen geht den tierischen Infektionen parallel.

An Listeriose denke der Arzt stets bei Schwangeren mit unklarem, fieberhaftem „grippalem Infekt", Pyelitis und Totgeburten ungeklärter Ursache. Bakteriologisch nach Listerien fahnden!

Listeriose, Lues und Toxoplasmose sind neben bestimmten Virus-Infekten der ersten Schwangerschaftsmonate die häufigsten und wichtigsten, mikrobiell bedingten Ursachen von Embryo- und Fetopathien unserer Breiten, vgl. Leitsätze für pränatale Infektionen (S. 258).

B. Diagnose

Das wichtigste für den Arzt: an Listeriose denken!

Lebensnotwendige Frühbehandlung mit Sulfonamiden und Antibiotika nur nach bakteriologisch gestellter Diagnose.

Die Entscheidung der Diagnose „Listeriose" obliegt dem erfahrenen Bakteriologen.

1. Erregernachweis:
   Züchtungsversuch aus Blut, Liquor, Rachensekret und Fruchtwasser; Nährböden wie für die Diphtherie-Diagnose.

Prophylaktische Mekonium-Untersuchung bei Verdacht auf Neugeborenenlisteriose!

2. Antikörpernachweis:
   Listerien-Widal, Grenztiter $^1/_{300}$, Titerdynamik!

Prophylaktische Serum-Untersuchung bei Verdacht auf latente oder manifeste Schwangerschaftsinfektion.

Mononucleosis infectiosa und positiver Listerien-Widal, gegebenenfalls positive Paul-Bunnell-Reaktion[5]), sprechen für Listeriose (ein Drittel der Fälle von Pfeiffer'schem Drüsenfieber: STANLEY).

Mononucleosis infectiosa, negativer Listerien-Widal und wechselnd positiver Paul-Bunnell weisen auf Virusgenese.

Erysipeloid

Rotlauf richtet besonders unter Schweineherden großen wirtschaftlichen Schaden an. Erkrankungen verlaufen akut septikämisch in mehr als 50 % der Fälle tödlich. Stumme Feiung mit saprophytischen Rotlaufbakterien, veterinärhygienische Bekämpfungsmaßnahmen und künstliche aktive oder passive, auch simultane (aktiv-passive) Immunisierungen haben den seuchenhaften Charakter gemildert.

Historie: 1882 Fr. LOEFFLER (Berlin) entdeckt den Erreger des Schweinerotlaufs.

---

5) Nachweis heterophiler Agglutinine gegen Schafblutkörperchen im Serum von Mononukleose-Patienten, Grenztiter 1/64. Abgrenzung unspezifischer Titer nach Behandlung mit Pferdeserum mittels Differential-Absorption: Mononukleose-Antikörper („M-Antikörper") binden sich nur an Rindererythrozyten, „Serum-Antikörper" („S-Antikörper") außerdem an Meerschweinchennierenzellen.

1884 ROSENBACH (Göttingen) findet den gleichen Erreger beim Erysipeloid des Menschen.

1905 Einführung der Simultanimpfung durch G. LORENZ (Darmstadt).

1944 HELLMAN und HERRELL (USA) erproben mit Erfolg die Wirkung von Penizillin im Tierexperiment.

Leitsätze für die Klinik und Diagnose

A. Klinik

Erysipeloid ist eine Wundinfektion der Hausfrauen, Fischhändler und Schlächter.

Charakteristisches lokales Exanthem, meist an Fingern, Händen oder Unterarmen, ist in Verbindung mit der Berufsanamnese unverkennbar.

B. Diagnose

1. Klinisch: Berufsvorgeschichte!
2. Bakteriologisch: Erregernachweis aus exzidierten Hautstücken, Gewebssaft, gegebenenfalls Blutkultur und Sternalpunktat.

Tab. IV/2

	Listerien	Rotlaufbakterien
Beweglichkeit [0,5 % Nähragar[1]), 22° C]	+	—
Gelatine-Stichkultur	Wachstum im Stichkanal	Wachstum „gläserbürstenartig"
Agglutination mit Anti-Listerien-Serum	+	—
Anti-Rotlauf-Serum	—	+
Mäuse-i.p.-Versuch	Tod in einigen Tagen, multiple Nekroseknötchen und Erreger in allen Organen	Tod in wenigen Tagen, Erreger im Herzblut und sämtlichen Organen, selten miliare Knötchen

[1]) „Beweglichkeitsagar".

KAPITEL V

Erkrankungen durch Sporenbildner

Milzbrand-, Tetanus-, Gasödem- und Botulinusbazillen

Zur Familie Bacillaceae gehören nach BERGEY grampositive, sporenbildende Stäbchenbakterien der Größe 0,5—1,5 x 3 bis 10 μm, die mit wenigen Ausnahmen peritrich begeißelt sind. Die Vermehrung erfolgt aerob (Gattung Bacillus) oder anaerob (Gattung Clostridium). Als ubiquitäre Saprophyten beteiligen sie sich entscheidend an der Umsetzung organischer Materie in der Natur und gehören zur normalen Darmflora von Mensch und Tier. Hier bewirken sie Darmfäulnis und -gärung. Außer dem obligat warmblüterpathogenen Milzbrandbazillus bilden einige Anaerobier starke Ektotoxine. Es handelt sich um die potentiell pathogenen Tetanus- und Gasödembazillen sowie um den Erreger des Botulismus.

Die Fähigkeit, am Ende einer Vermehrungsperiode Sporen zu bilden, ist das charakteristische Merkmal der Bazillen. Die derbe Sporenmembran schützt gegen Austrocknung, Hitze und Chemikalien. Bazillensporen sind Dauerformen mit ruhendem Stoffwechsel, keine Vermehrungsformen: in einem Bazillus entsteht nur eine Spore (Endospore), die nach Absterben des vegetativen Keims frei wird und unter günstigen Bedingungen wieder zu einem vegetativen Stäbchen auskeimt.

Natürlich vorkommende Bazillensporen in Darm und Erde gehören neben Aktinomyzetensporen zu den widerstandsfähigsten Lebensformen, die die Natur hervorgebracht hat. In Kulturen gebildete Sporen sind viel weniger resistent.

Vier Haupteigenschaften bestimmen die humanmedizinische Bedeutung der Sporenbildner:

1. *Ihre weite Verbreitung.* So werden sie zur Ursache wirtschaftlicher Einbußen in der Nahrungsmittelindustrie; Genuß „verdorbener" Eßwaren führt zur „unspezifischen" Nahrungsmittelvergiftung. In bakteriologischen Laboratorien und Einrichtungen der industriellen Mikrobiologie verunreinigen sie Kulturen durch Staub- und Luftinfektion.

2. *Die hohe Resistenz ihrer Dauerformen.* Sie sind daher unentbehrliche Testobjekte für die biologische Prüfung von Entkeimungsverfahren: Erdsporen für die Sterilisation, Kultursporen für die Desinfektion und die In-vitro-Testung von Antibiotika.

3. *Die Bildung von Antibiotika.* Bestimmte Stämme aerober Bazillen bilden antibiotisch wirksame Polypeptide, z. B. Bazitrazin (Bacillus subtilis), Polymyxin (Bac. polymyxa), Gramizidin und Tyrozidin (Bac. brevis).

4. *Ihre pathogenen Merkmale.* So ist Milzbrand eine Zoonose des Weideviehs, die für den Menschen hochansteckend ist. Demgegenüber sind Tetanus- und Gasödembazillen gefürchtete anaerobe Wundinfektionserreger in erd- und kotverschmutzten Verletzungen. Auf Kriegsschauplätzen kam es zu epidemischen Häufungen dieser sonst seltenen Erkrankungen. Erkrankte sind nichtansteckend. Botulinusbazillen verursachen schwere, oft tödliche Nahrungsmittelintoxikationen, dann häufig als Gruppenerkrankungen.

Die *Vorbeugung gegen Milzbrand* liegt auf veterinärhygienischem Gebiet. Auf Grund strenger gesetzlicher Bekämpfungsmaßnahmen ist Milzbrand heute aus Mitteleuropa verbannt. Bei uns ereignen sich sporadische Ansteckungen nach Einschleppung. Unerläßlich ist die tierärztliche und bakteriologische Überwachung importierter Nutztiere, tierischer Import-Rohstoffe sowie -Kraftfuttermittel, vgl. nachfolgendes Schema des Infektionsweges bei Milzbrand (nach GRAF):

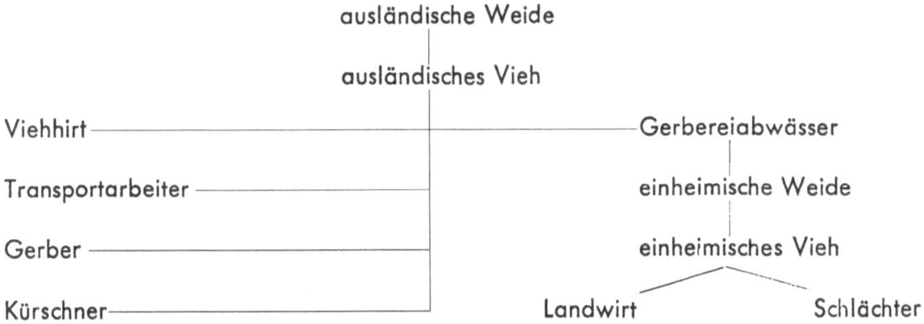

Die Vorbeugung gegen *anaerobe Wundinfektionen* erfolgt durch den Unfallarzt:

Chirurgische Wundausschneidung bzw. -versorgung, kombiniert mit antitoxischer Serumprophylaxe und antibiotischem Schutz gegen eine Bazilleninvasion.

Gegen Tetanus sind die aktive Grundimmunisierung im Säuglingsalter und die Auffrischungsspritze mit Tetanustoxoid am Tag des Unfalls die Methode der Wahl. Die aktive Immunisierung gegen Gasödemerkrankungen ist Gegenstand wissenschaftlicher Bearbeitung.

Botulismus läßt sich durch gewohnheitsmäßiges Kochen aller Konservennahrung weitgehend vermeiden, Botulinustoxin wird nach 15 Min. Erhitzen auf 80° C zerstört. Krankheitsverdacht verlangt die sofortige Seruminjektion.

Verdacht, Erkrankung und Sterbefall an Milzbrand und Botulismus sind anzeigepflichtig. Lungen- und Darmmilzbrand werden isoliert (hospitalisiert) und desinfiziert. Für Tetanus[1]) gilt die Meldepflicht von Erkrankung und Sterbefall. Berufsinfektionen mit Milzbrand sind entschädigungspflichtig.

Bacillaceae

Nachfolgende Übersicht bringt eine Einteilung der humanmedizinisch wichtigsten Sporenbildner, ihrer morphologischen und biologischen Eigenschaften, von ihnen verursachte Erkrankungen, deren Erkennung, Behandlung und Verhütung.

1. Gattung:	**Bacillus**
Morphologie und Färbbarkeit:	Grampositive, einige Arten auch gramvariable Stäbchen mit peritricher Begeißelung, z. T. Ketten- und Fadenbildung. Die Sporen liegen bis auf einige Ausnahmen mittel- bis endständig ohne Auftreibung des Bazillus. Bacillus anthracis ist unbeweglich und bildet im Tierkörper Kapseln aus Polypeptiden, Abb. V/1a und b, 2 (S. 133).
Züchtung:	Anspruchsloses aerobes Wachstum auf den gebräuchlichen Nährmedien, einige Arten fakultativ anaerob. Positive Katalasereaktion. Biochemisch Zukkervergärung und Verflüssigung von Gelatine. Durch Pseudomilzbrandbazillen starke Hämolyse auf Blutagar.

[1]) In der DDR werden Erkrankung und Sterbefall an Gasödem gemeldet.

Einteilung: Morphologie der Stäbchen und Sporen, Beweglichkeit und Kapselbildung; Biochemie; Serologie (Präzipitation); Tierversuch.

Morphologie und Kolonieformen der aeroben Sporenbildner sind sehr variabel.

Primäres Vorkommen und Pathogenität: **Apathogene Bazillen** bewohnen Boden, Wasser und Luft sowie den Darm von Mensch und Tier; in Nahrungsmitteln; Ursache von Fäulnis und Gärung.

Sporen von **Bacillus anthracis** finden sich in tierischen Ausscheidungen, in Tierkadavern und auf Weideplätzen infizierter Tiere, in Futtermitteln.

Milzbrand ist eine Septikämie pflanzenfressender Säugetiere, eine gefürchtete Zooanthroponose und Gewerbekrankheit bestimmter Berufsgruppen, die Umgang mit Tieren und tierischen Produkten haben. Männer erkranken zehnmal häufiger als Frauen.

Erkennung: Mikroskopisch, kulturell, Thermopräzipitation (ASCOLI), Tierversuch.

Behandlung: Konservativ antibiotisch (Penizillin, Tetrazykline) plus Milzbrandserum ad usum humanum.

Vorbeugung und Bekämpfung:

1. Veterinärmedizin:
   a) Strenge Kontrolle aller tierischen Importe, Meldepflicht.
   b) Schlachttier- und Fleischbeschau, Verbrennung der Milzbrandkadaver in Abdeckereien.
   c) Desinfektion der Gerbereiabwässer, Sperrung und Desinfektion verseuchter Stallungen und Weideplätze.
   d) Aktive, passive, auch simultane Immunisierung gefährdeter Tierbestände.

2. Humanmedizin:

a) Anzeige,

b) Isolierung
ggf. und

c) Desinfektion.

2. Gattung: **Clostridium**

Morphologie und Färbbarkeit: Grampositive, ältere Kulturen auch gramnegative Stäbchen mit peritricher Begeißelung, ggf. Ketten und Fäden. Cl. perfringens ist unbeweglich und bildet im Tierkörper Kapseln. Sporenbildung unter Auftreibung des Zelleibs, entweder mittelständig bis seitlich (Clostridium, „Spindelform") oder am Ende der Stäbchen (Plectridium, „Schlegelform"). Sporen von Cl. perfringens treiben nicht auf, Abb. V/3a und b, 4 bis 7.

Züchtung: Zucker- und/oder eiweißhaltige Nährmedien werden bevorzugt. Streng anaerobes, einige Arten aerotolerantes Wachstum. Negative Katalasereaktion. Zahlreiche Arten vergären Kohlenhydrate und/oder zerlegen Eiweiß (Gelatineverflüssigung).

Einteilung:

a) Morphologie der Stäbchen und Sporen, Beweglichkeit und Kapselbildung.

b) Wuchsformen auf Traubenzuckerblutagar (ZEISSLER), Hämotoxinbildung.

c) Biochemische Leistungen (Bunte Reihe), Dampfresistenz der Kultursporen.

d) Toxinnachweis im Tierversuch (Maus, Meerschweinchen).

Primäres Vorkommen und Pathogenität: In Erde, Wasser, Luft, im Darm der Warmblüter, auf Nahrungsmitteln. Ursache von Schlamm- und Leichenfäulnis, Mineralisierung. Einige Arten bilden hochwirksame Ektotoxine: **Clostridium tetani** ein Neurotoxin, die Gruppe der menschenpathogenen **Gasödemerreger** und tierpathogenen **Rauschbrandbazillen** verschiedene Arten von gewebszerstörenden und allgemeinschädigenden Giften sowie von aggressiven Fermenten, **Clostridium botulinum** ein serologisch uneinheitliches Neurotoxin.

Gasödem und Tetanus sind die schwersten Wundinfektionen des Menschen.

Botulinustoxin ist das stärkste bekannte Gift 10 μg töten einen Erwachsenen.

Erkennung:

1. Klinisch.
2. Bakteriologisch. Toxinnachweis im Tierversuch; Tetanus- und Botulinustoxin aus verdächtigem Untersuchungsmaterial, Gasödemtoxin nach Anzüchtung verdächtiger Klostridien.

Behandlung:

1. Tetanus und Gasödem:
   Chirurgisches Vorgehen kombiniert mit antitoxischer Serumtherapie, Penizillin und Tetrazyklinen; bei Tetanus außerdem Narkotika.
2. Botulismus: spezifische Serumtherapie, Exzitantien.

Vorbeugung und Bekämpfung:

Aktive Immunisierung gegen Wundstarrkrampf mit Tetanusformoltoxoid, bei Laborarbeiten mit Botulinusbazillen mit Botulinusformoltoxoid. Aufkochen von Konservennahrung zerstört Botulinustoxin. Hitzesterilisation der Konserven vernichtet hochresistente Botulinussporen. Keine Verwendung bombierter Dosen!

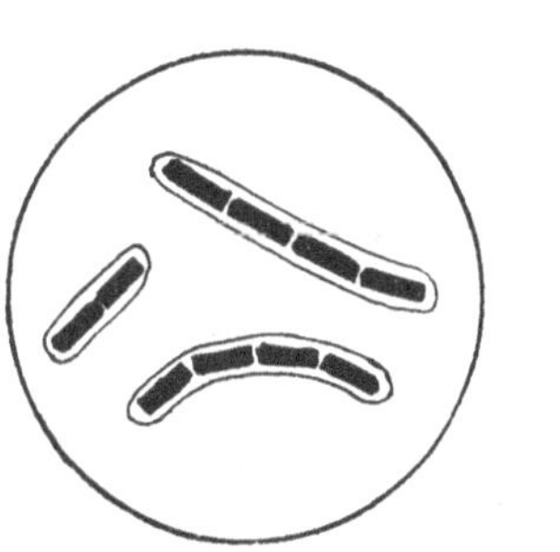

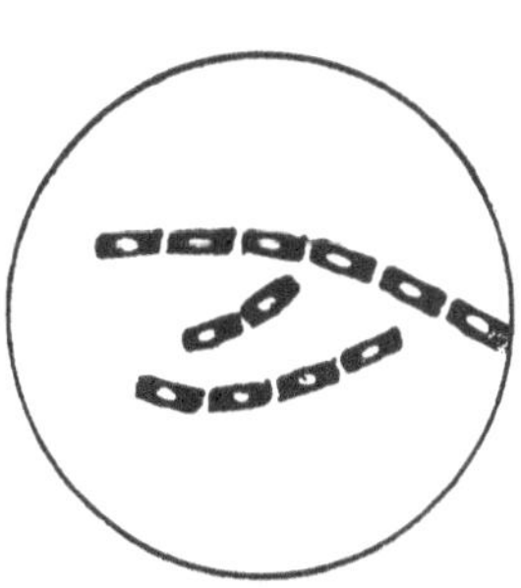

Abb. V/1

a) Bacillus anthracis (Kapseldarstellung) b) Bacillus anthracis (Sporenpräparat)

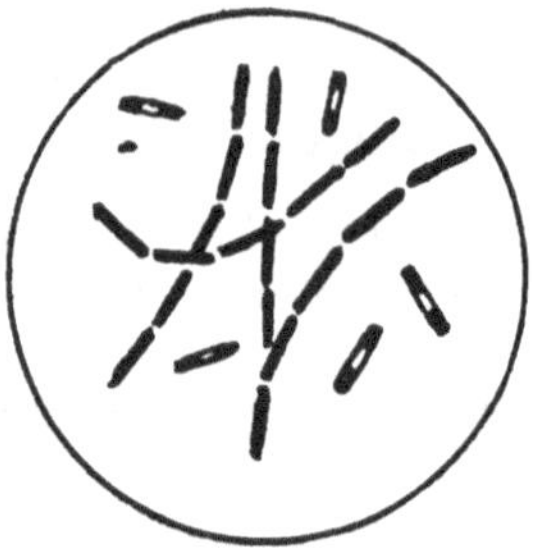

Abb. V/2. Bacillus subtilis

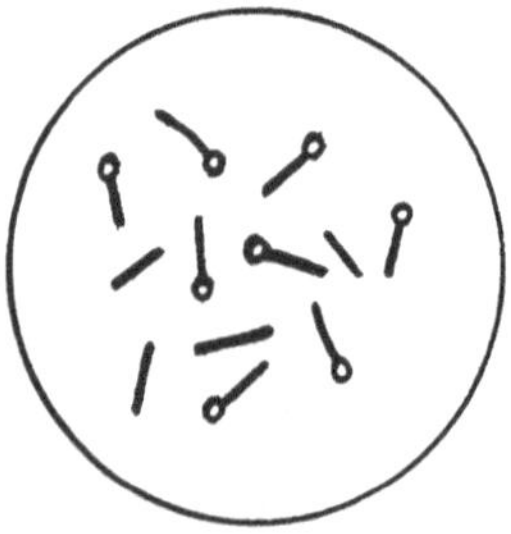

a) Clostridium tetani

Abb. V/3

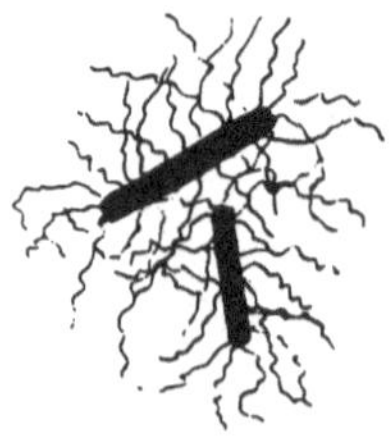

b) Clostridium tetani
(stark vergrößert mit Geißeln)

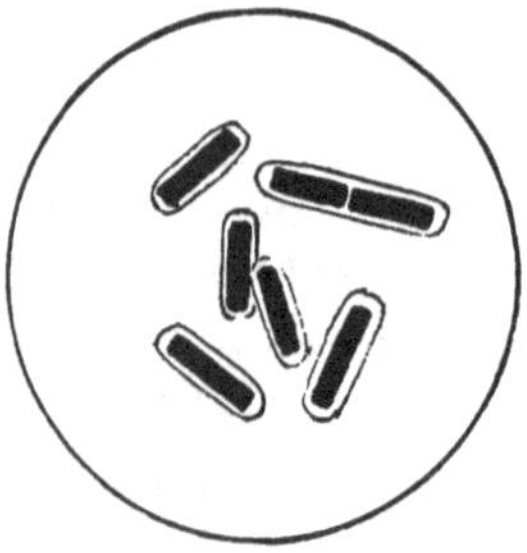

Abb. V/4. Clostridium perfringens

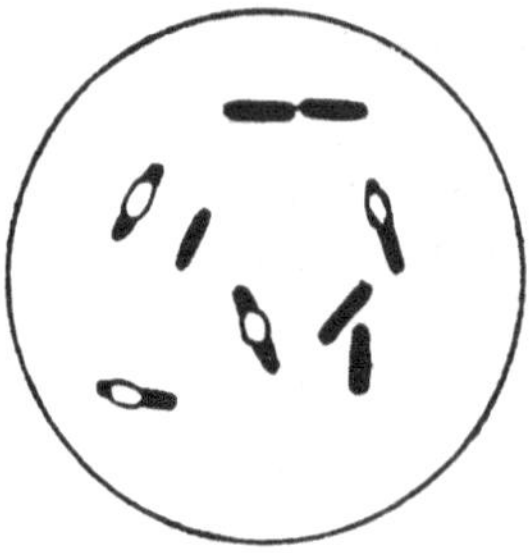

Abb. V/5. Clostridium novyi

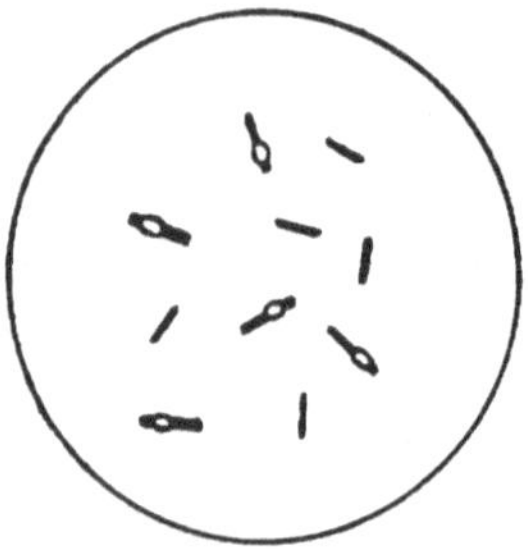

Abb. V/6. Clostridium histolyticum

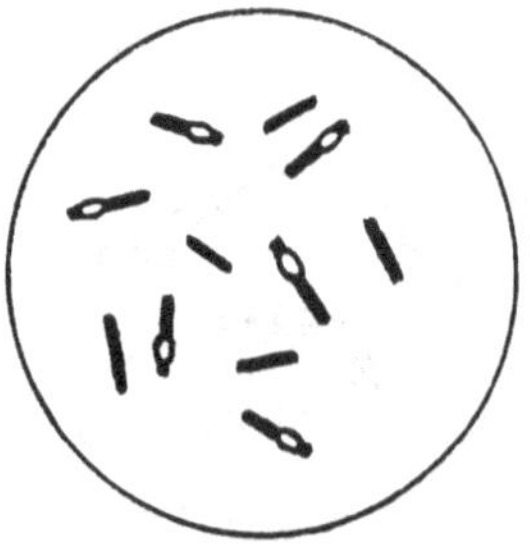

Abb. V/7. Clostridium botulinum

Erkrankungen durch aerobe Sporenbildner

Nachfolgende Übersicht bringt die humanmedizinisch wichtigsten Bazillenarten, Vorkommen und Pathogenität, Übertragung und Krankheitsverlauf beim Menschen.

Erreger und Vorkommen: **Bacillus anthracis** findet man in allen Erdteilen, gehäuft in Südeuropa, Asien und Afrika. Septikämisch tödlich verlaufende Epizootien vor allem der Rinder- und Schafherden, seltener der Schweine und anderer Nutztiere.

Inkubation: 2 bis 3 Tage.

Übertragung und Krankheitsverlauf beim Menschen: Hohe Kontagiosität!

1. **Äußerer Milzbrand,** Hautmilzbrand, mehr als 90 % der Fälle.

   a) Kontakt mit infizierten Tieren und Tierkadavern, tierischen Produkten (Häute, Haare, Borsten) und tierischen Ausscheidungen (Kot, Harn, Sputum); Eindringen der Erreger meist durch Kratzen.

   b) Stechfliegen beim Stechakt (Viehbremsen).

   An der Eintrittspforte Milzbrandkarbunkel mit zentraler Nekrose: Pustula maligna. Entweder komplikationslose Abheilung oder

lymphogener Einbruch in die Blutbahn mit tödlicher Septikämie (10 % der Fälle).

2. **Innerer Milzbrand.**

   a) Lungenmilzbrand durch Sporeninhalation: „Hadernkrankheit" (Woolsorters' disease), tödlich hämorrhagische Pneumonie[2]).

---

[2]) Vgl. Mikrobiell-parasitäre Ursachen der Pneumonie, S. 26.

b) Darmmilzbrand nach Genuß von infiziertem, ungenügend erhitztem Fleisch oder sporenhaltiger Milch.

In wenigen Tagen tödliche, choleraähnliche hämorrhagische Gastroenteritis[3]).

Erreger und Vorkommen:	**Bacillus cereus** (Bac. pseudoanthracis, Pseudomilzbrandbazillen), Prototyp für Erdbazillen. **Bacillus subtilis,** Prototyp für Heubazillen. **Bacillus mesentericus,** Prototyp für Kartoffelbazillen. Alle drei und zahlreiche andere Arten sind ubiquitär.
Pathogenität:	Vermehrung in Nahrungsmitteln: Ursache „unspezifischer" Nahrungsmittelvergiftungen. Fremdkörperverletzungen des Auges: Gefahr der Panophthalmie. Sauerstoffzehrende „Begleit- und Schmutzkeime": Wegbereiter anaerober Wundinfektionen.

Milzbrand

Schon im Altertum wurden Menschen und Tiere vom Milzbrand heimgesucht, z. B. Altägypten in der 5. ägyptischen Plage 1491 v. Chr. (R. MÜLLER). In Alt-Rom war Übertragbarkeit auf Menschen durch Felle bekannt.

Der Milzbrandbazillus ist der erstentdeckte und -erforschte Seuchenerreger.

Historie:	1849	A. POLLENDER (Wipperfürth/Köln) sieht Milzbranderreger im Blut verendeter Schafe.
	1856	DELAFOND (Paris) überträgt Milzbrand auf „Versuchskaninchen".

[3]) Andere Magen-Darm-Infektionen, S. 81.

1872 F. COHN (Breslau) beschreibt Heubazillen und ihre Dauerformen, Prägung der Gattungsbezeichnung Bacillus.

1876 R. KOCH (Wollstein/Posen) beweist die Erregernatur reingezüchteter Milzbrandbazillen, ihre Vermehrung durch Teilung und die Bildung der Sporen.

1881 L. PASTEUR (Pouilly-le-Fort) erprobt erste aktive Immunisierung mit abgeschwächten lebenden Milzbrandbazillen.

1911 A. ASCOLI (Modena) empfiehlt Thermopräzipitation zum Nachweis von Milzbrandantigenen in Tierhäuten und Kadavern.

1944 Einführung der Penizillinbehandlung des menschlichen Milzbrandes durch MURPHY, LaBOCCETTA und LOCKWOOD (USA).

Leitsätze für die Klinik und Diagnose

A. Klinik

Milzbrandverdächtig sind Karbunkel mit rascher schmerzloser Vergrößerung und schwärzlich nekrotischem Zentrum, tiefrotem Hof und entzündlichem Ödem, meist an unbedeckten Körperstellen wie Unterarmen, Gesicht und Nacken, vorwiegend bei bestimmten Berufsgruppen.

Milzbrandkarbunkel sind ein „noli me tangere", Einbruch der Erreger in die Blutbahn bedeutet schnellen Tod an Milzbrandsepsis.

B. Diagnose

1. Klinik und Berufsanamnese. Meldepflicht!
2. Bakteriologisch durch den Erregernachweis:
Mikroskopisch „Bambusform", Kapseln und Sporen; „Medusenhaupt-

Kolonien" auf Oberflächenkulturen (Abb.); serologische Bestätigung durch Präzipitation (ASCOLI); Tierversuch.

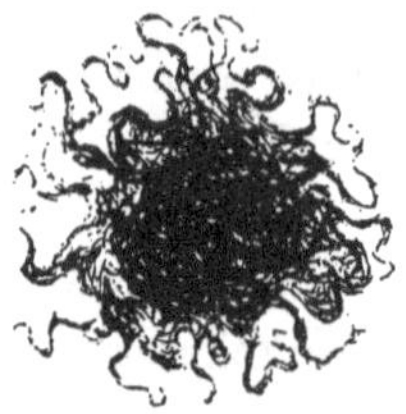

Abb. V/8. Oberflächenkolonie von Bacillus anthracis, Klatschpräparat („Medusenhauptwachstum")

Die bakteriologische Diagnose ist für die richtige Behandlung, für die Entschädigungspflicht bei Berufsinfektionen und für seuchenhygienische Maßnahmen unbedingt anzustreben.

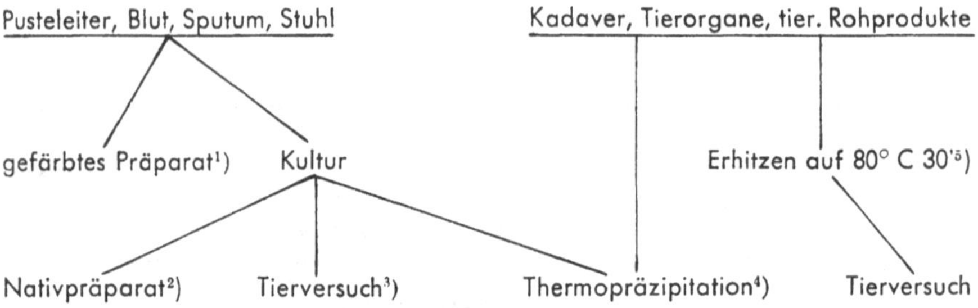

Abb. V/9. Ablauf der Untersuchung bei Milzbrandverdacht

[1]) Gramfärbung, Sporenfärbung, Kapseldarstellung.

[2]) Prüfung der Beweglichkeit.

[3]) Laboratoriumstiere sterben nach subkutaner Infektion in 1 bis 3 Tagen. Milzbrandbazillen mit Kapseln im Herzblut und allen inneren Organen. Bacillus cereus ist in hohen Dosen intraperitoneal meerschweinchenpathogen.

[4]) Unterschichtung des gekochten und filtrierten Kochsalzextraktes mit präzipitierendem Milzbrandimmunserum.

[5]) Vorsichtiges Erhitzen vernichtet bakterielle Verunreinigungen, Sporen bleiben am Leben.

Erkrankungen durch anaerobe Sporenbildner

Übersicht über die humanmedizinisch wichtigsten Klostridienarten, ihre Einteilung, Pathogenität, Übertragung sowie den Krankheitsverlauf beim Menschen.

Tab. V/1

Art	Pathogenität	Sporenform	Begeißelung
Clostridium tetani	Wundinfektion, Tetanus	terminal, aufreibend („Trommelschlegelform")	ja
Clostridium perfringens Typ A[1])	Wundinfektion, Gasödem	mittelständig, ohne Auftreibung	nein, Kapselbildung
Typ F	„Autoinfektion", Darmbrand (Enteritis necroticans)	hohe Resistenz d. Sporen, 4^h 100° C	
Clostridium novyi[2])	Wundinfektion, Gasödem	subterminal, auftreibend	ja
Clostridium septicum[3])	Wundinfektion, Gasödem	subterminal, auftreibend	ja
Clostridium histolyticum[4])	Wundinfektion, Gasödem	subterminal, auftreibend	ja
Clostridium chauvoei	Wundinfektion, Rauschbrand, nur tierpathogen	subterminal, auftreibend	ja
Clostridium botulinum	„spezifische" Nahrungsmittelvergiftung, Botulismus	subterminal, auftreibend („Tennisschlägerform")	ja

[1]) „Klassischer" Gasbranderreger, Clostridium welchii, „Welch-Fraenkel'scher Gasbazillus".

[2]) Erreger des „malignen Ödems" II, Clostridium oedematiens.

[3]) Erreger des „malignen Ödems" I, „Pararauschbrandbazillus".

[4]) Kleiner als die übrigen Gasödem-Klostridien (perfringens, novyi, septicum), 0,5 x 2—5 µm.

Zum Verständnis der Pathogenität der Klostridien gehört die Kenntnis ihrer zahlreichen serologisch und toxikologisch unterscheidbaren Ektotoxine.

Tab. V/2

Toxin	Pathogenität	Nachweis
Tetanospasmin[1]) (Neurotoxin)	ja, Tetanus	Tierversuch (Maus, parenteral)
Tetanolysin (Hämotoxin)	nein	Traubenzuckerblutagar (Hämolyse)
Letalfaktor, Nekrotoxin[2])	ja, Gasödem	Tierversuch (Meerschweinchen, parenteral)
Hämotoxin	bei Clostridium perfringens Typ A	Traubenzuckerblutagar (Hämolyse)
Lezithinase C[3])	bei Clostridium perfringens Typ A	Eigelbemulsion (Trübung)
Hyaluronidase[4])	bei Clostridium perfringens Typ A	Fermenttests
Desoxyribonuklease	bei Cl. septicum	Fermenttests
Kollagenase, Proteinase	bei Cl. histolyticum	Fermenttests
Botulinustoxin[5]) (Neurotoxin)	ja, Botulismus	Tierversuch (Maus, parenteral)

[1]) Tetanospasmin verschiedener Tetanusstämme ist serologisch und toxikologisch einheitlich, Mensch und Tiere sind jedoch verschieden empfindlich: Mensch und Pferd sind, umgerechnet auf das Körpergewicht, doppelt so empfindlich wie Meerschweinchen, letztere 6mal so empfindlich wie weiße Mäuse und diese 100mal so empfindlich wie Kaninchen. Hühner sind sehr wenig empfindlich, Igel resistent gegenüber Tetanospasmin.

[2]) Die serologisch und/oder toxikologisch differenten Gifte der Gasödemgruppe werden mit griechischen Buchstaben bezeichnet, z. B. besitzt Cl. perfringens-Alpha-Toxin letale und nekrotisierende, biochemisch Lezithinasewirkung.

[3]) Lezithinase C unterscheidet sich in der biochemischen Wirkung von Lezithinase A im Schlangen- und Bienengift sowie Lezithinase B im Normalserum. Alle Lezithinasen werden durch Kalzium-Ionen aktiviert.

[4]) Vergleiche Streptokokken-Hyaluronidase: Auflösung der interzellulären Kittsubstanz.

[5]) Serologisch zeigt Botulinustoxin die unterscheidbaren Typen A bis F, die toxikologisch nahe verwandt sind. Die Typen A, B, E und F sind menschenpathogen.

Erreger und Vorkommen: **Clostridium tetani,** ubiquitär in humusreicher Erde und Straßenstaub, im Darm der Warmblüter, besonders der Pflanzenfresser.

Übertragung und Krankheit:

a) **Wundtetanus** durch Wundverschmutzung, bei Kriegs- und Verkehrsverletzungen, nach Verbrennung und Tierbiß. Bedeutung oberflächlicher Verletzungen mit O_2-zehrender „Begleitflora".

   50 % der in Friedenszeiten tödlich endenden Tetanuserkrankungen sind die Folge von Bagatellverletzungen. Barfußgehende Landbevölkerung ist häufiger betroffen, Splitter- und Dornenverletzungen!

b) **Neugeborenen- und Puerperaltetanus** bei mangelhafter Nabelhygiene und nach Abtreibungsversuchen.

c) **Spritzentetanus** durch unsterile Spritzen und Injektionslösungen.

d) **Idiopathischer Tetanus** ohne erkennbare Eintrittspforte (z. B. kariöse Zähne!).

Inkubation: Wenige Tage bis Wochen (3 bis 21 Tage, meist 1 bis 2 Wochen), gelegentlich Wochen bis Monate.

Jahre nach der Erstverletzung Spättetanus durch Retraumatisierung sporenhaltiger Wundnarben (Narbentetanus).

Pathogenese:

Der Tetanusintoxikation geht im Gegensatz zum Botulismus eine Infektion mit Tetanuskeimen voraus. Das von ihnen gebildete Gift gelangt zum ZNS und führt zum Tetanus.

Es besteht folgender Infektionsablauf:

Parenterale (!) Aufnahme von Sporen und Bazillen nach Verletzung

Anaerobe Auskeimung und Vermehrung in nekrotischem Gewebe[4]

Aktive Sekretion des Ektotoxins durch lebende Stäbchen[5]

Zwei Wege des Gifttransports kommen in Betracht:

Lymph-Blut-Weg	Motorische Nervenbahn
Medulla-Rückenmark	Rückenmark[6]
generalisierter Tetanus	lokaler Tetanus[7]
Tetanus descendens	**Tetanus ascendens**

Krankheitsverlauf und Prognose:

a) Abortiver Verlauf (Muskelstarre, keine klonischen Krämpfe), lokaler Tetanus, Überleben des zehnten Krankheitstages haben bessere Prognose.

b) Beim Menschen ist der **Tetanus descendens,** der generalisierte Angriff des Toxins an den bulbospinalen Schaltneuronen, die häufigste Form. Es gilt der Satz:

---

4) Keimverschleppung in Lymph- und Blutbahn wurde nachgewiesen.

5) Passive Abgabe „endozellulären" Toxins nach Zerfall der Stäbchen wurde im Tierversuch bestätigt.

6) Aufsteigen des Giftes in höhere Rückenmarksegmente; Übergreifen auf sensible Bahnen führt zum Tetanus dolorosus.

7) Zwei Ansichten bestehen beim lokalen Tetanus über den Angriffsort des Giftes:

a) „Zentrale" Vergiftung im Rückenmark durch Aufhebung der synaptischen Hemmung. Dies führt zur gesteigerten Reflexerregbarkeit. Keine pathologisch-histologischen Veränderungen.

b) „Lokal-periphere" Giftwirkung im irritierten Muskel selbst.

Je kürzer die Inkubation, um so schlechter die Prognose; weniger als 5 Tage Inkubation endet stets tödlich.

Ein bis zwei Wochen Inkubation zeigt bis zu 80 %, nach Behandlung 20 bis 50 % Letalität.

c) Seltener ist der chronische, Monate bis Jahre dauernde Verlauf.

d) Als Sonderfall gilt der „Tetanus sine tetano": allmählich zunehmende Entkräftung und Tod an Kachexie ohne Zeichen von Muskelstarre.

Immunität:

Keine Immunität nach Überstehen der Erkrankung. Neuerkrankungen und Rezidive!

Aktive Immunisierung mit Tetanustoxoid schützt Jahre bis Jahrzehnte.

Erreger und Vorkommen:

Gruppe der Gasödembazillen

Ubiquitär, im Magen-Darmkanal von Mensch und Warmblüter einschließlich Mundhöhle und kariöser Zähne; in der Vagina; zahlreiche apathogene Klostridien an den gleichen Fundorten.

Clostridium perfringens Typ A, häufigster Erreger des Gasödems (80 % der Fälle),

Clostridium novyi, häufiger Erreger des Gasödems (50 % der Fälle),

Clostridium septicum, seltener Keim des Gasödems (20 % der Fälle),

Clostridium histolyticum, seltenster, gefährlichster Keim des Gasödems, starker Proteolyt (5 % der Fälle).

Übertragung und Krankheit:

a) **Gasödem** durch Wundverschmutzung und Zertrümmerung des Gewebes, bei tiefen Kriegs- und Verkehrsverletzungen.

b) Nach Darmverletzung[8]), bei gangränöser Appendizitis[9]) und Peritonitis.

c) nach artefiziellem, kriminellem Abort, **Spritzengasbrand** nach unsteriler Injektion.

Inkubation: Wenige Stunden bis Tage, meist 8 bis 48 Stunden; Sporeninfektion erfordert längere Inkubation durch Auskeimung zu vegetativen Stäbchen.

Pathogenese:

Gasödem ist in 90 % der Fälle eine Mischinfektion mit verschiedenen Klostridienarten unter anaeroben Wundverhältnissen, nicht selten auch mit Aerobiern, z. B. Kokken, Proteus- und Pyozyaneusbakterien, aeroben Sporenbildnern. Das fortgeschrittene Gasödem ist stets eine Toxinämie, verbunden mit einer Klostridien-Sepsis.

Entstehung des Gasödems:

Ursächliche Bedeutung der gestörten Blutversorgung nach Gefäßverletzung bei geschwächter Allgemeinresistenz.

Zunächst Gefäß-Lymphgefäß-Paralyse, Ödembildung, dann Nekrose des toxisch veränderten Muskelgewebes mit Gasbildung im Interstitium (Klostridien-Myositis).

Krankheitsverlauf und Prognose:

a) Häufig ist die einfache Klostridien-Wundinfektion ohne nachweisbare Besiedlung der tieferliegenden Gewebe.

b) Die epifasziale „Zellgewebsentzündung" (Klostridien-Phlegmone) mit wenig Toxinbildung ohne Invasion des Muskels.

---

[8]) Klostridien-durchsetzte Nahrungsmittel (Gasödemerreger, auch apathogene Klostridien) führen nach Genuß zur „unspezifischen" Nahrungsmittelvergiftung.

[9]) Schädigung der Dünndarmschleimhaut verursacht den gefürchteten „Lübecker Darmbrand" (Erreger Clostridium perfringens Typ F).

c) Der subfasziale Befall des gesunden Muskels mit starker Toxinbildung (**Klostridien-Myositis**).

Die drei Typen können ineinander übergehen, Toxin- und Erregereinbruch in die Blutbahn führt zur prognostisch ungünstigen Gasbrandsepsis, Tod in wenigen Stunden bis Tagen.

Das fortgeschrittene Gasödem hat mehr als 50 % Letalität.

Pathologisch-anatomisch Schaumorgane infolge starker Proteolyse und Gasentwicklung in den inneren Organen.

Erreger und Vorkommen: **Clostridium botulinum,** ubiquitär im Erdboden, im Darm der Warmblüter, in Nahrungsmitteln.

Übertragung und Pathogenität:

„Botulismus ißt man"[10])!

Aufnahme botulinustoxinhaltiger Nahrungsmittel; epidemiologisch sind A- und B-Intoxikationen am häufigsten, die Toxine C und D sind tierpathogen. Bei Laborarbeiten ist an die Möglichkeit der Resorption nach Inhalation zu denken.

Inkubation: Wenige Stunden bis Tage, meist 12 bis 72 Stunden.

Pathogenese:

Botulismus entsteht durch enterale Resorption des in Nahrungsmitteln präformierten Botulinstoxins[11]).

[10]) Sehr selten entsteht Botulismus durch Wundinfektion, geringe Kontagiosität und Auskeimungskraft der Sporen im Gewebe!

[11]) Vgl. Lebensmittelvergiftung, S. 80.

Folgender Ablauf der Intoxikation:

Botulinussporen in nicht genügend erhitzten Nahrungsmittelkonserven

|

Auskeimung und Vermehrung unter anaeroben Bedingungen

|

aktive Sekretion des Ektotoxins durch die lebenden Stäbchen[12])

|

Resorption des Giftes durch die Magen-Dünndarm-schleimhaut

|

Blutbahn

|

Cholinergische Nervenendigungen des somatischen und autonomen Nervensystems

|

Botulismus (akute Bulbärparalyse), Lähmung vor allem des motorischen und sekretorischen Innervationsgebietes der Vagus- und Augenmuskelkerne in Medulla und Pons[13])

Krankheitsverlauf und Prognose:

Je kürzer die Inkubation, um so schlechter die Prognose.

Toxinverteilung ist in festen Nahrungsmitteln, z. B. Schinken und Wurst, durch inselartige Ansiedlung der Mikrobensporen unterschiedlich; Gemüse- und Obstkonserven mit hohem Wassergehalt enthalten das Gift meist überall gleich verteilt.

a) Bei leichtem Verlauf langsame Besserung vom 10. Krankheitstag an, die zuletzt aufgetretenen Symptome gehen zuerst zurück.

---

[12]) Passive Abgabe „endozellulären" Toxins nach Zerfall der Stäbchen wie bei Tetanusbazillen.

[13]) Pathologisch-anatomisch Blutfülle mit Thrombosierung der inneren Organe und des ZNS.

Die Rekonvaleszenz dauert Wochen bis Monate.

b) Schwere Erkrankungen führen meist innerhalb einer Woche, oft in wenigen Tagen, zum Tod an Herz- und Atemlähmung.

Letalität mehr als 50 %.

Tetanus

Berichte über Wundstarrkrampf reichen weit zurück. HIPPOKRATES erkannte die Zusammenhänge zwischen Wundinfektion und Erkrankung. In der bildenden Kunst fand der Tetanus Eingang, die Darstellung eines sterbenden Kriegers im Berliner Zeughaus (A. SCHLÜTER 1696) zeigt das für die Krankheit charakteristische sardonische Lachen. Im ersten Weltkrieg erkrankten auf deutscher Seite fast 4 ‰ der Verwundeten an Tetanus mit über 50 % Letalität, nach Einführung der prophylaktischen passiven Immunisierung 0,4 ‰. Aktive Immunisierung der amerikanischen Truppen führte zum Erlöschen des Wundtetanus auf den Kriegsschauplätzen des zweiten Weltkrieges.

Historie:

1884 A. NICOLAIER (Doktorand bei FLÜGGE in Göttingen) erzeugt bei Versuchstieren mit Erdsporen Tetanus und weist den Erreger in ihrem Wundsekret nach.

1889 KITASATO (Berlin) gelingt die Reinkultur des Erregers.

1890 K. FABER (Kopenhagen) erkennt die pathogenetische Bedeutung des Tetanustoxins.

E. v. BEHRING und KITASATO (Berlin) entdecken die heilende Wirkung von Tetanusantitoxin bei Versuchstieren.

1909 LÖWENSTEIN (Beelitz/Heilstätten) entgiftet Tetanustoxin mit Formalin.

1924 RAMON (Paris) verwendet Tetanustoxoid (entgiftetes Toxin) für die aktive Immunisierung.

1945 BUXTON und Mitarbeiter (USA) erproben die klinisch-antibazilläre Wirkung von Penizillin.

Leitsätze für die Klinik und Diagnose

A. Klinik

Die hohe Resistenz der Tetanussporen erfordert sorgfältige Sterilisation des gesamten ärztlich-chirurgischen Instrumentariums. Auskochen genügt nicht, Einlegen in Alkohol ist ein Kunstfehler!

Auf Grund des ubiquitären Vorkommens von Tetanusmikroben sind alle erd- und kotverschmutzten Wunden, auch oberflächliche Bagatellverletzungen, tetanusverdächtig.

Die Indikation für eine prophylaktische Seruminjektion verlangt vom Arzt Gewissenhaftigkeit und große Verantwortung. Aktive Durchimmunisierung der Bevölkerung, zumindest der gefährdeten Personengruppen, mit Tetanustoxoid ist die sicherste Vorbeugung gegen Wundstarrkrampf.

Prodromi wie Schwitzen, Ziehen und beginnende Steifheit im Wundbereich werden leicht übersehen.

Krampf der Kaumuskeln (Trismus, Kieferklemme) ist das erste und wichtigste Zeichen des generalisierten Tetanus.

Die Muskelstarre setzt sich fort auf Gesichts- und Nackenmuskulatur (Facies tetanica, Risus sardonicus), befällt Rumpf und Extremitäten, Strecker meist stärker als Beuger (Opisthotonus). Zwerchfell-Glottiskrämpfe führen zur Erstickung.

Die tonische Muskelstarre dauert Tage, Wochen, auch Monate. Die Muskulatur wird durch Sekunden-Minuten-Anfälle von klonischen Krämpfen befallen.

Auslösung der lebensbedrohlichen Krampfparoxysmen durch geringste taktile, sensible und motorische Reize. Der Kranke erduldet furchtbare Schmerzen bei vollem Bewußtsein.

B. Diagnose

Die Diagnose stellt der Kliniker. Früherkennung ist für eine rechtzeitige Serumtherapie und Wundrevision lebensentscheidend.

Nur das zwischen Wunde und ZNS wandernde Toxin wird durch Antitoxin sicher abgebunden, das im Gewebe fixierte Gift kaum noch.

Der Bakteriologe bestätigt den klinischen Verdacht mittels Toxin- und Erregernachweis.

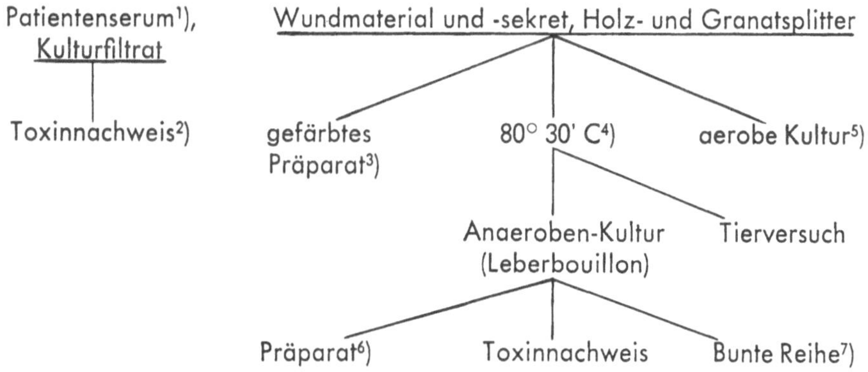

Abb. V/10. Untersuchungsgang bei Tetanusverdacht

[1]) Vor der Serumapplikation.

[2]) Weiße Mäuse: Kontrolltier erhält Tetanusantitoxin und bleibt am Leben, Versuchstier stirbt am aufsteigenden Tetanus nach Lokalinjektion (Abb.), am generalisierten Tetanus nach i. v.-Applikation.

[3]) Gramfärbung, Sporenfärbung.

[4]) Vernichtung der vegetativen Begleitkeime.

[5]) Untersuchung auf Mischinfektionserreger.

[6]) Gram- und Sporenfärbung, Beweglichkeitsprüfung.

[7]) Prüfung der biochemischen Leistung, Tetanuskeime vergären meist Glukose u. a. KH. Ggf. Beurteilung der „Wuchsformtypen" auf anaerob bebrüteten Traubenzuckerblutplatten (ZEISSLER).

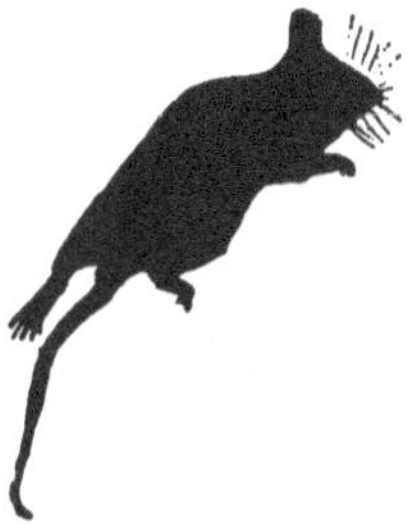

Abb. V/11. Tetanus-infizierte Maus, „Robbenstellung" der Hinterpfote

Gasödem

Gasbrand wird bereits in den Schriften des HIPPOKRATES erwähnt und gehörte in der voraseptischen Zeit zu den gefürchtetsten Hospitalinfektionen. Im Krieg 1914 bis 1918 hatten 0,6 % der Verwundeten auf deutscher Seite Gasbrandinfektionen, insgesamt über 100 000 Gasbrandtote (ZEISSLER). Pfeilgifte bestimmter Naturvölker enthalten Gasbrandsporen und -toxine aus faulem Fleisch und Blut (R. MÜLLER).

Historie:	1853—56	PIROGOFF (Rußland) beschreibt das Krankheitsbild im Krimkrieg.
	1877/81	PASTEUR und JOUBERT (Paris) benennen Pararauschbrandbazillus mit Vibrion septique, R. KOCH (Berlin) den gleichen Erreger Bacillus oedematis maligni.
	1892/93	WELCH und NUTTAL (Baltimore) züchten Clostridium perfringens aus Leichenmaterial, unabhängig von ihnen erkennt E. FRAENKEL (Hamburg) seine Erregernatur.
	1914	BONHOFF (Marburg) entwickelt antitoxisches Gasödemserum.
	1916	WEINBERG und SÉGUIN beschreiben Clostridium histolyticum (Paris).
	1940	Experimentelle Erprobung von Penizillin durch den Oxforder Arbeitskreis um FLOREY und CHAIN.

Leitsätze für die Klinik und Diagnose

A. Klinik

Der Arzt denke an die Gefahr des Gasödems bei erdverschmutzten, zerklüfteten Quetsch- und Trümmerwunden, nach Darmperforation, krimineller Abtreibung und Tierbiß, bei unsterilem ärztlich-chirurgischem Instrumentarium, bei unsterilen Injektionspräparaten der Arzneimittelindustrie.

Leitsymptome des ausgeprägten Gasbrandes wie pralles „Ödem", knisternde „Gasbläschen", blasse bis schmutzige Verfärbung der befallenen Hautpartien können fehlen!

Starke Schmerzen in der Wundumgebung und plötzlicher Umschlag von Wohlbefinden in Übelkeit mit Schockpuls, kaltem Schweiß und verfallenem Gesicht künden Toxinämie und Gasbazillämie an.

B. Diagnose

Gasbrand ist vielgestaltig und eine Diagnose des Klinikers. Frühbehandlung (chirurgische Wundrevision, polyvalentes Gasbrandserum, Antibiotika) ist lebensrettend, der Bakteriologe kommt zur Klärung der Diagnose immer zu spät.

Neben der bakteriologischen Untersuchung wie bei Tetanus erfolgt der Erregernachweis aus der Blutkultur:

Morphologie, Anaeroben-Kultur, Bunte Reihe, Toxinnachweis im Meerschweinchen.

Botulismus

Berühmte Männer des Altertums (der sagenumwobene König Midas von Phrygien; Themistokles) starben am „Gifttrank" (giftiges Stierblut), vermutlich an Botulismus (R. MÜLLER). Erste Beschreibung des Krankheitsbildes stammt von J. KERNER (1820). Die Bezeichnung „Wurstvergiftung" (Allantiasis) weist auf die damals häufigste Ursache, den Genuß verdorbener Wurst, hin.

Historie:

1896 van ERMENGEM (Gent) züchtet den Erreger aus Schinkenresten.

1919 BURKE (USA) unterscheidet menschenpathogene Botulinustypen A und B.

Leitsätze für die Klinik und Diagnose

A. Klinik

Die hohe Resistenz von Botulinussporen (mehrere Stunden 100° C) erklärt ihr Überleben nach nichtausreichender Erhitzung von Nahrungsmittelkonserven, ihr ubiquitäres Vorkommen in der Erde und im Darm die primäre Verunreinigung von Obst-, Gemüse- und Fleischkonserven.

Die Indikation für sofortige, lebensrettende Injektion von polyvalentem Serum ergibt sich aus den ersten Krankheitszeichen: Augensymptome, z. B. Doppelbilder, Schluck- und Sprachstörungen, Trockenheit im Mund, klares Bewußtsein! Gastrointestinale Erscheinungen wie Durchfall, Erbrechen, gehören nicht zu den Leitsymptomen.

Das Gift bewirkt Magen-Darm-Atonie (Obstipation), dadurch schnellere und stärkere Giftresorption (Bedeutung der sofortigen Magenspülung!), zunehmende Schwäche und Lähmung der Extremitäten, Ausfall von Blasen- und Mastdarmfunktion, Tachykardie, Kreislaufversagen und Atemlähmung.

B. Diagnose

Klinische Frühdiagnose des seltenen Krankheitsbildes (Zeichen akuter Bulbärparalyse) ist lebensentscheidend, Erforschung der Anamnese!

Bestätigung erfolgt bakteriologisch mittels Toxinnachweis:

a) Aus Patientenserum, Kontrollmaus erhält Antitoxin gegen A- bzw. B-Toxin.

b) Aus Magenspülflüssigkeit und verdächtigen Nahrungsmittelresten.

Anhang: Anaerobe Kulturverfahren

Die Züchtung und Differenzierung von Anaerobiern, insbesondere von anaeroben Sporenbildnern, ist mühsam, schwierig und erfordert große Spezialerfahrung.

Der Entzug des Sauerstoffs kann auf dreierlei Weise erfolgen:

1. Biologisch:
   a) Leberbouillon (TAROZZI), Hirnbreiagar (v. HIBLER). Prinzip: biologische Redoxsysteme.
   b) Fortnerplatte (Abb. V/12). Prinzip: sauerstoffzehrende Serratia-Kulturen (Prodigiosus-K.).

2. C h e m i s c h :
   a) Pyrogallolverfahren (BUCHNER) (Abb. V/13). Prinzip: Pyrogallol nimmt im alkalischen Milieu (Pottasche) unter bräunlich-schwärzlicher Verfärbung Sauerstoff auf; die Kieselgur verhindert das Auseinanderfließen des Gemisches.
   b) Thioglykolat-Nährmedien (BREWER). Prinzip: Sulfhydril-Gruppen.
3. P h y s i k a l i s c h :
   Im Anaerostaten (ZEISSLER), Abb. V/14.
   a) Vakuum durch Auspumpen der Luft (Nachteil: Austrocknung des Kulturgutes).
   b) Austausch gegen indifferentes Gasgemisch, z. B. Stickstoff-Kohlensäure.

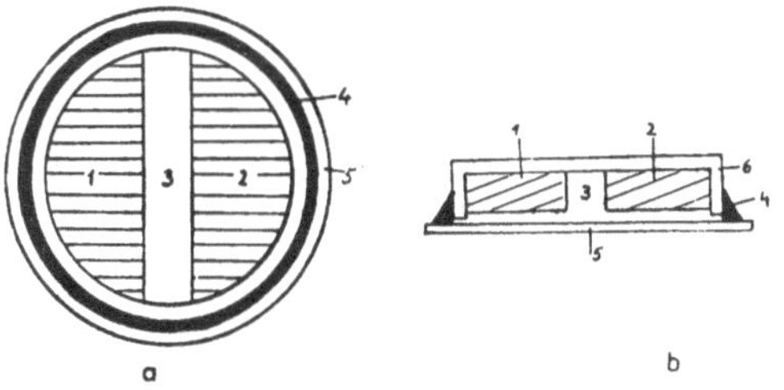

Abb. V/12. Anaerobes Kulturverfahren nach FORTNER
a) Aufsicht
b) Querschnitt
1 Nährbodenhälfte, mit Untersuchungsmaterial beimpft
2 Massiv mit Serratia beimpfte Nährbodenhälfte
3 Agarfreie Zone
4 Plastilinverschluß
5 Glasscheibe zum Abdecken der Nährbodenschale (**6**)

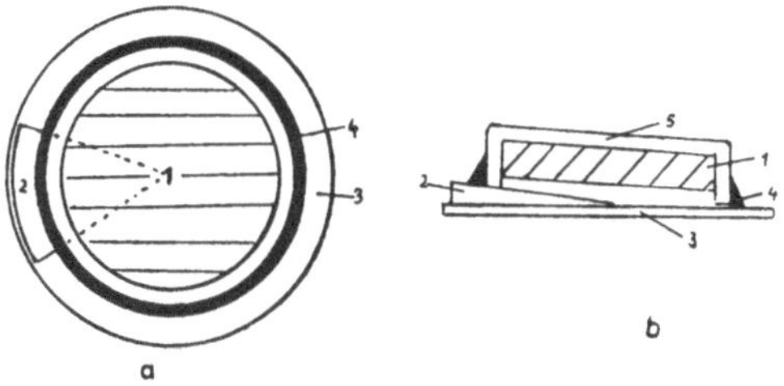

Abb. V/13
Pyrogallolverfahren (BUCHNER)
a) Aufsicht
b) Querschnitt
1 Mit Untersuchungsmaterial beimpfter Nährboden
2 Pyrogallol-Pottasche-Kieselgur-Gemisch in einer Filtertasche
3 Glasscheibe zum Abdecken der Nährbodenschale (5)
4 Plastilinverschluß

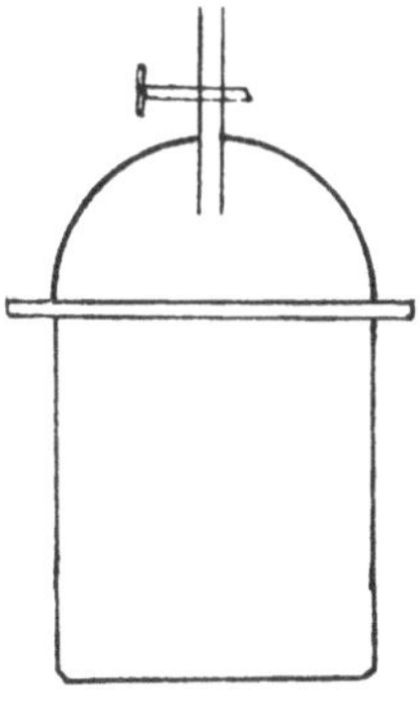

Abb. V/14. Anaerostat nach ZEISSLER

KAPITEL VI

Erkrankungen durch verzweigte Fadenbakterien

Tuberkel- und Leprabakterien, Aktinomyzeten und Nokardien

In der Ordnung Actinomycetales erscheinen nach BERGEY grampositive, unbewegliche Fadenbakterien mit echten Verzweigungen. Ihr Durchmesser beträgt $\leqq$ 1,0 μm. Hierzu gehören die „säurefesten" Mykobakterien sowie die Fadengeflechte der Strahlenpilze. Pathogene Arten der letzteren vermehren sich durch Zerfall in Stäbchen und Sporen. Mit wenigen Ausnahmen wachsen alle Aktinomyzetalen aerob. Wir treffen sie als ubiquitäre Saprophyten in der Natur, vor allem im Humus. Die pathogenen Vertreter erzeugen chronisch-fortschreitende „infektiöse Granulome": Lepra und Tuberkulose, Aktinomykose und Nokardiose. Sie sind weltweit verbreitet.

Der Name Mykes (Pilz) deutet auf pilzartige Strukturen mit Verzweigungen, die bei Strahlenpilzen regelmäßig (BERGEY: Familien Actinomycetaceae und Streptomycetaceae), bei Mykobakterien (Familie Mycobacteriaceae) gelegentlich in älteren Kulturen und Krankheitsprodukten angetroffen werden. Strahlenpilze (Aktinomyzeten i. w. S.) bilden den Übergang zwischen Bakterien und Pilzen: auf Grund ihrer Größe (um 1,0 μm) und der Nukleoide (Kern-Äquivalente) gehören sie zu den Bakterien, bilden aber wie Pilze ein Geflecht von Fäden (Myzel); BERGEY unterscheidet die menschen- und tierpathogenen Gattungen Actinomyces und Nocardia von den zahllosen apathogenen, humusbewohnenden Streptomyces-Arten.

Streptomyzeten sind die wichtigsten Produzenten von Antibiotika.

Mykobakterien umfassen sehr wichtige Seuchenerreger des Menschen. Die Fremdseuche Lepra ist in hygienisch unterentwickelten Gebieten eine Geißel vor allem der warmen Länder. Wiederholter inniger (familiärer) Kontakt in der Kindheit führt zur Erkrankung und erklärt den endemischen Charakter dieser „Nistseuche".

Die chronische Zivilisationsseuche Tuberkulose hat auf Grund von zwei Hauptinfektionsquellen zwei verschiedene Übertragungswege:

1. Mensch ⟶ Mensch

Die direkte Übertragung erfolgt aerogen durch Einatmung. Sie betrifft 90 % aller Ansteckungen und führt zur seuchenhaften Verbreitung der Lungentuberkulose in dichtbelegten Wohngemeinschaften unter ungenügenden sozialhygienischen Bedingungen, vor allem in Not- und Kriegszeiten.

2. Kuh ⟶ Milch ⟶ Mensch

Die indirekte Übertragung geschieht peroral auf dem Verdauungsweg und schafft die Voraussetzung für Drüsen- und Darmtuberkulose. Sie erreicht bis zu 50 % der Ansteckungen im Kindesalter in Gegenden, wo Rindertuberkulose verbreitet ist.

Demgegenüber sind Strahlenpilze die Ursache von seltenen, nicht ansteckenden Infektionen, der endogenen, am Standort der Erreger entstehenden Aktinomykose sowie der exogenen Nokardiose.

Die entscheidende Vorbeugung gegen Lepra ist die Verbesserung des allgemeinen und hygienischen Lebensstandards. Die Seuchenhygiene der Tuberkulose richtet sich auf die Früherfassung der Erkrankten (Röntgen-Reihenuntersuchung), Sanierung der Infektionsquellen (Chemotherapie, Heilstättenbehandlung) und den Schutz der Gesunden (BCG-Impfung). Ausmerzung der Rindertuberkulose geschieht durch veterinärhygienische Maßnahmen. Pasteurisierung der Handelsmilch!

Verdacht, Erkrankung und Sterbefall an Lepra und Tuberkulose sind anzeigepflichtig[1]).
Tuberkulosekranke werden isoliert (hospitalisiert) und durch Fürsorgeeinrichtungen betreut; Aussätzige leben in Lepraheimen (Leprosorien, Leproserien), Neugeborene aussätziger Eltern bringt man in Heime (Präventorien).

[1]) In der DDR gilt die Anzeigepflicht für alle Erkrankungen durch Mykobakterien.

Actinomycetales

Nachfolgende Übersicht bringt eine Einteilung der verzweigten Fadenbakterien mit den wichtigsten morphologischen und biologischen Charakteristika der Mikroben, dem Wesen und Verlauf der durch sie verursachten Erkrankungen, deren Erkennung, Behandlung und Verhütung.

1. Gruppe:	**Mykobakterien**
Morphologie und Färbbarkeit:	Schlanke gerade oder leicht gebogene, grampositive Stäbchen, 0,2—0,5 x 1—5 μm, seltener fädige und körnige Strukturen, in älteren Kulturen Verzweigungen. Humane Tuberkelbakterien zeigen häufiger „fidelbogenartig" gekrümmte, bovine Tuberkelbakterien kurze gerade Formen. Saprophyten sind weniger säurefest als Parasiten dieser Gattung, letztere außerdem alkoholfest. Imprägnation mit wachsartigen Substanzen (Mykolsäure) bedingt die Säurefestigkeit des Bakterienleibs. Hierdurch werden Farbstoffe schwer und ungleichmäßig angenommen, dann fest gebunden und gegen Behandlung mit Säure (auch Alkohol und Lauge) nicht wieder abgegeben. Das Eindringen des Farbstoffs wird durch Erhitzen und Zusatz von Phenol gefördert: Prinzip der Färbung nach ZIEHL-NEELSEN, Abb. VI/1 bis 5 (S. 160).

Mykobakterien-Arten sind vielgestaltig und mikroskopisch nicht sicher voneinander zu unterscheiden.

Züchtung:	Aerobes Wachstum auf Glyzerin- und Eiernährböden oder in synthetischen Flüssigkeiten mit Serumzusatz. Saprophyten wachsen schneller als Parasiten, letztere nur bei Warmblüter-Temperaturen. Leprabakterien sind bis jetzt nicht kultivierbar.
Einteilung:	Art des Wachstums, biochemische Leistungen und Tierpathogenität. Leprabakterien sind apathogen für Versuchstiere.
Primäres Vorkommen und Pathogenität:	Mykobakterien umfassen ein natürliches Spektrum, von den ubiquitären **Saprophyten** und den Kaltblütertuberkelbakterien über die warmblüterpathogenen **Tuberkelbakterien** zu den streng menschenpathogenen **Leprabakterien.** „Atypische", nicht klassifizier-

bare Mykobakterien sind potentiell pathogen und in der Natur weit verbreitet.

Krankheitsverlauf und Immunität:

Tuberkulose und **Lepra** verlaufen chronisch in Schüben Jahre bis Jahrzehnte, auch lebenslang. Infektionsimmunität schützt den Organismus für die Dauer der Anwesenheit lebender Tuberkelbakterien (bzw. avirulenter BCG-Impfkeime) gegen häufige „Minimalinfekte", nicht gegen massive Superinfektionen. Jedes Organ kann von Tuberkulose befallen werden, am häufigsten die hochempfindliche Lunge ($\geqq$ 10 Keime Minimal-Infektionsdosis), seltener der resistentere Magen-Darm-Trakt ($\geqq$ 1000 Keime MID).

Tuberkulose ist wegen ihrer Häufigkeit, Dauer und Letalität die wichtigste Zivilisationsseuche.

Lepra befällt Haut, periphere Nerven oder außerdem das RES in Milz, Leber, Lymphknoten und Knochenmark. Erstere Form bewirkt Teilimmunität (Krankheits-, ggf. Infektionsimmunität), die letztere prognostisch ungünstige Form dagegen nicht.

Lepra führt zu schreckenerregenden Entstellungen und Verstümmelungen.

Erkennung:

Tuberkulose mikroskopisch, kulturell, Tierversuch; Tuberkulin-(BCG-)Hauttest[2]).

Lepra mikroskopisch und durch negativen Kultur- und Tierversuch; prognostisch Lepromin-Hauttest.

Behandlung:

Tuberkulose:

a) Konservativ spezifisch chemotherapeutisch-antibiotisch: Isonikotinsäurehydrazid (INH), Streptomyzin, Para-Aminosalizylsäure (PAS), Konteben. Aber:

[2]) Serologische Reaktionen wie Flockungs- und Komplementbindungsreaktion, indirekte Hämagglutination haben noch keine Bedeutung erlangt.

Ohne Mitwirkung des Organismus keine Vernichtung der Tuberkelbakterien.

Unspezifisch hygienisch - diätetisch - klimatisch durch Heilklima und Schonung, roborierende Kost und Abhärtung.

b) Aktiv chirurgisch: „Kollapstherapie", Ruhigstellung der erkrankten Lunge; Lob- bzw. Pneumektomie.

Lepra:

a) Spezifisch-chemotherapeutisch: Sulfone, Konteben.

b) Unspezifisch roborierend diätetisch.

Vorbeugung und Bekämpfung:

Tuberkulose: Röntgen - Reihenuntersuchung (Frühdiagnose!), gesetzlich Anzeige, Isolierung (Hospitalisierung) und Desinfektion (Sanierung der Infektionsquellen); Schutz der Gesunden durch BCG-Impfung, Expositionsprophylaxe in tuberkulöser Umgebung durch Hustendisziplin, Verbesserung der Wohnhygiene, Pasteurisierung bzw. Abkochen der Milch, Ausmerzung tuberkulosebefallener Rinderbestände („Test und Schlachter"); Dispositionsprophylaxe durch geregeltes Leben (keine körperlichen und seelischen Exzesse), ausreichende gesunde Kost, Abhärtung und Sport.

Lepra: Klinische Frühdiagnose! Gesetzlich Anzeige, Isolierung, Desinfektion. Verbesserung der familiären Hygiene und der sozialen Verhältnisse, Abtrennung junger Kinder von infizierten Familien.

2. Gruppe: **Strahlenpilze**

Morphologie und Färbbarkeit:

Grampositive, unbewegliche Fadenbakterien mit echten Verzweigungen, 0,5—1,0 μm Ø. Das Fadengeflecht (Myzel) von Actinomyces- und Nocardia-Arten zerfällt in Stäbchen, Kugeln und Sporen, die auf frischen Nährmedien erneut zu Myzelien auskeimen. Die Zerfallsstäbchen ähneln Korynebakterien. Nokardien sind zum Teil säurefest. Streptomyces-Arten bilden ein querwandloses Myzel o h n e Zerfallsformen; ihre Sporen entstehen auf Lufthyphen durch Abschnürung (Konidiosporen), Abb. VI/6 bis 9.

Strahlenpilzsporen sind Dauer- und Vermehrungsformen.

Züchtung: Pathogene Aktinomyzeten und Nokardien wachsen optimal bei 37 °C, erstere langsam anaerob ($>$ 5 Tage, 5 % CO_2-Spannung), letztere schnell aerob (1 bis 3 Tage). Streptomyzeten sind obligate Aerobier und gedeihen psychrophil, einige Arten thermophil.

Einteilung: Morphologie des Myzels, der Sporenform und -träger; Pigmentbildung der Kulturen. Serologisch Agglutination.

Primäres Vorkommen und Pathogenität: Strahlenpilze sind in der Natur weit verbreitet.

Ein Drittel der Humus-Mikroben sind Streptomyzeten: Ursache des Geruchs nach frischer Erde.

Nur wenige Arten der zahlreichen ubiquitären **Nokardien** verursachen die seltene menschliche und tierische Nokardiose.

Die fakultativ pathogenen **Aktinomyzeten** sind primäre Schleimhautbewohner und führen zur Menschen- und Rinderaktinomykose.

Krankheitsverlauf und Prognose: Chronisch mit Abszedierung und fistelnder Granulation. Im Gegensatz zur meist langsam fortschreitenden lokalen **Aktinomykose** der Mundregion sowie der lokalen **Nokardiose** der warmen Länder (Myzetom, Madurafuß) neigt die seltene Lungen-Nokardiose zur hämatogenen Metastasierung.

Erkennung: Mikroskopisch, kulturell, bei Nokardien auch Tierversuch. Bestimmte Nokardien-Stämme sind säurefest!

Behandlung: A k t i n o m y k o s e :

a) Konservativ antibiotisch - chemotherapeutisch

(Penizillin, Streptomyzin, Sulfonamide). Vakzine-Therapie mit Auto- oder Heterovakzine.

b) Chirurgisch.

N o k a r d i o s e : Sulfonamide.

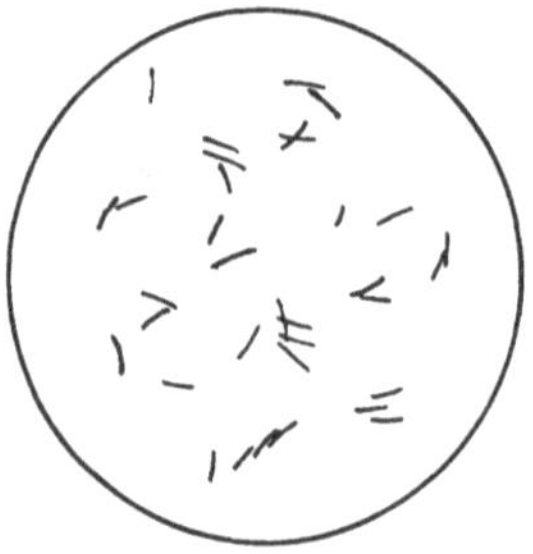

Abb. VI/1. Humane Tuberkelbakterien

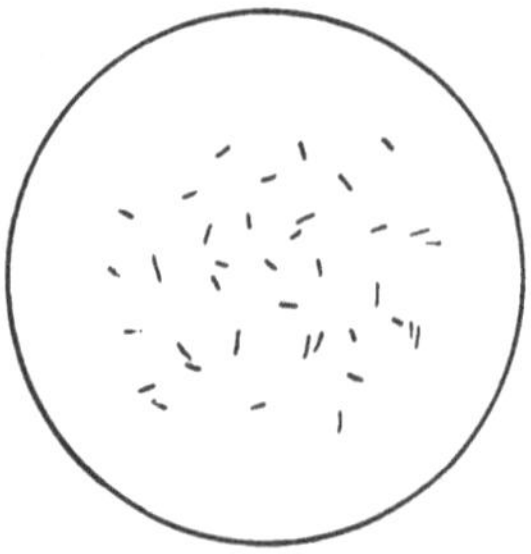

Abb. VI/2. Bovine Tuberkelbakterien

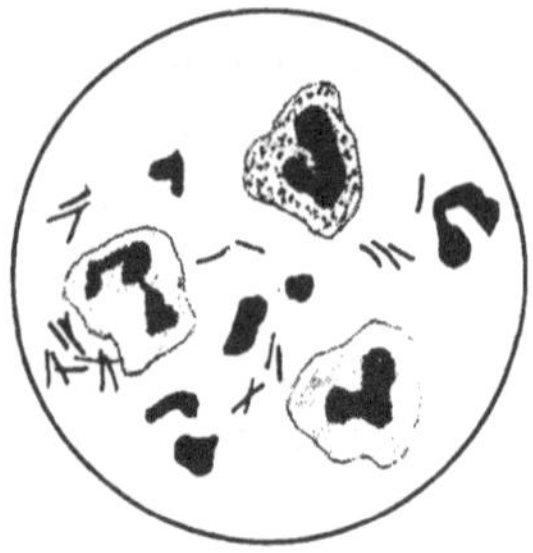

Abb. VI/3. Tuberkelbakterien im Sputum

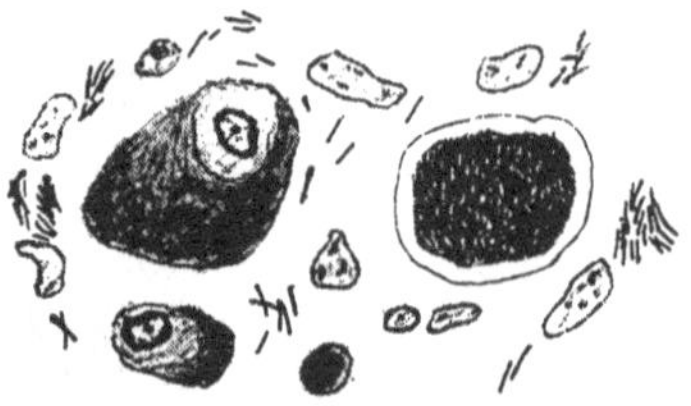

Abb. VI/4. Leprom mit Leprabakterien, Leprazellen und „Globi"

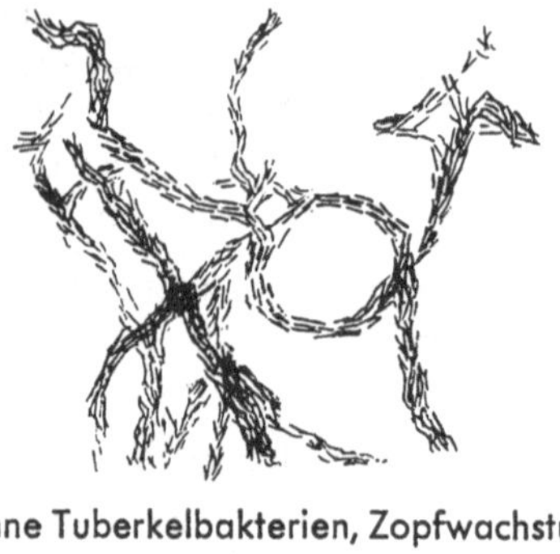

Abb. VI/5. Humane Tuberkelbakterien, Zopfwachstum in der Kultur

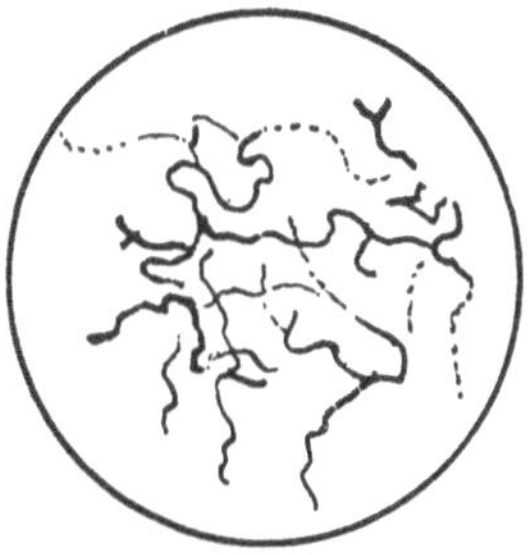

Abb. VI/6. Aktionomyzesfäden, echte Verzweigungen und Zerfallsformen

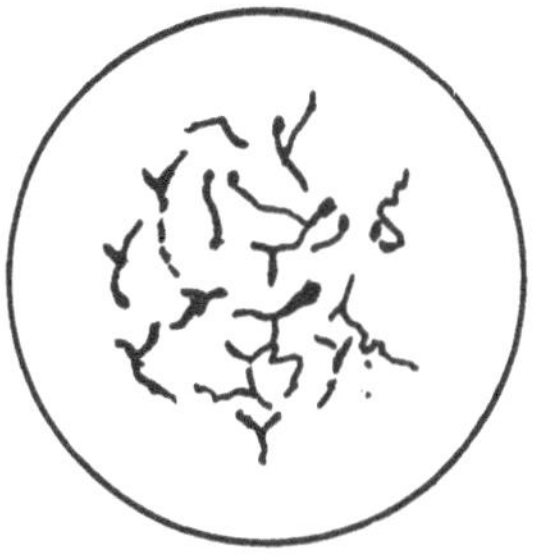

Abb. VI/7. Nokardien, diphtheroide Formen und Verzweigungen in der Kultur

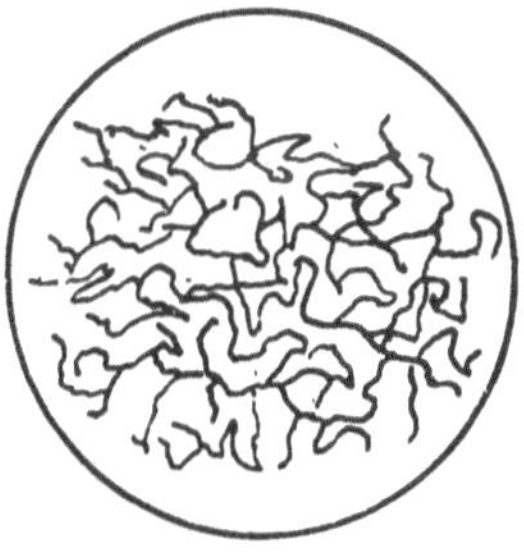

Abb. VI/8. Streptomyzes-Myzel

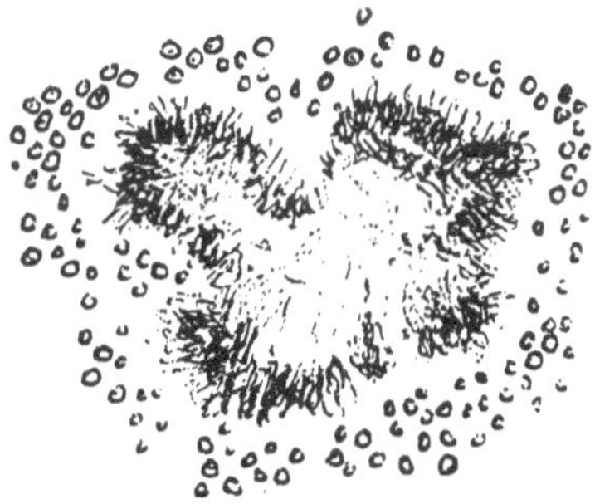

Abb. VI/9. Aktinomyzes-Druse im Eiter

Erkrankungen durch Mycobacteriaceae

Übersicht über die Einteilung der säurefesten Stäbchen, über Vorkommen und Verlauf der menschlichen Erkrankungen.

Primäre Infektionsquelle der Leprabakterien ist stets der Mensch. Häufige Ansteckung in der Kindheit führt zur Erkrankung. Fortgeschrittene Formen des Aussatzes bewirken jahrelanges Siechtum. Tuberkelbakterien werden überwiegend durch Tröpfcheninfektion (humaner Typ), seltener alimentär mit infizierter Milch (boviner Typ) auf den Menschen übertragen. Tuberkulose ist eine kräfteaufzehrende, chronische Zivilisationsseuche.

Ubiquitäre säurefeste Saprophyten findet man auf Haut und Schleimhaut des Menschen, in der Natur, auf Gras, in Milch und Molkereiprodukten. Einige Arten sind bedingt menschenpathogen: die sog. atypischen Mykobakterien.

Tab. VI/1

Name	Vorkommen und Krankheit		Tier-pathogenität[1])	Wachstum auf Glyzerinagar
Mycobacterium leprae	Mensch, Aussatz		Apathogen!	Kein Wachstum
Mycobacterium tuberculosis	Mensch, Tuberkulose		Meer-schweinchen	„Eugonisch" (üppig), trocken; 37°, 3 Wochen
Mycobacterium bovis*)	Rind, Perlsucht; Mensch, Tuberkulose		Meer-schweinchen, Kaninchen	„Dysgonisch" (spärlich), feucht; 37°, 5 Wochen
Mycobacterium avium**)	Vogel, Tuberkulose; Mensch (sehr selten), Tuberkulose		Huhn u. a. Geflügel	Feucht, 42°, 2 Wochen
Mycobacterium marinum	Fisch	Kalt-blüter-Tuber-kulose	Kaltblüter-Wirbeltiere	Trocken oder feucht, 22°, 1 Woche
Mycobacterium thamnopheos	Frosch, Schlange			
Mycobacterium smegmatis	Smegma	Ubi-quitäre Sapro-phyten **)	Keine	Trocken oder schleimig, Pigmente; 22°, 1 bis 3 Tage
Mycobacterium phlei	Erde, Gras			
Anhang:				
*) Bacillus Calmette-Guérin	Avirulentes Mycobact. bovis, Impftuberkulose des Menschen (keine Generalisation)		Meer-schweinchen, Primärkomplex	Ähnlich Mycobacterium bovis
**) „Atypische" Mykobakterien	Ubiquitär, Mensch, Tuberkulose (primär INH-resistent)		Meer-schweinchen, lokale (nicht tödliche) Infektion	a) Langsam wachsende, > 5 Tage, pigmentbildende Stämme b) Schnell wachsende, 3—5 Tage, keine Pigmente

[1]) Generalisierte Tuberkulose.

Erreger und Vorkommen: **Mycobacterium tuberculosis, Mycobacterium bovis;** alle Erdteile, zivilisierte Länder sind stärker befallen, Bedeutung der Wohndichte unter unhygienischen Verhältnissen.

Eintrittspforte, Übertragung: Respirationstrakt, Inhalationstuberkulose, 90 % aller Ansteckungen, Tröpfchen- (seltener Staub-) Infektion (Quarzstaub fördert Angehen der Lungentuberkulose): Mycobacterium tuberculosis.

Verdauungstrakt: Ingestionstuberkulose, 10 % aller Anstreckungen, infizierte Milch und Molkereiprodukte: Mycobacterium bovis.

Haut (selten), Hauttuberkulose (Lupus vulgaris; Tuberculosis cutis verrucosa: Berufskrankheit bei Pathologen, Tierärzten, Schlächtern), Kontakt- und Schmierinfektion (Lupus vulgaris hämatogen).

Plazenta (sehr selten), konnatale Tuberkulose des Feten infolge hämatogener Tuberkelbakterien-Aussaat der Mutter.

Kontagionsindex: Um 10 %.

Inkubation: 4 bis 6 Wochen. „Wegbereiter" sind Unterernährung, körperliche und seelische Strapazen, im Kindesalter Masern und Keuchhusten.

Krankheit und pathologische Anatomie: RANKE unterscheidet drei Stadien:

Primärkomplex (Primärherd plus Lymphangitis plus Beteiligung ortsständiger Lymphknoten),

Generalisation (lymphogene, hämatogene oder lokal fortschreitende Ausbreitung der Erreger),

Organmanifestation (isolierte Organtuberkulose des Erwachsenen).

Die Gewebsreaktion (Allergie) ist zunächst

a) akut-exsudativ-unspezifisch (perifokale Hyperämie, Ödembildung, Verkäsung), später, im Stadium der Organmanifestation,
b) chronisch-produktiv (Wucherung der Mesenchymzellen und Ausbildung des „spezifischen" Granulationsgewebes, bestehend aus Langhans'schen Riesenzellen, Epitheloidzellen und Lymphozytenwall mit der Neigung zur zentralen Verkäsung):

Tuberkel = pathologisch-anatomisches Substrat der Tuberkulose.

Bedeutung der zellulär-phagozytären Abwehr: Tuberkelbakterien in Monozyten und Langhans'schen Riesenzellen.

Verlauf und Prognose:

Die Tuberkulose befällt jedes Lebensalter, aber nicht jeder Infizierte erkrankt an Tuberkulose.

Bedeutung der im Primärherd eingeschlossenen Tuberkelbakterien für die Infektionsimmunität, Prinzip des Koch'schen Grundversuchs[3]).

a) Infektion im Säuglings- und Kleinkindalter führt stets zur Erkrankung. Gefahr der lokalen und allgemeinen Ausbreitung.

Je früher die Infektion, um so höher die Letalität.

80 % der tödlich endenden frühkindlichen Tuberkulosen gehen zu Lasten der akuten Miliartuberkulose mit hämatogener Meningitis tuberculosa. Sie ist heute bei rechtzeitiger Diagnose heilbar.

b) Chronisch-schleichende Tuberkulose des Kindes- und Schulalters mit starker Beteiligung der Lymphknoten.

c) Lungentuberkulose der Pubertät und Adoleszenten, entweder die akut fortschreitende „Primärherdphthise" oder — häufiger — die endogene bzw. exogene, schleichende „Reinfektionsphthise" im beginnenden Tertiärstadium; Bedeutung des infraklavikulären Frühinfiltrats.

d) Stationäre Organtuberkulose des höheren Erwachsenenalters.

---

[3]) Tuberkulöse Meerschweinchen reagieren auf erneute subkutane Infektion mit schneller Infiltration, Geschwürsbildung und Heilung der Impfstelle ohne Beteiligung der zugehörigen Lymphknoten.

Erreger und Vorkommen: **„Atypische" Mykobakterien.** Ubiquitär, häufiger in warmen Ländern; in unseren Breiten $\leqq 1\%$ aller Tuberkelbakterien-Befunde.

Eintrittspforte: Haut, Respirations- oder Verdauungstrakt. Bedeutung infizierter Badewässer und Nahrungsmittel.

Keine Ansteckung von Mensch zu Mensch, Resistenz gegen Chemotherapie!

Erkrankung des Menschen:

a) Hautnekrosen.
b) Latente Infektionen, Lymphknotenbefall; Verkäsung, Abszedierung.
c) Innere Formen, Tuberkulose der Lunge.

Erkennung: Mikroskopisch, kulturell, Tierversuch.

Positiver Tuberkulin-Haut-Test!

Erreger und Vorkommen: **Mycobacterium leprae.** Alle Erdteile; Asien, Afrika, Mittel- und Südamerika sind stärker befallen.

Eintrittspforte und Übertragung: Haut, Nasenschleimhaut; Kontakt- und Schmierinfektion (Nasenschleim!), entweder von Mensch zu Mensch oder indirekt über Gegenstände. Keine transplazentare Infektion.

Kontagionsindex: 1 ‰.

Inkubation: Jahre bis Jahrzehnte, im Durchschnitt 7 Jahre.

Krankheitsverlauf und Pathologie:

a) Die uncharakteristische, „indeterminierte" I-Form": latente oder abortive Fälle mit anästhetischen Hautflecken (früher Lepra nervosa). Pathologisch-anatomisch unspezifische Entzündungen.
b) Die noduläre, „tuberkuloide" „T-Form": Haut- und Nervenveränderungen mit Flecken und Knötchen, Störungen der Sensibilität und Trophik (früher Lepra tuberosa). Pathologisch-anatomisch tuberkelähnliche Granulome, jedoch keine Ver-

käsung. Keine „Leprazellen", keine Leprabakterien.

c) Die „lepromatöse" „L-Form" (früher Lepra mixta) mit Befall von Haut, Schleimhaut, Lymphknoten und RES der inneren Organe. Pathologisch-anatomisch **Leprome** mit Histiozyten und Massen phagozytierter Leprabakterien („Lepra-" oder „Virchow-Zellen"): Retikuloendotheliose, Speicherkrankheit.

Ubergang der nicht ansteckenden I- und T-Formen in die prognostisch ungünstige, „offene" L-Form geschieht in zwei Drittel der Fälle.

Tuberkulose

Solange wir von der Tuberkulose Kunde haben, bestimmt sie als **Volkskrankheit** das Schicksal zahlloser Menschen aller Lebensalter. Wie bei kaum einer anderen Krankheit tritt ihr sozialer Charakter unter ungünstigen Lebensbedingungen hervor. Der steile Anstieg der Erkrankungs- und Sterbezahlen der kriegführenden Nationen beider Weltkriege ist ein untrüglicher Beweis.

Intensive Bekämpfungsmaßnahmen führten zu einer steten Abnahme der Tuberkulose bei uns und anderen Nationen Europas und der zivilisierten Länder. Insbesondere ist die Sterblichkeit der frühkindlichen und der Tuberkulose der jungen Erwachsenen auf den 10. Teil der Kriegs- und Nachkriegszahlen zurückgegangen. Die Tuberkulose der höheren Lebensalter bleibt dagegen ein ernstes Problem: unter den aktiven „Offenen" befinden sich gefährliche, auch unerkannte Keimstreuer. Gegenwärtig bedeutet die „aktive" Tuberkulose für jeden hundertsten Bürger unseres Landes eine Schicksalsfrage.

Jahrtausendealte Berichte stammen aus Persien, Indien und China, frühgeschichtliche Funde von Knochentuberkulose aus der jüngeren Steinzeit und aus Ägypten 2700 v. Chr. (Kindermumie mit Hüftgelenk-Tuberkulose, R. MÜLLER).

ARISTOTELES vermutete Übertragbarkeit. Keine vorkolumbische Knochentuberkulosen in Amerika. Durch Weiße erfolgte stärkste Ausbreitung der Tuberkulose auf fremde Kontinente („Weiße Pest"). Indianer, Eskimos, Bewohner der Pazifik-Inseln und

Urwaldneger zeigen hohe Morbidität und Letalität, wahrscheinlich wegen mangelnder Kindheitsinfekte und Durchseuchungsimmunität wie in endemisch befallenen Gebieten.

Historie:

1832 SCHOENLEIN (Würzburg) prägt Krankheitsnamen Tuberkulose.

1854 Einrichtung der ersten Tuberkulose-Heilstätte in Göbersdorf (Schlesien) durch H. BREHMER.

1865 Beginn der experimentellen Forschung, VILLEMIN (Paris) beweist Übertragbarkeit von Lungenschwindsucht auf Kaninchen.

1882 Robert KOCH (Berlin) begründet moderne Tuberkuloseforschung und -bekämpfung durch Entdeckung und Züchtung der nach ihm benannten Tuberkelbakterien.

— Erste Erprobung der Kollapstherapie (Pneumothorax) bei Lungentuberkulose durch FORLANINI (Pavia).

1890 Darstellung des Tuberkulins durch R. KOCH (Berlin).

1896 Th. SMITH (Boston) entdeckt den Erreger der Rindertuberkulose.

1907 v. PIRQUET (Wien) entwickelt die diagnostische Methode der Tuberkulin-Hautreaktion.

1916 K. E. RANKE (München) begründet Dreistadienlehre der Tuberkulose.

1921 CALMETTE und GUÉRIN (Paris) züchten nach 13jährigen Kulturpassagen über Galle-Glyzerin-Nährböden avirulenten bovinen Impfkeim gegen Menschentuberkulose.

1936 ABRÉU (Rio de Janeiro) führt die Röntgen-Schirmbildfotografie ein.

1945 HINSHAW und FELDMAN (USA) erproben Streptomyzin (WAKSMAN, USA) gegen Menschentuberkulose.

1946 Darstellung der tuberkulostatisch wirksamen Thiosemikarbazone durch DOMAGK und Mitarbeiter (Wuppertal) sowie der Para-Aminosalizylsäure durch LEHMANN (Schweden).

1951 Isonikotinsäurehydrazid bewährt sich in der Chemotherapie der Tuberkulose (DOMAGK und Mitarbeiter).

Leitsätze für die Klinik und Diagnose

A. Klinik

Ohne Tuberkelbakterien keine Tuberkulose!
Exposition führt zur Infektion, Disposition zur Erkrankung.

Bedeutung des endogenen, schubweisen Verlaufs. Erbgleiche Zwillinge zeigen in 65 % der Fälle ein konkordantes Verhalten der Paarlinge gegenüber Tuberkulose, erbverschiedene Zwillinge nur in 25 % (v. VERSCHUER).

Erstinfektionen, Primär- und Sekundärtuberkulosen, betreffen in Endemiegebieten fast nur Kinder.

Primärstadium: Dauer im Durchschnitt 6 Monate; Inkubation und unspezische Entzündung des Ghon'schen Primärkomplexes, der später in Verkäsung und Verkalkung übergeht (häufigster Sitz am gut belüfteten Lungenrand).

Die spezifische Allergisierung des Körpers ist der Ausdruck für Infektionsimmunität: Tuberkulin-Konversion 4 bis 6 Wochen post infectionem bzw. nach BCG-Vakzinierung.

Sekundärstadium: Durchschnittsdauer bis zu 10 Jahren.
Verkäsung und Erweichung des Primärkomplexes, Ausbreitung der Erreger über Lymph- und/oder Blutbahn. Häufig „Allgemeinsymptome" der Infektion: Fieber, Schwellung der Lymphknoten, Milztumor, Exantheme (Erythema nodosum, „Tuberkulide")[4]); Entzündung der serösen Häute, der Leptomeninx (!); Nieren-, Knochen-, Augentuberkulose.

Reinfektionen, endogene oder exogene, treffen das typische Alter der beginnenden Tertiärtuberkulose jenseits der Pubertät, um das 20. Lebensjahr.

[4]) Vgl. Mikrobielle Ursachen des Exanthems, S. 416.

Tertiärstadium: Dauer Jahrzehnte und Rest des Lebens. Rückfälle der isolierten Organtuberkulose ins Generalisationsstadium sind möglich, jedoch selten.

Lungentuberkulose schließt Miliartuberkulose aus (HUEBSCHMANN).

Häufigster Beginn in den schlecht belüfteten Lungenspitzen: infraklavikuläres „Frühinfiltrat" ohne Beteiligung regionärer Lymphknoten, „apikokaudal" chronisch-fortschreitende, kavernöse Lungentuberkulose.

B. Diagnose

Kaum eine Tuberkulose gleicht der anderen. Herdbildung, Streuung und Organbefall, Ineinandergreifen der Stadien, schubweiser Verlauf sind äußerst wechselhaft und geben der Tuberkulose ein buntes Bild. „Lokale" Tuberkulose ist meist Hinweis auf eine Allgemeininfektion!

Die Diagnose stützt sich auf die Klinik (Röntgen-Befund), die spezifische Hauttestung und den Erregernachweis.

1. **Klinik:**

a) „Tuberkulosemasken" (die eine Tuberkulose verbergen können): Bleichsucht, Gewichtsabnahme, Temperaturerhöhung, Nachtschweiß, Husten und häufige Nasen-Rachen-Infekte.

b) Wichtige Hinweise: einseitig feuchte Pleuritis, Anschwellung der Hals- und Axillarlymphknoten, Lungenblutung.

c) Akuter schwerer Verlauf: septisches Krankheitsbild, entweder typhös-meningitisch[5]) (bei Kindern) oder pneumonisch[6]) (bei Erwachsenen: Fieber, Husten-Auswurf-Atemnot, Kreislaufschwäche).

Unterlassung der Röntgenuntersuchung bei genannten Verdachtsmomenten ist ein Kunstfehler!

---

[5]) Vgl. andere Ursachen der Meningitis, S. 43.
[6]) Vgl. mikrobiell-parasitäre Ursachen der Pneumonie, S. 26.

2. **Tuberkulin-Test:** Die Tuberkulin-Reaktion wird 4 bis 6 Wochen nach der Infektion mit Tuberkelbakterien oder der Injektion avirulenter BCG-Impfkeime positiv. Bei schwerer Tuberkulose, aber auch bei anderen anergisch verlaufenden Krankheiten wie Masern, Lymphogranulomatose kann sie negativ ausfallen.

Die positive Tuberkulin-Reaktion zeigt die Anwesenheit lebender Tuberkelbakterien im Organismus nach abgelaufener oder noch ablaufender Infektion an. Sie ist nicht gleichbedeutend mit Erkrankung, ausgenommen in der frühen Kindheit, auch nicht mit Immunität[7]).

„Alt-Tuberkulin" (AT, R. KOCH) ist das eingeengte Filtrat mehrwöchiger humaner Glyzerin-Bouillon-Kulturen. Es enthält neben den biologisch wirksamen Tuberkuloproteinen Tuberkulolipoide und -polysaccharide, ferner Ballaststoffe des Nährmediums.

„Gereinigtes Tuberkulin" (GT) ist von Ballaststoffen befreites Tuberkuloprotein.

Tuberkulin reagiert als Hapten (Halbantigen) mit zellständigen Antikörpern[8]). Tuberkulin ist kein Toxin.

$^{1}/_{1000}$ μg GT, bezogen auf Milligramm Protein, führen bei stark Allergisierten zur Hautreaktion.

Methoden:

a) Perkutanprobe (Salbenprobe nach MORO), bei negativem Ausfall (insbesondere bei älteren Probanden),

b) Intrakutanprobe (MENDEL-MANTOUX), beginnend mit 10 Tuberkulin-Einheiten (0,1 ml AT 1/1000), bei deren negativem Ausfall mit 100 TE (0,1 ml AT 1/100).

---

7) Spezifische Desensibilisierung des tuberkulös Infizierten mit Tuberkulin führt zu keiner Minderung des spezifischen Schutzes gegen Superinfektionen.

8) Die Tuberkulinempfindlichkeit ist mit Zellen, nicht mit Serum, passiv übertragbar.

Die Tuberkulinprobe ist eine allergische Reaktion vom „Spättyp": Das Antigen ist zellgebunden, die Antikörper werden mit weißen Blutzellen herangebracht. Dies führt innerhalb 24 bis 48 Stunden zur lokalen Infiltration, unter Umständen zur Nekrose.

c) BCG-Test, empfindlicher als die Tuberkulinprobe, jedoch nicht standardisierbar wie Tuberkulin. Der Test wird mit verdünnten lebenden oder hitzegetöteten BCG-Keimen ausgeführt und ist besonders geeignet zur Prüfung von tuberkulinnegativen BCG-Impflingen oder Wiederimpflingen.

3. **Erreger-Nachweis:** a) Mikroskopisch, b) kulturell, c) im Tierversuch.

Die bakteriologische Diagnose „Tuberkelbakterien" entscheidet

1. **die ätiologische Klärung tuberkuloseverdächtiger Krankheitserscheinungen,**
2. **die Erkennung der bakterienausscheidenden aktiven Tuberkulose,**
3. **die Feststellung epidemiologisch wichtiger Typen sowie therapieresistenter Stämme.**

a) Die mikroskopische Untersuchung ist einfach und schnell, aber wenig empfindlich (Nachweis von äußerstenfalls 10 000 Bakterien im Milliliter = 1 Keim in mehreren Gesichtsfeldern). Sie eignet sich für orientierende und laufende Kontrollen.

Der mikroskopische Befund allein genügt nicht für die Diagnose „Tuberkelbakterien".

Ubiquitäre säurefeste Saprophyten sowie abgestorbene Mykobakterien können vitale Tuberkelbakterien vortäuschen.

b) Kultur und c) Tierversuch sind aufwendig an Zeit und Material (Versuchsdauer bis zu 10 Wochen!) sowie störanfällig (bakterielle Verunreinigungen der Kultur, interkurrenter Tod der Meerschweinchen), jedoch sehr empfindlich (Nachweis von wenigstens 100 vermehrungsfähigen [!] Keimen im Milliliter).

Das Kulturverfahren ist die Routinemethode der Wahl. Der Tierversuch bleibt wichtigen, nicht wiederholbaren Untersuchungen vorbehalten, z. B. Operationsmaterial und Liquor, ferner den Kulturversagern.

Unerläßlich ist die Kultur mit reingezüchteten Tuberkelbakterien für die Prüfung der Resistenz gegenüber Tuberkulostatika.

Die Typenbestimmung kann auch im Tierversuch (Kaninchen!) erfolgen, der über die Eigenschaften der Pathogenität (Vermehrungsfähigkeit) und Virulenz (Tendenz zur Aussaat) der Säugetiertuberkelbakterien entscheidet.

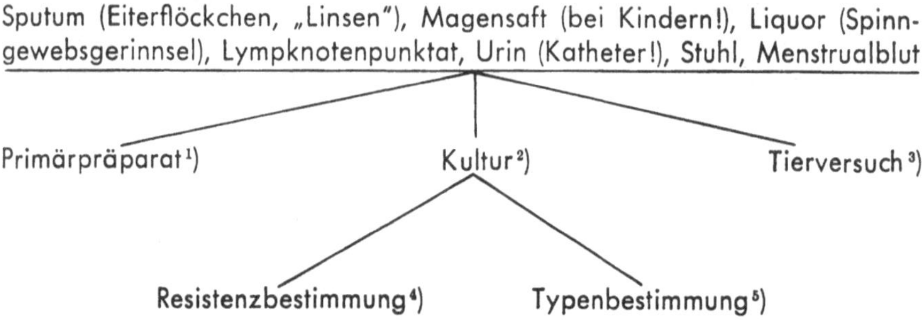

Abb. VI/10. Ablauf der Untersuchung auf Tuberkelbakterien

1) Färbung nach ZIEHL-NEELSEN, *Fluoreszenzfärbung* mit Auramin (HAGEMANN). Nicht säurefeste, grampositive Much'sche Granula und säurefeste Granula (Spengler'sche Splitter) berechtigen nicht zur Diagnose „Tuberkelbakterien". Anreicherung (besser Einengung) mit *Antiform* (NaOCl + NaOH) führt zur Verflüssigung von eitrigem und schleimigem Untersuchungsmaterial für nachfolgende Zentrifugation.

(Fortsetzung der Fußnoten S. 173)

Lepra

Lepra findet sich in den ältesten Urkunden der Menschheit (Aussatz der Bibel). Ägypten, Indien und Ostasien gelten als die frühesten Hauptherde. Einschleppung nach Europa erfolgte durch römische Soldaten, während der Völkerwanderung und durch Heimkehrer der Kreuzzüge (R. MÜLLER). Im Mittelalter bestand starke Durchseuchung. Namen wie St. Georgs-Krankenhaus deuten auf die Gründung als Leprahäuser. „Lazarett" stammt von dem nach Lazarus benannten Aussätzigenheim in Nazareth.

Jetzt ist Aussatz in zivilisierten Ländern selten. Die Zahl der Leprakranken in endemischen Gebieten Südostasiens, Mittel- und Südamerikas und Afrikas beläuft sich auf mehr als 10 Millionen Menschen. Männer erkranken doppelt so häufig wie Frauen.

Historie:	1873	A. HANSEN (Bergen) beschreibt den Erreger.
	1916	MITSUDA (Japan) erprobt Lepromin-Hauttest.
	1941	Erste Sulfontherapie der menschlichen Lepra durch FAGET und Mitarbeiter (USA).
	1946	DOMAGK und Mitarbeiter (Wuppertal) entwickeln das tuberkel- und leprabakterienwirksame Thiosemikarbazon.
	1948	Internationaler Lepra-Kongreß beschließt Einteilung nach klinisch-pathologischen und bakteriologisch-immunologischen Gesichtspunkten.

---

[2]) Mischinfiziertes Material wird zwecks Abtötung der Begleitmikroben mit 6 % Schwefelsäure vorbehandelt. Man beachte die Vermehrungsgeschwindigkeit, optimale Bebrütungstemperatur sowie Kolonieform und -farbe von Säugetiertuberkelbakterien und apathogenen ubiquitären Mykobakterien.
„Zopfbildung" in Kulturen und Krankheitsprodukten (Abb. VI/5, S. 160) beruht auf wachsartigem „Cord-factor" im Bakterienleib und gilt als Virulenz-Merkmal der Tuberkelbakterien.

[3]) Nachweis der Vermehrungsfähigkeit (Pathogenität) und Ausbreitungstendenz (Virulenz) im Meerschweinchen-Versuch. Typendifferenzierung der reingezüchteten Säugetiertuberkelbakterien im Kaninchen-Test.

[4]) Tuberkulostatika (Antibiotika und Chemotherapeutika) töten Tuberkelbakterien nicht ab (reversible Bakteriostase!). Isoniazid(INH)-resistente Stämme von Säugetier-Tuberkelbakterien sind katalase negativ (keine Reduktion von H_2O_2) und im Meerschweinchen apathogen.

[5]) Nur humane Tuberkelbakterien sind Niacin-positiv (Bildung nachweisbarer Mengen Nikotinsäureamid).

Leitsätze für die Klinik und Diagnose

A. Klinik

Befall von Haut und Nervengewebe durch Leprabakterien führt zu Erythem, Pigmentverschiebung, Haarausfall, Knotenbildung; Entzündung der Nasenschleimhaut, Zerstörung des Nasenseptums, Facies leonina; knotenförmiger Verdickung der Nervenstränge, Gefühllosigkeit an Händen und Füßen sowie Muskelschwäche.
Hämatogene Aussaat der Erreger bewirkt Schübe mit Fieber einhergehender „Leprareaktionen". Das ZNS bleibt bakterienfrei.

B. Diagnose

1. Klinische Diagnose ist in ausgeprägten Fällen leicht.

Die für Frühbehandlung und Infektionsquellenforschung entscheidende Frühdiagnose ist schwer und gelingt nur bakteriologisch.

2. Mikroskopischer **Erregernachweis** ist entscheidend (Färbung nach ZIEHL-NEELSEN und mit Fluoreszenz-Farbstoffen).

   a) aus Nasenschleim und Geschwürssekret,

   b) aus Gewebssaft bzw. durch „Biopsie" erkrankter Haut-Schleimhautbezirke (Ohrläppchen, nasale Mukosa!) sowie Lymphknoten:

   Intra- und extrazelluläre Bakterienhaufen in „Zigarrenbündelform", Globi, Leprazellen.

Erregernachweis bis zum positiven Ergebnis mehrfach wiederholen. Abgrenzung „geschlossener" und „offener" Lepraformen!

3. L e p r o m i n - H a u t t e s t ist kein Diagnostikum (intrakutane Injektion eines Extraktes aus bakterienhaltigen Lepromen). Prognostische Abgrenzung der

   a) I-Form (Lepromin-Test negativ bis schwach positiv),
   b) T-Form (Lepromin-Test positiv) und
   c) L-Form (Lepromin-Test negativ!).

   Positiver Test ist Hinweis auf spezifische Abwehrbereitschaft (= Spätreaktion nach 14 Tagen mit geschwürig zerfallender Papel).

   Unspezifisch positiver Lepromin-Test, unter anderem bei Tuberkulose und Syphilis, aber auch unspezifisch positive Luesreaktionen und Tuberkulin-Tests bei Lepra!

Auf Grund des starken Befalls Lepröser mit Tuberkulose und Syphilis erfordert die Auswertung des Lepromin-Tests, des serologischen Lues-Status und des Tuberkulin-Tests im Einzelfall große persönliche Erfahrung und kritische Zurückhaltung.

Erkrankungen durch Actinomycetaceae

Übersicht über Einteilung der Strahlenpilze, über Vorkommen und Verlauf der menschlichen Erkrankungen.

Erreger und Vorkommen: **Actinomyces israeli** beim Menschen, **Actinomyces bovis** beim Rind; potentiell pathogene Schleimhautmikroben des Mundes, Magen-Darmtrakts und des Respirationstrakts; alle Erdteile.

Übertragung und Krankheit:

Aktinomykose ist nicht ansteckend.

Eindringen der Erreger durch die verletzte Schleimhaut des natürlichen Standorts, > 90 % **Aktinomykose** der Mundhöhle (zerviko-faziale Form), viel seltener der Lunge (pulmonal-thorakale Form) und des Darms (ileozökal-abdominale Form).

Pathogenese: Bedeutung der synergistischen B e g l e i t b a k t e r i e n (Staphylo-Streptokokken, Bakteroides- und

Fusobakterien, Borrelien und Leptotricheen), der Gewebsnekrose und des chronischen Entzündungsherds (Zahngranulom, Tonsillarkrypte) für das „Angehen" der anaeroben Infektion.

Pathologische Anatomie: Abszedierung mit zentraler Nekrose, umgeben von uncharakteristischem Granulationsgewebe und derbem Bindegewebe. Leukozyteneiter häufig mit Drusen.

Verlauf und Prognose: Lokal fortschreitend mit Fistelbildung und schlechter Heilungstendenz; septischer Einbruch in die Blutbahn ist selten.

Erreger und Vorkommen: **Nocardia asteroides,** Saprophyt im Humusboden mit pathogenen Eigenschaften.

Übertragung und Krankheit: Inhalation von Luftsporen. Die **pulmonale Nokardiose** des Menschen ist selten.
Allgemeininfektion, beginnend mit Infiltraten und Abszessen der Lunge, dann Ausbreitung über die Blutbahn in Meningen, Gehirn und andere Organe. Im Gegensatz zur mischinfizierten Aktinomykose stets eine Monoinfektion.

Erreger und Vorkommen: **Nocardia madurae,** wie Nocardia asteroides, in warmen Ländern.

Übertragung und Krankheit: Kontaktinfektion durch die verletzte Haut bei Barfußgehenden. Der **Madurafuß** (Myzetom) ist eine lokale Infektion mit chronischen Eiterherden, Sequestrationen und Fisteln im subkutanen Gewebe und Knochen.

Aktinomykose

Aktinomykose des Rindes gehört zu den ältesten nachweisbaren Infektionskrankheiten: Rhinozeroskiefer (Nebraska, USA), vor Millionen von Jahren, zeigt Aktinomykose (MODDIE 1922).

Historie:

1877 HARZ beschreibt Aktinomyzespilz bei Rinderaktinomykose (München).

1888 NOCARD (Paris) publiziert erste Nokardiose-Infektion, eine rotzähnliche Erkrankung des Rindes. Nach ihm erfolgte Benennung der Gattung Nocardia.

1891 WOLFF und ISRAEL (Berlin) entdecken den Erreger der menschlichen Aktinomykose.

1943 Erster Bericht über Behandlung der menschlichen Aktinomykose mit Penizillin durch M. E. und H. W. FLOREY (England).

Leitsätze für die Klinik und Diagnose

A. Klinik

Charakteristisch für Aktinomykose sind schmerzlose, „bretthartе" Infiltrate mit der Tendenz zum Fortschreiten und zur Fistelbildung. Häufigster Sitz im Mundbereich. Drusen im Fisteleiter können fehlen. Kein Fieber.

B. Diagnose

1. Klinisch, 2. bakteriologisch Erregernachweis aus Eiter, Sputum.

a) Mikroskopisch, Gramfärbung von Drusen-Quetschpräparaten. Drusen werden nur im lebenden Gewebe gebildet und in zwei Drittel der Fälle im Eiter gefunden: stecknadelkopfgroße „Schwefelkörnchen" aus Pilzmyzel und peripherem „Strahlenkranz" aus teils verdickten Pilzfäden. Nokardien bilden keine Drusen.

Entscheidend ist daher der Nachweis grampositiver Fäden mit echten Verzweigungen.

Beachte: Bestimmte Nokardia-Arten sind säurefest, Verwechslungen mit Tuberkelbakterien sind vorgekommen!

b) Kulturell aerobe und anaerobe Bebrütung für mindestens zwei Wochen. Mikroskopische Untersuchung der Kultur in den ersten Bebrütungstagen auf Pilzmyzel: Verwendung durchsichtiger Nährböden!

c) Im Tierversuch bewirken Nokardien generalisierte Mykosen (Meerschweinchen, Kaninchen); Aktinomyzeten sind apathogen.

KAPITEL VII

Erkrankungen durch Spirochäten

Treponemen, Leptospiren, Borrelien

Die alte Bezeichnung „Spirochäten" umfaßt nach BERGEY neben frei lebenden Arten die für die Humanpathologie wichtige Familie der Treponemataceae: Hierher gehören gramnegative, aktiv flexible Spiralmikroben, die sich durch Querteilung vermehren. Wir treffen sie als Saprophyten und Parasiten bei Mensch und Tier. Die von ihnen verursachten Krankheiten, Spirochätosen, lassen sich einteilen in Treponematosen, Leptospirosen und Borreliosen. Sie sind weltweit verbreitet.

Spirochäten stehen zwischen Bakterien und Protozoen: Sie vermehren sich wie Bakterien durch Längenwachstum und Querteilung und bewegen sich aktiv auf Grund ihrer Biegsamkeit wie Protozoen.

Spirochätosen unterscheiden sich voneinander klinisch und epidemiologisch: Art und Verbreitung der Erreger, Art ihrer Übertragung. Einige von ihnen sind Volkskrankheiten (Treponematosen).

Demnach sind die seuchenhygienische Vorbeugung und Bekämpfung unterschiedlich:

Bei der Verbreitung der Syphilis (venerische Form der Treponematosen) steht das Problem des häufigen Wechsels des Geschlechtspartners, die sog. Promiskuität, an erster Stelle. Ihre Wurzel liegt in Momenten mangelnder Sexualethik und Sozialhygiene. Wichtigste Vorbeugung ist daher die geeignete Erziehung und Aufklärung der heranreifenden Jugend. Für die Bekämpfung gibt es besondere Gesetze mit dem Grundsatz der Behandlungspflicht durch den vollapprobierten Arzt und der namentlichen Meldung, wenn es die Umstände verlangen.

Die tropischen Treponematosen trifft man bei ungenügender öffentlicher und familiärer Hygiene. In stark befallenen Gebieten wie Südostasien führten systematische Bekämpfungsaktionen mit Depotpenizillin seitens erfahrener und gut ausgerüsteter Teams der Welt-Gesundheits-Organisation zu einem Rückgang dieser Volksseuche. Die wichtigste Vorbeugung ist jedoch die Verbesserung der allgemeinen Lebensbedingungen.

Eine wirksame Prophylaxe gegen Leptospirosen ist das Tragen wasserdichter Schuhe in überschwemmten Gebieten sowie die aktive Immunisierung gefährdeter Personen und Berufsgruppen. Eine zielstrebige Bekämpfung ist wegen des im Tierreich weitverbreiteten Erregerreservoirs schwierig.

Borreliosen lassen sich wie Rickettsiosen durch Vernichtung der krankheitsübertragenden Gliederfüßer (Arthropoden) mittels kontaktinsektizider Wirkstoffe erfolgreich eindämmen.

Erkrankung und Sterbefall an Leptospirose sind anzeigepflichtig. Borreliose wird schon bei Verdacht gemeldet. Für Syphilis gilt die Behandlungspflicht und die „eingeschränkte" Anzeigepflicht, zum Beispiel derjenigen Personen, die sich der Behandlung entziehen[1]).

Treponemataceae

Nachfolgende Gesamtübersicht bringt neben den wichtigsten morphologischen und biologischen Unterscheidungsmerkmalen der Spirochäten kurze Hinweise auf das Wesen und den Verlauf der von ihnen bedingten Krankheiten, ihre Erkennung, Behandlung und Verhütung.

1. Gattung:	**Treponema**
Morphologie und Färbbarkeit:	5—20 μm lang, 0,25 μm dick, 3—30 regelmäßige steile Spiralwindungen; Dreh- und typische Abknickbewegungen (Abb. VII/1); die Anfärbung von Ausstrichpräparaten gelingt schwer, 12—24 Stunden Einwirken von Giemsalösung sind notwendig.
Züchtung:	Sehr schwierig, streng anaerob; alle derzeit bekannten Kulturtreponemenstämme sind im Tierversuch (Kaninchen) nicht pathogen.
Serologie:	Die menschenpathogenen Treponemen der venerischen Syphilis und der tropischen Treponematosen („endemische Syphilis", Frambösie, Pinta) sind serologisch (spezifische Immobilisation) nicht unterscheidbar: man spricht von gruppen- bzw. gattungsspezifischem Verhalten.
Übertragung:	Direkter, inniger Kontakt von Mensch zu Mensch, seltener indirekt über Gebrauchsgegenstände.

[1]) In der DDR wird die Frühsyphilis bei unbekannter Infektionsquelle namentlich, bei bekannter Infektionsquelle chiffriert gemeldet.

Krankheit:	**Treponematose,** dem Wesen nach eine Gewebsspirochätose.
Verlauf:	Chronisch ohne Fieber.
Immunität:	Für die Dauer der Infektion (Infektionsimmunität), möglicherweise auch nach Abklingen derselben.
Erkennung:	1. Erregernachweis im Dunkelfeldpräparat aus entsprechenden Krankheitsprodukten. 2. Serum- und Liquordiagnostik mittels Wassermann-Reaktion (WaR), und zwar mit Komplementbindungs- und Flockungsreaktionen (KBR und FR) sowie in besonderen Fällen mittels Nelson-Test (Treponema-Pallidum-Immobilisierungs-Test, TPI-Test, NT).
Behandlung:	Antibiotika (Penizillin, Tetrazykline) und Schwermetalle (Arsen, Wismut).
Vorbeugung und Bekämpfung:	1. Hygiene des Körpers (Erziehung zur Sexualethik) und des familiären sowie öffentlichen Lebens (Essen, Wohnen, Schlafen). 2. Erkennung und Sanierung der Infektionsquellen [serologische Reihenuntersuchungen[2]), ärztliche Behandlungs- und gegebenenfalls Meldepflicht].
2. Gattung:	**Leptospira**
Morphologie und Färbbarkeit:	5—20 µm lang, 0,1 µm dick, 6—60 sehr zarte, im Dunkelfeld nicht erkennbare, spiralige Primärwindungen, ferner veränderliche Sekundärwindungen, die an den beiden Enden hakenförmig umbiegen; lebhafte Dreh- und Abknickbewegungen (Abb. VII/2); die Anfärbung von Ausstrichpräparaten gelingt schwer (12—24 Stunden Einwirkung von Giemsalösung).
Züchtung:	Aerob in serumhaltigen Nährflüssigkeiten.
Serologie:	Mehrere Serogruppen mit insgesamt über 100 verschiedenen Serotypen (Agglutinations-Lysis-Versuch).
Übertragung:	Vom tierischen Erregerreservoir auf den Menschen meist durch ratten- und mäuseurininfiziertes Wasser (Zoonosen!), ferner durch Tierbiß und -kontakt.
Krankheit:	**Leptospirose,** zunächst Blut-, dann Gewebsspirochätose.
Verlauf:	Akut mit hohem, oft zweigipfligem Fieber.
Immunität:	Lebenslang, typenspezifisch.

[2]) Trockenblutdiagnostik aus Kapillarblut (Chediak-Reaktion und ihre Modifikationen).

Erkennung:	Erste Krankheitswoche Erregernachweis aus Blut und Liquor (Dunkelfeldpräparat, Kultur, Tierversuch: Meerschweinchen). Zweite Krankheitswoche und später Erregernachweis aus Urin wie in der ersten Woche; Leptospiren-Widal (Titer 1 : 400 verdächtig, Titeranstieg bzw. -abfall beweisend).
Behandlung:	Antibiotika (Penizillin, Tetrazykline).
Vorbeugung und Bekämpfung:	1. Tragen von wasserundurchlässiger Fußbekleidung, gegebenenfalls Handschuhen und Gesichtsmaske, aktive Immunisierung der gefährdeten Berufe. 2. Ratten- und Mäusevertilgung, Flußregulierung.
3. Gattung:	**Borrelia**
Morphologie und Färbbarkeit:	5—20 μm lang, 0,5 μm dick, 3—8 unregelmäßige Spiralwindungen; Schlängel- und Einrollbewegungen (Abb. VII/3); Anfärbung von Ausstrichpräparaten (Blutausstriche) mittels Giemsalösung gelingt leicht (20 bis 30 Minuten).
Züchtung:	Anaerob in Serumnährlösungen.
Serologie:	Unterscheidung verschiedener Serotypen mittels Pfeiffer'schem Versuch (Auflösung der Erreger durch spezifische Immunsera im komplementhaltigen Bauchhöhlenexsudat des Meerschweinchens) und spezifischer Agglutination.
Übertragung:	Mensch-Laus-Mensch (epidemisches Läuserückfallfieber); Tier-Zecke-Mensch (sporadisches Zeckenrückfallfieber).
Krankheit:	**Borreliose,** eine Blutspirochätose.
Verlauf:	Akut, mit hohen, wiederkehrenden Fieberzyklen.
Immunität:	Vorübergehend, typenspezifisch.
Erkennung:	Im Fieberanfall Erregernachweis im Blutausstrich bzw. im dicken Tropfen; im fieberfreien Intervall Blutkultur bzw. Tierversuch (Maus, Meerschweinchen).
Behandlung:	Arsen, Antibiotika (Penizillin, Streptomyzin).
Vorbeugung und Bekämpfung:	Insektenvertilgung mit kontaktinsektiziden Stoffen führt zur Ausrottung des epidemischen Läuserückfallfiebers; schwieriger ist die Bekämpfung des sporadischen Zeckenrückfallfiebers wegen der tierischen Erregerreservoire (z. B. Ratten und Schweine).

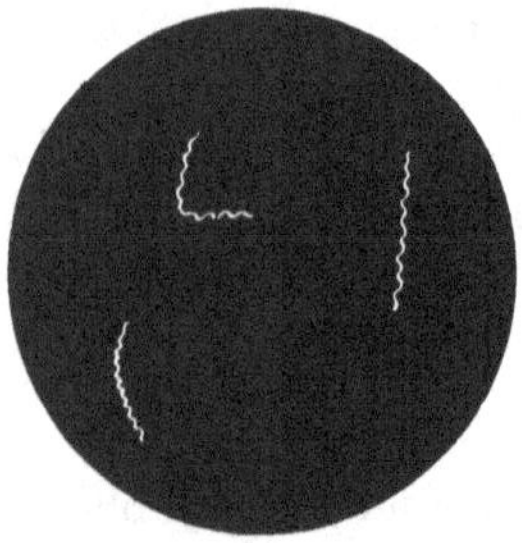

Abb. VII/1. Treponemen

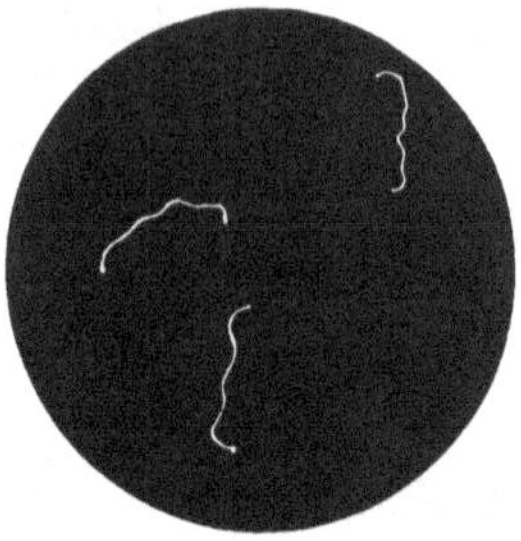

Abb. VII/2. Leptospiren

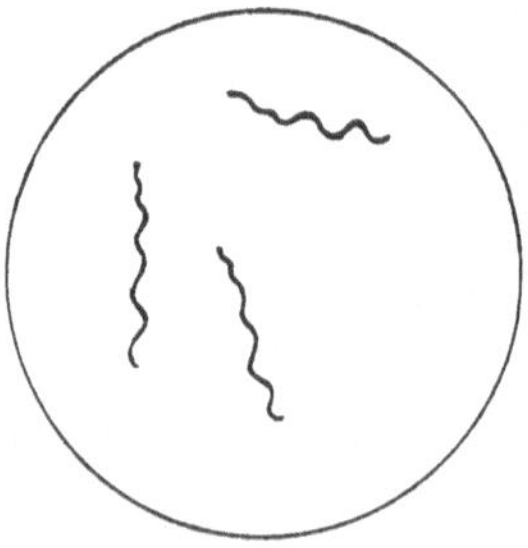

Abb. VII/3. Borrelien

Treponematosen

Nachfolgende Übersichtstabelle bringt die Hauptcharakteristika der Treponematosen, ihre Verbreitung, Übertragung und Erkennung.

Syphiliserreger werden vorwiegend durch den Geschlechtsverkehr bzw. während der Schwangerschaft von der Mutter auf das Kind übertragen; Syphilis ist wegen ihrer häufigen Spätfolgen am Herzgefäß- und Zentralnervensystem zugleich die gefürchtetste der Geschlechtskrankheiten.

Bei den tropischen Treponematosen („endemische Syphilis", Frambösie, Pinta) ist der extragenitale Kontakt der wichtigste Ubertragungsmodus. Sie sind ausgesprochene Familienkrankheiten. Befallen werden in erster Linie die Haut, in Spätstadien nur ausnahmsweise Gefäß- und Zentralnervensystem.

Erreger und Vorkommen:	1 a. **Treponema pallidum**; alle Erdteile, Stadtbewohner sind häufiger befallen.
Übertragung und Krankheit:	1. Erworbene Syphilis der Erwachsenen (Lues acquisita):
	a) Überwiegend durch Geschlechtsverkehr (> 90 %).
	b) Seltener durch extragenitalen Kontakt (gemeinsames Eßgeschirr, Abortsitze; Bluttransfusionen!); Berufsinfektionen der Ärzte, Zahnärzte und Hebammen (Lues insontium).
	2. „Angeborene" Syphilis der Feten, Neugeborenen, Säuglinge und Kinder (Lues connata): Transplazentare Infektion der Feten nach dem 4. Schwangerschaftsmonat (Verschwinden der Langhans'schen Zellen der Zottenhaut), siehe Leitsätze für pränatale Infektionen (S. 258).
Verlauf und Diagnose:	In den Läsionen des Frühstadiums [Primärkomplex, Lymphknoten, generalisierendes bzw. rezidivierendes Frühexanthem[3])] findet man zahlreiche Treponemen; die WaR wird früher positiv als der Nelson-Test.
	In den jahre- bis jahrzehntelangen latenten Intervallen sind die positiven Seroreaktionen der einzige Hinweis auf die Fortdauer einer Infektion.
	In den histologischen Veränderungen des Spätstadiums (vor allem Lues der Gefäße und des ZNS) sind wenig Erreger; der Nelson-Test ist häufiger positiv als die WaR.
	Bei der Transfusionssyphilis und der Lues connata kommt es sofort zu einer Generalisation.
Erreger und Vorkommen:	1 b. **Treponema pallidum**; östliches Mittelmeer, vorderer Orient, Ostafrika; Landbevölkerung ist stärker befallen.
Übertragung und Krankheit:	Hauptübertragungsmodus dieser milderen „Schwester" der Syphilis, der „endemischen Syphilis" (in der Eingeborenensprache verschiedene Bezeich-

[3]) Andere mikrobielle Ursachen des Exanthems, S. 416.

nungen wie Bejel, Njovera), ist der häufige Kontakt mit den Erregern in der Kindheit, vermutlich durch Speichelinfektion („Finger-Mund-Weg") unter mangelhaften häuslichen, sozialhygienischen Verhältnissen.

Verlauf und Diagnose: Klinisch ist das Frühstadium mit typischen Mundschleimhaut-Läsionen wenig ausgeprägt, jedoch sehr treponemenreich. Gefäße und ZNS werden in Spätstadien selten befallen; WaR und Nelson-Test sind vor allem bei vorgerückter Infektion positiv.

Erreger und Vorkommen: 2. **Treponema pertenue;** feuchte Niederungen der Tropen, überwiegend wird die Landbevölkerung betroffen.

Übertragung und Krankheit: Häufige extragenitale Kontakte in der Kindheit wie bei „endemischer Syphilis"; Fliegen sind passive Überträger. Der Name Framboesia tropica oder Beerseuche (in der Eingeborenensprache französisch — Pian, englisch — Yaws; Puru u. a.) kommt von den charakteristischen Hauterscheinungen.

Verlauf und Diagnose: Im Frühstadium mit extragenitalem (!) Primärkomplex und Erstlingsexanthem nicht unähnlich der Syphilis, im Spätstadium meist ohne Beteiligung von Gefäßen und ZNS (Haut-, Knochen- und Gelenkaffektionen). WaR und Nelson-Test sind wie bei der Syphilis fast immer positiv.

Erreger und Vorkommen: 3. **Treponema carateum;** Mittel- und Südamerika.

Übertragung und Krankheit: Häufiger familiärer, extragenitaler Kontakt. Die Bezeichnung der Krankheit *„Pinta"* (span. Mal del Pinto) stammt von den bunten Hautaffektionen der Eingeborenen.

Verlauf und Diagnose: Chronische, zu Atrophien und Pigmentveränderungen führende Hautkrankheit. WaR und Nelson-Test sind meist positiv.

Syphilis

Die **Volksseuche Syphilis** richtet in der Gesundheit zahlreicher Völker der gemäßigten Zonen Europas, Amerikas und Australiens, darüber hinaus auch bei den aufstrebenden Nationen Asiens, Afrikas und Ozeaniens schwere Schäden an. Etwa jeder hundertste aller derzeit lebenden Menschen ist syphilitisch infiziert. In Deutschland stehen gegenwärtig als Folgen der Ansteckungswellen des vergangenen Krieges latente Formen sowie nichterkannte bzw. fehldiagnostizierte Spätmanifestationen im Vordergrund. Wie kaum bei einer anderen Krankheit lassen sich die Fortschritte der naturwissenschaftlich fundierten Medizin noch ungelösten Problemen historischer, sozialhygienischer und biologisch-medizinischer Natur gegenüberstellen:

Zwei gegensätzliche Auffassungen stehen sich bezüglich der *Herkunft der Syphilis* unvereinbar gegenüber:

Nach den „Amerikanisten" (BLOCH) war die Krankheit schon bei den indianischen Ureinwohnern Amerikas verbreitet und wurde durch die Matrosen Kolumbus' nach Europa eingeschleppt. E. HOFFMANN, Mitentdecker des Erregers, nimmt an, daß die Mannschaft bei ihrer Rückkehr aus Westindien 1493 mit der dort herrschenden tropischen Beerseuche infiziert war, aus der unter den veränderten klimatischen und soziologischen Bedingungen infolge Mutation des Erregers die Syphilis hervorging.

Demgegenüber glauben die „Europäisten" (SUDHOFF), daß die Krankheit von alters her in der Alten Welt verbreitet war. Sicher ist, daß sie Ende des 15., Anfang des 16. Jahrhunderts klinisch akute, ja zum Tode führende Krankheitserscheinungen bot und offenbar erst in späteren Zeiten ihren häufig schleichend-chronischen Verlauf annahm. Zahlreiche berühmte Menschen litten bzw. starben an Syphilis (alle nach 1494!): Zitat nach SCHOPENHAUER: „Namentlich ist die Syphilis der Triumph der Medizin."

Historie:

1494 Erster Seucheneinbruch bei der Belagerung Neapels durch König KARL VIII. von Frankreich.

1526 PARACELSUS empfiehlt Quecksilber für die äußere Anwendung (Schweiz).

1832 RICORD (Paris) unterscheidet harten Schanker und Tripper; Dreistadienlehre der Syphilis.

1882 FOURNIER (Paris) erkennt den luischen Ursprung von Tabes dorsalis.

1905 F. SCHAUDINN und E. HOFFMANN (Berlin) entdecken den Erreger.

1906 v. WASSERMANN, A. NEISSER und BRUCK (Berlin) inaugurieren die Komplementbindungsreaktion für die Serodiagnostik der Syphilis.

1909 P. EHRLICH (Frankfurt/Main) führt das Salvarsan in die spezifische Therapie der Syphilis ein.

1918 WAGNER v. JAUREGG (Wien) verwendet Heilmalaria gegen Tabes dorsalis und progressive Paralyse.

1922 SAZERAC und LEVADITI (Paris) verwenden Wismut für die antisyphilitische Behandlung.

1941 M. PANGBORN (USA) gewinnt das Wassermann-Antigen aus Rinderherzmuskel in hochgereinigter Form (Kardiolipin).

1943 MAHONEY, ARNOLD und HARRIS (USA) erproben erfolgreich die treponemazide Wirkung des Penizillins.

1949 NELSON und MAYER (USA) führen den spezifischen Treponema-Pallidum-Immobilisierungs-Test in die Serodiagnostik der Syphilis ein.

1957 Erfolgreiche Anwendung des Fluoreszenz-Treponemen-Antikörper-Testes (FTA) durch DEACON, FALCONE und HARRIS (USA).

Leitsätze für die Klinik und Diagnose

A. Klinik

I. Lues acquisita

Die Syphilis ist wegen ihrer Spätfolgen und Gefährdung der Nachkommenschaft die gefährlichste Geschlechtskrankheit.

Die **ansteckende Frühlues** rechnet nach Monaten:

Primärlues: Bis zu 3 Wochen Inkubation, am Ort der Infektion Primärkomplex (Ulcus durum plus Bubo indolens), bis zu 6 Wochen nach der Infektion Positivwerden der WaR.

Vereinzelte Erreger sind schon wenige Stunden nach der Infektion im Blut, daher Vorsicht bei Bluttransfusionen! Syphilitiker dürfen nie Blut spenden!

Sekundärlues: Etwa 9 Wochen nach der Infektion Ausbreitung der Erreger über Lymph- und Blutbahn in alle Organe (Anschwellung der Lymphknoten, narbenlos abheilendes makulo-papulöses Exanthem).

Frühlatenz: Klinisch keine Erscheinungen, jedoch positive WaR (wichtigstes Symptom!): Lues latens seropositiva.

Die **nichtansteckende Spätlues** rechnet nach Jahren:

Spätlatenz: Beginn im 5. Jahr nach der Infektion und Dauer bis zum Ausbruch tertiärluischer Erscheinungen.

Tertiärlues: Rückzug der Erreger auf bestimmte einzelne Organe (narbig abheilendes tubero-serpiginöses bzw. gummöses Syphilid von Haut und Schleimhaut; Gefäßsyphilis, Endarteriitis, Mesaortitis; Lues cerebrospinalis, Tabes dorsalis, progressive Paralyse).

Unbehandelte luische Mütter infizieren ihre Kinder im Mutterleib noch Jahrzehnte nach der Ansteckung!

II. Lues connata

Ohne syphilitische Mutter kein syphilitisches Kind!
100 unbehandelte luische Mütter haben 60 Lebendgeburten zu erwarten; von diesen 60 sterben 30 in den ersten drei Lebensjahren. Je jünger die Ansteckung der Mutter, um so größer ist die Gefahr für das Kind!

Für die Übertragung der Krankheitserreger ist von Bedeutung:

1. Die Änderung im Bau der Zottenhaut nach dem vierten Schwangerschaftsmonat.

2. Die lange Infektionsgelegenheit infolge des innigen Kontaktes zwischen Mutter und Kind.

3. Die Aktivierung ruhender Spirochätenherde der Mutter durch den physiologischen Reiz der Schwangerschaft.

Fetale Syphilis: Überschwemmung aller inneren Organe des Kindes durch Syphiliserreger ist mit seinem Leben unvereinbar: Frühtotgeburt im 7. bis 8. Schwangerschaftsmonat.

Säuglingssyphilis: Ähnelt der Frühlues der Erwachsenen.

Syphilis des Schulalters: Ähnelt der Spätlues der Erwachsenen.

Dauernd symptomlose Lues connata der zweiten Generation führt zur Lues connata der dritten Generation.

Passiv übertragene Antikörper der Mutter scheidet das Kind in den ersten 3 bis 6 Lebensmonaten aus.

Anstieg luischer Antikörper des Kindes ohne klinische Erscheinungen spricht für Lues connata, Abb. VII/4.

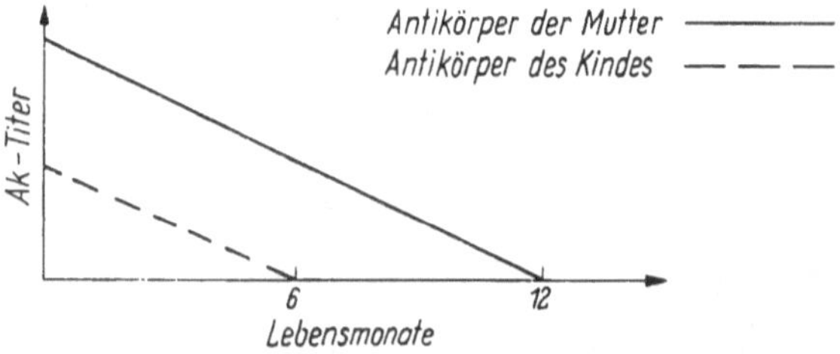

a) Mutter während der Gravidität wirksam behandelt

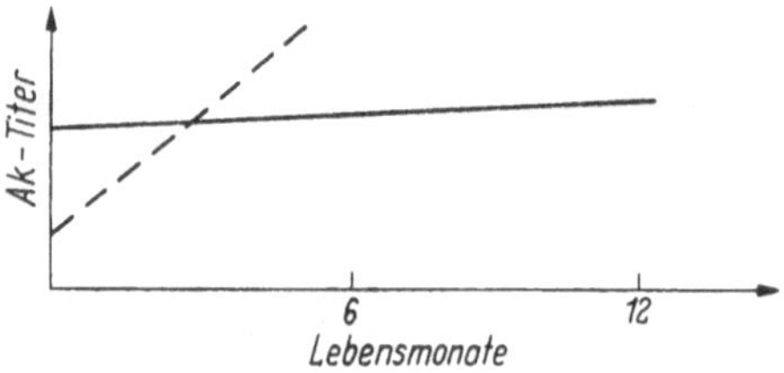

b) Mutter blieb unbehandelt, Kind luisch infiziert

Abb. VII/4

B. Diagnose

Der Syphilitiker ist darauf bedacht, seine Krankheit der Umgebung und dem Arzt zu verschweigen:

Omnis syphiliticus mendax!

Dies führt zur Ansteckung anderer Menschen, zur Verkennung von Krankheitssymptomen, zum Ausbleiben der erfolgversprechenden Frühbehandlung.

Die Lues kann klinisch jede Krankheit nachahmen, „sie ist der Affe unter den Krankheiten". Der gute Arzt denkt immer an sie, ohne gleich von ihr zu sprechen. Je früher die Diagnose, um so günstiger die Aussicht auf Heilung!

Bei den ansteckenden Frühläsionen (Primäraffekt, syphilitische Papeln) gilt der Erregernachweis aus dem Reizsekret im Dunkelfeld.

Treponema pallidum gleicht Treponema microdentium; daher ist die sichere Erregerdiagnose im Bereich der Mundschleimhaut nicht möglich.

Im Blut sind Erreger spärlich, wenn überhaupt vorhanden; ihr direkter Nachweis ist praktisch unmöglich. Jedoch ist die WaR bei allen frühsyphilitischen Erscheinungen (ausgenommen die seronegative Phase zu Beginn der Infektion) stets positiv.

Zur Erkennung der Spätsyphilis ist die Serodiagnostik eine wichtige und zum Teil unentbehrliche Stütze. Die WaR ist etwa in 90 % aller Fälle positiv, der Nelson-Test in fast 100 %.

Die latente Lues wird bei falscher bzw. fehlender Anamnese nur serologisch durch die WaR erkannt und mittels Nelson-Test bestätigt.

Größte Aufmerksamkeit verdient die Lues latens bei allen werdenden Müttern, bei allen Blutspendern und in der Sprechstunde des Kinderarztes. Erkennung der Lues connata entspricht der Diagnose der Erwachsenenlues. Die serologische Liquordiagnostik mittels WaR dient im 3. Jahr nach der Ansteckung zur Beurteilung der Heilung bzw. des Therapieerfolges.

Luesserologie

Historie: Sie beginnt 1906 mit der Einführung der KBR (BORDET und GENGOU) durch WASSERMANN, NEISSER und BRUCK. Später kamen die technisch einfacheren FR hinzu (MEINICKE; SACHS und GEORGI; KAHN). Die KBR auf Syphilis bezeichnet man als „*Original-WaR*", die FR unzutreffenderweise als „Nebenreaktionen", beide zusammen im weiteren Sinne als WaR.

Heute verkörpern genannte Methoden die „klassische Luesserologie". In diese Entwicklung kam die entscheidende Wende durch die Einführung des TPI-Testes im Jahre 1949 (NELSON und MAYER). Hiermit begann die stürmisch fortschreitende Ära der modernen „spezifischen Luesserologie".

Entgegen der ursprünglichen Konzeption WASSERMANNs und Mitarbeiter enthielt der mangels geeigneter Züchtbarkeit des Erregers von ihnen aus luischen Fetallebern gewonnene Extrakt keine erregerspezifischen Antigene, da die damaligen Extraktionsverfahren zu grob waren. Der Organauszug enthielt jedoch bestimmte Lipoide, die teilweise mit Treponemenlipoiden identisch sind. PANGBORN gelang es 1941, das antigenwirksame Organlipoid aus dem Rinderherzmuskel zu isolieren, das sie *Kardiolipin* nannte. Es entspricht dem Sitolipin aus Weizenkeimlingen (UROMA 1949). Kardiolipin, ein bis dahin unbekanntes Phosphatid, ist der Prototyp eines gereinigten, standardisierbaren Antigens. Es ist „das Wassermann-Antigen". Die mit ihm erfaßbaren Antikörper heißen Reagine.

Zum *TPI-Test* benötigt man als Antigen lebende, virulente Syphiliserreger aus Kaninchenhoden, die eine Woche zuvor intratestikulär beimpft wurden. Ihr Name Nichols-Treponemen stammt von dem amerikanischen Forscher NICHOLS, dem die Übertragung der Erreger vom Menschen auf Kaninchenpassagen 1913 gelang. Die mit lebenden Treponemen angezeigten Antikörper heißen Immobilisine. Durch sie wird der Erreger spezifisch immobilisiert und abgetötet. Reagine und Immobilisine sind verschiedene Antikörper, die differenten Partialantigenen des Erregers entsprechen.

Die wichtigsten derzeit im serologischen Gesamtbild der Lues verwendeten Antigene gehen aus der nachfolgenden Übersicht hervor:

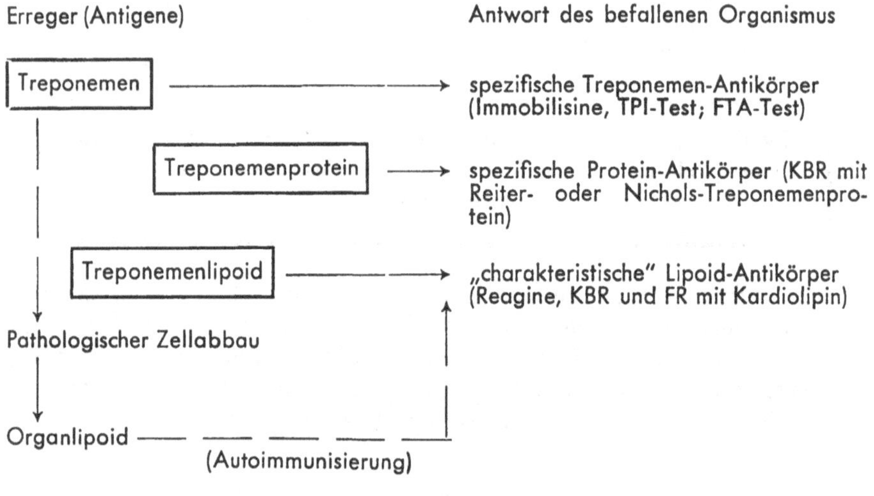

Die Bedeutung der kombinierten Anwendung genannter Antigene und Methoden im „serologischen Gesamtbild" (FÜHNER) ergibt sich aus der Tatsache, daß sich die verschiedenen Antigen-Antikörper-Systeme der Syphilis in den einzelnen Krankheitsstadien different verhalten. Nachfolgende Abbildung gibt dieses Verhalten halbschematisch wieder:

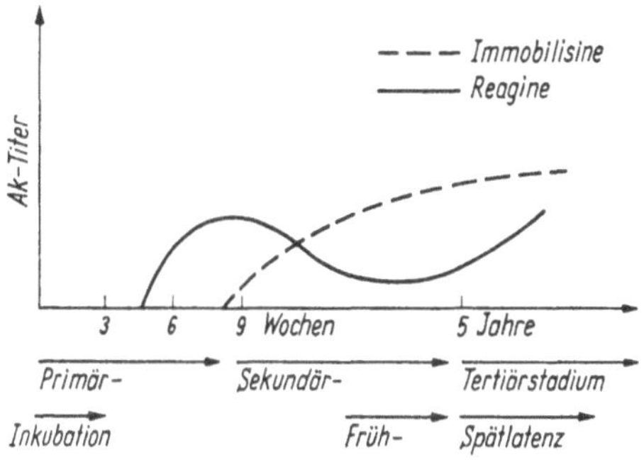

Abb. VII/5. Stadienablauf und Bewegung der Antikörperkurven bei Syphilis

Hiernach ist die WaR in den Frühstadien überlegen, da die Reagine nach der Infektion früher erscheinen, während der Nelson-Test in den Latenz- und Spätperioden der Infektion größere Aussagekraft besitzt.

Neben den beiden in der Abbildung wiedergegebenen Antikörperkurven kennt man bei der Lues auch mit Treponemenprotein reagierende Antikörper. Eiweißantigene kann man aus den in vitro züchtbaren Reiter-Treponemen und aus den pathogenen Nichols-Treponemen des Kaninchenhodens gewinnen.

Leitsätze für die Serodiagnostik der Syphilis

Die Entscheidung der Diagnose Syphilis obliegt dem Kliniker, nicht dem Serologen!

Alle Seroreaktionen auf Syphilis sind komplizierte biologische Systeme und können im Einzelfall versagen.

Mit der Luesserologie erhält der Lernende das Verständnis für fast alle Probleme der Serodiagnostik überhaupt.

Die klassischen Seroreaktionen sind bei manifester und latenter Syphilis nicht immer positiv (Empfindlichkeit für alle Stadien durchschnittlich 80 bis 90 %), bei Nichtsyphilis nicht immer negativ („falsch positiver Wassermann“:

Unspezifität bei Gesunden zwischen 0,1 und 1 %, bei Kranken unserer Breiten zwischen 1 und 5 %).

Hieraus ergeben sich die wichtigsten Indikationen für die Anstellung des NT als Ultimativreaktion:

1. Bestätigung oder Ausschluß der Lues latens seropositiva, insbesondere in der Schwangerschaft, beim Blutspender und beim Kind der unbehandelten luischen Mutter.

2. Verdacht auf seronegative Spätlues.

3. Verdacht auf seronegative Lues connata einschließlich Lues connata der dritten Generation.

Auch der Nelson-Test kann versagen!

Er ist nicht in allen Fällen von Syphilis positiv (z. B. seronegative Frühphase der Infektion), nicht in allen Fällen von Nichtsyphilis negativ (beachte auch die passive Übertragung von Antikörpern ausreichend behandelter luischer Mütter auf das Kind).

Ein durch spezifische Behandlung negativ werdender Nelson-Test gilt heute als Kriterium der Heilung; früher galt die Original-WaR als Bezugsmethode.

Später begonnene Kuren hinterlassen im Nelson-Test in mehr als 90 % der Fälle, bei den klassischen Kardiolipin-Reaktionen in 30 bis 60 % der Fälle eine „serologische Narbe", vergleiche die halbschematische Wiedergabe der Serum-Reaginspiegel nach Einsetzen der Behandlung im ersten, zweiten und dritten Krankheitsstadium:

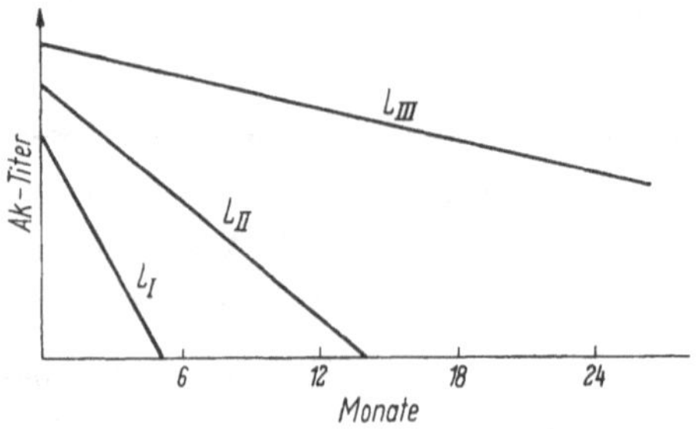

Abb. VII/6. Therapiebeginn und Antikörperverlauf

Die Bedeutung des serologischen Gesamtbildes für die Bestätigung der Diagnose Syphilis, ferner die Indikation zum Nelson-Test geht aus der nachfolgenden Tabelle hervor:

Tab. VII/1

FR	KBR	NT erforderlich		Wahrscheinlichkeit d. Diagnose Syphilis	
		Gesunde	Kranke	Gesunde	Kranke
+	+	nein	nein	sehr groß (99%)	groß (90%)
+	—	nein	ja	groß (90%)	recht groß (70%)
—	+	ja	ja	recht groß (70%)	mäßig (50%)
—	—	nein	nein	sehr gering (0,1%)	gering (10%)

Angeführte und weitere serologische Konstellationen ergeben sich aus der Art des untersuchten Personenkreises (Gesunde, Schwangere, ambulante oder stationäre Patienten). Gebräuchliche Flockungsreaktionen sind in Deutschland zur Zeit die Meinicke-Klärungs-Reaktion sowie der Kardiolipin-Mikro-Flockungstest; die Komplementbindungsreaktion wird gegenwärtig mit Kardiolipin (Kolmer-Methode mit Langzeit-Kältebindung) und mit „Pallida-Antigen" (Treponemeneiweiß aus Kulturspirochäten) ausgeführt.

Im folgenden wird das Prinzip der drei wichtigsten serologischen Methoden auf Syphilis (KBR, FR, Spezifische Immobilisation) erläutert:

Prinzip der KBR

BORDET und GENGOU 1901 (Anwendung auf die Serodiagnostik der Syphilis durch WASSERMANN, NEISSER und BRUCK 1906):

Zwei Antigen-Antikörper-Systeme (Immunsystem I und II) konkurrieren um den Besitz (spezifische Bindung) des Komplementes (frisches Meerschweinchenserum). In der ersten Phase der Reaktion läßt man den gesuchten Antikörper (Reagine im Patientenserum) auf das geeignete Antigen (z. B. Kardiolipin) bestimmte Zeit einwirken, wobei Komplement bei Anwesenheit der homologen Antikörper vom Immunsystem I gebunden und verbraucht wird. Dieser primäre Reaktionsvorgang verläuft unsichtbar.

In der zweiten Phase der Reaktion benötigt man für Immunsystem I einen Indikator, um die Anwesenheit bzw. Abwesenheit von Komplement sichtbar zu machen (Komplementbindung, Name der Reaktion!). Dieser Indikator ist Immunsystem II, das ebenfalls aus Antigen und Antikörper besteht, Schafblutaufschwemmung als Antigen und spezifisches Hämolysin gegen Schaferythrozyten von immunisierten Kaninchen als Antikörper. Die Immunhämolyse der Schaferythrozyten durch den Kaninchenambozeptor verlangt Komplement, so daß die Anwesenheit von Komplement im sekundären Reaktionsablauf durch Hämolyse, die Abwesenheit von Komplement durch fehlende Hämolyse angezeigt wird.

Es entspricht also Hämolyse der negativen Wassermann-Reaktion, fehlende Hämolyse der positiven Wassermann-Reaktion.

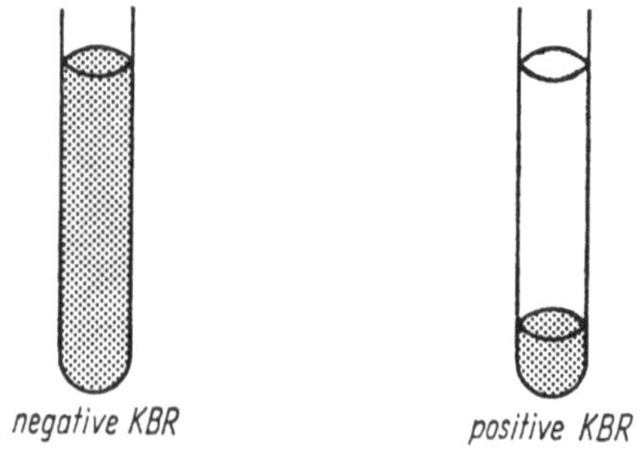

Abb. VII/7

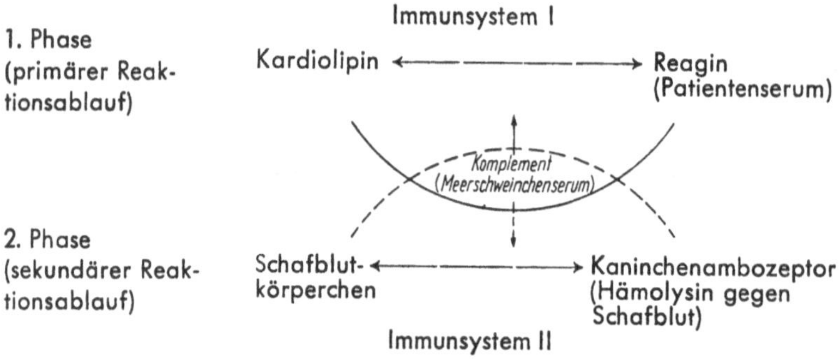

Abb. VII/8. Schema der KBR (WaR)

An Stelle der Lipoid-Antigene (Kardiolipin) können Treponemeneiweiß-Antigene treten. Darüber hinaus eignen sich zahlreiche andere Antigene für die KBR (Virus- und Rickettsien-Antigene, Bakterien-Antigene, Protozoen- und Pilz-Antigene). Die KBR gehört zu den universell anwendbaren serologischen Reaktionen.

Prinzip des TPI-Testes (NELSON und MAYER 1949):

Der auf Syphilis hochspezifische Immobilisierungs-Test ist dem Wesen nach eine KBR. In der ersten Phase läßt man den gesuchten Antikörper (Immobilisine im Patientenserum) auf lebende Treponemen (aus syphilitisch infizierten Kaninchenhoden) in Gegenwart von Meerschweinchenkomplement einwirken, wodurch die Krankheitserreger unbeweglich werden und absterben. In der zweiten Phase der Reaktion prüft man auf Anwesenheit von Komplement mit Indikator-Immunsystem II der KBR (WaR).

Nur in Gegenwart von Komplement werden die Treponemen spezifisch (durch Antikörper) immobilisiert. Sera von Patienten in antiluischer Behandlung sind nicht zu beurteilen (toxisch), da die Erreger durch die Antisyphilitika auch in der komplementfreien Kontrolle immobilisiert werden.

Immunsystem I

spezifische Immobilisation

1. Phase Luestreponemen[1]) ⟷ Immobilisine (Patientenserum)

2. Phase Schafblutkörperchen ⟷ Kaninchenhämolysin

spezifische Immunhämolyse

Immunsystem II

Abb. VII/9. Schema des TPI-Testes

[1]) Die Erreger werden über Kaninchenhoden weiterverimpft. Ihre große Empfindlichkeit verlangt eine komplizierte und kostspielige Versuchstechnik. Nur wenige Speziallaboratorien mit entsprechendem Fachpersonal können den Test ausführen.

Der Nelson-Test ist keine Routinemethode, sondern wird als „Ultimativ-Reaktion" nur bei ganz bestimmter Indikation verlangt.

Prinzip der FR (MEINICKE 1917, SACHS und GEORGI 1918):

Beim Ablauf der FR auf Syphilis mit Lipoid-Antigenen unterscheidet man zwei differente Vorgänge: Die sogenannte Extrakt- bzw. Antigenreifung und die eigentliche Antigen-Antikörper-Reaktion.

Extraktreifung bedeutet, daß das in Alkohol gelöste Lipoid-Antigen (Kardiolipin) mit einem Elektrolyten (z. B. Kochsalzlösung) zusammengebracht wird. Hierbei bilden sich Lipoid-Antigen-Teilchen einer bestimmten Größe und Flockungsbereitschaft.

Bei der Antigen-Antikörper-Reaktion läßt man Patientenserum (Antikörper) auf gereiften Extrakt (Antigen) einwirken. Nach der *Zwei-Phasen-Theorie* BORDETs binden sich Antikörper an das Antigen zunächst ohne sichtbare Veränderungen des primären Reaktionsablaufes. Erst unter sekundären Einflüssen des Milieus (Elektrolyte, Temperatur-Zeitfaktoren, mechanische Einflüsse, z. B. Schütteln) treten die entstandenen Antigen-Antikörper-Komplexe zu sichtbaren Aggregaten zusammen: je nach Methode wird dieser Vorgang als Trübung oder Klärung (MEINICKE), Flockung (SACHS und GEORGI, KAHN) oder Ballung (MÜLLER) bezeichnet.

1. Schritt: Lipoid-Antigen in Alkohol (Kardiolipin)
+ Kochsalzlösung ⟶ Extrakt(Antigen)-Reifung

2. Schritt: Gereiftes Antigen + Reagin (Patientenserum)

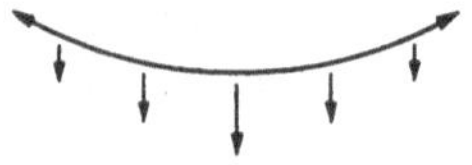

spezifische Bindung

3. Schritt: Milieubedingungen unspezifische Flockung

Abb. VII/10. Schema der FR

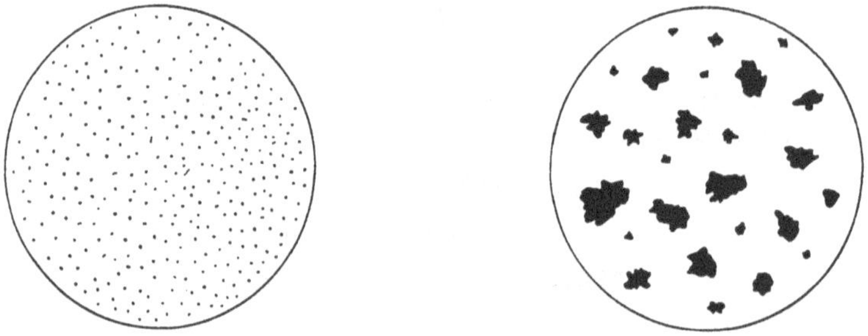

a) negative FR **Abb. VII/11** b) positive FR

KBR und FR sind wesensverwandt. Beide weisen Reagine nach, die spezifisch an gereifte Lipoid-Antigene gebunden werden. Die FR lassen die entstehenden Antigen-Antikörper-Komplexe auf physiko-chemischem Wege, die KBR indirekt mittels Immunhämolyse erkennen.

Trotzdem ist der Reaktionsausfall von FR und KBR in den einzelnen Krankheitsstadien nicht immer gleichsinnig. Die differenten Methoden und verschiedenen Antigene wirken sich am Ergebnis unterschiedlich aus. Daher ist die kombinierte Anwendung von FR und KBR in den meisten Fällen unerläßlich.

Leptospirosen

Nachfolgende Übersicht der Leptospirosen berücksichtigt lediglich die in Deutschland wichtigsten Leptospirenarten. Zahlreiche weitere, teils exotische, teils seltenere einheimische Arten lassen sich serologisch voneinander abgrenzen. Diese Unterscheidung ist für ihre Bekämpfung wichtig.

Leptospirosen sind sporadisch oder epidemisch auftretende, durch verschiedene Leptospirentypen verursachte, aus Tierreservoiren stammende Infektionskrankheiten mit zweiphasigem fieberhaftem, ikterischem oder anikterischem Verlauf.

Erreger und Vorkommen:	**Leptospira icterohaemorrhagiae**[4]). Alle Erdteile, häufiger in den Küstenstädten auf Grund der Rattenplage in der Fischindustrie.
Primäres Erregerreservoir:	Wanderratte (Hauptwirt), Berufskrankheit bei Fischindustrie-, Kanal- und Bergarbeitern, Schlächtern, Laborpersonal und Tierpflegern. Als Nebenwirte fungieren Haustiere wie Hund, Rind, Pferd, Schwein und Geflügel.
Übertragung:	Am häufigsten durch rattenurinkontaminierte Gewässer (Abwasserkanäle, Flußbäder, Überschwemmungsgebiete: Sommergipfel), seltener durch direkten Kontakt mit genannten Tieren (z. B. Tierbiß). Die Leptospiren dringen aktiv durch die verletzte Haut bzw. unverletzte Schleimhaut des Menschen.
Krankheit und Inkubation:	**Leptospirosis icterohaemorrhagiae** (Morbus Weil); maligne Form der Leptospirosis mit mehr als 10 % Letalität, Inkubation 7—14 Tage.
Klinik und Diagnose:	Akutes zweigipfliges Fieber (Abb. VII/12), zunächst Septikämie, dann Organmanifestation. Leitsymptome sind: Meningismus[5]) und hepatorenales Syndrom (Hepatitis, Nephritis → niedriger Blutdruck!)[6]), ferner Iridozyklitis[7]). In der 1. Krankheitswoche: Erregernachweis aus Blut und Liquor (Dunkelfeldpräparat, Kultur, Meerschweinchenversuch). In der 2. Krankheitswoche: Leptospirenwidal (Agglutinations-Lysis-Versuch), Titer 1 : 400 verdächtig, ansteigende bzw. abfallende Titer beweisend.
Bekämpfung und Vorbeugung:	1. Rattenbekämpfung; Antibiotikabehandlung der Labortiere. 2. Aktive Immunisierung gefährdeter Berufe mit phenolabgetöteten typenspezifischen Leptospiren-Vakzinen.
Erreger und Vorkommen:	**Leptospira canicola**; alle Erdteile.

---

[4]) Entdeckt durch die KITASATO-Schüler INADA und IDO 1915 in Japan und im gleichen Jahr von UHLENHUTH und FROMME in Deutschland.

[5]) Vgl. mikrobielle Ursachen der Meningitis, S. 43.

[6]) Vgl. Tab. XIV/3, S. 337.

[7]) Mikrobielle Ursachen der Konjunktivitis, S. 239.

Primäres Erregerreservoir:	Hund.
Übertragung:	Direkt durch Kontaktinfektion (Hundebesitzer, Stuttgarter Hundeseuche), indirekt mit dem infizierten Urin, nicht saisongebunden.
Krankheit und Inkubation:	**Leptospirosis canicola** (Kanikola-Fieber); 7—14 Tage.
Klinik und Diagnose:	Teils ikterischer Verlauf wie bei Morbus Weil, teils anikterisch mit den Leitsymptomen des Fiebers und der Meningitis serosa.
Bekämpfung und Vorbeugung:	Sanierung des Leptospirenträgertums der Hunde mittels Antibiotika.

Erreger und Vorkommen:	**Leptospira grippotyphosa**; Europa (Deutschland), Asien und Afrika.
Primäres Erregerreservoir:	Feldmaus.
Übertragung:	Meist indirekt durch Kontakt mit mäuseurininfiziertem Überschwemmungswasser (barfußgehende Landbevölkerung! Sommergipfel, Voraussetzung für die Lebenderhaltung der Erreger ist eine mittlere Monatstemperatur von mindestens 18 ° C).
Krankheit und Inkubation:	**Leptospirosis grippotyphosa**[8]**); 10—12 Tage.** Zahlreiche Synonyma wie Feld-, Schlamm-, Sumpf-, Ernte-, Wasser-, Erbsenpflückerfieber, Sommergrippe.
Klinik und Diagnose:	Anikterischer, zweiphasischer Fieberverlauf (Septikämie, Organmanifestation) mit Meningitis serosa (Meningismus). Mikrobiologische Diagnose wie bei Morbus Weil; serologisch Leptospirenwidal; Tierversuch jedoch negativ.
Bekämpfung und Vorbeugung:	1. Flußregulierung. 2. Tragen von Gummistiefeln. 3. Schutzimpfung mit abgetöteten Vakzinen entsprechender Serotypen.

---

[8]) Weitere durch seltene bzw. exotische Leptospirentypen verursachte Leptospirosen ähnlicher Symptomatologie sind in Deutschland die Schweinehüterkrankheit (Molkereigrippe), in Übersee das japanische Sieben-Tage-Fieber, das japanische Herbstfieber, das Zuckerrohrfieber.

Leitsatz für die Diagnose

Leptospiroseverdächtig ist in Endemiegebieten bei bestimmten Berufen akutes Sommerfieber mit Kopf- und Wadenschmerzen. Sicherung des klinischen Verdachtes erfolgt ausschließlich im bakteriologischen Leptospirenlabor!

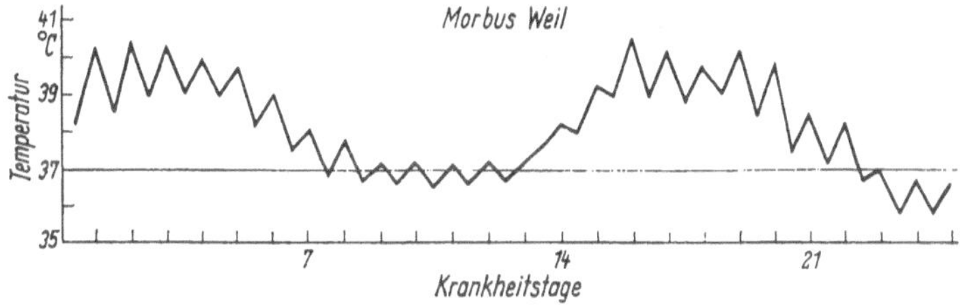

Abb. VII/12

Borreliosen

I. Seuchenhafte Erkrankungen

Borreliosen sind epidemisch bzw. endemisch auftretende, durch Borrelienarten verursachte und durch Läuse bzw. Zecken übertragbare Infektionskrankheiten, die mit periodischen Fieberschüben sowie Milzschwellung einhergehen.

Wir unterscheiden hinsichtlich Übertragung und Epidemiologie

a) das **Läuserückfallfieber** („europäisches", epidemisches Rückfallfieber): Übertragung beim Zerquetschen der infizierten Kleiderlaus (Abb. VII/13) auf der Haut. Der Erreger ist *Borrelia recurrentis* (entdeckt 1868 von O. OBERMEIER in Berlin). Vorkommen in allen Erdteilen.

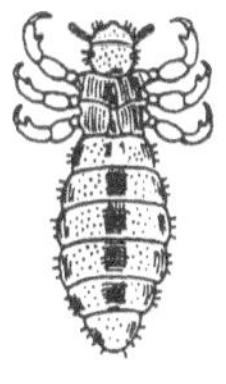

Abb. VII/13. Kleiderlaus

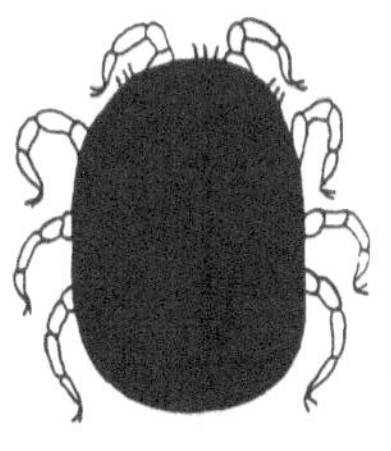

Abb. VII/14. Lederzecke

b) das **Zeckenrückfallfieber** (afrikanisches, endemisches, sporadisches Rückfallfieber): Übertragung beim Stechakt mit Exkreten der Zecken (die Gattung Ornithodorus, Abb. VII/14); die Borrelien werden mit den Eiern der Zecken auf die Nachkommenschaft übertragen. Diverse Abarten der Erreger in verschiedenen Ländern Asiens, Afrikas und auch Europas (Spanien) sind auf bestimmte Zeckenarten adaptiert.

Transplazentare Infektionen sowie Laborinfektionen mit Febris recurrens sind häufig: Borrelien dringen durch die intakte Haut und Schleimhaut!

Inkubation und Klinik: Bis zu 7 Tagen. Klinisch periodisch wiederkehrende Fieberschübe (Abb. VII/15) mit steilem Anstieg und Abfall (Perturbatio critica) sowie Milztumor. Der erste Anfall dauert 5—7 Tage, nach einigen Tagen werden die Anfälle kürzer und milder, insgesamt bis zu 6 Anfällen: Ausbildung einer typenspezifischen vorübergehenden Immunität. Letalität bei unbehandeltem Verlauf bis zu 10 %.

Diagnose und Behandlung: Im Fieberanfall Erregernachweis im Blutausstrich, notwendigenfalls im dicken Tropfen. Im fieberfreien Intervall Blutkultur bzw. Mäuseversuch. Typendifferenzierung im Pfeiffer'schen Versuch, vgl. Vibrio comma.

Therapia magna sterilisans, P. EHRLICH 1909, eine Injektion Salvarsan führt zur Heilung.

Heute verwendet man außerdem Penizillin oder Breitspektrumantibiotika.

Bekämpfung und Vorbeugung:

Im Laboratorium ist das Tragen von Schutzhandschuhen und Schutzbrillen unerläßlich.

Entwesung führt zur Ausrottung des Läuserückfallfiebers, dagegen nicht des Zeckenrückfallfiebers wegen des Erregerreservoirs (u. a. Hunde und Schweine).

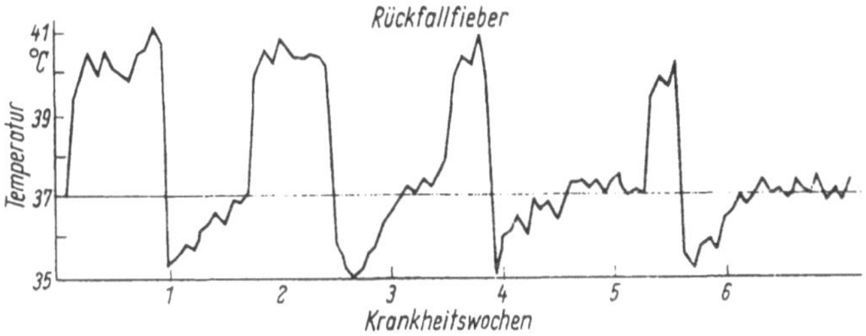

Abb. VII/15

II. Lokale Infektionen

> **Fusospirochätosen sind durch lokale Resistenzschwäche geförderte, nekrotisierende Haut- bzw. Schleimhautulzerationen, wobei die Erreger, Borrelien und Fusobakterien, schon normalerweise auf der Schleimhaut gefunden werden können. Übertragungen durch Kontaktinfektionen (z. B. Benutzung gemeinsamer Eßgeschirre) führen gelegentlich zu Gruppenerkrankungen.**

Je nach der Lokalität heißen die Krankheiten:

Angina ulcero-membranacea (Angina Plaut-Vincent): meist einseitiger, nekrotisierender Prozeß an den Gaumentonsillen mit wenig gestörtem Allgemeinbefinden und starkem Foetor ex ore.

Stomatitis ulcerosa.

Noma (Wasserkrebs): bei elenden Kindern nach Infektionskrankheiten, schwerste Form der Stomatitis ulcerosa.

Gangraena pulmonum (Lungengangrän).

Ulcus phagedaenicum (phagedänischer Schanker).

Diagnose: Es genügen Ausstrichpräparate (gefärbt mit Fuchsin, Abb. VII/16) aus den jeweiligen Krankheitsprodukten: Geschwürssekret, Sputum, Darminhalt (bei Darmborreliose). Übelriechender Foetor!

Neben **Borrelia vincenti** finden sich im Bereich des Mundes saprophytische Schleimhautborrelien wie *Borrelia buccalis* (größer als B. vincenti, trägere Bewegungen). Im Bereich des Genitale *Borrelia refringens*.

Therapie: Neosalvarsan bzw. Penizillin, lokal oder parenteral.

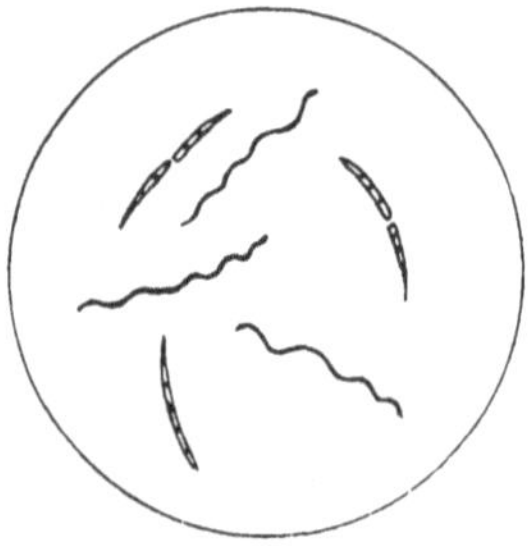

Abb. VII/16. Borrelien und Fusobakterien (Fusospirochätose)

KAPITEL VIII

Erkrankungen durch Rickettsien

Erreger des Fleckfiebers und seiner Abarten, des Fünftagefiebers und Q-Fiebers

In der Familie Rickettsiaceae stehen nach BERGEY neben tierpathogenen Arten die humanmedizinisch wichtigen Rickettsien. Hierher gehören gramnegative pleomorphe Stäbchen der Größe 0,3 mal 0,6 μm. Ihre Vermehrung erfolgt durch Querteilung innerhalb bzw. in Gegenwart lebender Zellen. Es sind Arthropodenparasiten. Die durch sie hervorgerufenen Krankheiten, Rickettsiosen, sind weltweit verbreitet. Fleckfieberabarten und Q-Fieber sind Zooanthroponosen.

Rickettsien stehen zwischen Bakterien und Viren: Sie vermehren sich nach Längenwachstum durch Querteilung wie Bakterien, jedoch innerhalb lebender Zellen wie Viren.

Rickettsiosen unterscheiden sich teils klinisch, teils epidemiologisch. Primäres Erregerreservoir der epidemischen Rickettsiosen (klassisches Fleckfieber, Quintanfieber) ist der Mensch, Überträger die Kleiderlaus. Endemische Rickettsiosen der warmen Länder sind im Tierreich, vor allem bei Nagetieren, verbreitet und werden durch blutsaugende Arthropoden (Flöhe, Zecken oder Milben) sporadisch auf den Menschen übertragen. Der Mensch ist das Endglied in der Infektkette dieser Zoonosen. Q-Fieber ist weltweit verbreitet und wird auf den Menschen meist aerogen durch Staubinhalation, seltener durch Kontakt mit Haustieren und durch Zeckenbiß übertragen. Primäres Erregerreservoir sind Nager und Vögel.

Zecken und Flöhe bleiben zeitlebens infektionsfähig, Zecken und Milben übertragen Rickettsien transovariell auf die Nachkommenschaft. Läuse sterben häufig an der Rickettsieninfektion.

Rickettsiosen haben folgende Infektionszyklen:

Fleckfieber, Fünftagefieber

1.

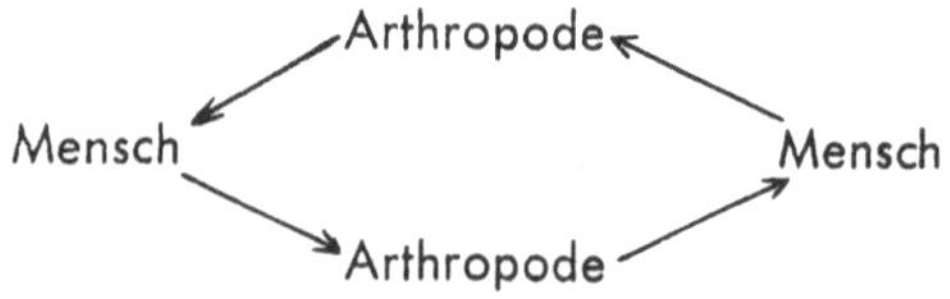

Endemisches Fleckfieber

2.

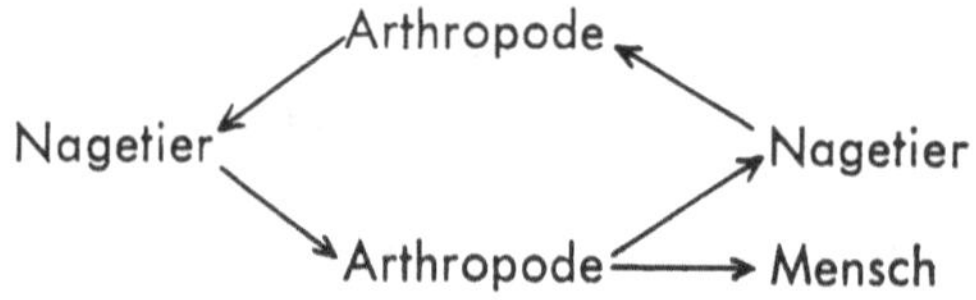

Zeckenfleckfieber, Milbenfleckfieber

3.

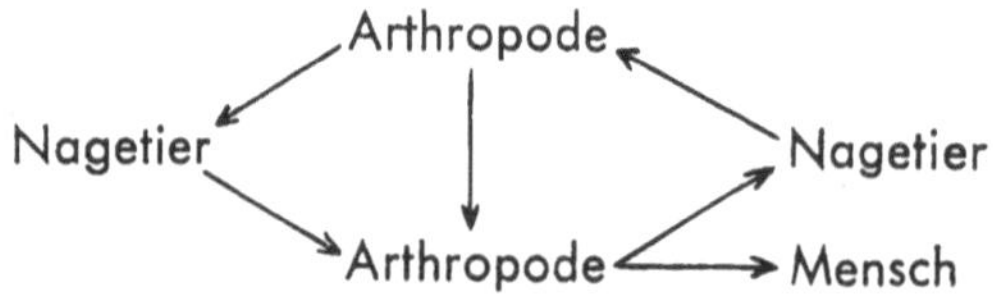

Wichtigste V o r b e u g u n g gegen Rickettsiosen ist wie bei Borreliosen, mit denen sie gemeinsame Eigenschaften besitzen (Übertragung durch Gliederfüßer, endemisch-sporadische Abarten in warmen Ländern, transovarielle Übertragung auf die Zeckenbrut), die Entwesung: Ausrottung des Ungeziefers mit Kontaktinsektiziden, Entrattung und Mäusevertilgung. Aktive Immunisierung gefährdeter Personen in Laboratorien und endemisch verseuchten Gebieten!

Verdacht, Erkrankung und Sterbefall an Fleckfieber sind anzeige- und hospitalisierungspflichtig.
Für Q-Fieber gilt die Meldung von Erkrankung und Sterbefall[1]).

[1]) In der DDR wird schon der Verdacht gemeldet.

Rickettsiaceae

Nachfolgende Übersicht berücksichtigt die wichtigsten Rickettsiengruppen, die durch sie verursachten Erkrankungen, deren Erkennung, Behandlung und Verhütung.

1. Gattung:	**Rickettsia**
Morphologie und Färbbarkeit:	Kleine, gramnegative, kokkoide oder stäbchenförmige, auch hantelförmige Mikroben, die sich gut nach GIEMSA anfärben. Lagerung einzeln, paarweise und in Ketten (Abb. VIII/1). Aufbau bakterienähnlich mit Zellwand, Plasma und Kernäquivalenten.
Züchtung:	Dottersack-Kultur im bebrüteten Hühnerei, ferner in Läusedarm und Mäuselunge. Kein Wachstum auf Bakteriennährböden. Vermehrung der Läuse-, Floh- und Milbenfleckfieber-Rickettsien im Zytoplasma (Abb. VIII/2 und 3), der Zeckenfleckfieber-Rickettsien auch intranukleär. Quintanafieber-Rickettsien vermehren sich auf dem Magenepithel der Laus (Abb. VIII/2).
Einteilung:	Epidemiologisch (primäres Erregerreservoir, Art der Vektoren), immunologisch und auf Grund der Tierpathogenität.
Übertragung:	a) Mensch — Laus — Mensch. b) Nager — Floh (Zecke oder Milbe) — Mensch. c) Inhalation von Kotstaub.

Getrockneter rickettsienhaltiger Läusekot bleibt monatelang infektiös.

Krankheit:	**Rickettsiosen** sind zyklische Infektionen (HÖRING), die Erreger befallen auf dem Blutweg das Endothel vor allem der kleinen Gefäße in Haut, Herzmuskel und Zentral-Nervensystem.
Immunität:	Jahrzehntelang, typen- bzw. gruppenspezifisch. Kreuzimmunität zwischen Läuse- und Flohfleckfieber, nicht zwischen Zecken- und Milbenfleckfieber. Labile Infektionsimmunität beim Persistieren von Rickettsien im Knochenmark: Ursache der Brill-Zinsser'schen Krankheit, des läusefreien sporadischen Fleckfieber-Rezidivs.

In verlauster Umgebung sind Rickettsienträger die Quelle neuer Fleckfieber-Epidemien[2]).

Rickettsienträger sind nach Fünftagefieber die Regel.

Phenolinaktivierte Dottersack-Vakzine (COX) schützt vorübergehend typenspezifisch.

Avirulente lebende Rickettsien (Stamm „E") verleihen Kreuzimmunität gegen Läuse- und Flohfleckfieber.

Behandlung: Chloromyzetin und Tetrazykline wirken hochspezifisch rickettsiostatisch. Sulfonamide sind kontraindiziert.

Bekämpfung und Prophylaxe:

1. Anzeige, Isolierung und obligate Hospitalisierung bei jedem Verdacht (unklares Fieber!).
2. Desinfektion und Desinsektion, Kontaktinsektizide gegen Läuse, Flöhe und Arthropoden.

Keine Laus darf bei ausgebrochener Seuche am Leben bleiben.

3. Aktive Immunisierung gefährdeter Personen.
4. Verbesserung der allgemeinen und Wohnungshygiene, persönliche Reinlichkeit.

Läuse werden durch häufiges Wäschewechseln vertrieben.

2. Gattung: **Coxiella**

Morphologie und Färbbarkeit: Rickettsienähnliche, pleomorphe Mikroben mit kleinen Formen, die im Gegensatz zu Rickettsien bakteriendichte Filter passieren.

Züchtung: Dottersack-Kultur.

Einteilung: Hohe Widerstandskraft gegen Erhitzung (1 Stunde 60°), Chemikalien (0,5 % Formalin 24 Stunden) und Austrocknung.

---

[2]) Kein Blutspenden nach Überstehen einer Rickettsiose!

Übertragung: Breites Infektionsspektrum unter Warmblütern und Arthropoden.

a) Tier — Coxiellenstaub oder -tröpfchen — Mensch.
b) Rind — Milch — Mensch.
c) Tier — Kontakt oder Zeckenstich — Mensch.

Hauptinfektionsquelle des Menschen sind infizierte Haustiere und deren Produkte, ferner Ratten und Tauben.

Krankheit: **Q-Fieber** ist eine Pneumorickettsiose und verläuft zyklisch als atypische Pneumonie. Gefäße werden nicht befallen, vgl. Viruspneumonie (S. 298).

Immunität: Jahrzehnte, keine Kreuzimmunität zu anderen Rickettsiosen.

Behandlung: Chloromyzetin und Tetrazykline.

Bekämpfung und Prophylaxe:

1. Anzeige der Erkrankung.
2. Desinfektion, Pasteurisierung der Milch (65° C 30 Minuten).
3. Immunprophylaxe mit abgetöteter Coxiellen-Vakzine für gefährdete Berufe (Umgang mit Tieren und deren Produkten, Laborpersonal).

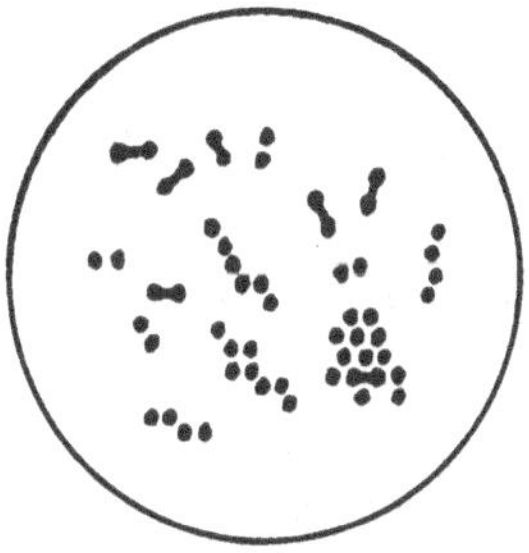

Rickettsia prowazeki, stark vergrößert

Abb. VIII/1

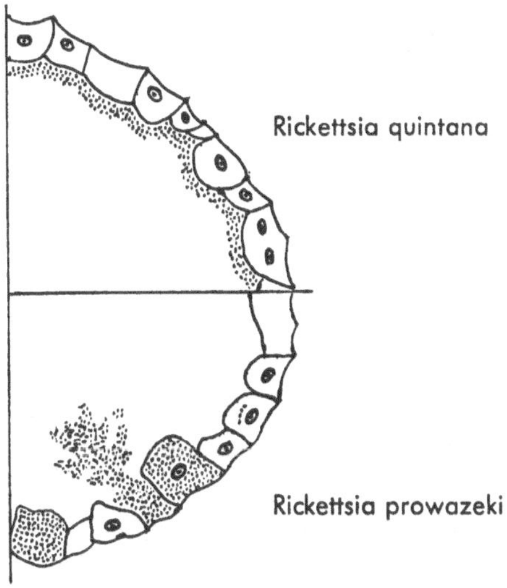

Querschnitt durch den Magen der Kleiderlaus (schematisch)

Abb. VIII/2

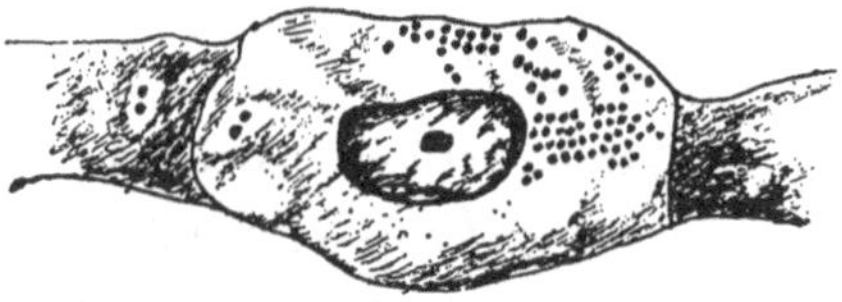

Abb. VIII/3. Rickettsia prowazeki in der Magenepithelzelle der Laus

Rickettsiosen

Nachfolgende Übersicht bringt eine Einteilung der wichtigsten Rickettsiosen, deren Vorkommen, Übertragung, Krankheitsverlauf und Erkennung.

Tab. VIII/1

Krankheitsgruppe	Erreger und primäres Reservoir	Übertragung	Serologische Diagnose
1. Fleckfieber			
a) Epidemisches (klassisches) F.	Rick. prowazeki, Mensch	Mensch-Laus-Mensch	Weil-Felix: Proteus OX 19
b) Endemisches (murines) F.	Rick. typhi, Nagetier	Nager-Floh-Mensch	Proteus OX 19[1])
2. Zeckenfleckfieber			
a) Felsengebirgsfleckfieber, Brasilianisches (neotropisches) F.	Rick. rickettsi, Nagetier	Nager-Zecke-Mensch	Weil-Felix: Proteus OX 19 und OX 2
b) Mittelmeer-Zeckenbißfieber, Afrikanisches Zeckenbißfieber	Rick. conori, Nagetier, Hund	Nager (Hund)-Zecke-Mensch	Proteus OX 19 und OX 2
3. Milbenfleckfieber Tsutsugamushi-Fieber (Buschfleckfieber)	Rick. tsutsugamushi, Nagetier	Nager-Milbe-Mensch	Weil-Felix: Proteus OX K
4. Fünftagefieber (Wolhynisches Fieber)	Rick. quintana, Mensch	Mensch-Laus-Mensch	„Xenodiagnose"[2])
5. Q-Fieber	Coxiella burneti, Warmblüter (Säuger, bes. Nager; Vögel)	Warmblüter-Staub und Tröpfchen-Mensch	KBR: Dottersack-Antigen[3])

[1]) Unterscheidung Rick.prowazeki-Rick.typhi im Meerschweinchenversuch. Rick. typhi führt nach i. p. Injektion zur Entzündung und Nekrose des Skrotums und Hodens: positives Neill-Mooser'sches Skrotalphänomen.

[2]) Keine Serodiagnose des Quintanafiebers: Läusefütterung am Fieberkranken oder Rekonvaleszenten führt im positiven Fall zur Vermehrung von Quintanfieber-Rickettsien auf den Magenepithelien der Laus.

[3]) Coxiellen haben keine Antigengemeinschaft mit Proteusbakterien, daher die Anwendung der Komplementbindungsreaktion mit Coxiellen-Ei-Antigen.

Erreger und Vorkommen:	**Rickettsia prowazeki,** alle Erdteile, Epidemien in verlausten Gebieten, vor allem im Winter.
Übertragung auf den Menschen:	Infektion der Kleiderlaus beim Blutsaugen während der Rickettsiämie (Abb. VII/13, S. 199). Ansteckung des Menschen durch Läusekot a) nach Kratzen, b) nach Einatmung.
Inkubation:	11 bis 14 Tage (1 bis 3 Wochen).
Krankheit und Pathogenese:	**Epidemisches Fleckfieber.** Inkubation — Generalisation — Organmanifestation; das Blut ist während der Fieberphase infektiös; keine Ausscheidung der Erreger mit Sekreten und Exkreten des Kranken. Intrazelluläre Vermehrung der Rickettsien und deren Endotoxine zerstören die Endothelien der Kapillaren, Arteriolen und Venolen. Dies führt zu Gefäßnekrose und Hämorrhagie, zu perivaskulären Entzündungsherden („Fleckfieberknötchen") besonders in der Haut, im Herz und in der grauen Hirnsubstanz; Neuronophagie nach Untergang der Ganglienzellen.
Verlauf und Prognose:	a) Gefährdung von Erwachsenen und alten Menschen.

Jenseits des 40. Lebensjahres hat Fleckfieber über 50 Prozent Letalität.

	b) Kinder unter zehn Jahren erkranken leicht, grippeartig. c) Gutartige Fleckfieber-Rückfälle nach nicht vollständiger Ausheilung, unter Umständen nach Jahrzehnten: Brill'sche Krankheit. d) Leichte, nicht tödliche Erkrankungen Schutzgeimpfter.
Komplikationen und Folgezustände:	Thrombose und Embolie, Gangrän, Bronchopneumonie. Postenzephalitische Ausfallserscheinungen, Charakterveränderungen[3]).
Erreger und Vorkommen:	**Rickettsia typhi** (mooseri), weltweite Verbreitung in Gebieten mit Rattenbefall, z. B. Seehäfen. Toulon-Fleckfieber, Schiffsfleckfieber, Tabardillo-Fieber (Mexiko).

[3]) Siehe mikrobielle Ursachen der Enzephalitis, S. 315.

Übertragung auf den Menschen:	Durch Kot des Rattenflohs Xenopsylla cheopis (Abb. III/10 a und b, S. 101).
Krankheit:	**Endemisches Fleckfieber,** ein mild und kürzer verlaufendes sporadisches Fleckfieber.
Erreger und Vorkommen:	**Rickettsia rickettsi,** Nord- und Südamerika; die antigenverwandte **Rickettsia conori** im Mittelmeerraum und in Afrika.
Übertragung auf den Menschen:	Durch Zeckenspeichel beim Biß (Schildzecken, Abb. XIII/4, S. 312).
Krankheit:	Das **Felsengebirgsfleckfieber** (Rocky-Mountain-Spotted-Fever) ist die gefährlichste der durch Zecken übertragenen Rickettsiosen. Es gleicht dem epidemischen Fleckfieber mit hoher Letalität. Dem Felsengebirgsfleckfieber entspricht in der Alten Welt das mild verlaufende **Zeckenbißfieber,** das im Mittelmeergebiet, in Afrika, in Indien, ferner in Sibirien (Rick. sibirica) sowie in Australien (Rick. australis) vorkommt. Charakteristisch für das Zeckenbißfieber ist die **Primärläsion** („tache noire") an der Bißstelle mit Schwellung der regionären Lymphknoten.
Erreger und Vorkommen:	**Rickettsia tsutsugamushi** (orientalis), Ost-Südostasien und angrenzende Inseln (tsutsuga japanisch Krankheit, mushi Milbe).
Übertragung auf den Menschen:	Durch den Stich der sechsbeinigen Milbenlarve, nicht der achtbeinigen Imago der Laufmilbe Trombicula akamushi.
Krankheit:	**Tsutsugamushifieber** (Buschfleckfieber, japanisches Flußfieber), wie das schwer verlaufende epidemische Fleckfieber. In zwei Drittel der Fälle Primärläsion der Milbenstichstelle (Hautgeschwür, „Esgar") mit Befall der regionären Lymphknoten; häufig eine generalisierte Lymphadenopathie.
Erreger und Vorkommen:	**Rickettsia quintana,** epidemisches Auftreten an den Fronten des ersten und an der Ostfront des zweiten Weltkriegs.
Übertragung auf Menschen:	Beim Kratzen durch Kot der Kleiderlaus, Abb. VII/13, S. 199.

Krankheit und Verlauf:	**Fünftagefieber** (wolhynisches Fieber, Schützengrabenfieber), periodisch wiederkehrende, auch undulierende Fieberzyklen; Dauer gelegentlich Wochen und Monate, nicht selten rezidivierende Rickettsiämien nach Jahren und Jahrzehnten mit Nachtschweiß und Kopfschmerz. Prognose gut, Pathogenese unbekannt.
Erreger und Vorkommen:	**Coxiella burneti,** auf allen Kontinenten.
Übertragung auf Menschen:	Überwiegend durch Einatmung von Coxiellenstaub oder -tröpfchen nach Kontakt mit infizierten Haustieren und tierischen Produkten.
Inkubation:	Zwei bis vier Wochen.
Krankheit:	**Q-Fieber** (**Q**uery englisch Fragezeichen, da Erreger zunächst unbekannt war, oder auch **Q**ueensland), eine gutartig verlaufende „Viruspneumonie" (S. 298).

Fleckfieber

Fleckfieber war schon im Altertum verbreitet. Die „attische Pest" in Athen, 429 v. Chr., war eine Pockenepidemie mit Fleckfieber (HAGEN). Keine Anhaltspunkte für Läusefleckfieber in Amerika vor 1492, wahrscheinlich wurde die Laus aus der Alten Welt dorthin eingeschleppt (R. MÜLLER). Fleckfieber ist eine „Seuche der Unkultur" (KISSKALT), die Krankheit der Verwahrlosten in Not- und Kriegszeiten, daher Bezeichnungen wie „Hungertyphus", „Kriegstyphus", „Kerkertyphus", „Lazarettfieber". Viele Kriege wurden durch Ausbrüche von Fleckfieber, nicht durch Waffengewalt entschieden. Großes Fleckfiebersterben z. B. im dreißigjährigen Krieg, während der napoleonischen Feldzüge, im ersten und zweiten Weltkrieg. Nach TARASSEVITCH erkrankten in der Sowjetunion 1918 bis 1920 25 Millionen Menschen, ein Fünftel der Bevölkerung, mit 3 Millionen Toten. Noch vor hundert Jahren war Fleckfieber die Hauptberufsgefahr für Ärzte, kein Arzt war vor seinem „Nervenfieber" glücklich zu preisen (R. MÜLLER).

Zahlreiche Fleckfieberforscher starben an Fleckfieber:
RICKETTS 1910, v. PROWAZEK 1915.

Historie:	1546	G. FRACASTORO (Verona) gibt genaue Beschreibung des „Petechialen Fiebers".
	1906	H. T. RICKETTS (Chicago) entdeckt Übertragungsweise und Erreger des Felsengebirgsfleckfiebers.

1909 NICOLLE (Tunis) überträgt Fleckfieber mit Menschenblut auf Versuchstiere und infiziert Menchenaffen mit Kleiderläusen von Fleckfieberkranken.

1910 RICKETTS und WILDER (Chicago) entdecken in Mexiko den Erreger des Läusefleckfiebers im Darm der Laus.

1915 ST. von PROWAZEK (Hamburg) bestätigt die Befunde von RICKETTS und WILDER in Serbien.

1915 WEIL und FELIX (Prag) entdecken in Galizien die nach ihnen benannte Agglutination von Proteus X-Stämmen mit Serum Fleckfieberkranker.

1916 Da ROCHA LIMA (Hamburg) charakterisiert die Gruppe der Rickettsien und nennt Erreger des Läusefleckfiebers zu Ehren der beiden Fleckfieberforscher Rickettsia prowazeki.

1919 WEIGL (Lwów) und SICORA (Hamburg) entwickeln Methode der peranalen Infektion der Laus als Grundlage für den Impfstoff aus Läusedärmen.

1928 Abgrenzung des Erregers des endemischen Fleckfiebers durch H. MOOSER (Zürich).

1935 F. M. BURNET (Melbourne) entdeckt Erreger des Q-Fiebers.

1938 H. R. COX (USA) entwickelt Dottersack-Rickettsien-Vakzine.

1947 SMADEL und JACKSON (USA) erproben mit Erfolg Chloromyzetin gegen Tsutsugamushifieber.

Leitsätze für die Klinik und Diagnose

A. Klinik

Fleckfieber zeigt die klassische Trias Fieber, Exanthem und Enzephalitis.

Plötzlicher Beginn mit steilem Fieberanstieg, hohe zweiwöchige Kontinua, starke Pulsbeschleunigung (Gegensatz zum Abdominaltyphus).

Ab drittem Krankheitstag makulo-papulöses Exanthem, am ausgeprägtesten an Handteller und Fußsohle, Gesicht und Hals bleiben frei.

Fleckfieberkranke haben ein gedunsenes, rotes Gesicht, wie das Gesicht eines Betrunkenen.

Heftiger Kopfschmerz, Benommenheit (Fleck-„typhus"), Erregungszustände und Lähmungen sind Ausdruck der Hirnentzündung. Gegebenenfalls postenzephalitische Folgezustände.

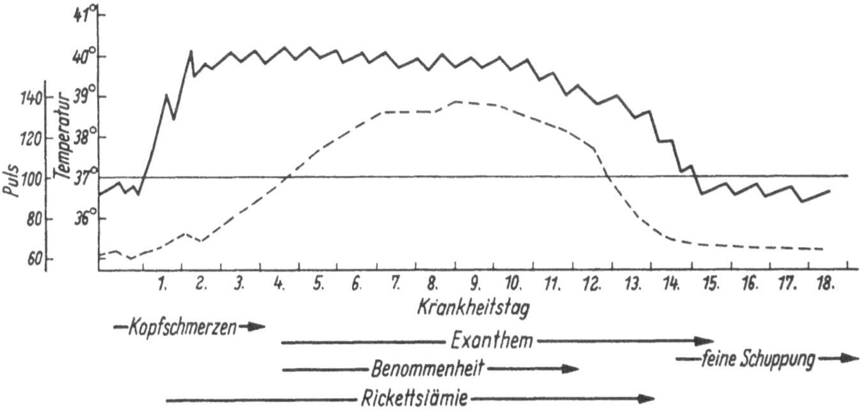

Abb. VIII/4. Fleckfieber

Starker Schienbeinschmerz und periodisches Fieber charakterisieren das Fünftagefieber: entweder kurze, alle fünf Tage wiederkehrende Fieberattacken, „Fünftagefieber", oder mehrere Tage dauernde rekurrierende Fieberwellen. Gemischte Formen, auch einmaliger Fieberanfall kommen vor.

Wochen- und monatelange Rekonvaleszenz mit starker Körperschwäche.

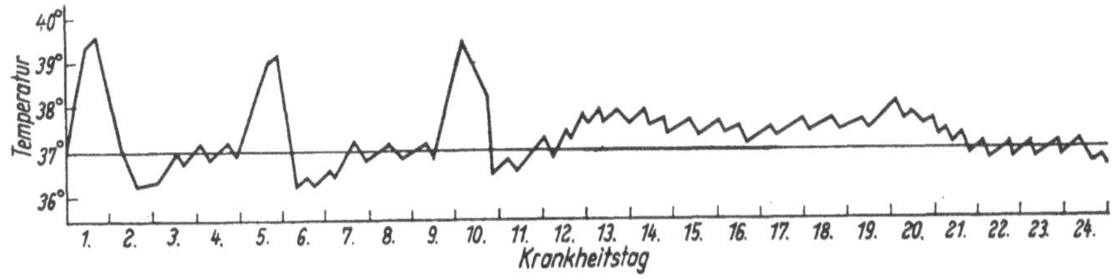

Abb. VIII/V. Fünftagefieber

Q-Fieber verläuft pneumonisch (Fieber, Husten-Auswurf, Atemnot, gegebenenfalls Kreislaufschwäche), entweder typhös oder grippeähnlich. Zu Beginn starker Kopfschmerz!

Röntgenbefund: doppelseitige bronchopneumonische Herde.

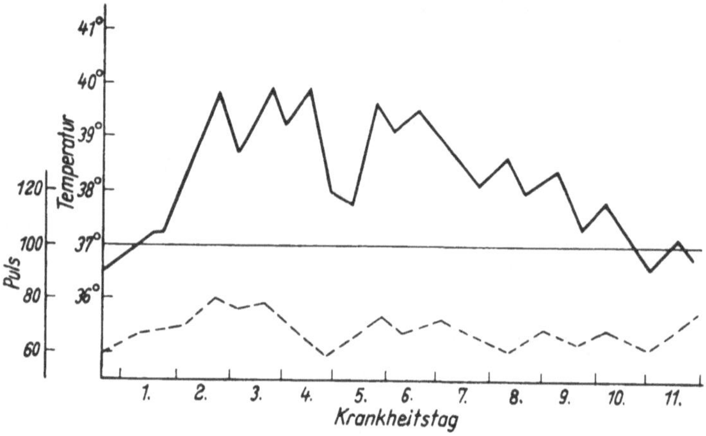

Abb. VIII/6. Q-Fieber

B. Diagnose

1. Klinik

Unklares Fieber bei drohendem Seucheneinbruch bzw. in verlauster Umgebung zwingt, an Fleckfieber zu denken. Meldung, strenge Isolierung, radikale Entlausung und Entseuchung!

2. Mikrobiologisch:

a) Erregernachweis ist technisch schwierig und erfolgt wie die Durchführung der Rickettsien-Agglutination und -Komplementbindungsreaktion in Speziallaboratorien.

b) Antikörpernachweis routinemäßig mit der Weil-Felix-Reaktion, Trockenblut-Methoden für serologische Reihenuntersuchungen (KUDICKE und STEUER).

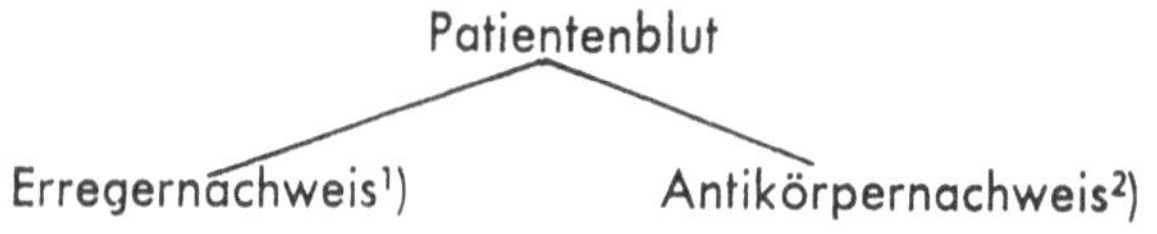

Abb. VIII/7. Untersuchungsgang bei Fleckfieberverdacht

[1]) Ab 1. Fiebertag und für die Dauer des Fiebers, Meerschweinchen und Mäuse i. p.: Meerschweinchen bekommen Fieber, gegebenenfalls Skrotalreaktion und Tod der Tiere, auch inapparente Infektion mit Anstieg der Rickettsien-Antikörper (Agglutinine, komplementbindende Antikörper). Tsutsugamushirickettsien lassen sich im Peritonealexsudat der Maus nachweisen.

[2]) Ab 6. Krankheitstag

a) Weil-Felix-Reaktion mit Proteusbakterien:
$>$ 90 % der Fälle positiv (Titer 1/200, Titerbewegung beweisend).

Die Weil-Felix-Reaktion ist der „Widal" des Fleckfiebers.

Agglutinationsspektrum der Stämme 0X19, 0X2, 0XK beachten.
Fleckfieber-Spätrückfälle (Brill-Zinsser'sche Krankheit) sind meist Weil-Felix-negativ, dagegen treten Rickettsien-Agglutinine früher und schneller auf als bei Ersterkrankung.

b) Rickettsien-Agglutination und -Komplementbindungsreaktion: gestatten die serologische Unterscheidung zwischen epidemischem und endemischem Fleckfieber auf Grund von Titerunterschieden mit homologen und heterologen, gereinigten Rickettsienantigenen. Desgleichen lassen sich die Erreger der Fleckfiebergruppe von der des Zeckenfleckfiebers und Milbenfleckfiebers abgrenzen und Typunterschiede innerhalb der beiden letztgenannten feststellen. Zu Q-Fieber-Erregern bestehen keine serologischen Beziehungen.

Die KBR mit Dottersack-Antigen ist die Methode der Wahl für die serologische Q-Fieber-Diagnose.
Keine Antigenverwandtschaft zwischen Coxiellen und Proteusbakterien.

c) Die WaR (Komplementbindungs- und Flockungsreaktionen auf Syphilis) ist während der Fleckfiebererkrankung gelegentlich unspezifisch positiv.

Erkrankungen durch Viren

Einführung

Viren nehmen als Krankheitserreger in der Humanpathologie einen wichtigen Platz ein. Sie sind außerordentlich anpassungsfähig und weltweit verbreitet, so daß sich zahllose Kontakte mit der belebten Umwelt durch alte bekannte, ferner wandelbare neue Ansteckungswege innerhalb des Tierreichs, der tierischen Erregerreservoire und Menschen, schließlich unter den Menschen selbst ergeben. Dieser epidemiologischen Sonderstellung der Virologie muß man im Rahmen der Infektions- und Seuchenlehre Rechnung tragen. Für den Arzt ergeben sich hieraus zwei wichtige Aufgaben:

1. Notwendigkeit eines klaren epidemiologischen Denkens.

   Nur das durch ständige Erfahrung geschulte, mit den Möglichkeiten der modernen Virusdiagnostik vertraute epidemiologische Denken kann vor folgenschweren Irrtümern bewahren und eröffnet den Zugang zu Problemen, die im Einzelfall, je nach Schwierigkeit der begleitenden Umstände, einer Analyse und Aufklärung bedürfen.

2. Kenntnis der Symptomatologie der Viruskrankheiten.

   Erst die durch das „Daran Denken" gestellte Frühdiagnose sichert das Eingreifen der Gesundheitsbehörde gegen die Gefahren der Ausbreitung einer Seuche. Erschwerend ist die Tatsache, daß dem Organismus beim Kontakt mit Infektionserregern allgemein nur beschränkte, meist nichtspezifische Reaktionen als Antwort auf die zellschädigenden Wirkungen des infektiösen Agens zur Verfügung stehen.

Weit mehr als die meisten anderen Infektionskrankheiten sind Viruskrankheiten intrazelluläre Prozesse. Als „Stoffwechselkrankheiten" begleiten sie virusbedingte Schädigungen und Funktionsanomalien der Zellen. In der Pathogenese kommt dem zyklischen Charakter der Infektion im Sinne HÖRINGs eine entscheidende Rolle zu. Ansiedlung und Vermehrung des Virus erfolgt im „Initialfokus" mit primärer Virämie noch während der Inkubation; das Blut ist der wichtigste Verbreitungsweg. Im zweiten Stadium kommt es zum „virusspezifischen" Organbefall, der nicht selten von einer sekundären Virämie begleitet wird. Letztere nimmt von Elementen des RES, beispielsweise Makrophagen, nach Phagozytose, Vermehrung und Freiwerden der Viren ihren Ausgang. Erst die Organlokalisation zeigt das für

Virusaffektionen „typische" Bild wie Exanthem, Pneumonie, Meningitis, Enzephalitis, Hepatitis. In der daran anschließenden, immunologisch mitbestimmten Heilphase wird das Virus rasch aus dem Körper eliminiert.

Demgegenüber sind Krankheitsvorgänge der lokalen Virusinfektionen auf die Eintrittspforte der Erreger und den Ort der Infektion beschränkt. Die Immunität ist meist vorübergehend.

Gegenüber bakteriell bedingten Infektionen zeigen Viruskrankheiten bestimmte Eigentümlichkeiten:

1. **Biphasischer Fieberverlauf, kein Schüttelfrost.**
2. **Nichteitrige Entzündungen.**
3. **Relative Lymphozytose, keine Leukozytose.**
4. **Nach zyklischen Infektionen starke Immunität, selten Rezidive, selten chronischer Verlauf.**
5. **Embryopathien im ersten Schwangerschaftsdrittel.**
6. **Kein Ansprechen auf derzeit gebräuchliche Chemotherapie.**

Genannte Kennzeichen sind als Regel zu werten.

KAPITEL IX

Erkrankungen durch Große Viren

Psittakose-Ornithose- und Lymphogranulomviren, Trachom- und Einschlußkonjunktivitisviren, Erreger der primär atypischen Pneumonie und PPLO

Die Gruppe der Psittakose-Lymphogranulom-Trachomviren umfaßt 300 bis 400 nm große, kugelförmige, ätherempfindliche Viren mit Hüllmembran. Sie besitzen DNS und RNS und bilden charakteristische basophile Zytoplasma-Einschlüsse. Im Gegensatz zu „echten" Viren sind sie auf Grund eigener Fermente empfindlich gegen Sulfonamide und Breitbandantibiotika. Sie verursachen weitverbreitete, meist latente Infektionen bei Vögeln, Säugetieren und/oder Menschen. Die wichtigsten Krankheiten sind Psittakose-Ornithose, eine Zooanthroponose (Hauptwirt Vögel), das venerische Lymphogranulom und Trachom.

Die Gruppenbezeichnungen Bedsonien bzw. Miyagawanellen erhielten sie zu Ehren der beiden Forscher BEDSON (England) und MIYAGAWA (Japan), während der Name Chlamydozoen an die Hüllen der Einschlußkörper erinnert.

Große Viren durchlaufen intrazellulär einen Vermehrungszyklus über Zwischenstufen, die weder den Entwicklungsstadien der „echten" Viren noch der bakterienähnlichen Vermehrung der Rickettsien entsprechen.

Nach Virusadsorption und Penetration der Zellwand bildet sich aus einem „primären Initialkörper" ein mehrere Mikrometer großer, zytoplasmatischer, basophiler Einschlußkörper. Er enthält die RNS-Matrix für die Synthese zahlreicher, knapp einen Mikrometer großer, unreifer „früher Viren" (sog. sekundäre Initialkörper). Vermutlich erfolgt der Aufbau der viralen DNS unabhängig von der Kern-DNS der Wirtszelle; die Virusvermehrung folgt dem Prinzip der Zweiteilung. Unter Größenabnahme „verdichten" sich die „frühen Viren" zu vollinfektiösen „späten"

DNS-RNS-Viren (Elementarkörperchen). Sie repräsentieren eine Viruskolonie, die bläschenartig von einer Zellhülle umgeben ist. Nach Platzen der Bläschen und Wirtszelle gelangen die Viren nach außen und infizieren neue Wirtszellen, Abb. IX/1.

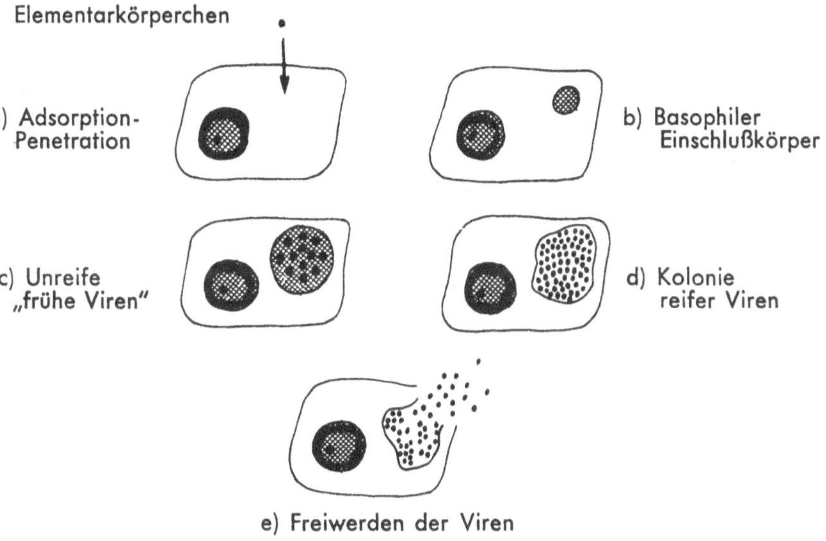

Abb. IX/1. Intrazellulärer Vermehrungszyklus der Großen Viren, vereinfacht und schematisch

Alle Großen Viren besitzen Virustoxin, das Zellen und Gewebe, unabhängig von der Virusvermehrung, abhängig von der Viruskonzentration, schädigt oder zerstört. Das Toxin ist Bestandteil der Viruspartikel, auch der inkompletten, nichtinfektiösen Formen. Es wird durch Antitoxin spezifisch neutralisiert und im Gegensatz zu bakteriellen Endotoxinen schon bei 56° C inaktiviert.

Chemische Natur und Wirkungsweise des Toxins sind wenig erforscht. Man findet hämorrhagisch-degenerative Gewebsveränderungen außer bei Großen Viren auch bei anderen Virusgruppen, z. B. Pocken- und Myxoviren, als Ausdruck für ein infektiös-toxisches Syndrom der Virusinfektion.

Die Epidemiologie der menschlichen Psittakose-Ornithose hängt von der örtlichen Verteilung infizierter Zier-, Nutz- und Wildvögel ab. Die wichtigsten natürlichen Übertragungswege unter den Vögeln und vom Vogel auf den Menschen sind die Inhalation von infektiösem Kot- und Gefiederstaub („fäkale Aerosole"), bei Mensch-zu-Mensch-Ansteckungen die Tröpfcheninfektion. Möwen und Sturmvögel tragen das Virus in ferne Länder und Kontinente.

Als potentielle Virusträger kommen für die Ausbreitung des Virus und die Entstehung von Epizootien alle Vogelarten in Betracht, für die Erkrankung des Menschen an erster Stelle exotische Ziervögel (Psittakose — Papageien und Sittiche), danach heimische Nutzvögel (Ornithose — Tauben, Enten, Puten, Hühner).

Es entstehen Einzel- und Gruppenerkrankungen in Hausgemeinschaften und Geflügelfarmen; Berufsinfektionen bei Vogelhändlern, Laborarbeitern und Personal von Geflügelschlachthöfen. Die starke Zunahme der Ornithose in den zurückliegenden Jahrzehnten zeigt sich in dem hohen Anteil der Psittakosevirusgruppe an Fällen primär atypischer Pneumonie („Viruspneumonie").

Venerisches Lymphogranulom und Trachom sind ausschließlich Erkrankungen des Menschen und stellen in Ländern mit mangelhafter Sozial- und Allgemeinhygiene die Gesundheitsbehörden vor ernste Probleme. Das Lymphogranuloma inguinale, nach dem deutschen Seuchengesetz die „vierte Geschlechtskrankheit", wird durch Geschlechtsverkehr übertragen. In Deutschland findet man sporadische Erkrankungen nach Einschleppung. Klinisch Geheilte, auch primäre Virusträger, vor allem Frauen, können das Virus Jahrzehnte ausscheiden. Es besteht die Möglichkeit extragenitaler Ansteckung für Ärzte und Pflegepersonal.

Trachom gehört zu den verbreitetsten Krankheiten des Menschen, eine typische Familienkrankheit des Elends. Ein Sechstel der Erdbevölkerung leiden daran, etwa 500 Millionen Menschen.

Natürliche Ansteckungen in stark verseuchten Gebieten sind Kontakt-(Schmier)infektionen in früher Kindheit. Passive Virusverschleppung durch Fliegen.

Die Epidemiologie der Einschlußkonjunktivitis entspricht dem Augentripper der Neugeborenen (siehe Seite 37). Primäres Erregerreservoir ist die Urogenitalschleimhaut beider Geschlechter; die Übertragung erfolgt durch Geschlechtsverkehr, die Ansteckung der Neugeborenen beim Durchtritt der infizierten Genitalwege.

Wichtige Maßnahmen der Vorbeugung und Bekämpfung von Psittakose-Ornithose liegen auf veterinärpolizeilichem Gebiet: Einfuhrbeschränkung für Papageien und Sittiche, Quarantäne- und Behandlungsvorschriften, polizeiliche Genehmigung der Vogelzucht; Meldung, Isolierung, gegebenenfalls Tötung und unschädliche Beseitigung der infizierten Vogelbestände; prophylaktische Behandlung mit Chlortetrazyklin.

Umfassende Antibiotikaprophylaxe in Geflügelfarmen zur Verhütung der einheimischen Ornithose. Tauben sind unkontrollierbare, gefährliche Virusreservoire! Bis zu 20 % unserer Taubenbestände sind ornithoseinfiziert.

Die humanmedizinische Vorbeugung und Bekämpfung wurde im neuen Seuchengesetz verankert.

Wichtigste Vorbeugung gegen das venerische Lymphogranulom und gegen Trachom sind Verbesserung sozialhygienischer Mißstände und Hebung des allgemeinen Lebensniveaus; Bedeutung der Sexualethik, der Wohn- und Schlafhygiene.

Verdacht, Erkrankung und Sterbefall an Psittakose-Ornithose sind meldepflichtig; Isolierung (Hospitalisierung). Erkrankung (Befall) und Tod an Trachom (Körnerkrankheit) sind anzuzeigen. Für Lymphogranuloma inguinale seu venereum gilt die Untersuchungs- und Behandlungspflicht durch den vollapprobierten Arzt sowie die namentliche Meldung[1]), wenn es die Umstände verlangen.

Historie: Trachom ist die ältestbekannte menschliche Erkrankung durch Große Viren. Archäologische Funde weisen auf das Vorkommen bei den Sumerern (4000 v. Chr., HAAGEN). Historische Aufzeichnungen stammen aus Altägypten (1500 v. Chr.), HIPPOKRATES kannte Behandlungsvorschriften, ARISTOTELES nannte das Trachom ansteckend, DIOSKORIDES prägte in Rom den Namen Trachom (um 50 n. Chr.), CELSUS (um 30 n. Chr.) gab eine gute Beschreibung der Krankheit; sie war im römischen Imperium weitverbreitet. Während der Kreuzzüge gehörte sie zu den schweren Seuchen. Einschleppung nach Europa geschah 1798 mit den aus Ägypten heimkehrenden französischen Truppen („ägyptische Augenkrankheit", LAREY).

Erste klinische Beschreibung des venerischen Lymphogranuloms durch ADELARD (England 1111, R. MÜLLER), der Papageienkrankheit als atypischer Pneumonie durch v. JÜRGENSEN (Tübingen, 1874).

1879 Erster Bericht über eine Hausepidemie der menschlichen Psittakose („Pneumotyphus") durch RITTER (Uster/Schweiz).

[1]) In der DDR wird die Frühform des venerischen Lymphogranuloms chiffriert gemeldet, vollnamentliche Anzeige unter besonderen Umständen.

1895 MORANGE (Paris) prägt die Bezeichnung „Psittakose" für die Papageienkrankheit des Menschen.

1907 HALBERSTAEDTER (Berlin) und v. PROWAZEK (Hamburg) beschreiben die nach ihnen benannten Trachom-Einschlußkörper bei einem experimentell infizierten Affen und beim Menschen.

1909 Von Trachom nicht unterscheidbare basophile Zelleinschlüsse bei Neugeborenen-Konjunktivitis: STARGARDT (Straßburg).

1912 NICOLLE und Mitarbeiter (Tunis) entdecken die Filtrierbarkeit der Trachomviren und deren Übertragbarkeit auf niedere Affen.

1913 Klinisch-histologische Abgrenzung des venerischen Lymphogranuloms als einheitliche Krankheit durch DURAND, NICOLAS und FAVRE (Lyon).

1925 W. FREI (Breslau) entwickelt die nach ihm benannte Hautprobe mit erhitztem Bubonenpunktat von Lymphogranulom-Patienten.

1930 Erster färberischer Nachweis des Psittakosevirus durch LEVINTHAL (Berlin).

— Filtrierbarkeit des Psittakosevirus: BEDSON (London).

— Übertragung der Psittakose auf Versuchsmäuse durch GORDON (London).

1935 Mikroskopische und züchterische Darstellung des Lymphogranulomavirus in der Eikultur durch MIYAGAWA und Mitarbeiter (Japan).

1937/1938 Einführung der Sulfonamidbehandlung des Trachoms und venerischen Lymphogranuloms durch verschiedene Forschergruppen unabhängig voneinander; erste erfolgreiche Chemotherapie virusbedingter Krankheiten.

1940 MEYER (San Franzisko) gibt der „epidemischen Pneumonie des Menschen" (HAAGEN) durch andere als papageienartige Vögel den Namen „Ornithose" (Vogelkrankheit).

1941 Erfolgreiche Dottersackkulturen Großer Viren durch YANAMURA und MEYER (San Franzisko).

1944 Erste elektronenoptische Darstellung Großer Viren durch H. RUSKA (Berlin).

1948 Chlortetrazyklin bewährt sich experimentell gegen psittakoseinfizierte Hühnerembryonen und Mäuse: WONG und COX (USA).

1949 Inaugurierung der Antibiotikabehandlung des Trachoms mit Chlortetrazyklin durch BRALEY und SANDERS (USA).

1957 TANG und Mitarbeiter (Peking) isolieren das Trachomvirus in Serienpassagen über bebrütete Hühnereier, Pathogenitätsprüfung des Eipassagevirus am Affen.

Erkrankungen durch Große Viren (Übersicht)

Nachfolgende Tabelle bringt eine Übersicht über die humanmedizinisch wichtigen großen Virusarten, deren Vorkommen und Übertragung, Pathogenese und Krankheit, Erkennung, Bekämpfung und Verhütung.

Erreger und Vorkommen:	**Psittakose-Ornithoseviren**; alle Erdteile, sporadisch; epidemisch in Familien- und Gruppenerkrankungen mit vermehrtem Auftreten im Winter.

Die zunehmende Zahl virusausscheidender Vögel macht die Psittakose-Ornithose zu einem internationalen Problem (MEYER und EDDIE).

Infektionsquelle und Übertragung auf Menschen:	Papageien und Sittiche (latent infizierte Vögel, kranke Tiere): Psittakosevirus. Tauben, Enten, Puten, Hühner (Sturmvögel, Möwen, Sperlinge usw.): Ornithosevirus. 1. Staubinhalation (am Gefieder angetrockneter, virushaltiger Kot oder Speichel). 2. Kontakt(Schmutz)infektion, Biß- und Kratzwunden. Mensch (Erkrankter, Virusausscheider): Psittakose-Ornithosevirus.

Tröpfcheninfektion.
Eintrittspforte Respirationstrakt, nach Tierbissen Blutbahn.

Berufsinfektionen der Ärzte und Pflegepersonen (Krankenhausepidemien), Laborinfektionen! Gruppenerkrankungen in Geflügelfarmen und -schlachthöfen.

Inkubation und Kontagionsindex: 1 bis 2 Wochen; Ansteckungen durch papageiartige Vögel > 50 %, durch heimische Vögel < 50 %.

Krankheit und Pathogenese: **Psittakose-Ornithose** (Papageienkrankheit, Vogelkrankheit). Zyklische Infektion (HÖRING): Inkubation mit primärer Virusvermehrung — erste Virämie — Organmanifestation (hochfieberhafter Befall der Lungen) mit zweiter Virämie.

Bei Menschen befällt das Virus den Respirationstrakt, besonders die Lungen, bei Vögeln vor allem die Abdominalorgane; jedoch besitzen die einzelnen Virusstämme unterschiedliche Toxizität und Infektiosität (Pathogenität).

Immunität und Pathologie: Lebenslang, labile Infektionsimmunität bei Virusträgern und -ausscheidern (Zweiterkrankung nach Resistenzschwäche). Es gibt nur ein antigenes und immunogenes Psittakose - Ornithosevirus. Gruppenspezifität der komplementbindenden Antikörper gegen ein hitzestabiles Antigen der Psittakose-Lymphogranulom-Trachomviren.

Humanpathologie: Uncharakteristische Herdpneumonie mit mononukleären Infiltraten (Hepatisierung) und Zeichen interstitieller Pneumonie; gelegentlich hämorrhagisch-toxische Parenchymdegeneration innerer Organe.

Vogelpathologie: Hämorrhagische Enteritis mit hyperämischer Schwellung von Milz und Leber (Leber-Herdnekrosen); gelegentlich bevorzugter Befall der serösen Häute und Luftsäcke.

Vögel mit vergrößerter Milz sind verdächtig, Virus auszuscheiden oder zu beherbergen („offene" oder „geschlossene" latente Virusträger).

Verlauf und Prognose: Klinisch inapparent mit stiller Feiung; influenzaartig mit Bronchitis ohne Lungenbeteiligung; pneumonisch (Viruspneumonie) oder typhös-pneumonisch [schwere Benommenheit[2])].

Ornithosepneumonien verlaufen meist gutartiger als Psittakosepneumonien. Leichter Verlauf bei Kindern und Jugendlichen.

Gefürchtet sind toxische Verläufe mit Kreislaufschäden und Herzschwäche; monatelange Rekonvaleszenz!

Letalität der unbehandelten Psittakose bis zu 20 %, der Ornithose bis zu 10 %.

Erkennung und Behandlung: Klinisch und virologisch (serologisch).
„Polymorphismus" des Krankheitsbildes, inapparente bis schnell tödlich verlaufende Infektionen.
Differentialdiagnose vor allem Viruskatarrh der oberen Luftwege, Viruspneumonie anderer Genese (Beispiel primär atypische Pneumonie, vgl. Anhang PPLO, Influenza und Q-Fieber), ferner Abdominaltyphus und Sepsis.
Wirksamste Therapie frühzeitig Tetrazykline (Nachteil keine Immunität, schwache Antikörperbildung, Erregernachweis schwierig oder unmöglich).

Vorbeugung und Bekämpfung:

1. Veterinärmedizin: Gesetzliche Zulassung und Kontrolle von Vogelzucht und -handel (Papageien und Sittiche), Chemoprophylaxe mit antibiotikahaltigem Futter; Meldung — Isolierung — Tötung infizierter Vogelbestände, unschädliche Beseitigung und Desinfektion.
   Bedeutung der Tauben- und Entenornithose, der Hygiene auf Geflügelschlachthöfen!
2. Humanmedizin: Anzeige — Isolierung (Hospitalisierung) — Desinfektion.

[2]) Vgl. Mikrobiell-parasitäre Ursachen der Pneumonie, S. 26; Mikrobielle Ursachen der Viruspneumonie, S. 298.

Laborarbeiten mit Psittakose - Ornithoseviren verlangen das Tragen von Schutzmasken und Gummihandschuhen.

Tierhaltung in Glaskästen, nicht Käfigen; nach Laborinfektion prophylaktische Tetrazyklinmedikation.

Erreger und Vorkommen: **Lymphogranulomviren**; alle Erdteile, warme Klimate unter sozialen und hygienischen Mißständen stärker befallen.

In verschiedenen Ländern entfallen 1 bis 10 % aller Geschlechtskrankheiten auf Lymphogranuloma venereum.

Infektionsquelle und Übertragung: Mensch (Erkrankte der Frühstadien; gesunde Virusträger, vor allem Frauen; Virusausscheider).
Eintrittspforte Haut-Schleimhautläsionen, meist im Genitalbereich.

1. Geschlechtsverkehr (inniger körperlicher Kontakt), Altersstufen zwischen 20 und 40 Jahren am stärksten betroffen.
2. Extragenitaler Kontakt (Berufsinfektion bei Ärzten, Pflege- und Laborpersonal), vor allem Hände und Finger.

Alle Schleimhautveränderungen im Genito-Ano-Rektalbereich können Viren enthalten, auch normale Schleimhautbezirke der gesunden Virusträger bzw. klinisch geheilten Ausscheider.

Inkubation und Kontagionsindex: 1 bis 3 Wochen; $< 50\,\%$, latente Infektionen bei Frauen häufiger als bei Männern (Schwellung der Beckenlymphknoten); bei Männern sind sichtbare Leistenbubonen achtmal häufiger als bei Frauen.

Krankheit und Pathogenese: **Lymphogranuloma venereum** (inguinale).
Zyklische Infektion (HÖRING):
Primärstadium: Virusvermehrung an der Eintrittspforte, bläschenartiger indolenter Primäraffekt.
Sekundärstadium: Ausbreitung über das Lymphsystem (regionäre Lymphadenitis, bei Männern meist inguinal, bei Frauen iliakal), virämisch-fieber-

hafte Generalisation (gelegentlich mit Exanthem, Keratokonjunktivitis, Meningoenzephalitis).

T e r t i ä r s t a d i u m : Chronisch fortschreitende Entzündung des lymphatischen Systems im Genito-Ano-Rektalbereich (L y m p h o t r o p i s m u s des Virus!), Ulzerationen, Strikturen, Fibrose.

Immunität und Pathologie: Jahre bis Jahrzehnte dauernde Infektionsimmunität. Es gibt nur e i n antigenes und immunogenes Lymphogranulomvirus.

Komplementbindende und allergische Gruppenspezifität mit anderen Großen Viren (F r e i ' s c h e H a u t r e a k t i o n).

Infiltrativ-proliferative (granulomatöse) Prozesse und eitrige Nekrose des lymphatischen Gewebes, begleitet von ulzerösen Schleimhautentzündungen, Verlegung der Lymphbahnen und Wucherungen des Bindegewebes.

Verlauf und Prognose: Gesunde Virusträger mit positiver oder negativer (!) Komplementbindungsreaktion und Frei'scher Hautprobe. 30 % der Leistendrüsenform (Primärkomplex) bleiben lokal mit spontaner Heilungstendenz. Die übrigen zeigen chronischen Verlauf, g e n i t o - a n o - r e k t a l e s S y n d r o m[3]) mit fistelnden Geschwüren, Strikturen („Esthiomène" = stenosierende Proktitis), Elephantiasis, jahrelanges Siechtum.

Die Prognose des genito-ano-rektalen Syndroms bleibt dubiös.

Erkennung und Behandlung: 1. K l i n i s c h :

Entscheidend ist die Frühdiagnose; schwierige Erkennung des Primäraffektes und anatomisch verborgener Sitz bei Frauen.

Leichte Erkennung des ausgebildeten Primärkomplexes (Primäraffekt + Leistenbubo).

---

[3]) Vgl. Mikrobielle Ursachen der (Uro)Genitalinfektion, S. 375.

Differentialdiagnose vor allem Tuberkulose, Tumoren und benigne Lymphoretikulose[4]) (Katzenkratzkrankheit).

Stets an Mischinfektionen mit anderen Geschlechtskrankheiten denken und bakteriologisch-serologisch ausschließen (Gonorrhoe, Syphilis, weicher Schanker).

2. Virologisch:

a) Erregernachweis, mikroskopisch Giemsapräparat aus Buboneninhalt, intrazerebraler Mäusetest, Dottersackkultur.

b) Antikörpernachweis, KBR mit Dottersack-Antigen, Frei'scher Hauttest (3 Wochen nach Lymphdrüsenschwellung positiv = allergische Spätreaktion, Antigen erhitzte Virussuspension).

Wassermann'sche Reaktion mitführen!

Frühbehandlung (!) mit Sulfonamiden oder Tetrazyklinen.

Vorbeugung und Bekämpfung:

1. Hebung des sozialen und allgemeinen Lebensniveaus, Erziehung und Aufklärung.
2. Untersuchung und Behandlung durch den Arzt, Fahndung nach der Infektionsquelle und nach Kontaktpersonen, Belehrung. Erforderlichenfalls namentliche Anzeige.

Erreger und Vorkommen:

Trachomviren. Hauptendemiegebiete sind dichtbevölkerte tropisch-subtropische Länder in Afrika, Asien, Südamerika. Ausbreitung entlang den Verkehrswegen, in Deutschland sporadische Erkrankungen Zugereister.

---

[4]) Seit 1950 bekannte Zoonose, sporadisches Vorkommen in allen Ländern. Nichtbakterielle, regionäre, abszedierende Lymphadenitis und kutaner Primäraffekt. Kinder sind häufiger befallen, gutartiger Verlauf. Übertragung Katze—Mensch (Kontaktinfektion).

Erreger vermutlich ein Großes Virus (positive KBR mit Lymphogranulom-Antigen, positive Hautprobe).

In hochindustrialisierten Ländern ist die vermeidbare Erblindung durch Trachom, Pocken und Neugeborenen-Augentripper selten geworden (R. MÜLLER).

Infektionsquelle und Übertragung: Mensch (Erkrankte, vor allem die sekretorischen Stadien 1 und 2, gesunde Virusträger und Ausscheider nach klinischer Heilung!).

Kontakt(Schmier)infektion:

Auge — Finger (Taschentuch—Handtuch) — Auge; passiv durch Fliegen.

Geringe Resistenz des Virus außerhalb des Körpers.

Intrafamiliäre Ansteckungen sind am häufigsten, Schulkinder bevorzugt betroffen.
50 % trachomkranker Frauen haben Trachomviren in der Zervixschleimhaut.

Ansteckung des Kindes intra partum.

Inkubation und Kontagionsindex: 5 bis 10 Tage, auch länger, je nach Infektionsdosis; meist schleichender Beginn.

$<$ 50 %; chronische Reizung durch Staub- und Sandpartikel fördert das „Angehen".

Krankheit und Pathogenese: **Trachom** (Körnerkrankheit, Conjunctivitis granulosa seu trachomatosa, ägyptische Augenkrankheit)[5]).

Lokalinfektion (HÖRING):

Stadium 1: Beginnende „Körnchenbildung" der Bindehaut des Oberlides (subkonjunktivale Lymphfollikel), Schmerzen, Tränenfluß; „Trachom der Kinder".

Stadium 2: Ausgeprägte, sagoartige Trachomkörner, starke Bindehautsekretion durch bakterielle Mischinfektion (!), Ptosis trachomatosa; „Trachom der Erwachsenen".

Stadium 3: Beginnendes Narbentrachom, beginnender Pannus (Hornhauttrübung durch Infiltration und Gefäßeinsprossung), beginnende Austrocknung (Xerose).

Stadium 4: Narbentrachom, Vernarbung des Konjunktivalepithels, Schwächung des Sehvermögens, Erblindung.

[5]) Vgl. Mikrobielle Ursachen der Konjunktivitis, S. 239.

Immunität und Pathologie:

Infektionsimmunität (Rezidive, Neuinfektionen). Gruppenspezifität komplementbindender Antikörper mit anderen Viren der Psittakose-Lymphogranulomgruppe.

Histopathologisch drei Hauptvorgänge: Chronisch-entzündliche, subepitheliale Infiltration von Plasmazellen und Lymphozyten; Follikelhyperplasie und -neubildung mit lymphoiden und histiozytären Zellen sowie zentraler Nekrose der Keimzentren; Bindegewebsproliferation mit Fibrose und Narbenbildung.

Die Trachominfektion ist ihrem Wesen nach eine Epitheliose. Das morphologische Substrat des Trachoms ist das „Follikulom", die lymphoretikuläre Hyperplasie.

Verlauf und Prognose:

Inapparenter Verlauf.
Spontanheilungen des Initialstadiums mit Restitutio ad integrum sind möglich (bis zu 20 % der Fälle).

Der überwiegend chronische, Jahre bis Jahrzehnte dauernde Verlauf des vollentwickelten Trachoms wird durch Sekundärinfektionen, klimatische Faktoren, hygienisch-soziale Umweltbedingungen entschieden. $>$ 95 % der Infektionen befallen beide Augen.

In bezug auf Gefährdung des Sehvermögens stets ernste Prognose; je später die Behandlung, desto ungünstiger die Aussicht auf Heilung, am ungünstigsten nach Aufhören der Tränenfunktion.

Erkennung und Behandlung:

1. Klinik:

Klassische Leitsymptome sind Follikelbildung der oberen tarsalen Konjunktiva, Hornhautpannus und/oder Bindehautvernarbung. Pathognomonisch sind kleine eingezogene „Herbert'sche Narben". Gegebenenfalls Verlaufsdiagnose.

Wichtigste Differentialdiagnose ist die virusbedingte follikuläre (Kerato-)Konjunktivitis anderer Ätiologie mit ausnahmslos günstiger Prognose:

Einschlußkonjunktivitis (siehe unten),
Adenovirus-Konjunktivitis (Pharyngokonjunktivalfieber, Keratoconjunctivitis epidemica),
Herpes-Keratokonjunktivitis,
Konjunktivitis durch atypische Geflügelpest, vgl. Anhang 2 (Mikrobielle Ursachen der Konjunktivitis).

2. Laboratorium:
   a) Zytoplasmatische Einschlüsse im Konjunktivalabstrich (Fluoreszenz - Antikörpermethode, Giemsapräparat).

Halberstaedter-Prowazek-Körper findet man nur in den äußeren Konjunktivalepithelzellen. Keine Unterscheidungsmöglichkeit von Paratrachom-Körpern („Stargardt'sche Zelleinschlüsse").

   b) Histologischer Nachweis von Zellnekrosen im Follikelinhalt.
   c) Virusisolierung in Dottersackkultur bebrüteter Hühnereier.

Wochen- bis monatelange Chemotherapie mit Sulfonamiden oder Tetrazyklinen; gegebenenfalls chiroplastische Operationen.

Vorbeugung und Bekämpfung:

1. Hebung des Lebensstandards, persönliche Sauberkeit und Hygiene (eigene Waschgelegenheit, Händedesinfektion, kein Besuch öffentlicher Bäder), Fliegenbekämpfung.
2. Meldung der Erkrankung (des Erregerbefalls) und systematische Chemotherapie in Schulen sowie Familien-, Wohn- und Arbeitsgemeinschaften.

Erreger und Vorkommen: **Einschlußkonjunktivitisviren** (Paratrachomviren); kosmopolitisch sporadisch; epidemisch nach Besuch von Hallenschwimmbädern.

Infektionsquelle und Übertragung: Mensch (Virusträger, Urogenitalschleimhaut); große Empfindlichkeit des Virus gegen Austrocknung.

1. Geschlechtsverkehr: Einschlußurethritis des Mannes, Einschlußzervizitis der Frau.

Paratrachom ist eine Geschlechtskrankheit, die infizierte Genitalschleimhaut ist primäres Erregerreservoir.

2. Kontakt(Schmier)infektion:
   a) Intra partum, Einschlußkonjunktivitis der Neugeborenen.
   b) Infizierte Badewässer, Einschlußkonjunktivitis der Erwachsenen.
   c) Selten Auge - Finger - Auge (Gegensatz Trachom!), Infektionen der Heilberufe.

Inkubation und Kontagionsindex: 5 bis 10 Tage, auch länger; $< 50\,\%$.

Krankheit und Pathogenese: **Einschlußkonjunktivitis** (Einschlußurethritis und -zervizitis, Paratrachom).

Lokalinfektion (HÖRING):
Neugeborenen-Konjunktivitis akuter Beginn, papilläre Konjunktivitis des unteren Lides, eitrige Sekretion[6]).

Einschlußkonjunktivitis (Ophthalmia neonatorum) ist die wichtigste nichtgonorrhoische Augenentzündung der Neugeborenen.

Erwachsenen-Einschlußkonjunktivitis häufig protrahiert einseitig beginnende follikuläre Konjunktivitis des Unterlides, geringere Sekretion, regionale präaurikuläre Lymphknotenschwellung.
Abakterielle Urethritis der Männer, spärlicher Ausfluß, auch intermittierend, monatelang. Zervizitis der Frauen, vaginaler Fluor[7]).

Immunität und Pathologie: Infektionsimmunität, übergreifende komplementbindende Antikörper gegen andere Große Viren.
Einschlußkonjunktivitis bei Neugeborenen in den ersten zwei Lebensmonaten keine Follikelbildung

[6]) Vgl. Mikrobielle Ursachen der Konjunktivitis, S. 239.
[7]) Vgl. Mikrobielle Ursachen der (Uro)Genitalinfektion, S. 375.

(unreifes lymphatisches Gewebe), bei Erwachsenen starke Follikelbildung ohne Degeneration der Keimzentren.

Verlauf und Prognose:

Je akuter die Erkrankung, desto kürzer der Verlauf; anderenfalls protrahierte Rückbildung über Monate, auch über ein Jahr, selten bakterielle Sekundärinfektion.

Im Gegensatz zum Trachom ist die Prognose der Einschlußkonjunktivitis beim Ausbleiben bakterieller Mischinfektionen günstig. Kein Pannus, keine Narbenbildung und Xerose. Restitutio ad integrum.

Erkennung und Behandlung:

Klinik: Lokalisierung der Entzündung vorwiegend im Unterlid, keine Hornhautbeteiligung, keine Narben.

Laboratorium:

a) Nachweis Stargardt'scher Einschlußkörper im Abschabpräparat vom unteren Konjunktivalsack (Kürettage, Giemsafärbung).

Merke: Mit den gegenwärtigen virologischen Methoden lassen sich Trachom- und Paratrachomviren (ebensowenig wie Psittakose- und Ornithoseviren) voneinander nicht unterscheiden. Nachweis typischer Einschlußkörper ist für die Diagnose „Einschlußkonjunktivitis" nicht zu entbehren.

b) Histologische Untersuchung der Epithelabschab- und Follikelquetschpräparate, keine Nekrosen.

Therapie Sulfonamide, Tetrazykline.

Vorbeugung und Bekämpfung:

1. Augenprophylaxe der Neugeborenen mit Sulfonamidsalbe, kein Schutz durch Credé'sche Prophylaxe mit Silbernitratlösung. Chlorierung des Badewassers.
2. Nach Infektionsquelle fahnden und chemotherapeutisch sanieren; Isolierung auf Säuglingsstationen, Händedesinfektion.

Leitsätze für die Klinik und Diagnose

A. Klinik

Die Psittakose-Ornithose des Menschen gruppiert sich klinisch um fieberhafte Krankheitserscheinungen der Atemwege: Tracheobronchitis, atypische Pneumonie. Sekundär eitrige bakterielle Mischinfektionen sind selten. Die Krankheit der Vögel zeigt ein intestinales Syndrom, Durchfall mit Leber- und Milzschwellung.

Viele leichtverlaufende Erkrankungen des Menschen werden nicht erfaßt oder falsch diagnostiziert.

B. Diagnose

1. Klinik: Anamnese (beruflicher Umgang mit Vögeln, Laboratoriumsarbeiten), katarrhalische Erscheinungen der oberen bzw. Erkrankung der tiefen Luftwege und Lungen (Meldepflicht).

Bei Verdacht auf Influenza(pneumonie) bzw. Typhus abdominalis (Pneumotyphus) und Kontakt mit Vögeln in der Anamnese differentialdiagnostisch stets an Psittakose (Ornithose) denken! Nach der Infektionsquelle fahnden!
Meist wird die Infektion bzw. Durchseuchung der Vögel erst durch die Erkrankung des Menschen erkannt.

Primäres Vogelsterben gehört zur Ausnahme (Resistenzminderung durch Stress-Situationen, beispielsweise auf dem Transport oder nach Zurücklegen weiter Flugstrecken).

2. Virologie:

Die virologisch-serologische Laboratoriumsdiagnose ist für die Einleitung seuchenhygienischer Maßnahmen unerläßlich.

a) Erregernachweis, mikroskopisch Ausstrichpräparat (Giemsafärbung, Fluoreszenzmikroskopie); Isolierung im Mäuseversuch (intraperitoneal, -nasal oder -zerebral) oder im bebrüteten Hühnerembryo (Dottersack-Kultur). Identifizierung im Toxin- bzw. Virusneutralisationstest.

b) Antikörpernachweis, Komplementbindungsreaktion ab zweiter Krankheitswoche positiv (Grenztiter 1/32), Gruppenspezifität gegenüber anderen Großen Viren.

> **Merke: Vereinzelt kann die Ornithose-KBR bei Q-Fieber und Brucellose vorübergehend unspezifisch positiv werden. Etwa 20 % der Fälle von Psittakose-Ornithose zeigen außerdem eine vorübergehend unspezifisch positive Wassermann-Reaktion: „WaR-positives Lungeninfiltrat"[8]).**

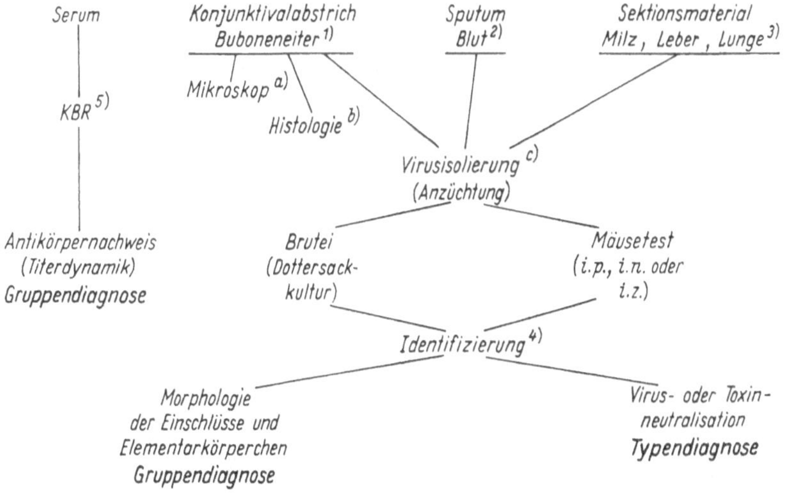

Abb. IX/2. Gang der Untersuchung auf Große Viren, schematisch

[1]) Konjunktivalabstrich (Trachom, Einschlußkonjunktivitis), Buboneneiter (Lymphogranuloma venereum):

a) Mikroskopisch: Giemsa-Langzeitfärbung, basophile zytoplasmatische Einschlußkörper,
fluoreszeinmarkierte Antikörper, fluoreszierende intra- und extrazelluläre Elementarkörperchen.
Gruppendiagnose „Große Viren".

b) Histologisch: zentrale Nekrose der Trachomkörner (Lymphfollikel), keine Nekrose bei Einschlußkonjunktivitis.

c) Anzüchtung: Lymphogranulomviren Mäuseversuch, intrazerebral, und Dottersackkultur (Tod der Mäuse an Meningoenzephalitis innerhalb 14 Tagen).
Trachom und Einschlußkonjunktivitis (Paratrachom), Dottersackkultur.

[2]) Sputum (Psittakose-Ornithose, die ersten drei Krankheitswochen, selten länger), Ausstrichpräparat, mikroskopische Untersuchung wie unter 1 a), desgl. Beurteilung.
Anzüchtung ähnlich 1 c), Mäuseversuch intraperitoneal, intranasal oder intrazerebral; Dottersackkultur.
Blut (Psittakose-Ornithose, die ersten 7 Krankheitstage), Anzüchtung wie oben.

Fortsetzung der Fußnoten Seite 236

[8]) BIELING und GSELL 1964.

Anhang 1: PPLO-Infektionen

Pleuropneumonie-ähnliche Organismen (Mykoplasmen)

PPLO[9]) sind zellwandlose, äußerst vielgestaltige Mikroben (Körnchen-Bläschen-Fadenformen) mit einer mittleren Größe um 200 nm. Sie passieren bakteriendichte Filter („filtrierbare Mikroorganismen"), besitzen flexible, cholesterinreiche Membranen und bakterienähnliche Kernäquivalente. Sie sind empfindlich gegen Streptomyzin und Tetrazykline. Im Gegensatz zu Großen Viren erfolgt die Vermehrung in unbelebten, serumhaltigen Medien. Wir finden sie als ubiquitäre Saprophyten und normale Schleimhautbewohner der Tiere und Menschen; einige Arten sind potentiell pathogen. Letztere trifft man streng wirtsspezifisch, meist intrazellulär[10]). Wichtigste humanpathogene Art ist Mycoplasma pneumoniae[11]), Erreger der primär atypischen Pneumonie (sog. PAP-Virus).

PPLO fehlen bakterielle Ausgangsformen (Gegensatz L-Formen der Bakterien), sie bilden Kolonien auf Agarmedien (Gegensatz Protoplasten[12]) und

[9]) Erste Züchtung des Erregers der Rinder-Pleuropneumonie aus bakterienfreien Filtraten durch NOCARD und Mitarbeiter (Paris, 1898).

[10]) Viele permanente Säugetier-Zellinien sind mit PPLO infiziert, beispielsweise die durch sie bedingten zytopathischen Effekte in menschlichen Amnionzellkulturen.

[11]) Benennung erfolgte durch CHANOCK und Mitarb. (USA, 1963), syn. Eaton-Agens (EATON und Mitarbeiter, USA, 1942).

[12]) Darstellung gelingt mit der „Agarfixations-Methode" und verlängerter Giemsafärbung.

Fortsetzung der Fußnoten von Seite 235

[3]) Sektionsmaterial (Psittakose-Ornithose, glasperlenzerkleinertes Milz-, Leber- und/oder Lungengewebe),
Anzüchtung wie unter [2]). Versendung der Vogelleichen in desinfektionsmittelgetränkten Tüchern und verschließbarem Glasgefäß!

[4]) Identifizierung der angezüchteten Virusstämme geschieht
a) mikroskopisch: Ausstrichpräparate aus den Mäuseorganen bzw. Dottersackkulturen wie unter 1 a).
Gruppendiagnose „Große Viren".
b) Serologisch: Typisierung mittels Virus- oder Toxinneutralisation.
Typendiagnose Psittakose-Ornithose oder Lymphogranuloma venereum oder Trachom-Paratrachom.

[5]) Komplementbindungsreaktion, Gruppenspezifität mit erhitzten Virussuspensionen als Antigen. Typspezifische komplementbindende Antikörper erhält man
a) nach Absorption der Sera mit erhitzten Viruskonzentraten und
b) anschließender Testung mit frischen, nichterhitzten Virusaufschwemmungen als Antigen.

vermehren sich durch Zerfall, Knospung und Abschnürung (Gegensatz Bakterien).

Erreger und Vorkommen:	**Mycoplasma pneumoniae.** Alle Erdteile endemisch-sporadisch; epidemische Gruppenerkrankungen bei Kindern und jungen Erwachsenen (Militärangehörigen, Gefängnisinsassen).
Infektionsquelle und Übertragung:	Mensch (Erkrankte, inapparent Infizierte, Ausscheider). *Tröpfcheninfektion*, Eintrittspforte oberer Respirationstrakt.
Inkubationszeit und Kontagionsindex:	1 bis 3 Wochen; < 50 %, Bedeutung der langen und intensiven Exposition.

Mycoplasma pneumoniae zeigt geringe Ausbreitungstendenz und hält sich lange in abgeschlossenen Bevölkerungsgruppen.

Krankheit und Pathogenese:	**Primär atypische Pneumonie** (Mykoplasmenpneumonie, „Viruspneumonie")[13]. Lokalinfektion des tieferen Respirationstraktes häufig nach Erstinfektion (hochfieberhafte „Viruspneumonie"), des oberen Atemtraktes meist nach Zweiterkrankung („Erkältung", Bronchitis).

Mykoplasmen gehören zu den häufigen Erregern von „Erkältungskrankheiten".

Immunität und Pathologie:	Mehrere Jahre, labile Infektionsimmunität der Ausscheider. KBR einige Monate positiv, fluoreszierende Antikörper sind länger, unter Umständen jahrelang nachweisbar; partielle Kreuzreaktionen mit anderen humanen Mykoplasmen[14]. Interstitielle Pneumonie mit mononukleären Infiltraten und überwiegend mononukleärem Alveolarexsudat.

[13]) Vgl. Mikrobiell-parasitäre Ursachen der Pneumonie, S. 26; Mikrobielle Ursachen der Viruspneumonie, S. 298.

[14]) Mykoplasmen verschiedener Serotypen, beispielsweise auf der menschlichen Urogenitalschleimhaut (*Mycoplasma hominis*); bei gesunden und kranken Menschen mit abakterieller Urethritis und Zervizitis; Übertragung beim Geschlechtsverkehr.

Verlauf und Prognose: Inapparente, uncharakteristische und hochfieberhaft pneumonische Verläufe („grippaler Infekt" — „Viruspneumonie"). Letalität < 1 %.

Erkennung und Behandlung: 1. Klinik:

Epidemien mit typischem Lungenbefund werden klinisch, Einzelerkrankungen im Laboratorium diagnostiziert. Differentialdiagnose Viruspneumonie anderer Ätiologie (S. 298), Pneumotyphus (wegen relativer Bradykardie!).

2. Laboratorium:

a) Erregernachweis, fluoreszenzserologisch (Ausstriche von Sputum und Nasensekret) intrazelluläre Mikroben in Epithelzellen und Makrophagen.
Züchtung auf Serumagar-Nährmedien mit Penizillinzusatz, mindestens einwöchige Bebrütung (aerob 35°) und mikroskopische Beurteilung des Koloniewachstums; Identifizierung der Erreger mit der Immunfluoreszenz und/oder der KBR.

b) Antikörpernachweis, Titeranstieg ab zweiter Krankheitswoche in 60 bis 90 % der Fälle (KBR < indirekte Immunfluoreszenz). Positive Kälteagglutination menschlicher Null-Erythrozyten in 50 % d. Fälle, Grenztiter ≧ 1/64, Titerdynamik!

Chemotherapie mit Tetrazyklinen oder Streptomyzin.

Mykoplasmen sind sulfonamid- und penizillinresistent!

Vorbeugung und Bekämpfung: Bei gehäuftem Auftreten Absonderung, gegebenenfalls Anzeigepflicht. Husten-Niesdisziplin, Chemoprophylaxe (Beispiel Schwangerschaft).

Anhang 2: Mikrobielle Ursachen der Konjunktivitis

Bindehautentzündungen können viele Ursachen haben. Hauptsymptome der akuten Konjunktivitis sind Rötung, Schwellung und starke Absonderung[15]), der chronischen Konjunktivitis „samt"- oder „körnchenartige" Schwellung der Lidbindehaut mit geringer Absonderung[16]). Jede ungeklärte (Kerato-)Konjunktivitis erfordert epidemiologisches Denken, gründliche Anamnese, bakteriologische und/oder virologische Diagnostik.

Folgende wichtige Ursachen kommen in Betracht:

1. Physikalisch-chemische Reize, Beispiel Verletzung, Fremdkörper, exogene Allergene.
2. Nicht korrigierte Refraktionsanomalien.
3. Infektionen.

Die „Conjunctivitis infectiosa" (im weitesten Sinn) läßt sich in verschiedene Formen einteilen: Lokale „unspezifische" und „spezifische" (übertragbare mit Meldepflicht), ferner als Leit- oder Begleitsymptom bei allgemeinen, übertragbaren Krankheiten (mit Meldepflicht). Mikrobiologisch erfolgt die Unterscheidung von bakterien- und virusbedingten Entzündungen. Letztere sind häufig mit Bakterien sekundärinfiziert.

Nachfolgende Aufstellung bringt die wichtigen und häufigen Erreger:

1. Bakterien
   a) Lokale unspezifische (eitrige) Konjunktivitis durch Pneumokokken, Staphylokokken, Streptokokken;
   Koch-Weeks-Bakterien (Haemophilus aegyptius, epidemische Konjunktivitis der warmen Länder),
   Diplobakterien (Moraxella lacunata, Blepharoconjunctivitis angularis).
   b) Lokale spezifische (eitrige) Konjunktivitis durch Gonokokken (Gonoblennorrhoea neonatorum),
   Tularämiebakterien (okuloglanduläre Form, Sonderfall der „Parinaud'schen Konjunktivitis"),

---

[15]) Rötung, Schwellung, Druck- und Fremdkörpergefühl, Lichtscheu (→ Schleimhauthypertrophie); Tränenfluß, Schleimabsonderung (→ Sekretion, „Chemosis"); Eiterung (→ Exsudation).

[16]) „Samtartiges" Aussehen (→ Hyperplasie der Schleimhautpapillen), „Körnchenbildung" (→ Hyperplasie der subkonjunktivalen Lymphfollikel).

Diphtheriebakterien („Augendiphtherie", beim Pflegepersonal primär nach Tröpfcheninfektion, sekundär nach Schmierinfektion bei Nasen-Rachendiphtherie).

c) Bei Allgemeinerkrankungen durch
Tuberkelbakterien (Conjunctivitis phlyctaenulosa seu scrofulosa),
Leptospiren („Iridozyklitis"),
„Ruhr-Rheumatismus" (Reiter-Syndrom nach Bakterienruhr, Arthritis-Konjunktivitis-Urethritis).

2. Viren

a) Lokale unspezifische Konjunktivitis durch
Adenoviren (zahllose Serotypen, Pharyngokonjunktivalfieber),
Herpes-simplex-Viren (Herpes-Keratokonjunktivitis),
Paratrochomviren (Einschlußkonjunktivitis der Neugeborenen, Schwimmbadkonjunktivitis der Erwachsenen),
Viren der atypischen Geflügelpest [Gruppe der Myxoviren, einseitige (!) Konjunktivitis].

b) Lokale spezifische Konjunktivitis durch
Trachomviren (Conjunctivitis granulosa seu trachomatosa),
Adenoviren Typ 8 (Keratoconjunctivitis epidemica)[17]).

c) Bei Allgemeinerkrankungen durch
Masernviren,
Rötelnviren,
Influenzaviren,
Pockenviren,
Pappatacifieberviren („Hundsfieber"-Konjunktivitis).

17) „Gewerbekrankheit" bestimmter Staub- und Industrieberufe, Übertragungsmöglichkeiten durch Tropfgläser und -pipetten. Gehäuftes Auftreten zum Beispiel in Schiffswerften und Augenkliniken (!). In der DDR besteht Anzeigepflicht.

KAPITEL X

Erkrankungen durch Pockenviren

Variola-, Alastrim- und Vacciniaviren; Rötelnviren

Die Gruppe der Pockenviren umfaßt 200 bis 300 nm große, ätherresistente (!), quaderförmige DNS-Viren mit mehreren Außenhüllen. Sie erzeugen in Epithelzellen typische zytoplasmatische Einschlußkörper. Auf Grund ihres Dermotropismus entstehen bei Mensch und/oder Tier bestimmte exanthematische Erkrankungen, von denen Menschenpocken die wichtigste ist. Letztere werden hauptsächlich durch Tröpfcheninfektion übertragen und gehörten in den vergangenen Jahrhunderten zu den gefürchtetsten und verbreitetsten Zivilisationsseuchen. Noch heute sind zahlreiche Länder der warmen Klimate Asiens, Afrikas und Südamerikas davon betroffen.

Zu den Pockenviren gehört eine größere Gruppe miteinander verwandter Erreger, die meist artspezifisch den Menschen oder bestimmte Tierarten befällt und auf Grund typischer bläschenförmiger Hautveränderungen ihren Namen erhielt. Im Gegensatz zu den kleineren DNS-Viren (Herpesviren, Adenoviren, vgl. nachfolgende Kapitel), läuft die Virussynthese der Pockenviren nicht direkt über den Zellkern, sondern über eigene, neugebildete Synthesezentren im Zytoplasma. Hier entwickeln sich Pocken-Einschlußkörperchen, die sich zunächst aus einer Matrix für die Bildung der Viruspartikel, später als „Viruskolonien" mit zahlreichen, mehreren hundert Virusteilchen verschiedenen Reifegrades zusammensetzen. Drei Viren der Pockengruppe haben für die Humanpathologie besondere Bedeutung: das überwiegend humanpathogene Pocken(Variola)virus, ferner zwei Impfviren, die für die Erforschung und Verhütung der menschlichen Pocken an erster Stelle stehen: das von JENNER eingeführte, überwiegend rindpathogene Kuhpockenvirus sowie das heute verwendete mensch- und tierpathogene (pluripotente) Impfpocken(Vaccinia)-virus.

Epidemiologisch gehören Pocken zu den allgemeingefährlichen Fremdseuchen. Nach den Angaben der Welt-Gesundheits-Organisation wurden in den letzten 20 Jahren aus den endemischen Pockenländern drei Millionen Erkrankungen mit mehr als einer Million Todesfälle bekannt.

Mit zunehmendem internationalen Luftverkehr steigt die Gefahr der Pockeneinschleppung in pockenfreie Länder durch Flugreisende während der Inkubation. Sie läßt sich nicht mit Sicherheit vermeiden.

Nicht konsequent eingehaltene Impfpflicht, Nachlassen des Impfschutzes im höheren Alter sowie späte Erkennung der bei uns in Vergessenheit geratenen Krankheit fördern ihre Einschleppung und schnelle Ausbreitung.

Vorbeugung und Bekämpfung sind durch die aerogene Ausbreitung während des uncharakteristischen Prodromalstadiums und die schwierige Früherfassung erster Krankheitsfälle sowie Kontaktpersonen problematisch. Entscheidend ist die Unterbrechung der Infektionsketten durch aktive Immunisierung breiter Bevölkerungskreise und besonders exponierter Personen. Neben der Schutzimpfung, auch während einer Epidemie, stehen die strikte Absonderung von Erkrankten, Krankheitsverdächtigen und Ansteckungsverdächtigen (Kontaktpersonen), die Desinfektion und Desinsektion (Fliegenbekämpfung), ferner die Chemoprophylaxe Inkubierter mit Thiosemikarbazonderivaten.

Verdacht, Erkrankung und Sterbefall an Pocken sind anzuzeigen, in ein Krankenhaus einzuweisen und streng zu isolieren. Pocken gehören zu den quarantänepflichtigen Großseuchen. Reisende aus Endemiegebieten mit fehlendem oder nicht ausreichendem Impfschutz (Ansteckungsverdächtige) werden bei Ankunft 14 Tage isoliert, gerechnet vom Tage der Abreise aus dem Infektionsgebiet, gegebenenfalls geimpft und beobachtet.

Historie: Kenntnisse über Immunität nach Infektionskrankheiten und Wirkung von Schutzimpfungen sind eng mit der Geschichte der Pocken verknüpft. In China und Indien waren Pocken seit mehreren tausend Jahren bekannt (Sanskrit-Schriften um 1500 v. Chr.). Die „Attische Pest" in Athen (429 v. Chr.) war eine Pocken- und Fleckfieberepidemie (v. HAGEN, 1947). Kriegszüge und Handelsfahrten brachten die Seuche in ferne Erdteile: Heimkehrer der Partherkriege nach Rom (164 n. Chr.), der Kreuzzüge nach England und Dänemark (1241), Kolumbusfahrten sowie spanische Eroberer nach Amerika (CORTEZ, Mexiko 1520). Die Hochkulturen der Indianer wurden durch Pocken und Kriege zerstört. Der Charakter der völkerdezimierenden Seuche tritt in ungeschützten, pockenfreien Ländern, ferner mit zunehmender Bevölkerungsdichte beim Befall aller Altersklassen zutage. So wurden die Pocken wie in den stark endemischen Ländern Ost-Südost-Asiens auch in Europa heimisch. Seit dem 17. Jahrhundert waren sie nach Masern die häufigste Kinderkrankheit (jedes fünfte Kind starb daran) und die Hauptursache, daß die Bevölkerung trotz hoher Geburtenzahlen nicht zunahm (R. MÜLLER). Erst die von Edward JENNER durch Gegenprobe erwiesene schützende Wirkung der Kuhpockenimpfung (Nachimpfung mit Menschenpocken) sowie die strikte Wahrnehmung der gesetzlichen Impfpflicht in Deutschland seit 1874 brachten die Pocken zum Erlöschen, Abb. X/1.

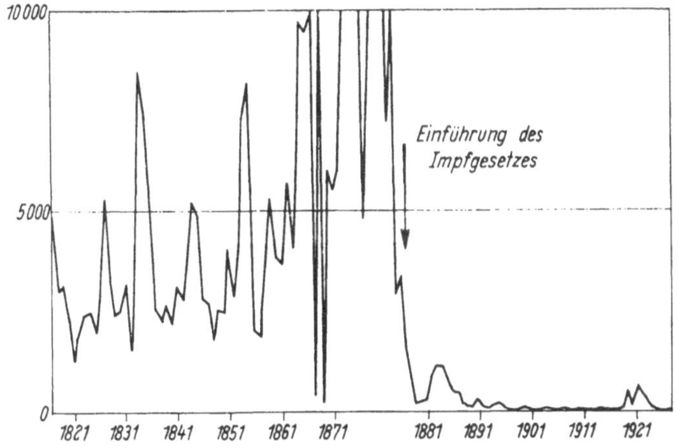

Abb. X/1. Pockentodesfälle in Deutschland vor und nach Einführung der gesetzlichen Impfpflicht

Pocken sind eine durch konsequente aktive Immunisierung ausrottbare Seuche.

570 v. Chr.	Marius v. AVENCHES (Frankreich) gebraucht den Namen „Variola" für Pocken.
1546	Girolamo FRACASTORO (Verona) lehrt die Übertragung der Pocken durch Einatmung.
1796/98	Kuhpocken-Lebendimpfstoff nach E. JENNER (Berkeley, England), Übertragung von Kuhpockenlymphe auf Menschen und Weiterführung des Impfstoffes über Arm-zu-Arm-Impfungen („humanisierte Vakzine").
1799	Jenner-Institut in London, erste Impfanstalt der Welt.

1830	REITER (München) impft Rinder mit humanisierter Vakzine; diese „Retrovakzine" bewährt sich als Vorläufer der späteren „animalen Vakzine" der Impfanstalten (1885).
1850	Feststellung der Haltbarkeit von Pockenlymphe in Glyzerin durch CHEYNE (England).
1892	GUARNIERI (Pisa) beschreibt nach ihm benannte Zelleinschlüsse in pockeninfizierten Hornhautzellen des Kaninchens.
1906	Erste lichtmikroskopische Beschreibung giemsafärbbarer „Elementarkörperchen" im Sekret von Vakzinepusteln durch PASCHEN (Hamburg).
1913	PAUL (Wien) empfiehlt Skarifikation der Kaninchenkornea für den Nachweis pockenpathognomonischer Einschlußkörper.
1931	WOODRUFF und GOODPASTURE (USA) züchten erstmals Geflügelpockenviren im bebrüteten Hühnerei.
1934	Viktoriablau - Färbung nach HERZBERG (Düsseldorf) ermöglicht lichtmikroskopischen Pockenvirusnachweis aus Hautläsionen.
1938	v. BORRIES; E. und H. RUSKA (Berlin) berichten über erste Darstellung des Vacciniavirus im Elektronenmikroskop.
1948	Aufklärung der Vacciniavirusstruktur mit enzymatischen Methoden durch DAWSON und McFARLANE (London).
1963	Experimentelle Bestätigung des „Dualismus" von Variola- und Vacciniaviren, der selbstständigen Stellung letzterer mit breiter Pathogenität für alle Tierarten („pluripotentes Urpockenvirus") gegenüber der „Artspezialisierung" der verschiedenen Menschen- und Tierpockenviren durch HERRLICH und Mitarbeiter (München).
—	Erfolgreiche Chemoprophylaxe gegen Pocken mit Thiosemikarbazonen durch BAUER und Mitarbeiter (London/Madras).

Erkrankungen durch Pockenviren (Übersicht)

Nachfolgende Zusammenstellung bringt die in der Humanpathologie wichtigsten Pockenvirusarten, deren Vorkommen und Übertragung, Krankheit und Pathogenität sowie Erkennung, Bekämpfung und Verhütung.

Erreger und Vorkommen: **Pocken(Variola)viren** (Poxvirus variolae); warme Länder Asiens (Indien, Pakistan, Indonesien), Afrikas, Mittel- und Südamerikas; endemisch, epidemisch (meist zehnjährige Intervalle).

Soziale Not und Kriegszeiten begünstigen den schweren Verlauf von Pockenepidemien.

Infektionsquelle und Übertragung: Mensch (Erkrankter vom Prodromalstadium bis zur Abschorfung).

1. Inhalation,
   a) direkt Tröpfcheninfektion (Tonsillitis oder Pharyngitis variolosa),
   b) indirekt Staubinfektion (eingetrockneter Pustelinhalt).

Für die unerkannte Verbreitung und wichtigste Übertragung der Pocken ist die aerogene Tröpfcheninfektion durch Husten-Sprechen-Niesen während des Vorstadiums verantwortlich. Die häufigste Eintrittspforte ist daher der obere Respirationstrakt.

2. Kontakt,
   a) direkt Schmutz- und Schmierinfektion (Pustelinhalt, Borken),
   b) indirekt Gegenstände (infizierte Wäsche!) und Fliegen (!).

Pockenleichen und -wäsche sind hochansteckend. Hohe Widerstandsfähigkeit der Pockenviren nach Eintrocknung.

3. Transplazentar,
   bedingt dadurch 50 % Totgeburten; bei Lebendgeborenen je nach Infektionstermin Eruptionsstadium oder Pockennarben ohne (!) Mißbildungen.

Inkubation und Kontagionsindex:

12 bis 14 Tage, Eintrittspforte Respirationsschleimhaut (normaler Verlauf);

8 Tage, Eintrittspforte Haut (abgekürzter, leichterer Verlauf); ferner bei Variolois (hier auch verlängerte Inkubation von 18 Tagen).

90 %; Kinder, Schwangere und Greise sind hochempfänglich, Neger mehr als Weiße.

Krankheit und Pathogenese:

Pocken (Blattern, Variola major).

Zyklische Infektion (HÖRING): Primäre Virusvermehrung im Lymphgewebe der Eintrittspforte mit erster Virämie und Infektion des RES — sekundäre Virusvermehrung im RES mit zweiter (intensiver) Virämie — Organbefall mit Haut-Schleimhautmanifestation.
Inkubation — fieberhaftes Initialstadium mit Katarrh und schweren Allgemeinerscheinungen — Hauptstadium mit erneutem Fieberanstieg auf der Höhe des papulopustulösen Exanthems (Enanthems), Eruption-Suppuration-Exsikkation, Schorfbildung[1]).

Immunität und Pathologie:

Lebenslange Immunität gegen Infektion und Krankheit (> 90 %). Es gibt nur ein antigenes und immunogenes Menschenpockenvirus, enge serologisch-immunologische Verwandtschaft mit dem Impfpockenvirus und anderen Vertretern der Pockengruppe (Kreuzneutralisation, -hämagglutinationshemmung und -komplementbindung).
Unvollständige Leihimmunität des ersten Trimenons, Gammaglobulinschutz als „akute" Prophylaxe für zwei bis drei Wochen.
Stadien der Hautläsionen: Macula (roter Fleck, umschriebene Hyperämie und Schwellung des Papillarkörpers) — Papula (erhabenes Knötchen, Proliferation der Basal- und Stachelzellen der Epidermis mit zytoplasmatischen Einschlüssen) — Vesicula (derbwandiges mehrkammeriges Bläschen, „Ballondegeneration" der Epidermiszellen und Ansammlung von Gewebsflüssigkeit, zentraler „Pockennabel" und randständiger proliferierender Epithelwall — Pustula (Pockenpustel, Eintrübung des Bläscheninhalts durch Fibrin und Leukozyten) — Crusta (Eintrocknung, Abborkung) — Cicatrix (Narbenbildung nach Zerstörung des Papillarkörpers).

---

[1]) Vgl. Mikrobielle Ursachen des Exanthems, S. 416.

Verlauf und Prognose:

Normaler Verlauf mit ausgeprägtem Vor- und Hauptstadium, durchschnittliche Krankheitsdauer bis zur Abschorfung vier Wochen, durchschnittliche Letalität der Pockenepidemien 30 %.

Leichte Initialsymptome geben eine günstige, schwere gestatten keine eindeutige Prognose. Die Zahl der Pusteln bestimmt die Schwere des Hauptstadiums.

Abnahme der günstigen Prognose in der Reihenfolge Variolois (abgeschwächte Pocken nach Schutzimpfung), Letalität bis 5 %,

Variola discreta (einzeln stehende Pusteln) bis 30 %,

Variola confluens (zusammenfließende Pusteln) bis 60 %,

Variola haemorrhagica („schwarze Blattern") bis 80 %,

Purpura variolosa 100 % Letalität, Tod in den ersten drei Krankheitstagen.

Schwangerschaft und Sekundärinfektionen durch Eitererreger verschlechtern die Prognose.

Restschäden nach Komplikationen sind Taubheit, Erblindung, neurologische Ausfälle.

Erkennung und Behandlung:

Erste Fälle klinisch und virologisch (Erreger- und Antikörpernachweis); typischer Verlauf mit biphasischem Fieber, schwerem Kranksein im Vorstadium, synchronen Hauteffloreszenzen im Exanthemstadium.

Schwierig ist die Diffenrentialdiagnose „atypische Pocken" (Variolois) — Windpocken, besonders der ersten Krankheitsfälle; virologische Diagnostik!

Behandlung symptomatisch, bakterielle Mischinfektionen chemotherapeutisch.

Vorbeugung und Bekämpfung:

1. Gesetzliche Meldepflicht (Krankheits- und Ansteckungsverdacht, Erkrankung und Sterbe-

fall) — Isolierung und Hospitalisierung — Desinfektion und Desinsektion.

Obligate Impfung aller nichtgeschützten Jahrgänge, während Epidemien auch der Gefährdeten und Kontaktpersonen bis zur frühen Inkubation, gegebenenfalls großer Bevölkerungskreise.

2. Chemoprophylaxe mit Thiosemikarbazonen (Marboran) für Kontaktpersonen bis zur späten (!) Inkubation.
   Gammaglobulinprophylaxe für Kontaktpersonen, bei denen aktive Immunisierung kontraindiziert ist.

Erreger und Vorkommen: **Alastrimviren** (dauermodifiziertes Variolavirus); in warmen Ländern endemisch und epidemisch, gelegentlich in gemäßigten Klimaten.

Infektionsquelle und Übertragung: Wie Pockenviren.

Inkubation und Kontagionsindex: 8 bis 21 Tage (!); 90 %.

Krankheit und Pathogenese: **Alastrim** (Variola minor, „weiße Pocken", „Negerpocken"). Pathogenese siehe Pocken: Inkubation — pockenähnliches Vorstadium — abgeschwächtes (atypisch polymorphes) Exanthem.
Pathologisch-anatomisch oberflächlicherer Sitz der Alastrimpustel, selten Pockennabel, selten Suppuration und Narbenbildung.

Verlauf und Prognose: Meist gutartig, Letalität 1 bis 5 %.

Leicht verlaufende „Pockenepidemien" bei Ungeimpften sind ein Hinweis auf Alastrim.

Erkennung und Behandlung: Wichtige Differentialdiagnosen sind
1. (leichte) Variola discreta,
2. Variolois,
3. Varizellen (der Erwachsenen).

Abgrenzung virologisch-histologisch:
Pocken — Windpocken, Eihautkultur.
Pocken — Alastrim, hohe Absterberate infizierter Hühnerembryonen — niedere Absterberate.

Vorbeugung und Bekämpfung:

Pockenimpfung schützt gegen Alastrim.

Seuchengesetzliche Maßnahmen bei Epidemiebeginn wie gegen Pocken; nach Klärung der Ursache Einschränkungen je nach Situation.

Erreger und Vorkommen: **Impfpocken(Vaccinia)viren** (Poxvirus officinale, Vakzineviren).

Vakzineviren sind die zur Zeit in aller Welt benutzten (lebenden) Impfviren gegen Menschenpocken.

Infektionsquelle und Übertragung: Mensch (Impflinge im Bläschen-Pustelstadium bis zum Abfall der Borken).
Kontakt(Schmier)infektion von seiten der Impfstelle, Tröpfcheninfektion („Ausscheidungsangina" und „-pharyngitis" während der kurzen Virämie).

Inkubation und Kontagionsindex: Vier Tage, bezogen auf beginnende Zeichen der Impfstelle.
„Angehen" der Erstimpfung bei 90 % (Titer und Virulenz des Impfvirus, Impftechnik, Reaktivität des Impflings!); bezüglich der erfolglosen Impfung siehe unten.

Krankheit und Pathogenese: **Impfpocken** (Vaccinia) nach regulärer Erstimpfung.

Der Hauptunterschied zwischen Impfpocken und Pocken besteht im Infektionsweg: Impfpocken — Haut, Pocken — Atemschleimhaut.

Zyklische Infektion (HÖRING): Inkubation — primäre Virusvermehrung an der Impfstelle bis zur Pustelbildung (lokale Lymphknotenschwellung) — Virämie zwischen 3. und 9. (meist 5. bis 7.) Tag nach der Impfung mit häufigem „Impffieber" und allgemeinen Krankheitszeichen — unterschiedliche Organmanifestation je nach Impfverlauf (Milzschwellung; Veränderungen im Blutbild und Knochenmark, verändertes EEG; polymorphes postvakzinales Exanthem).

Pockenerstimpfung verursacht eine „Impfkrankheit": sie ist ein chirurgischer Eingriff und verläuft meist als fieberhafte Allgemeinerkrankung.

Immunität und Pathologie:

Pockenimmunität am 7. Tag post vaccinationem; weitere Beschleunigung nach Wiederimpfung (Booster-Effekt), daher die Möglichkeit der (krankheitsabschwächenden) Inkubationsimpfung „in eine Pockenepidemie hinein".
Dauer des Pockenimpfschutzes drei bis zehn Jahre; Wiederimpfungen in endemischen Pockengebieten alle drei Jahre, in pockenfreien Ländern alle zehn Jahre.

Merke: Ausreichender kollektiver Schutz nach Impfung ist nicht stets gleichbedeutend mit gesichertem Individualschutz, individuelle Schwankungen der Pockenimmunität!

Die Pathologie der Erstimpfpustel entspricht der Pockenpustel.

Verlauf und Prognose:

Wir unterscheiden den
a) regulären Verlauf nach Erstimpfung vom
b) abgekürzten, beschleunigten Verlauf nach Wiederimpfung (Kriterium Erstimpfnarben);
ersterer ist einförmig, letzterer je nach Restimmunität vielgestaltig, Tab. X/1.

Tab. X/1

Reaktion nach	Tage post vaccinationem 3	4	5	7	14	28
Erstimpfung:	Fleck —	Knötchen —	Bläschen —	**Pustel** —	Schorf —	Narbe
	———————	———————	———————	———————	→	
Wiederimpfung (Impferfolg):	Sofortreaktion	Knötchenreaktion	Bläschenreaktion	beschleunigte Pustelreaktion		
	———————	→				
	———————	———————	→			
	———————	———————	———————	→		
				Pustelreaktion vom Erstimpftyp		
	———————	———————	———————	———————	→	
Internationale Bezeichnung (WHO 1964):	zweifelhafte Reaktion		**positive Reaktion**			

Merke: In pockenfreien Ländern genügen für die kollektive Immunität nach Wiederimpfungen Knötchenreaktionen; in Pockenländern wird für den Individualschutz die Bläschen- oder Pustelreaktion gefordert, anderenfalls erfolgt Wiederholung der Wiederimpfung (Nachimpfung).

Reaktionslose Impfung: Die inapparente stille Feiung „erfolglos" Erstgeimpfter zeigt sich im „modifizierten" (abgeschwächten) Verlauf der zweiten, gegebenenfalls dritten Nachimpfung; mehr als die Hälfte der „erfolglos" Geimpften ist inapparent geschützt.

Schwere Komplikationen (Erstimpfung):

Vaccinia generalisata, unvermeidbare hämatogene Pustelaussaat auf gesunder Haut Abwehrgeschwächter („Vakzine-Sepsis", positiver Virusnachweis — Gegensatz vakzinales Exanthem), etwa einer von 100 000 Impflingen, Letalität 30 %, Heilung ohne (!) Narben.

Eccema vaccinatum, vermeidbare Übertragung durch Kontakt auf ekzematöse Haut („allergische Diathese"), Gefahr bakterieller Mischinfektionen, Letalität 30 %.

Encephalitis postvaccinalis, gefürchtetste, (nicht) vermeidbare neurale Impfkomplikation infolge verzögerter Immunisierung mit virämisch-zerebraler Viruspersistenz, Disposition (Vorschädigung des Gehirns) etwa einer von 100 000 Impflingen, Letalität über 30 %, Heilung mit Dauerfolgen.

Erkennung und Behandlung (Komplikationen):

Wichtigste Differentialdiagnose sind Herpes Kaposi, Varizellen, (in Pockengegenden) Pocken: Klinisch (Impfanamnese, Alter des Impflings) und virologisch-histologisch.
Bei neuralen Impfkomplikationen Abgrenzung der verschiedenen Ursachen (virusbedingter) Meningo-Enzephalomyelitis (S. 315).

Therapie mit Vakzine(!)-Gammaglobulin plus Kortison, bakterielle Mischinfektion Chemotherapie.

Postvakzinale Enzephalitis Kortikoide und symptomatisch.

Vorbeugung und Bekämpfung (Impfschäden):

Strikte Beachtung der Impfkontraindikationen!

Anamnese, lokale und allgemeine Inspektion (Untersuchung) unter Mitberücksichtigung der Wohngemeinschaft des Impflings.

Postvakzinale Enzephalitis Vorimmunisierung nach HERRLICH für überalterte Erstimpflinge, gegebenenfalls kombiniert mit Gammaglobulinen.

Jede Impfkomplikation wird gemeldet und hospitalisiert; Entschädigungspflicht.

Leitsätze für die Klinik und Diagnose

A. Klinik

Deutschland ist ein pockenempfängliches Gebiet. Rechtzeitige Erkennung des ersten Falles ist entscheidend für die Verhütung der Ausbreitung. Die Frühdiagnose ist schwierig und verantwortungsvoll.

Typisch ist der zweiphasige Verlauf des Fiebers mit normierten Krankheitsstadien: Akuter Beginn mit hohem Fieber, heftigen Kreuzschmerzen und schwerem Krankheitsgefühl, gegebenenfalls flüchtiges masern- oder scharlachähnliches Vorexanthem[2]) („Rash") — Besserung des Allgemeinbefindens nach Fieberabfall und Einsetzen des Pockenexanthems[2]) (Enanthems), synchrone Entwicklung der Pusteln nach Durchschreiten charakteristischer Effloreszenzstadien (Flecken — Papeln — Bläschen), erneuter Fieberanstieg mit Beginn der Pustelreife und Übergang in Suppuration („Eiterfieber") — lytische Entfieberung mit beginnender Eintrocknung des Pustelinhalts. Abschorfung und Narbenbildung, Abb. X/2.

---

[2]) Vgl. Mikrobielle Ursachen des Exanthems, S. 416.

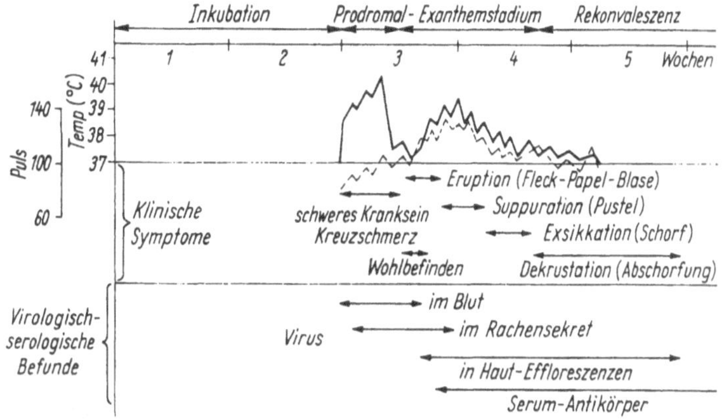

Abb. X/2. Klinik, Virologie und Serologie der Pocken (schematisch)

B. Diagnose

1. **Klinik:** Anamnese (Aufenthalt, epidemiologischer Kontakt), starker Kreuzbeinschmerz und fieberhafter Hautausschlag sind pockenverdächtig (Anzeige, Isolierung, Hospitalisierung!).

Schwierig ist die Pockendiagnose im uncharakteristischen Vorstadium (Kreuzschmerzen, Rash) und bei atypisch leichtem Verlauf (Variolois mit unregelmäßig polymorphem Exanthem). Leichtkranke sind für die Umgebung die gleiche Gefahr wie Schwerkranke!
Fieberhafte Allgemeinerkrankung, Bläschenexanthem und Aufenthaltsanamnese geben den entscheidenden Anhalt.

Folgende (Virus-)Erkrankungen unserer Breiten lenken den Verdacht auf „Pocken":

a) Varizellen der Erwachsenen, ungleichförmiges „zentripetales" Exanthem (bevorzugter Befall des Stammes), einkammerige Varizellenbläschen auf der Haut — Pocken gleichförmiges „zentrifugales" Exanthem mit stärkerem Befall der unbedeckten Körperstellen, mehrkammerige Variolabläschen in der Haut.
b) Eccema vaccinatum, Eccema herpeticum (Kaposi).
c) Vaccina generalisata.
d) Andere (übertragbare) Exanthemkrankheiten — Frühstadium der Pocken (Temperaturabfall!).

Die Entscheidung der Erstdiagnose „Pocken" fällt, auch bei klinisch anscheinend eindeutigen Fällen, im virologischen Labor.

2. Virologie:

Prinzip der virologischen Pockendiagnostik ist gleichzeitiger Einsatz mehrerer differenter, jedoch einander ergänzender Methoden.

a) *Erregernachweis* aus Rachensekret und Hautläsionen, mikroskopisch (Viktoriablau-Färbung, Elektronenmikroskop), Kultur (Eihaut, Zellkultur), Histologie (Paul'scher Versuch — zytoplasmatische Einschlußkörperchen).

b) *Antigennachweis* aus Pustelinhalt und Blut bei hämorrhagischen Pocken mit Kaninchen-Hyperimmunsera.

c) *Antikörpernachweis* nach der ersten Krankheitswoche; pockengeimpfte Patienten werden früher und schneller positiv als Ungeimpfte (Komplementbindungsreaktion, Hämagglutinationshemmungsreaktion, Virusneutralisationsreaktion); Titerdynamik während des Krankheitsverlaufes beweisend.

Telefonische Voranmeldung des Einsendematerials vermeidet Zeitverlust und ermöglicht die Vorbereitung der Laboruntersuchung. Gut verschließbare Metallbehälter versenden.

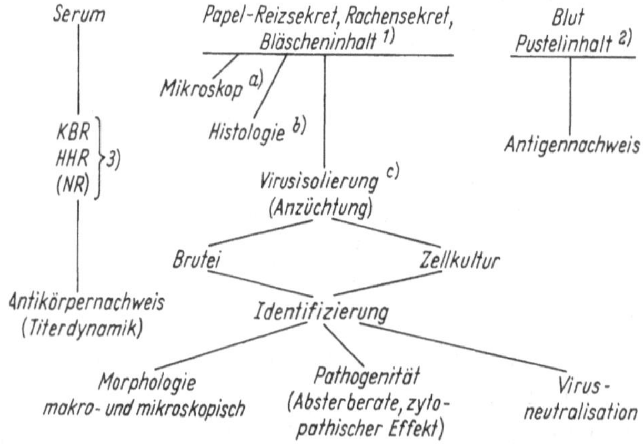

Abb. X/3. Gang der Untersuchung auf Pockenviren, schematisch

Anhang 1: Erkrankungen durch Rötelnviren

Rötelnviren sind um 200 nm große, ätherempfindliche Viren mit Hüllmembran und kugelförmiger Gestalt. Sie sind weltweit verbreitet.

Erreger und Vorkommen: **Rötelnviren**; kosmopolitisch endemisch-sporadisch, epidemisch in 7- bis 15jährigen Intervallen, Winter-Frühjahrsgipfel.

Röteln- und Masernepidemien können gleichzeitig, auch vor- und nacheinander auftreten.

---

[1]) Objektträger-Ausstriche (Blenden) bzw. Aufschwemmungen aus Papelreizsekret (4. Krankheitstag), Bläscheninhalt (5. Tag), Rachensekret (Abstriche, Spülwasser, 1. bis 7. Krankheitstag):

a) Lichtmikroskop Viktoriablau-Färbung (HERZBERG), keine Unterscheidung Variolaviren — Vacciniaviren, Pockenviren färben sich schneller als Varizellenviren an.
Elektronenmikroskop Diagnose „Quaderviren", Unterscheidung der mehr runden Herpes-Varizellenviren.

b) Paul'scher Versuch: weiße Knötchen auf der skarifizierten Kaninchenhornhaut, histologisch Guarnieri'sche Zelleinschlüsse (50 % der Fälle), keine Unterscheidung Variola — Vaccinia; Herpes-simplex-Viren intranukleäre Einschlüsse, Varizellenviren negativ.

c) Virusisolierung und -identifizierung:
Chorioallantoismembran, Knötchen durch Pocken- und Herpesviren, kein Wachstum von Varizellenviren; Herpesviren kleine Knötchen, Variolavirus größere Knötchen ohne Nekrose, Vacciniavirus große Knötchen mit Nekrose, Kuhpockenvirus Knötchen mit hämorrhagischer Entzündung ohne Nekrose.
Steigende Absterberate der beimpften Eier in der Reihenfolge Alastrimviren — Variolaviren — Vacciniaviren.
Mikroskopisch-histologische Differenzierung siehe unter 1 a) und 1 b).
Virusneutralisation Unterscheidung der Pocken(unter)gruppe der Variola-, Vaccinia-, Kuhpocken- und anderer Tierpockenviren von den Paravakzineviren (Erreger des Melkerknotens) sowie von der Herpesvirusgruppe.

[2]) Blut des 1. bis 5. Krankheitstages, Pustelinhalt (6. bis 8. Tag):
Anzüchtung wie unter 1 c).
Antigennachweis im auf Objektträger angetrockneten Pustelsekret, Mikro-Komplementbindungsreaktion (mit kleinen Reaktionsvolumina).

[3]) **Komplementbindungsreaktion, Hämagglutinationshemmungsreaktion, Virusneutralisationsreaktion:**
Positiv ab Ende der ersten und Beginn der zweiten Krankheitswoche (Antigene sind die mit Pockenviren serologisch identischen Impfpockenviren).
Nach Pockenerkrankung liegen Antikörpertiter höher als nach Pockenimpfung; früherer und schnellerer Antikörperanstieg (ab Mitte der ersten Krankheitswoche) durch Pockenerkrankung nach Impfanamnese („Booster"), verglichen mit nichtgeimpften Pockenpatienten.
Die meist positive KBR spricht für Pocken, da nach Vakzination seltener und weniger Antikörper erscheinen.

Infektionsquelle und Übertragung: Mensch (Krankheitsbeginn bis zum Abblassen des Exanthems ähnlich Masern).

1. Überwiegend Tröpfcheninfektion (Eintrittspforte Respirations- und Konjunktivalschleimhaut), kurze Überlebensdauer der Viren außerhalb des Organismus.
2. Seltener Kontaktinfektion.
3. Transplazentare Infektion der Frucht im ersten Trimenon:

Gefährdung der Frucht durch rötelnerkrankte Mutter in den ersten drei Schwangerschaftsmonaten: Rötelnembryopathie[3]), Anhang 2 S. 259.

Inkubation und Kontagionsindex: Ein bis drei Wochen, im Durchschnitt 14 bis 18 Tage; 20 %.

Kinder im Alter von zwei bis zehn Jahren und junge Erwachsene erkranken am häufigsten, „Kinder- und Rekrutenröteln".

Krankheit und Pathogenese: **Röteln** (Rubeola).
Zyklische Infektion (HÖRING): Lokale Virusvermehrung im lymphatischen Gewebe der Eintrittspforte — Virämie (wenige Tage vor Ausbruch des Exanthems) mit uncharakteristischen Prodromi [Rachenkatarrh, Konjunktivitis[4])] — Organmanifestation [Exanthem[5]), generalisierter Lymphknotenbefall, Poly-Lympho-Dermotropismus].

Immunität und Pathologie: Lebenslang, keine wechselseitige Kreuzimmunität mit Masern; mütterliche Leihimmunität drei Monate, Gammaglobulinprophylaxe zwei bis drei Wochen.
Systemerkrankung des lymphatischen Gewebes mit Haut-Schleimhautbeteiligung; Lymphknoten-Stammzellenhyperplasie mit Monoblasten (retikulären „Reizzellen") und Plasmoblasten.
Blutbild: Leukopenie mit starker Lymphozytose (vor allem durch Jugendformen), Auftreten von Plasmazellen.

---

[3]) GREGG, Australien 1941.
[4]) Vgl. Mikrobielle Ursachen der Konjunktivitis, S. 239.
[5]) Vgl. Mikrobielle Ursachen des Exanthems, S. 416.

Verlauf und Prognose:

Inapparente Formen stille Feiung.

Abortiver Verlauf mit Drüsenschwellungen ohne Exanthem (typisches Blutbild!).

Charakteristisch sind Vorerkrankung mit Fieber, Husten und Lichtscheu plus Hauptsymptome mit masern- oder scharlachähnlichem Exanthem und mehrwöchiger Schwellung der peripheren, insbesondere zervikalen und subokzipitalen Lymphknoten, in 50 % der Fälle Milzschwellung. Erwachsenenröteln nicht selten auch rheumatische Erscheinungen.

Unter Umständen Dauerschäden nach der seltenen Röteln-Meningoenzephalitis.

Im Gegensatz zur günstigen Prognose der Röteln sind die Rubeolen in den ersten drei Monaten der Schwangerschaft bei 10 bis 20 % mit Mißbildungen bzw. Absterben der Frucht belastet: Gregg-Syndrom, Anhang 2, S. 260.

Erkennung und Behandlung:

1. Klinisch:

Röteln gleichen rudimentären Masern, jedoch fehlen die Koplik'schen Flecke. Schwierige Abgrenzung gleichzeitiger Röteln- und Masernepidemien. Lymphotropismus und „buntes Blutbild" erinnern an infektiöse Mononukleose (Paul-Bunnell-Reaktion!).

Scharlach — Himbeerzunge, Enanthem, Angina. Toxische Erytheme!

2. Virologisch:

Erregernachweis (Rachenspülwasser, Liquor!) in Kaninchennieren-Zellkulturen (zytopathischer Effekt).

Antikörpernachweis, Zellkultur - Neutralisationsreaktion.

Behandlung symptomatisch, bei Meningoenzephalitis Kortikoide.

Vorbeugung und Bekämpfung:

Epidemisches Auftreten Meldung und Isolierung (kein Besuch von Schule und Kindergarten).

Fernhalten der Infektion in den ersten drei Schwangerschaftsmonaten ist ein dringendes Gebot! Rechtzeitige Gammaglobulinprophylaxe (spätestens eine Woche nach der Exposition)!

Anhang 2: Leitsätze für pränatale Infektionen

Fruchtschädigungen (Kyematopathien) nach Infektionen in utero werden durch die Art und Menge der pathogenen Mikroben sowie das Stadium der Keimentwicklung, in dem sich die Infektion abspielt, bestimmt.

Tab. X/2 gibt einen Überblick über Zusammenhänge zwischen Entwicklungsstadium und Keimschädigung (modifiziert nach FLAMM, 1960):

Tab. X/2

Blastemzeit	Embryonalzeit	Fetalzeit
Befruchtung bis Mitte 1. Monat	Mitte 1. Monat bis Ende 3. Monat	Ende 3. Monat bis zur Geburt
Entwicklung der Keimblätter und Fruchthüllen	Entwicklung der Organe	Differenzierung der Organleistungen
Blastopathie Fruchttod (Abort)	**Embryopathie** Entwicklungshemmung, Mißgeburt, mitunter Fruchttod (Abort)	**Fetopathie** Organschädigung durch Entzündung[1]), häufig Früh- bzw. Frühtotgeburt

[1]) Peri- und postnatal „erregerspezifische" Krankheitsbilder.

Wir unterscheiden zwei Übertragungswege der Erreger:

Transplazentar-hämatogen:

Mütterliches Blut — Zwischenzottenräume — fetale Zotten — Zottengefäße — Nabelschnurvene — fetales Blut.

Diachorioidal-enterogen:

Krankheitsherde der mütterlichen Geburtswege und Bauchhöhle — Fruchthäute — Fruchtwasser — Haut, Atem-Verdauungstrakt des Keimlings, fetales Blut.

Der wichtigste Ansteckungsweg ist die transplazentare Infektion, Voraussetzung die Allgemeininfektion (Virämie, Bakteriämie, Sepsis) der Mutter, meist nach frischer Infektion. Die Folge der intrauterinen Infektion ist die kindliche Sepsis mit Tod, Mißbildungen oder entzündlichen Organschäden.

Es gibt keine germinative Infektion (Infektion der Eizelle vor oder während der Befruchtung) durch humanpathogene Mikroben (Bakterien, Protozoen, Pilze); über den Einfluß von Viren ist noch nichts bekannt.

Tab. X/3 gibt eine Zusammenfassung der wichtigsten und häufigsten pränatalen Infektionserreger unserer Breiten:

Tab. X/3

Erreger (Gruppe)	Symptomatik Embryonalzeit	 Fetalzeit	Labordiagnose
Rötelnviren, Parotitisviren, Masernviren, Zytomegalieviren[1]), Hepatitisviren, andere Viren	Entwicklungshemmung (Mißbildung), Gregg-Syndrom	Organschäden: Hepato-Splenomegalie, Ikterus, Anämie[2]), interstitielle Pneumonie, Hirnschäden (Mikrozephalie, intrakranielle Verkalkung), Liquorveränderungen	Erregernachweis (Züchtung und Isolierung); Antikörpernachweis (Mutter), Zytodiagnostik (Beispiel Zytomegalievirus[1]), Liquordiagnostik
Listerien	Hepato-Splenomegalie, Ikterus, Anämie[2])	Granulomatosis infantiseptica („miliare Listeriome"), Meningo-Enzephalitis	Kultur des Erregers, Identifizierung; Listerien-Widal (Mutter), Liquor- und Obduktionsbefund
Luestreponemen		Fetale Syphilis („miliare Syphilome"), interstitielle Pneumonie, Pneumonia alba, Skelettveränderungen	Treponemennachweis (Dunkelfeld), Wassermann-Reaktion und Nelson-Test der Mutter, Liquordiagnostik
Toxoplasmen		„Klassische Trias" Hydrozephalus, intrakranielle Kalkherde, Chorioretinitis. Hepato-Splenomegalie, Ikterus, Anämie[2])	Erregernachweis (Tierversuch), Sabin-Feldman-Test und Komplementbindungsreaktion (Mutter), Liquordiagnostik

[1]) Zytomegalieviren (Speicheldrüsenviren) sind der Herpesgruppe nahestehende, 100 bis 200 nm große, ätherempfindliche Viren mit mehreren Antigentypen. Artspezifischer Befall von Mensch und Tier, vor allem der Speicheldrüsen (Name!). Häufigkeit, Übertragung und Pathogenese ähnlich Herpes-simplex-Viren, S. 263: Primärinfektion — latente Infektion (Viruspersistenz) — endogene Reinfektion. Labordiagnose: 1. Erregerisolierung (zytopathischer Effekt in menschlichen Fibroblastenkulturen); 2. zytologisch „Eulenaugenzellen" (Riesenzellen mit einem großen intranukleären und mehreren kleinen zytoplasmatischen Einschlüssen („Einschlußkörper-Krankheit") in Speichel, Liquor, Urin und Leberbiopsiematerial; 3. Antikörperbestimmung mit KBR und Virusneutralisationsreaktion.

[2]) Differentialdiagnose Morbus haemolyticus neonatorum.

Merke: Die Hauptgefährdung der Frucht durch Virusinfektionen besteht in den ersten drei Schwangerschaftsmonaten, durch Bakterien- und Protozoeninfektionen während der Fetalperiode. Erstere führen zu Mißgeburten, letztere zu Frühgeburten sowie lebensschwachen Kindern mit hoher perinataler Sterblichkeit.

Die „kritischen Wachstumsphasen" der jeweiligen Organe mit starker Zellvermehrung und erhöhtem Stoffwechsel bilden das geeignete „Terrain" für den bevorzugten Befall durch eingedrungene Viren. Die Wachstumsphase ergibt die Determinationszeit, das ist der „kritische Zeitpunkt" erhöhter Virusempfänglichkeit bestimmter Organzellen, sowie die Art der Entwicklungsstörung (Mißbildung), Tab. X/4.

Tab. X/4

Lokalisation der Mißbildung	Schwangerschaftsmonat 1	2	3	Symptome
Augen	←	→		Mikrophthalmus, Katarakt, Pseudoretinitis
Herz	←	→		Herzfehler, Fallot'sche Tetralogie
Zähne		←	→	Später Durchbruch, Milchzahndefekte
Ohr	←	→ ←	→	Innenohrtaubheit

Das „klassische" Gregg-Syndrom ist pathognomonisch für in utero abgelaufene Virusinfektionen: Katarakt — Herzfehler — Milchzahndefekte — Innenohrschäden — Mikrozephalie und intrakranielle Verkalkungen.

KAPITEL XI

Erkrankungen durch Herpesviren

Herpes-simplex-Viren, Varizellen-Zoster-Viren; Tollwutviren

Herpesviren sind 150 bis 250 nm große, ätherempfindliche DNS-Viren mit Kugel- oder Würfelform. Sie bilden charakteristische intranukleäre Einschlüsse. Die Übertragung humanpathogener Arten geschieht durch Kontakt- und Tröpfcheninfektion. Die leichter verlaufenden Lokalprozesse nach endogenen Reinfektionen, zum Beispiel Herpes simplex und Zoster, unterscheiden sich von den Haut-Schleimhauterkrankungen der Erstinfektionen wie Gingivostomatitis herpetica und Varizellen. Windpocken gehören zu den akuten Zivilisationsseuchen und sind überall anzutreffen.

Herpesviren umfassen wichtige Haut-Schleimhautviren des Menschen, die auf Grund ihrer weiten Verbreitung und hohen Kontagiosität meist Säuglinge und Kinder mit den Zeichen von Allgemeininfektionen befallen: Gingivostomatitis herpetica (Stomatitis aphthosa), Eccema herpeticum (generalisierter Herpes Kaposi), Meningoenzephalitis herpetica; Windpocken. Nach ungenügender Immunität kommt es trotz virusneutralisierender Antikörper zu lebenslangen latenten Infektionen (Viruspersistenz), die nach unspezifischen Provokationen zu wiederkehrenden (endogenen) Lckalerkrankungen neigen: Herpes simplex (labialis, „Fieberblasen"), Zoster (Gürtelrose).

Vorbeugung und Bekämpfung sind wegen fehlender aktiver Immunisierungsverfahren schwierig. Windpocken- und Zosterpatienten werden zum Schutze empfänglicher, vor allem neugeborener und schwächlicher sowie kranker Kinder isoliert. Das gleiche gilt für generalisierten Herpes auf Säuglings- und Kinderstationen.

Gehäuftes Auftreten von Windpocken ist meldepflichtig[1]).

---

[1]) In der DDR sind außerdem Erkrankung und Todesfall an Windpocken nach dem 18. Lebensjahr anzuzeigen (Differentialdiagnose Pocken!).

Historie: Offenbar waren griechischen und arabischen Ärzten in vorchristlicher Zeit Windpocken bekannt und wurden schon damals von Pocken abgegrenzt. VOGEL verwendete 1765 die Krankheitsbezeichnung Varicella. HEBERDEN (England) erkannte 1767 Windpocken als selbständige Krankheit (Chickenpox) gegenüber Pocken (Smallpox).

1911 de BEAUREPAIRE ARAGÃO (Rio de Janeiro) beschreibt Windpockenviren mit dem Lichtmikroskop.

1912 GRÜTER (Marburg) züchtet Herpes-simplex-Viren auf der Kaninchenhornhaut.

1920 DOERR und VÖCHTING (Basel) studieren die experimentelle Herpes-Enzephalitis des Kaninchens.

1921 LIPSCHÜTZ (Wien) findet nach ihm benannte intranukleäre Einschlüsse in herpesinfizierten Epithelzellen.

1926 RIVERS (USA) züchtet Windpockenviren aus menschlichem Bläscheninhalt im Affenhoden.

1938 DODD und Mitarbeiter (USA) klären die Herpesätiologie der Gingivostomatitis.

1939 BURNET und WILLIAMS (Australien) entwikkeln auf Grund ihrer Versuche mit Herpesviren neue Vorstellungen über den ansteckenden Charakter und die Pathogenese der menschlichen Herpesinfektion.

1943 Erste elektronenoptische Darstellung des Windpockenvirus durch H. RUSKA (Berlin).

1958 Varizellen- und Zosterviren zeigen den gleichen zytopathischen Effekt in menschlichen Gewebekulturen und wechselseitige Überkreuz-Neutralisation mit Zoster- und Varizellen-Immunserum: WELLER und WITTON (Boston).

1960 WEISSE (Frankfurt a. M.) erforscht die herpetische Ursache der Neugeborenen-Enzephalomyelitis.

1962 KAUFMAN (USA) entdeckt die antivirale Wirkung des Jod-Desoxyuridins gegen Herpesvirus-Keratokonjunktivitis.

Erkrankungen durch Herpesviren (Übersicht)

Nachfolgende Übersicht bringt eine Zusammenstellung über Vorkommen und Übertragung der Herpesviren, die durch sie verursachten Erkrankungen, deren Erkennung und Bekämpfung.

Erreger und Vorkommen: **Herpes-simplex-Viren**; alle Erdteile, endemisch.

Infektionsquelle und Übertragung: Mensch (Erkrankte, latente Virusträger).

Kontakt(Schmier)infektion; direkt, z. B. beim Küssen, intra partum und beim Geschlechtsverkehr; indirekt durch Benutzung gemeinsamer Eß- und Trinkgeschirre.

Eintrittspforte meist Lippenschleimhaut, seltener Urogenitalschleimhaut oder Hautläsionen.

Inkubation und Kontagionsindex: 4 bis 8 Tage bei Erstinfektionen, 2 bis 4 Tage bei Reinfektionen.

1 %, bezogen auf Erstinfektionen im Kindesalter.

Die hohe Kontagiosität zeigt sich in der schnellen, starken Durchseuchung der Bevölkerung: 50 % der Primärinfektionen ereignen sich im Kindesalter, Erwachsene sind zu mehr als 80 % latent infiziert (VIVELL).

Den Wirt beeinträchtigende, provozierende Faktoren sind Voraussetzung für die endogene Reinfektion:

Fieberhafte Erkrankungen, Sonnenbestrahlung, Menses, psychische Belastungen.

Krankheit und Pathogenese:

1. Primärinfektion: **Gingivostomatitis herpetica** (Stomatitis aphthosa seu ulcerosa); Vulvovaginitis, Keratokonjunktivitis, generalisierter Herpes Kaposi, Meningo-Enzephalitis.

Zyklische Infektion (HÖRING): Erste Virusvermehrung an der Eintrittspforte — Virämie (Ausbreitung über die Blutbahn) — Befall des Haut-Schleimhautepithels (und der Ganglienzellen) mit zweiter Virusvermehrung (Poly-Dermotropismus).

Inkubation — hochfieberhafter akuter Krankheitsbeginn mit schweren Allgemeinerscheinungen — Hauptstadium mit Blasenbildung und schmerzhaften Geschwüren im Bereich der vorderen Mundhöhle, schmerzhafte regionäre Lymphknotenschwellung.

2. Rezidiv: **Herpes simplex** (labialis).

Lokalinfektion (HÖRING): Virusbefall der Zellen im Bereich der (ersten?) Eintrittspforte.

Schmerzhafte Papeln-Bläschen-Krustenbildung — Pigmentation — Restitutio ad integrum.

Immunität und Pathologie:

Es gibt nur ein antigenes Herpes-simplex-Virus. Labile Infektionsimmunität auf Lebensdauer; neutralisierende Antikörper nach Erstinfektion schützen nicht gegen rekurrierende endogene Reinfektionen, bei Säuglingen in den ersten Lebensmonaten jedoch passive Leihimmunität (!).

Azidophile Kerneinschlüsse in Epithel- und Ganglienzellen („Einschlußkörper-Enzephalitis"), Aufblähung der befallenen Epithelzellen durch starkes Zellödem („Ballondegeneration").

Pathognomonisch sind vielkernige Riesenzellen als Folge gestörter Zellteilung; jeder Riesenzellkern enthält ein Einschlußkörperchen.

Verlauf und Prognose:

99 % der Erstinfektionen inapparent, 1 % hochfieberhafte schwere Kinderkrankheit von etwa zehn Tagen Dauer.

Fragliche Prognose des Herpes-Kaposi-Exanthems wegen bakterieller Mischinfektionen (unbehandelt 30 % Letalität).

Gefürchtete Primärerkrankung ist die (seltene) Herpes-Enzephalitis mit hoher, bis zu 50 % Letalität und postenzephalitischen Dauerfolgen. Jedes Lebensalter kann betroffen werden.

Wiederkehrender Herpes simplex stets lokal, meist an Mukokutangrenzen, gutartig, gelegentlich bakterielle Mischinfektionen.

Erkennung und Behandlung:

1. Klinisch:

Im Gegensatz zur Einförmigkeit des häufigen Lokalrezidivs zeigt die seltene primäre Herpes-Virus-Erkrankung ein buntes Bild.

Differentialdiagnose vor allem zwischen:

Stomatitis herpetica — Stomatitis ulcerosa anderer Genese (Beispiel Herpangina, Diphtherie, Fusospirochätose, Soor, Agranulozytose, Stomatitis epidemica, S. 122, 201, 338).

Eccema herpeticum — Eccema vaccinatum[2]).

Meningoencephalitis herpetica — Enzephalitis anderer viraler Genese[3]).

Herpes simplex — Impetigo contagiosa.

Die Sicherung fraglicher klinischer Verläufe geschieht virologisch-histologisch: Herpesviren sind für verschiedene Laboratoriumstiere pathogen, Enzephalitis bei Mäusen und Kaninchen.

2. Virologisch:

a) Virusisolierung (Kaninchenkornea-Versuch: spezifische Keratitis; Gewebekultur: in beiden Fällen oxyphile Kerneinschlüsse).

b) Antikörpernachweis, Titerdynamik (Komplementbindungsreaktion, Neutralisations-Test).

3. Histologisch:

Pathognomonische Riesenzellen in Abstrichen aus Herpes-Haut-Schleimhautläsionen.

Therapie lokal-medikamentös, Herpes Kaposi antibiotisch wegen bakterieller Mischinfektionen (keine Kortikoide).

Keratokonjunktivitis herpetica spezifisch chemotherapeutisch mit Jod-Desoxyuridin!

Meningoenzephalitis symptomatisch.

Vorbeugung und Bekämpfung: Isolierung vor allem bei Herpes Kaposi zum Schutz gefährdeter Ekzempatienten sowie geschwächter und aus anderen Gründen erkrankter Kinder.

Erreger und Vorkommen: **Varizellen-Zoster-Viren;** alle Erdteile, Windpocken endemisch, epidemisch (Winter-Frühjahrs-Gipfel), Zoster sporadisch.

[2]) Vgl. Mikrobielle Ursachen des Exanthems, S. 416.

[3]) Vgl. Mikrobielle Ursachen der Enzephalitis, S. 315.

Infektionsquelle und Übertragung: Mensch [an letzten Inkubationstagen und ersten sieben Krankheitstagen; gesunde Zwischenträger, Zosterkranke (!)]. Außerhalb des Körpers verliert das Virus in wenigen Stunden seine Aktivität.

Tröpfcheninfektion (Luftzug — Name!) häufiger und wichtiger als Kontaktinfektion (Windpocken und Zoster).

Eintrittspforte Konjunktival-Respirationsschleimhaut.

Inkubation und Kontagionsindex: 14 bis 21 Tage nach Kontakt mit Windpocken, 7 bis 14 Tage nach Kontakt mit Zoster.
90 %.

Windpocken sind eine akute Zivilisationsseuche. Kinder im Alter von zwei bis sechs Jahren werden am häufigsten befallen. Erwachsene erkranken vorwiegend an Zoster.

Krankheit und Pathogenese:

1. Primärinfektion: **Varizellen** (Windpocken).

   Zyklische Infektion (HÖRING): Erste Virusvermehrung an der Eintrittspforte — Virämie über Lymph- und Blutbahn — Befall des Hautepithels (und der Spinalganglien) mit sekundärer Virusvermehrung.

   Inkubation — ein- bis zweitägige unwesentliche Prodromi — Organstadium (papulo-vesikulöses Exanthem).

2. Rezidiv: **Zoster** (Gürtelrose).

   Lokalinfektion: Latenter Virusbefall der Spinalganglien mit endogener Virusvermehrung nach unspezifischen Provokationen.

   Schmerzhafte Entzündung der hinteren Nervenwurzeln mit varizelliformem Exanthem des Hautgebietes, das vom erkrankten Spinalganglion versorgt wird[4]).

Immunität und Pathologie: Lebenslang, es gibt nur ein antigenes Varizellen-Zoster-Virus (wechselseitige Überkreuz-Neutralisation mit Zoster- bzw. Varizellen-Immunseren).

Teilimmunität Erwachsener Voraussetzung für lokal rezidivierenden Zoster. Mütterliche Leihimmunität im

[4]) Vgl. Mikrobielle Ursachen des Exanthems, S. 416.

ersten Trimenon, passiver Gammaglobulinschutz drei Wochen.

Stadien der Hautläsionen: Macula (roter Fleck) — Papula (Knötchen durch Infiltration und Proliferation) — Vesicula (einkammeriges Bläschen nach „Ballondegeneration" der Epithelzellen mit Ansammlung von Gewebsflüssigkeit, oxyphilen Kerneinschlüssen und mehrkernigen Riesenzellen) — Crusta (Eintrocknung des Bläscheninhaltes) — Restitutio ad integrum.

Bei Zoster gleiche Hauteffloreszenzen wie Varizellen, Degeneration der befallenen Spinalganglien und zugehörigen peripheren Nerven.

Verlauf und Prognose: Unkompliziert zwei Wochen Krankheitsdauer, ein Drittel der Fälle mit Fieber, gutartig (Letalität unter 1 %). Gefährdung junger Säuglinge und schwacher Kinder, vor allem durch bakterielle Sekundärinfektionen mit Tendenz zur Hautgangrän. Bei 10 % der Erkrankungen gutartige Begleitmeningitis, selten Meningoenzephalitis[5]) (10 % Letalität, 10 % Dauerfolgen). Schwerer, meist akut tödlicher Verlauf bei Leukämie.

Schwerer Krankheitsverlauf nichtimmuner Mütter während der Schwangerschaft. Gefahr der Totgeburt und Embryo-Fetopathie!

Erkennung und Behandlung:

1. Klinisch:
   Auf Grund des typischen Exanthems (Anamnese!); bei atypischen (abortiven), epidemiologisch wichtigen Fällen:
2. Virologisch-serologisch **(Differentialdiagnose Pocken!).**

Behandlung symptomatisch, bakterielle Mischinfektion Chemotherapie.

Vorbeugung und Bekämpfung:

1. Expositionsprophylaxe: Anzeige gehäuft auftretender Erkrankungen, Isolierung in Kinderkliniken zum Schutz Infektionskranker anderer Ursache, ferner Langzeitsteroid-Behandelter.

---

[5]) Vgl. Mikrobielle Ursachen der Enzephalitis, S. 315.

2. Dispositionsprophylaxe: Gammaglobuline für Schwerkranke und zur Verhütung der Varizellenembryopathie.

Leitsätze für die Klinik und Diagnose

A. Klinik

Wenig ausgeprägte oder fehlende Initialsymptome, makulo-papulo-vesikulöses Exanthem, das alle Stadien der Varizellenschübe gleichzeitig zur Entwicklung bringt, bedeckte Körperstellen bevorzugt und ohne Narben abheilt (Gegensatz Variola vera!). Gefährdung nichtimmuner Schwangerer und schwächlicher, kranker Kinder.

Zoster beginnt mit starken, einseitig segmentären Schmerzen, in deren Bereich die typisch varizelliforme Bläschenerkrankung meist in der Rumpfregion („Gürtelrose") erscheint. Unangenehme Sensationen beim Befall der Hirnnerven, beispielsweise hartnäckige Trigeminusneuralgien oder bleibende Schädigungen des Auges beim Zoster ophthalmicus.

B. Diagnose

1. Klinik: Anamnese (epidemiologischer Kontakt), Alter des Patienten, Exanthem (Anzeige).

Schwierig wird die Differentialdiagnose bei Varizellen der Erwachsenen: in Zweifelsfällen neben anderen übertragbaren exanthematischen Erkrankungen stets an Variola vera (Variolois) denken!

2. Virologie:

   a) Erregerisolierung, zytopathischer Effekt und Riesenzellen sowie Kerneinschlüsse in menschlichen Gewebekulturen.

Varizellen-Zoster-Viren sind für Laboratoriumstiere nicht pathogen (Gegensatz Herpesviren), im Paul'schen Kaninchenkornea-Versuch negativ und vermehren sich nicht im bebrüteten Hühnerei (Gegensatz Pocken-Vaccinia-Viren).

   b) Antikörperbestimmung (Titerdynamik) mit Komplementbindungs- und Virusneutralisationsreaktion.

c) Nachweis von Varizellenantigenen aus Bläscheninhalt mit komplementbindenden Testseren.

Anhang: Erkrankungen durch Tollwutviren

Tollwutviren sind 70 × 150 nm große RNS-Viren mit Hüllmembranen und länglicher Gestalt. Die durch sie hervorgerufene Seuche ist besonders unter Karnivoren weltweit verbreitet und befällt den Menschen durch Biß(Speichel)infektion. Sie gehört zu den gefürchtetsten Zooanthroponosen. Unbehandelt führt sie ausnahmslos zum Tod an Enzephalitis.

Tollwut ist primär eine Epizootie der wildlebenden und domestizierten Warmblüter und verbreitet sich unter jeder geographischen, klimatischen und jahreszeitlichen Bedingung vom Polarkreis bis zu den Tropen. In Ländern mit natürlichen Grenzen (Australien) oder strikter Bekämpfung (Skandinavien) existiert sie nicht.

Alle bei uns lebenden Säugetiere (und Vögel) sind tollwutempfänglich und erliegen der Infektion.

Bezüglich der *Epidemiologie* lassen sich zwei Hauptgruppen herausstellen, die als tierische Erregerreservoire den Menschen gefährden:

1. *Wildtiere*, vor allem Füchse und Wölfe (sylvatische Tollwut):

Fuchs ⟶ Fuchs ⟶ Fuchs ⟶ Fuchs
↓ (vom 3. Fuchs) ↓ (vom 4. Fuchs)
Haustier ⟶ Mensch

2. *Haustiere*, vor allem Hunde und Katzen (Hundetollwut):

Hund ⟶ Hund ⟶ Hund ⟶ Hund
↓ (vom 3. Hund) ↓ (vom 4. Hund)
Haustier ⟶ Mensch

Menschliche Erkrankungen spiegeln nicht den Umfang der Verbreitung unter den Tieren wider, da Tollwut nur gelegentlich, dann meist als Endglied einer

Infektionskette, auf den Menschen übertragen wird. Mensch-zu-Mensch-Übertragung durch Speichelinfektion erfolgt nur in Ausnahmefällen.
In Mitteleuropa und Deutschland hatte die Tollwut früher sporadischen Charakter. Kriegs- und Nachkriegswirren förderten die seuchenhafte Verbreitung und bewirkten eine Änderung ihrer Ökologie. Während nach dem Ersten Weltkrieg der Hund Hauptträger der Epizootie war, griff die Seuche nach dem Zweiten Weltkrieg, aus den enzootischen Gebieten Osteuropas kommend, von Hunden auf Füchse über. Heute ist Deutschland noch immer das stärkstbetroffene Land Europas. Füchse gefährden durch den Biß Haus- und Nutztiere, gelegentlich auch den Menschen.

Vorbeugung und Bekämpfung der Tollwut liegen in erster Linie auf veterinärpolizeilichem Gebiet: Gesetzliche Maßnahmen wie Meldepflicht, Absperrung, Quarantäne und Maulkorbzwang, aktive Tierimpfung (Hunde, Katzen) sowie die Beseitigung der Hauptträger, umherstreunende Hunde und Katzen einerseits sowie Füchse, Dachse und Wölfe andererseits, stehen im Vordergrund.
Gegenwärtig wird nur bei Nachweis der Gefährdung durch Kontakt mit wutinfizierten Tieren, insbesondere nach Biß- und Kratzverletzungen, bei Menschen eine Immunisierung vorgenommen. Bedeutung der chirurgischen Wundausschneidung!

In der Humanmedizin sind Verdacht, Erkrankung und Sterbefall an Tollwut anzeigepflichtig. Als Krankheitsverdacht gilt die Verletzung durch tollwütige oder tollwutverdächtige Tiere, auch die Berührung eines solchen Tieres.
Merke: In allen Verdachtsfällen Wutschutzbehandlungsstelle konsultieren!
Tollwuterkrankte werden hospitalisiert und streng isoliert[6]).

Historie: Bis in die Antike reichen Kunden über Tollwut, Angaben über tollwütige Hunde finden sich bei DEMOKRIT (5. Jahrh. v. Chr.) und ARISTOTELES (4. Jahrhundert v. Chr.). CELSUS (um 30 n. Chr.) beschrieb menschliche Tollwut und empfahl Ausbrennen, GALEN (2. Jahrh. n. Chr.) Ausschneiden der Bißwunde. Nach COLUMELLA sollte Stutzen des Hundeschweifes vor Tollwut schützen (R. MÜLLER). Im Mittelalter herrschten mystische Vorstellungen über die Ursachen der Tollwut und vom Aberglauben bestimmte Behandlungsmethoden. Beginn der naturwissenschaftlichen Erforschung mit der Übertragung infizierten Hundespeichels im Tierexperiment durch ZINKE (1804).

1879 Einführung des Versuchskaninchens in die Tollwutforschung durch GALTIER (Paris).

---

[6]) In der DDR ist Tollwutverdacht anzeige- und hospitalisierungspflichtig.

1881/ 1885 Grundlegende Entwicklungarbeiten der Wutschutzbehandlung durch PASTEUR und dessen Schüler CHAMBERLAND, ROUX und THUILLER (Paris); Einführung des „Virus fixe" (über Kaninchenpassagen abgeschwächtes „Straßenvirus" mit konstanter Minimalinkubation) für die therapeutische Impfung des Menschen in Form getrockneter, virushaltiger Hirnaufschwemmung vom Kaninchen.

1903 NEGRI (Pavia) beschreibt nach ihm benannte Einschlußkörper in den Ganglienzellen des tollwutinfizierten Gehirns.

1906 FERMI (Italien) verwendet inaktivierten Phenolimpfstoff für die Wutschutzbehandlung.

1925 HEMPT (Jugoslawien) vermindert die allergisierende Wirkung des Hirnimpfstoffes (Gehirnlipoproteide als Ursache der postvakzinalen Enzephalitis) durch Ätherextraktion.

1939/ 1954 Zahllose Küken- und Bruteipassagen führen zum modifizierten Tollwut-Lebendimpfstoff (Stamm Flury) für Tierimpfungen: JOHNSON sowie KOPROWSKI (USA).

1955 Einführung eines inaktivierten Entenei-Impfstoffes gegen Tollwut durch PECK und Mitarbeiter (USA).

1958 Züchtung des Tollwutvirus auf Hamsternieren-Gewebekulturen durch KISSLING (USA).

1959 GOLDWASSER und Mitarbeiter (USA) entwickeln Schnellnachweis des Tollwutvirus in Hirn und Speichel mit fluoreszierenden Antikörpern.

1962 Erste elektronenoptische Darstellung des Tollwutvirus durch ALMEIDA und Mitarbeiter (USA).

Die Bekämpfung und Ausrottung der Tollwut bleiben trotz fortgeschrittener Kenntnisse über Epidemiologie, Virologie und Immunologie des Erregers ein ernstes, weltweites Problem.

Tollwut

Nachfolgende tabellarische Zusammenstellung zeigt das Vorkommen und die Übertragung der Tollwutviren, die Krankheitserscheinungen, deren Erkennung und Verhütung.

Erreger und Vorkommen:	**Tollwutviren,** alle Erdteile (ausgenommen Australien), enzootisch, epizootisch.
Infektionsquelle und Übertragung:	Warmblüter-Säugetiere; besonders gefährdet Hundebesitzer, Schlächter, Förster und Tierärzte.

Wutinkubierte und -erkrankte (auffallend zahme oder bissige), auch äußerlich gesund erscheinende Tiere scheiden das Virus zwei Wochen lang vor ihrem Tode aus.

Speichelinfektion

a) direkt durch Beißen, Kratzen, Belecken, Aussaugen infizierter Wunden;

b) indirekt durch Gegenstände nach Begeiferung (Hundeleine, Maulkorb, Futternapf).

Fuchs, Wolf, Hund: Europa, Asien, Nordamerika.
Schakal: Afrika, Indien.
Vampir (blutsaugende Fledermaus): Mittel- und Südamerika (seuchenhaftes Tollwutsterben unter Rinderbeständen, Menschen werden selten gebissen).

Vampire sind die einzig bekannten, natürlicherweise gesund bleibenden Erregerreservoire des Tollwutvirus (Speichel- und Urin-Dauerausscheider!).

Mit Lebendvakzine geschützte Hunde können nach Kontakt mit Straßenvirus monatelang virulentes „Lyssavirus" ausscheiden.
Eintrittspforte verletzte Haut, unverletzte Lippen-, Konjunktival- und Nasenschleimhaut.

Inkubation und Kontagionsindex:	10 Tage bis 10 Monate und länger, im Durchschnitt 1 bis 3 Monate.

Nur bis zu 20 % der Nichtgeimpften und von Tollwütigen Gebissenen infizieren sich an Tollwut, aber jede Infektion führt zur Erkrankung und tödlich endenden Enzephalitis.

Erklärung: Nur 50 % der tollwütigen Hunde haben Virus im Speichel; Biß durch die Kleidung, starke Blutung oder sofortige Wundausschneidung bewirken mechanische Entfernung des Virus.

Krankheit und Pathogenese: **Tollwut** (Lyssa, Rabies).
Zyklische Infektion (HÖRING): Wanderung des neurotropen Virus von der Eintrittspforte zum Vermehrungsort im ZNS (vor allem Medulla, Kleinhirn und Ammonshorn) über zugehörige zentripetale Nervenbahnen, nach massiver Infektion über den Lymph-Blutweg; zweite Virusvermehrung nach Befall der Speicheldrüsen (und anderer Organe) über zentrifugale Nerven, eventuell über die Blutbahn.
Inkubation — fieberhaftes Vorstadium — Erregungsstadium („rasende Wut") — Lähmungsstadium („stille Wut").

Immunität und Pathologie: Es gibt nur e i n antigenes Tollwutvirus.
Zu späte und schwache spezifische Immunvorgänge des Infizierten. Forcierte Antikörperbildung des Wutschutzbehandelten innerhalb 30 Tage nach Beginn der Vakzinetherapie; Dauer des Impfschutzes sechs Monate. Sofortiger, etwa zweiwöchiger Schutz nach Serumtherapie (Krankheitsprophylaxe) mit Tollwuthyperimmunserum vom Pferd.
Pathologisch - anatomisch Virus - Myeloenzephalitis[7]) analog anderen virusbedingten Hirnentzündungen. Charakteristisch sind „Tollwutknötchen" (BABES): Kleinzellige Infiltration und Gliaproliferation am Ort der zugrundegegangenen Ganglienzellen.

Pathognomomisch sind eosinophile, giemsafärbbare, zytoplasmatische Einschlüsse in den Ganglienzellen vor allem des Ammonshorns (90 % der Fälle mit vollentwickelter Tollwut).

Verlauf und Prognose: Bis zu 20 % der unbehandelt Gebissenen erkranken mit infauster Prognose.

Alle Säugetiere einschließlich Menschen erliegen der Tollwutinfektion innerhalb 4 bis 6 Tage nach den ersten Krankheitserscheinungen.

---

[7]) Vgl. Mikrobielle Ursachen der Enzephalitis, S. 315.

Erkennung und Behandlung:

Typischer Verlauf sind Sensationen am Infektionsort (Verletzungsstelle, Frühsymptome) — Erregungen-Krämpfe-Hydrophobie — agonale Lähmungen. Bestätigung durch histologisch-virologische Laboratoriumsdiagnose.
Chirurgische Wundversorgung (Ausschneidung). Spezifische Wutschutzbehandlung (Vakzinetherapie) schützt, frühzeitiger Beginn vorausgesetzt, mit großer Wahrscheinlichkeit vor der Krankheit (< 0,1 % Impfversager).

Unterlassung der chirurgischen Wundbehandlung, der Tetanusprophylaxe und streng indizierten Tollwutimpfung ist ein ärztlicher Kunstfehler.

Ausgebrochene Erkrankungen symptomatisch (Dauerschlaftherapie).

Vorbeugung und Bekämpfung:

1. Veterinärmedizin:
   Meldung — Quarantäne (6 Monate!) — Tötung bzw. Impfung der Zwischenträger.
2. Humanmedizin:
   Meldung — Wundversorgung — Heilimpfung — Krankenhauseinweisung.
   Serumtherapie bei Laborinfektionen, ferner nach Wolfs- und Schakalbissen, spätestens 24^h nach der Verletzung.
   Große Vorsicht beim Umgang mit Tieren, persönliche Sauberkeit.

Leitsätze für die Klinik und Diagnose

A. Klinik

Häufigster Überträger der menschlichen Tollwut ist der Hund.

Andere Haustiere wie Wiederkäuer, Pferde und Schweine gefährden meist Pfleger und Schlächter. Alle beißenden Tiere wie Füchse, Dachse, Marder, aber auch die wildlebenden Herbivoren wie Rehe und Hasen gefährden bestimmte Berufe, zum Beispiel Jäger, Förster, Tierärzte.

> **Tollwutkranke Füchse verlieren jede Scheu, werden entweder zutraulich oder beißwütig und angriffslustig.**

Tollwut des Hundes:

Je nach Menge der eingedrungenen Erreger und der Schnelligkeit ihrer Vermehrung im Zentralnervensystem (Virulenz) entstehen

a) schwache Infektionen mit verlängertem Erregungsstadium,

b) starke Infektionen mit schnell eintretendem Lähmungsstadium.

Frühsymptome: Ängstlichkeit, Schreckhaftigkeit, Launenhaftigkeit, Unterwürfigkeit.

> **Merke: Wesens- und Verhaltensänderungen des Hundes bedeuten, je nach den Umständen, infektiöses Vorstadium!**

Erregungsstadium: Motorische Unruhe, Wandertrieb, Aggressivität gegen den eigenen Herrn, heiseres Bellen und Heulen, Verschlingen ungenießbarer Gegenstände wie Holz, Lumpen und Stroh.

> **Der umherstreunende Hund beißt alles, was ihm begegnet, und zeigt sich gegen eigene Verletzungen indolent.**

Im Gegensatz zur Tollwut beim Menschen besteht keine ausgeprägte Hydrophobie.

Lähmungsstadium: Herunterhängen des Unterkiefers, Speichelfluß und -schaum, fortschreitende Lähmungen.

Tollwut des Menschen:

Frühsymptome: Krankheitsgefühl, leichtes Fieber, Überempfindlichkeit, Abwechseln von Erregung und Depression.

> **Jucken und Brennen an der Verletzungsstelle sind pathognomonisch!**

Erregungsstadium: Motorische Unruhe, heisere Stimme, trockener Hals, Verweigerung der Flüssigkeitsaufnahme aus Angst vor schmerzhaften

Schlingkrämpfen beim Trinken („Wasserscheu"), Herauslaufen des (infektiösen!) Speichels.

Wichtigstes Symptom ist die Hydrophobie:
Trinken, Sehen oder Hören von Flüssigkeit verursacht Schluckkrämpfe. Kein Trismus im Gegensatz zum Tetanus.

Tobsuchtsanfälle, Konvulsionen.

Lähmungsstadium: Nachlassen der Krämpfe, zunehmende Lähmungen bei klarem Bewußtsein, Tod binnen 20 Stunden.

B. Diagnose

Therapieresistenz der infausten Erkrankung und das Risiko postvakzinaler Impfenzephalitis stellen den Arzt bei der Diagnose „Tollwutverdacht" vor schwere Entscheidungen.

1. Klinik: Gründliche Anamnese (Verletzung oder Berührung durch tollwütige oder tollwutverdächtige Tiere):

a) Klinische Zeichen des tollwutkranken oder -verdächtigen Tieres,

b) nähere Umstände über Art und Ort der Verletzung bzw. Berührung.

Die Diagnose „Tollwutverdacht" besteht, wenn

1. Tiere ohne ersichtlichen Grund Menschen anfallen, beißen oder kratzen,
2. Tiere, die auf freier Wildbahn die Scheu ablegen, vom Menschen berührt werden,
3. tollwutkranke oder -verdächtige Tiere nach Verletzung oder Berührung des Menschen entlaufen.

Merke: Die strenge Indikation zur Vakzinetherapie des Menschen ergibt sich aus der Dringlichkeit des Tollwutverdachtes:

1. Klinischer oder Laboratoriumsnachweis der Tollwut des Tieres,
2. baldiger Tod des Tieres nach dem Beißen oder Entkommen des Tieres nach (grundlosem) Beißen,
3. Beschmutzung der Wunde mit Speichel eines tollwutverdächtigen Tieres,
4. Fehlen verläßlicher Auskünfte bei Kleinkindern oder Debilen.

Die strenge Impfindikation duldet, ähnlich Diphtherie, keinen Aufschub durch zu späte oder negative Laboratoriumsbefunde. Es gibt keine Kontraindikationen, auch nicht bei Schwangerschaft. Jeder Tag ist kostbar!

Die Tollwutimpfung kann unterbleiben bzw. abgebrochen werden, wenn die Verletzung 14 Tage zurückliegt und das verdächtige Tier am Leben geblieben ist.

Differentialdiagnose der menschlichen Tollwut:

Tetanus (kein Trismus!),

Polio- oder Virusenzephalitis anderer Genese (Anamnese!),

Lyssaphobie (Tollwutfurcht, beginnt sofort nach dem Biß),
postvakzinale (allergische) Enzephalitis (keine Negri'schen Körperchen, keine Tollwutviren im Gehirn!).

Die Klärung der Diagnose „Impfenzephalitis — Tollwutenzephalitis" obliegt dem Pathologen.

Der Impfling wird wegen der Möglichkeiten der Tollwut- oder Impfenzephalitis (< 0,1 % der Geimpften) fachärztlich überwacht, am besten hospitalisiert.

2. Histologie: Nachweis Negri'scher Körperchen im Zytoplasma der Ganglienzellen, Ausstrichpräparate des Ammonshorns, gegebenenfalls fluoreszenzserologischer Nachweis der Tollwutviren. Bei negativem Befund:

3. Virologie: Virusisolierung im Mäuseversuch (intrazerebrale Injektion von Speichel oder Hirnaufschwemmung);
positiv = Tod der Tiere innerhalb 14 Tage an fortschreitender Lähmung; Bestätigung durch Nachweis von Negri'schen Körperchen bei den verendeten Tieren, wenn Negri-negativ, Indentifizierung des Virus im Neutralisationstest.

Merke: Tollwutverdächtige Tiere werden nach dem Beißen nicht getötet, sondern abgesondert und beobachtet. Die Obduktion erfolgt erst nach dem Tode des Tieres an Tollwut.

KAPITEL XII

Erkrankungen durch Myxoviren

Influenza- und Parainfluenzaviren, Parotitis- und Masernviren; Mononukleose- und respiratorische Viren

Myxoviren sind 80 bis 180 nm große, ätherempfindliche RNS-Viren mit Hüllmembranen und Kugel-, zum Teil Fadenform. Sie agglutinieren rote Blutkörperchen. Die Übertragung humanpathogener Arten erfolgt durch Tröpfcheninfektionen. Die durch sie hervorgerufenen akuten Zivilisationsseuchen zeigen teils ausgeprägte Krankheitsbilder (Masern, Mumps), teils mehr bei epidemischem Auftreten charakterisierbare (Influenza), teils häufige Infekte der tieferen Luftwege im frühen Kindesalter (Parainfluenza-Infektionen). Sie sind weltweit verbreitet.

Der Name stammt von der Adsorption dieser Viren an Mukoproteidrezeptoren der Zellmembran, die zur Brücken- und Agglutinatbildung zwischen benachbarten Erythrozyten führt. Nach Zerstörung der Mukoproteide (Muzine) durch Virusenzym (Muzinase oder Neuramidase) wird die Agglutinierbarkeit der roten Blutzellen durch das gleiche Virus aufgehoben.

Mit dem rätselhaften Wandel des Antigenmosaiks der Erreger und ihren säkularen pandemischen Ansteckungswellen gehört die Influenza (Virusgrippe) zu den wichtigsten bisher nicht bezwungenen Seuchen. Ihre große Kontagiosität und Häufigkeit unter den Virusinfektionen der Luftwege teilt sie mit den weitverbreiteten Masern, übertrifft diese jedoch in der Unberechenbarkeit des „Genius epidemicus“. Durch den wiederkehrenden Befall breiter Kreise der arbeitenden Bevölkerung stehen Influenza und Viruskatarrhe der Atemwege an erster Stelle der sozialhygienisch und ökonomisch bedeutsamen Infektionskrankheiten. Influenza-Pandemien nehmen möglicherweise vom Warmblüter-Tierreich, zum Beispiel Schweinen, als primärem Erregerreservoir ihren Ausgang, während Mumps bei geringerer Ausbreitungstendenz seinen epidemiologischen Charakter nicht verändert hat. Mumps- und Masernviren sind seit Jahrhunderten auf den Menschen als Wirt beschränkt. In überfüllten Arbeitsräumen und Gemeinschaftseinrichtungen, Schulen und Verkehrsmitteln führt die vorwiegend aerogene Übertragung, vor allem in der kalten Jahreszeit, zu einer schnellen Ausbreitung auch über

Stadt- und Landesgrenzen hinaus. So bringen die pandemische Influenza und Masern, bevor sie erlöschen, in kurzer Zeit eine fast vollständige Durchseuchung aller Altersstufen der empfänglichen Bevölkerung. Beispiele hierfür waren wiederholte Einschleppungen der Masern in verkehrsabgelegene Länder und auf Inseln (Faröer-Epidemien in den Jahren 1781, 1846, 1875; Südgrönland 1951 und 1955), ferner die über den ganzen Erdball laufenden pandemischen Influenzawellen der Jahre 1889/90, 1918/19, 1957/58.

Probleme der Vorbeugung und Bekämpfung ergeben sich aus der aerogenen Ausbreitung der Viren, bei Influenza außerdem aus dem natürlichen Wechsel der Virusantigene („Antigendrift") und der nur vorübergehenden Immunität: Frühzeitige Erfassung und Isolierung der ersten Krankheitsfälle, Fernhalten auch der Leichterkrankten als gefährlicher Virusstreuer von Arbeitsplätzen, Ausbildungsstätten und Verkehrsmitteln, Belehrung der Bevölkerung über die Wichtigkeit der Hygiene beim Husten-Sprechen-Niesen, der einmaligen Verwendung von Papiertaschentüchern und Vermeidung von Durchnässung und Unterkühlung. Abhärtung gegen Klimaeinflüsse als Dispositionsprophylaxe steht neben den Versuchen einer spezifischen Schutzimpfung mit Epidemie-eigenen monovalenten oder auch polyvalenten Vakzinen in inaktivierter oder lebender, abgeschwächter Form für gefährdete oder volkswirtschaftlich wichtige Berufsgruppen. Gegen Masern und Mumps bestehen neben den üblichen Maßnahmen der Absonderung Erkrankter und der Kontaktpersonen die Möglichkeit einer passiven Immunisierung mit Humangammaglobulin für Inkubierte und Gefährdete (z. B. Schwangere der ersten drei Monate), neuerdings gegen Masern die wirksame aktive Impfung mit abgeschwächten Lebenderregern (z. B. Enders-Vakzine).

Gehäuftes Auftreten von Influenza, Masern und Mumps sowie Todesfälle an Masern und Influenza sind meldepflichtig[1]).

Historie: Influenza war wahrscheinlich schon HIPPOKRATES und LIVIUS bekannt. Die Erforschung der Schweine-Influenza durch SHOPE (1931, USA) eröffnete den Weg zur Aufklärung der menschlichen Influenza als einer Viruskrankheit sui generis, der die Entdeckung und Abgrenzung weiterer verwandter und nichtverwandter Virusgruppen der Atemwege in den fünfziger Jahren nach Einführung neuer Züchtungs- und Typisierungsmethoden in den vorangehenden zwei Jahrzehnten folgten (vgl. Anhang „Erkältungskrankheiten"). Heute gehört die Unterscheidung zwischen Influenza und bekannten oder ungeklärten „banalen" Viruskatarrhen („grippale Infekte") des Respirationstraktes zu den Grundforderungen der Epidemiologie. Beispielsweise spiegelt das Antikörperspektrum verschiedener Altersklassen der

[1]) In der DDR sind Erkrankung und Todesfall an Masern, Mumps und Influenza anzuzeigen.

Bevölkerung das Verschwinden früherer und Erscheinen neuer Antigenvarianten der Influenzaviren wider. So hatten Kleinkinder Ende der fünfziger Jahre nur Antikörper gegen den Erreger der „Asiatischen Grippe" (1957/58), Erwachsene auch gegen die inzwischen eliminierten Erreger der „Spanischen Grippe" (1918/19), Greise außerdem gegen die der Asiagrippe verwandten Influenzaviren der Pandemie 1889/90 (DAVENPORT). Hieraus ergibt sich die Notwendigkeit, bestehende Immunitätslücken mit Hilfe geeigneter Virusvakzinen aufzufüllen.

1918/1919	Weltweite Influenza-A-Welle erfaßt schätzungsweise 500 Millionen Menschen mit 20 Millionen Toten.
1933	SMITH, ANDREWES und LAIDLAW (London) züchten menschliche Influenza-A-Viren in Frettchenpassagen.
1934	JOHNSON und GOODPASTURE (USA) übertragen Parotitisviren aus infiziertem Menschenspeichel auf Rhesusaffen.
1936	Züchtung des Influenzavirus im Brutei durch BURNET (Australien).
1940	MAGILL und FRANCIS (USA) isolieren unabhängig voneinander nichtfrettchenpathogene Influenza-B-Viren.
1941	HIRST (New York) entdeckt das Phänomen der Virus-Hämagglutination und spezifischen Hämagglutinationshemmung am Beispiel influenzavirushaltiger Hühnerembryoflüssigkeit und Hühnererythrozyten.
1953	Züchtung des ersten Parainfluenzavirus („Sendaivirus") von einer tödlichen interstitiellen Säuglingspneumonie durch SANO und Mitarbeiter (Sendai/Japan).
1954	ENDERS und PEEBLES (Boston) gelingt die Fortzüchtung des Masernvirus von frisch Erkrankten auf Affennierenzellen.
1957/1958	A-Asia-Influenzapandemie breitet sich innerhalb 6 Monate über die ganze Erde aus.

Erkrankungen durch Myxoviren (Übersicht)

Nachfolgende Tabelle zeigt das Vorkommen und die Übertragung menschenpathogener Myxoviren, die durch sie verursachten Krankheiten, deren Erkennung, Bekämpfung und Verhütung.

Erreger und Vorkommen:	**Influenzaviren** (Myxovirus influenzae hominis), alle Erdteile, Herbst-Winter-Gipfel.
	Typ (Gruppe) A: 4 serologische Untergruppen mit verschiedenen Stämmen (Schweine-Influenza, A, A_1, A_2); Antigenwechsel, endemisch, epidemisch (2- bis 3jährige Abstände), pandemisch (30jährige Intervalle).
	Typ (Gruppe) B: 3 serologische Untergruppen mit verschiedenen Stämmen; Antigenwechsel, endemisch, epidemisch (4- bis 6jährige Abstände).
	Typ (Gruppe) C: Keine Untergruppen, kein Antigenwechsel, endemisch-sporadisch.

Influenza-A- und -B-Epidemien können nebeneinander auftreten. A-Seuchen sind häufiger, ausgedehnter, meist auch schwerer. Jede Influenza-Epidemie kann für die Volksgesundheit und Volkswirtschaft schwere Folgen haben.

Infektionsquelle und Übertragung:	Mensch (Inkubierte, Erkrankte, Virusträger), Gruppe A auch Haustiere (Schwein, Pferd, Ente, Huhn). Tröpfcheninfektion häufiger als Kontaktinfektion (Taschentuch, Hände).
Inkubation und Kontagionsindex:	1 bis 3 Tage; Pandemien bis 70 %, Epidemien bis 40 %, Endemien bis 20 %. Bedeutung unspezifischer Faktoren wie Klima und Jahreszeit.

Besonders empfänglich sind Säuglinge und Kleinkinder, geschwächte und alte Personen sowie Schwangere, in Pandemiezeiten auch gesunde Erwachsene.

Krankheit und Pathogenese:	**Influenza** (Virusgrippe).
	Lokalinfektion mit Inkubation, Virusbefall der Zellen des Respirationstraktes und Ausbreitung per continuitatem sowie toxischen Organschädigungen.
	Allgemein fieberhafte Pharyngotracheobronchitis, gegebenenfalls Bronchopneumonie mit Hämorrhagien und vielfältigen Organschädigungen.

Immunität und Pathologie:

Dauer etwa 1 Jahr; spezifisch gegen „kleine" Antigenänderungen (Untergruppenspezifität), desgleichen nach aktiver Immunisierung mit Lebend- oder Totvakzinen.

Im Laufe seines Lebens erkrankt der Mensch mehrmals an Influenza. Gegen den erstinfizierenden Virusstamm gebildete Antikörper sind die Grundlage der später gebildeten (modifizierten) Antikörper gegen Influenza-Reinfektionen bzw. -Vakzinationen. Nur hohe Antikörpertiter schützen gegen Reinfektion.

Pathologisch-anatomisch virusbedingte Ablösung des respiratorischen Flimmerepithels mit fortschreitender Tendenz vom Rhinopharynx bis zu den Bronchiolen (Regeneration durch intakte Basalzellen). Toxische Kapillarschädigung (Ödem, Hämorrhagie, Rundzelleninfiltration), gegebenenfalls Ulzeration und Nekrose durch sekundäre Eitererreger.

Pathognomonisch ist die nekrotisierende Tracheobronchitis, gefürchtet die hämorrhagisch-eitrige Herd(Influenza)pneumonie[2]).

Degenerative sowie hyperämisch-hämorrhagische Prozesse in den übrigen Organen.

Verlauf und Prognose:

Je nach Schwere der Epidemie, neben inapparenten Infektionen febrile einphasige oder schwere biphasische Verläufe bei Komplikationen durch Kokkeninfektionen. Lange Rekonvaleszenz, Letalität 1 bis 3 %, Influenzapneumonie zwischen 20 und 50 %.

Influenzakranken droht die Gefahr der sekundär infizierten Bronchopneumonie, auch des perakut toxischen Kreislaufversagens bei hämorrhagischem Lungenödem, Kleinkindern außerdem die stenosierende Laryngotracheitis („Grippekrupp").

Erkennung und Behandlung:

1. Klinisch:

Akut fieberhafte Allgemeinerkrankung mit unkomplizierter Pharyngotracheitis, Kreislaufbeteili-

---

[2]) Vgl. Mikrobielle Ursachen der Viruspneumonie, S. 298.

gung, Lungenkomplikationen, Bedeutung der Sekundärinfektion durch Eitererreger.

Epidemiologisch wichtig ist die Abgrenzung Influenza — Viruskatarrh der Luftwege (Anhang: „Erkältungskrankheiten") — akuter Beginn anderer Infektionskrankheiten. Schwierige Erkennung abortiver oder sporadischer Erkrankungen.

2. Virologisch:
   Bedeutung der virologisch-serologisch-histologischen Laboratoriumsdiagnose für die Erkennung beginnender Epidemien.

Behandlung symptomatisch, Bettruhe, Herz-Kreislauf-Kontrolle, bakterielle Mischinfektionen chemotherapeutisch.

Vorbeugung und Bekämpfung:

1. Expositionsprophylaxe, Anzeige — Isolierung akut Erkrankter — Raum(luft)desinfektion; Disziplin beim Husten-Sprechen-Niesen.
2. Dispositionsprophylaxe, medikamentös Chinin-Vitamin C vor Ausbruch (!) der Erkrankung, spezifische Immunprophylaxe, Abhärtung.

Erreger und Vorkommen:

Masernviren: alle Erdteile, Herbst-Wintergipfel. Endemisch, epidemisch (2- bis 4jährige Abstände), pandemisch.

Masern sind neben den Virusinfekten des Respirationstraktes die häufigste Infektionskrankheit, eine typische Krankheit in Ländern mit großer Verkehrsdichte; seltener Befall in verkehrsabgelegenen Bevölkerungsgruppen. Es gibt leichte und schwere Masernepidemien. Jährlich sterben eine Million Kinder daran.

Infekionsquelle und Übertragung:

Mensch (Erkrankte des Initial- und Exanthemstadiums). Das Virus geht außerhalb des Körpers in wenigen Minuten zugrunde.

Tröpfcheninfektion, Haupteintrittspforte Konjunktiven, daneben Respirationstrakt.

Inkubation und Kontagionsindex:

9 bis 11 Tage, bis zum Ausbruch des Exanthems 12 bis 14 Tage.

95 %, alle Lebensalter sind empfänglich.

Fast jedes Kind erkrankt beim ersten Erregerkontakt.

Eine Bevölkerung mit mehr als 40 % nichtimmunen Kindern zeigt Epidemiebereitschaft;

keine Epidemien bei einer Bevölkerung mit weniger als 20 % nichtimmunen Kindern.

Krankheit und Pathogenese:

Masern (Morbilli).

Zyklische Infektion (HÖRING): erste Virusvermehrung im respiratorischen Epithel und lymphatischen Gewebe der Eintrittspforte — Virämie (Ausbreitung über die Blutbahn) — Befall der Hautzellen mit zweiter Virusvermehrung („Poly"-Dermotropismus).

Inkubation — katarrhalisches Vorstadium mit allgemeinem Kranksein[3]) — Hauptstadium mit makulopapulösem Exanthem[4]).

Immunität und Pathologie:

Lebenslang.

Es gibt nur e i n antigenes und immunogenes Masernvirus. Bei Neugeborenen 6 Monate mütterliche „Leihimmunität"; 3 Wochen passiver Gammaglobulinschutz (ausreichende Dosierung bis zum 5. Inkubationstag vorausgesetzt; 6. und 7. Tag mitigierte Masern = Simultanprophylaxe).

Vorstadium im lymphatischen Gewebe mesenchymale vielkernige „l y m p h o i d e R i e s e n z e l l e n", Hauptstadium „e p i t h e l i a l e R i e s e n z e l l e n" mit basophilen Einschlüssen vor allem der Respirationsschleimhaut (primäre Masernviruspneumonie mit Riesenzellen!).

Verlauf und Prognose:

Unkomplizierte Verläufe häufig mit peribronchialer Viruspneumonie, „toxische" Verläufe ohne Exanthem mit Kreislaufversagen („nach innen geschlagene Masern"); abortive Masern ohne Katarrh oder ohne Exanthem (morbilli sine morbillis). Schwangere erkranken schwer, Gefahr der Fehlgeburt, der Embryo- und Fetopathie[5]).

---

[3]) Vgl. Erkältungskrankheiten, S. 295.

[4]) Vgl. Mikrobielle Ursachen des Exanthems, S. 416.

[5]) Vgl. Leitsätze für pränatale Infektionen, S. 258.

Bei Masern wird die Prognose vom Verlauf der Komplikationen und Nachkrankheiten bestimmt. 90 % der Todesfälle gehen zu Lasten der bakteriellen Bronchopneumonie[6]).

Bedeutung der anergischen Phase während des Exanthemstadiums:

1. Sekundärinfektionen durch Eitererreger (Bronchopneumonie, Otitis, Appendizitis),
2. Aktivierung einer Lungentuberkulose,
3. Masern-Meningo-Enzephalitis[7]).

Letalität 1 bis 3 %, Bronchopneumonie und Enzephalitis 10 bis 50 %.

Erkennung und Behandlung:

1. Meist klinisch, typische Fälle biphasisches Fieber — Nasenrachenkatarrh — Exanthem.
2. Gegebenenfalls virologisch-serologisch.

Symptomatische Behandlung, Bettruhe; bakterielle Komplikationen Chemotherapie.

Vorbeugung und Bekämpfung:

1. Meldung, Isolierung der Erkrankten und Kontaktpersonen.
2. Humangammaglobulin für junge, schwache und kranke Kinder sowie Schwangere.

   Aktive Immunisierung der nichtimmunen heranwachsenden Jahrgänge mit modifiziertem Lebendimpfstoff.

Erreger und Vorkommen: **Parotitisviren** (Myxovirus multiforme parotitidis); alle Erdteile, Herbst-Wintergipfel. Endemisch, epidemisch.

Infektionsquelle und Übertragung: Mensch (1. Krankheitswoche, nichtimmune Kontaktpersonen = Virusträger).

Tröpfcheninfektion, Eintritt Nasenrachenraum, Bindehaut.

Inkubation und Kontagionsindex: 18 bis 21 Tage; 40 %, Kinder und junge Erwachsene häufiger befallen.

Krankheit und Pathogenese: **Parotitis epidemica** (Mumps, Ziegenpeter).

Zyklische Infektion (HÖRING): erste Virusvermehrung respiratorisches Epithel — kurze Virämie —

---

[6]) Vgl. Mikrobielle Ursachen der Viruspneumonie, S. 298.

[7]) Vgl. Mikrobielle Ursachen der Enzephalitis, S. 315.

Organbefall (Speicheldrüsen, Zentralnervensystem, gelegentlich Hoden, Ovarien, Pankreas und Schilddrüse).

Allgemeininfektion mit einphasigem (!) Fieber, Parotitis, abakterieller Meningitis[8]).

Immunität und Pathologie: Lebenslang. Parotitisviren sind antigenetisch einheitlich.

Charakteristische Zytologie des Speichels der ersten 5 Krankheitstage: Makrophagen mit Chromatintrümmern, Epithelzellen mit verdichtetem oder aufgeblähtem Kern, zahlreiche nackte Kerne.

Verlauf und Prognose: Unkomplizierte Parotitis gut trotz Mumps-Meningitis bei 30 % der Patienten. Gefahr der Dauerfolgen nach Mumps-Enzephalitis[9]) (1 % der Mumpsinfektionen). Gefahr der Sterilität nach Mumps-Orchitis (5 % der Mumpsinfektionen nach der Pubertät).

10 % der Fälle mit Impotentia generandi besitzen eine Mumps-Anamnese (NIKOLOWSKI).

In den ersten drei Schwangerschaftsmonaten Gefahr des Abortes, der Mumps-Embryopathie und -Fetopathie[10]).

Erkennung und Behandlung:

1. Mumps-Parotitis klinisch, subklinische Infektionen außerhalb von Epidemien vor allem durch Orchitis;
2. Meningitis oder Meningo-Enzephalitis virologisch-zytologisch.

Symptomatisch Bettruhe, sekundär bakterielle Speicheldrüsenvereiterung chemotherapeutisch.

Vorbeugung und Bekämpfung:

1. Meldung, Isolierung (Erkrankte, nichtimmune Kontaktpersonen).
2. Mumps-Human-Gammaglobulin für Jugendliche (Keimdrüsenschädigung) und Schwangere im ersten Trimenon. Aktive Immunisierung mit Formalin-Totvakzine oder modifizierter Lebendvakzine.

Erreger und Vorkommen: **Parainfluenzaviren** (Myxovirus parainfluenzae); alle Erdteile, Herbst-Wintergipfel. Endemisch, epidemisch.

---

8) Vgl. Mikrobielle Ursachen der Meningitis, S. 43.
9) Vgl. Mikrobielle Ursachen der Enzephalitis, S. 315.
10) Vgl. Leitsätze für pränatale Infektionen, S. 258.

	Typ 1: Sendaivirus, Hämadsorptionsvirus 2. Typ 2: CA-Virus (Croup-associated). Typ 3: Hämadsorptionsvirus 1.
Infektionsquelle und Übertragung:	Mensch (Erkrankte, Virusträger); Sendaivirus bei Schweinen und Mäusen. Tröpfcheninfektion.
Inkubation und Kontagionsindex:	4 bis 6 Tage; 50 %, Säuglinge und Kleinkinder besonders empfänglich.
Krankheit und Pathogenese:	**Interstitielle Viruspneumonie** der Neugeborenen („Neugeborenenpneumonie"); **Laryngotracheobronchitis** der Kleinkinder („Viruskrupp"); } Erstinfektion **Rhinopharyngitis** der späteren Lebensalter („Erkältung") nach Reinfektion. Lokalinfektion, vgl. Influenza: Inkubation — lokal fortschreitender Befall des respiratorischen Epithels — toxische und sekundär bakterielle Prozesse.
Immunität und Pathologie:	Vorübergehende Teilimmunität, homologe Antikörper schützen vor schwerem Krankheitsverlauf; partielle Kreuzimmunität zwischen Parainfluenzaviren Typ 1 bis 3 sowie Parotitisviren.

Im Gegensatz zu Influenzaviren A und B bleiben die Antigenstrukturen von Parainfluenzaviren stabil.

	Pathologisch-anatomisch influenzaähnliche hämorrhagische Entzündung der Erstinfektion.
Verlauf und Prognose:	Erstinfektion im Säuglings- und Kleinkindalter schwer (Viruskrupp, Viruspneumonie!), zweifelhafte Prognose.

50 % der Fälle mit Laryngotracheobronchitis (Viruskrupp) im Kleinkindalter entstehen durch Parainfluenzaviren. Gefahr des toxischletalen Ausgangs in Viruspneumonie[11]) mit bakteriell-eitrigen Mischinfektionen.

---

[11]) Vgl. Mikrobielle Ursachen der Viruspneumonie, S. 298.

	Reinfektion leicht, Schnupfensyndrom[13]) („grippaler Infekt"), zum Teil inapparent.
Erkennung und Behandlung:	Klinisch, gegebenenfalls virologisch. Viruskrupp Kortikoide mit chemotherapeutischer „Abschirmung".

Jeder Pneumonieverdacht, insbesondere im Säuglings- und Kleinkindalter, ist eine vitale Indikation zur Chemotherapie.

Vorbeugung und Bekämpfung:	Expositionsprophylaxe: Isolierung. Dispositionsprophylaxe: roborierende Ernährung und Abhärtung, aktive Immunisierung mit Formol-Totvakzinen ist im Stadium der Erprobung.

Leitsätze für die Klinik und Diagnose der Influenza

A. Klinik

Die Aufgabe des Klinikers liegt in der Erkennung beginnender Influenza-Ausbrüche.
Merke: Der Ablauf von Influenza-Epidemien ist nie sicher vorherzusagen.

Die „Kardinalsymptome" plötzliches Kranksein mit hohem Fieber, Reizhusten mit Retrosternalschmerz, Kreislaufschwäche und Kopf-Kreuz-Augenschmerz klingen bei unkompliziertem Verlauf innerhalb einer Woche ab; unter Umständen lange Rekonvaleszenz. Je nach der Tendenz der lokalen Progredienz, der Organintoxikation und bakteriellen Sekundärinfektion durch Eiterkokken, insbesondere Staphylokokken und Pneumokokken, gelegentlich Influenzabakterien, entsteht ein „buntes Bild":

Erneuter Fieberanstieg mit Angina, Otitis, Sinusitis: Lokale Form, Hämorrhagisch-eitrig abszedierende Bronchopneumonie[13]): Thorakale Form. Gastroenteritis — Appendizitis: Abdominale Form.

Meningitis[14]) — Enzephalitis[15]): Typhös-zentrale Form, Abb. XII/1.

---

[12]) Vgl. Erkältungskrankheiten, S. 295.
[13]) Vgl. S. 26 und 298.
[14]) Vgl. S. 43.
[15]) Vgl. S. 315.

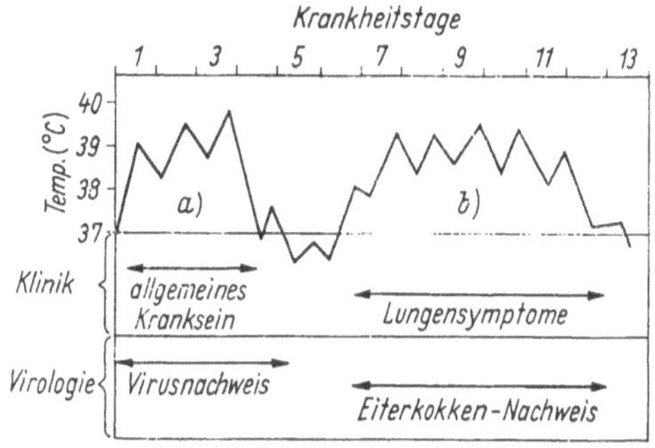

Abb. XII/1. Klinik, Virologie (a) und Bakteriologie (b) der Influenza

B. Diagnose

1. Klinik: Anamnese (Seuchenkontakt), Alter, Krankheitszeichen der „reinen" Influenza, der Komplikationen (Meldung ..., Absonderung).

> **Die Schwierigkeit der Diagnose liegt in der Abgrenzung fieberhafter „unspezifischer" Katarrhe der Atemwege und „spezifischer" Infektionskrankheiten anderer Genese. Während einer Influenzawelle ist jedes unklare hohe Fieber mit starker Allgemeinbeeinträchtigung und Reizung des Respirationstraktes influenzaverdächtig (meist Leukopenie mit absoluter Lymphopenie).**

Bestehenbleiben der Krankheitserscheinungen länger als zwei Wochen, Röntgenbefund der Lungen: Die „reine" Influenzaviruspneumonie ist die häufigste aller „echten" Viruspneumonien.

2. Virologie:
   a) Erregeranzüchtung aus Rachenabstrich oder Rachenspülwasser, gegebenenfalls Autopsiematerial in den ersten fünf Tagen post infectionem.
   b) Antikörpernachweis mittels Komplementbindungsreaktion und/oder Hämagglutinations-Hemmungsreaktion, signifikanter Titeranstieg beweisend.
   c) Spezifische Schnelldiagnose beim Epidemiebeginn, Virusantigen-Nachweis in den Zellen der Nasenspülflüssigkeit mit der Immunofluoreszenz-Methode.

Leitsätze für die Klinik und Diagnose der Masern

A. Klinik

**Bei keiner anderen Infektionskrankheit sind die zeitlichen Grenzen der Inkubation, der Vor- und Hauptkrankheit so deutlich ausgeprägt wie bei Masern.
Virusbedingtes Exanthem ist im allgemeinen kein Frühsymptom der Erkrankung.**

Die klassische Trias Fieber-Husten-Exanthem weist auf Organmanifestation des Virus hin. Schwierig abzugrenzen sind beginnende Masern und abortive Verläufe: exanthemfreie bzw. katarrhfreie Masern: Abb. XII/2.

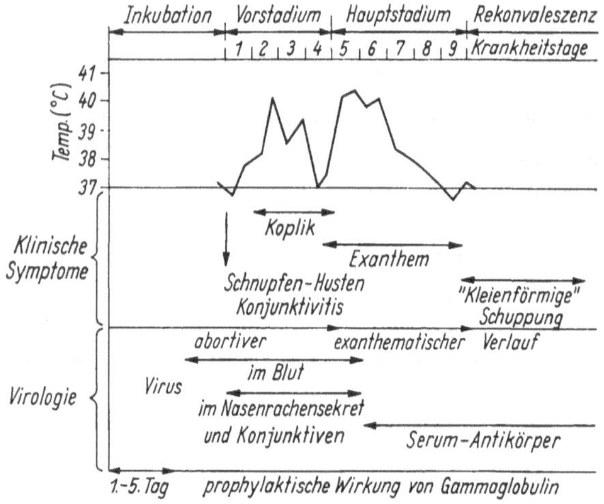

Abb. XII/2. Klinik, Virologie und Gammaglobulinwirkung bei Masern (schematisch)

B. Diagnose

1. Klinik: Anamnese (epidemiologische Kontakte), Alter, Zeichen der Vor- und/oder Hauptkrankheit (Meldung ..., Isolierung).

Fieber mit Schleimhautkatarrh im Mund-Nasen-Rachenraum, Lichtscheu[16]), bellendem Husten (Masernkrupp)[17]) im masernfähigen Alter ist auch außerhalb von Masernepidemien masernverdächtig. Pathognomonisch sind Koplik'sche Flecken[18]). Sie verschwinden nach Ausbruch des Exanthems.

Das Masernexanthem beginnt im Gesicht, am stärksten hinter den Ohren.

Differentialdiagnose: Zahlreiche andere, auch übertragbare Krankheiten mit Exanthem, vor allem Scharlach, Röteln, Fleckfieber, Pocken und Windpocken.

2. Virologie:
   a) Erregernachweis aus Blut und Nasen-Rachen-Sekret in den ersten 5 Krankheitstagen.
   b) Antikörperbestimmung mit Hämagglutinations-Hemmungsreaktion bzw. Komplementbindungsreaktion ab 6. Krankheitstag.

Leitsätze für die Klinik und Diagnose des Mumps

A. Klinik

Mumps ist eine Allgemeininfektion und befällt zahlreiche Organe mit Drüsenfunktion sowie das Zentralnervensystem. Die klinisch typische Manifestation der Parotitis steht nicht immer im Vordergrund!

Typisch ist der Beginn mit fieberhaftem Rachenkatarrh, Parotitis (Abhebung des Ohrläppchens, Kiefersperre) und ausgeprägtem Enanthem.

B. Diagnose

1. Klinik: Anamnese (Kontakt), Alter und Zeichen der Erkrankung (Meldung, Isolierung).

16) Konjunktivitis.

17) Laryngotracheitis, auch als „Pseudokrupp" bezeichnet.

18) Weiße Auflagerungen und Bläschen (Fokalnekrosen der Epithelzellen) auf der Wangenschleimhaut in der Gegend des Ohrspeicheldrüsen-Ausführungsganges: 2. und 3. Fiebertag des Prodromalstadiums.

Schwierig, aber wichtig ist die Erkennung des häufigen subklinischen Verlaufs (Parotitis sine parotitide) mit Befall des zentralen Nervensystems (Meningitis, Meningo-Enzephalitis), des Hodens, Pankreas und der Schilddrüse, zweifelhafte Prognosen bezüglich Wiederherstellung der befallenen Organe.

2. Virologie:
   a) Viruszüchtung aus Speichel und Liquor in den ersten fünf Krankheitstagen.
   b) Antikörpernachweis (KBR, HHR).
3. Zytologie: Speichelsediment der ersten 5 Krankheitstage.

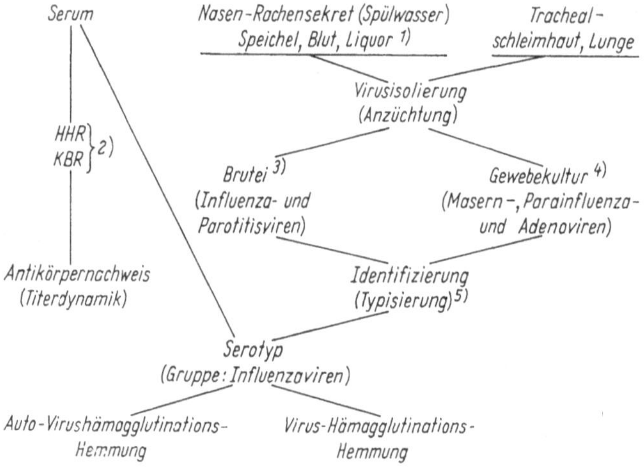

Abb. XII/3. Gang der Untersuchung auf Myxoviren, schematisch

[1]) Nasen-Rachensekret (Spülwasser) der ersten 5 Krankheitstage: Influenza, Masern, Parainfluenza- und Adenovirusinfektionen.
Speichel und Liquor der ersten 5 Krankheitstage: Mumps.
Blut der ersten 5 Krankheitstage: Masern.
Trachealschleimhaut, Lunge (Obduktionsmaterial): Influenza.
In allen Fällen tiefgefrorenes Material schnellstens einsenden.

[2]) Hämaglutinations-Hemmungs-Reaktion (Hirst-Test), Komplementbindungsreaktion.

[3]) Beimpfung der Amnionhöhle.

[4]) Primäre menschliche Amninonzellkultur, für Masernvirus typische synzytiale Riesenzellen mit Einschlüssen.
Menschliche Gewebekulturen, Parainfluenzavirus-Nachweis durch „Hämadsorption", Verklumpung von Testerythrozyten an der Oberfläche der parainfluenzainfizierten Kulturzellen.
Menschliche Gewebekulturen, Adenovirus-Nachweis durch zytopathischen Effekt, vgl. Anhang „Erkältungskrankheiten", S. 295.

[5]) Nachweis von Virus-Hämagglutininen.

Anhang 1: Infektiöse Mononukleose

Diese Infektionskrankheit des Menschen ist weltweit verbreitet. Der auf Rhesusaffen übertragbare Erreger der infektiösen Mononukleose besitzt wahrscheinlich Virusnatur.

Erreger und Vorkommen:	**Mononukleoseviren,** endemisch-sporadisch, epidemisch in zwanzigjährigen Intervallen.
Infektionsquelle und Übertragung:	Mensch (Erkrankte, Ausscheider, Virusträger). 1. Tröpfcheninfektion, 2. Kontakt- (orale Kot-)Infektion. (3.) perplazentare Ansteckung sowie parenterale „Spritzeninfektion".
Inkubation und Kontagionsindex:	7 bis 10 Tage; 50 %.

Kinder und junge Erwachsene erkranken bevorzugt: „Kinder- und Studentenkrankheit".

Krankheit und Pathogenese:	**Mononucleosis infectiosa** (Pfeiffer'sches Drüsenfieber)[19]. Zyklische Infektion: Inkubation — Vorstadium, Virusvermehrung an der Eintrittspforte (pharyngeale Form) — virämisches Stadium, Virusausbreitung in Lymph- und Blutgefäßen (typhöse Form) — (generalisiertes) Organstadium (glandulär-ikterische Form).
Immunität und Pathologie:	Lebenslang. Systemerkrankung des retikuloendothelialen Systems: generalisierte lymphoide Hyperplasie, Proliferation der retikuloendothelialen Zellen, mononukleäre Zellinfiltrate in den parenchymatösen Organen. Hämatologisch Lympho- und Monozytose mit „buntem Bild" von Plasmazellen, ferner atypische „Reiz-" oder „Zwitterformen", sogenannte Lymphoidzellen (Kennzeichen „blauweiß kontrastiertes" Protoplasma).

[19]) Erste Beschreibung des Krankheitsbildes durch E. PFEIFFER (Wiesbaden, 1889).

Verlauf und Prognose: Fast stets gutartig. Abortive pharyngeale Form[20]) mit Fieber, Pharyngitis (Tonsillitis), Schwellung der zervikalen Lymphknoten; grippeähnliches „Drüsenfiebertyphoid" mit Fieber, Milz-, Leber- und (geringer) Lymphknotenschwellung. Generalisiert - glanduläre (ikterische) (Haupt-)Form mit Fieber, allgemeiner starker Lymphknotenschwellung, Lymphomonozytose, positiver Paul-Bunnell-Reaktion[21]) und pathologischen Leberfunktionsproben. Gemischte Formen sind häufig.

Erkennung: Charakteristisch ist die **klinisch-hämatologisch-serologische Trias** mit Leberbeteiligung[22]): Fieber, Lymphknoten-Milzschwellung, Angina — Lymphozytose mit Reizformen — positiver Paul-Bunnell — pathologische Leberwerte.

Kaum ein Mononukleose-Kranker wird mit der richtigen Diagnose ins Krankenhaus eingewiesen.

Hämatologische und/oder serologische Zeichen können fehlen, besonders bei abortivem und atypischem Verlauf.

Wichtige Differentialdiagnosen sind:
Monozyten-Angina — diphtherische Angina[23]), vgl. auch Listeriose (S. 122 und 126); Drüsenfiebertyphoid — allgemein fieberhafter Infekt; Mononukleose-Hepatitis — Virushepatitis.

Ansteigende Titer im Paul-Bunnell ($\geqq {}^{1}/_{128}$), besser noch Titerdynamik und spezifisches Absorptionsbild sind pathognomonisch, Tabelle XII/1.

Behandlung: Symptomatisch, Bettruhe.

Vorbeugung und Bekämpfung: Bei epidemischem Auftreten (abortive Verläufe beachten) Isolierung (gegebenenfalls Anzeige).

---

[20]) Vgl. Erkältungskrankheiten, S. 295.

[21]) Heterophile Schafblutagglutination mit Serum von Mononukleose-Patienten, PAUL und BUNNELL (1932, USA).

[22]) Vgl. Tab. XIV/3, S. 337.

[23]) Serumbehandlung bei Diphtherieverdacht (Pferdeserum!) bewirkt unspezifisch positiven Paul-Bunnell, sogenannte Hanganutziu-Deicher-Reaktion. Abgrenzung dieser Serum(S)-Antikörper von den Mononukleose(M)-Antikörpern geschieht durch Differential-Absorption, Tab. XII/1.

Tab. XII/1. Differential-Absorption mit Mononukleose-Seren

	Mononukleose M-Antikörper	Serumkrankheit S-Antikörper	Normalserum F-Antikörper[1])
absorbiert mit Rindererythrozyten	ja	ja	nein
Meerschweinchen-nierenzellen	nein	ja	ja

[1]) Abkürzung für Forssman-Antikörper, normalerweise in geringer Menge vorkommende Schlafblut-Agglutinine des Menschen.

Anhang 2: Erkältungskrankheiten

Zahlreiche Viren nicht miteinander verwandter Gruppen sind abakterielle Erreger von „Erkältungskrankheiten". Erst die Hälfte der Erkrankungen läßt sich ätiologisch klären. Die Schwierigkeit der Forschung besteht im Fehlen geeigneter Versuchstiere.

Aus epidemiologischen Gründen ist die virologische Abgrenzung zwischen Influenza und „banalem" Viruskatarrh unumgänglich. Außerdem können zahlreiche andere übertragbare Krankheiten „grippeähnlich" beginnen oder als „akuter Infekt der Atemwege" verlaufen.

Die Erkältung gehört zu den häufigsten Infektionskrankheiten. Man rechnet bei der Stadtbevölkerung mit jährlich drei Erkrankungen pro Person. Durch den Ausfall von Arbeitsstunden ist die Erkältung für alle Berufe, ähnlich Influenza, eine große wirtschaftliche Belastung.

Vier Tatsachen erklären die schnelle und weite Verbreitung der respiratorischen Viren:

1. Aerogene Übertragung durch Tröpfcheninfektion (Husten-Sprechen-Niesen) häufiger als durch Kontaktinfektion (Beispiel Taschentücher — Händegeben).
2. Kurze Inkubation (Stunden bis Tage) und Verbreitung durch Virusträger neben Inkubierten und akut Erkrankten.
3. Lokale Erregervermehrung an der Eintrittspforte des respiratorischen Epithels mit meist kurzer Immunität gegen einzelne oder wenige der zahllosen antigendifferenten Virustypen.
4. Resistenzminderung durch Klimaeinflüsse vor allem der kalten Jahreszeit (Zugluft-Verkühlung-Durchnässung).

Ohne „Erkältungsviren" keine „Erkältungskrankheit". Durch undiszipliniertes Verhalten der Menschen, die den ansteckenden Charakter der Erkältung verkennen oder negieren, wird der epidemischen Ausbreitung Tür und Tor geöffnet.

Erkältungskrankheiten — ätiologische Ubersicht

Nachfolgende Zusammenstellung bringt die wichtigsten Erregergruppen:

1. Häufige Erreger[24]):

   Influenzaviren Typ A und B mit insgesamt sieben serologischen Untergruppen,

   Parainfluenzavieren, Typ 1 bis 3 (S. 281 und 286),

   Rhinoviren, mehr als 50 Typen (S. 325),

   RS-Viren[25], Adenoviren[26]), 28 Typen } mittelgroße Viren (80 bis 130 nm).

2. Seltene Erreger[27]):

   Beispiele für Virusarten, die abortiv Erkältung verursachen oder zum Beginn Erkältung vortäuschen, im übrigen häufig typische Krankheitsbilder hervorrufen.

   Polioviren, 3 Typen (S. 320),

   Coxsackieviren, 29 Typen (S. 323),

   Echo-Viren, über 30 Typen (S. 325),

   Parotitisviren (S. 285),

   Masernviren (S. 283),

   Mononukleoseviren (S. 293).

Krankheitsverlauf: **Virusschnupfen** (Koryza, Rhinitis acuta, Rhinopharyngitis acuta) äußert sich in „rauhem Hals", wäßrigem Nasensekret, Krankheitsgefühl, auch leichtem Fieber. Krankheitsdauer ein bis zwei Wochen.

---

24) Wichtige bakterielle Erreger von „Erkältungskrankheiten" sind vor allem verschiedene Streptokokkenarten einschließlich Scharlachstreptokokken.

25) RS-Viren (Respiratory syncytial) sind ätherempfindliche RNS-Viren; die Züchtung auf menschlichen Gewebekulturen führt zur Ausbildung von Synzytien (vielkernigen „Pseudoriesenzellen"): MORRIS und Mitarbeiter (1956, USA). Vgl. Mikrobielle Ursachen der Viruspneumonie, S. 298.

26) Adenoviren sind ätherresistente DNS-Viren; erste Isolierung aus operativ entfernten adenoiden Geweben des Menschen durch ROWE und Mitarbeiter (1953, USA).

27) Hierher gehören bakterielle Erreger wie Keuchhustenbakterien, Meningokokken, Diphtheriebakterien bei abortivem Krankheitsverlauf bzw. zu Beginn der Erkrankung.

Schwerer verlaufen fieberhafte Laryngotracheitis, Bronchitis mit Husten, Kopf- und Muskelschmerz nach lokalem Fortschreiten des Krankheitsprozesses; gegebenenfalls hochfieberhafte Viruspneumonie (Anhang 3).

Allgemein bewirkt erster Kontakt mit Erkältungsviren im Säuglings- und Kleinkindesalter schwere Verläufe, spätere Reinfektionen zeigen, ausgenommen alte geschwächte Personen, leichte Verläufe.

Der leichte, unkomplizierte Virusinfekt bahnt bakteriellen Mischinfektionen den Weg: eitrige Tonsillitis, Sinusitis, Otitis, Pharyngo-Tracheobronchitis, Bronchopneumonie, vgl. Anhang Herd und Fokalgeschehen, S. 22.

Komplikationen durch akute, hochfieberhafte bakterielle Mischinfektionen und Übergang zum (chronischen) Fokalgeschehen mit den Gefahren der Organerkrankung und des Rheumatismus[28]).

Erkennung und Behandlung:

Auf Grund der vielfältigen Ätiologie besagt die Diagnose „grippaler Infekt" nichts über die Krankheitsursache. Sie bleibt eine Verlegenheitsdiagnose.

Die sichere Schnupfendiagnose wird im virologischen Speziallaboratorium gestellt,

a) Virusisolierung aus dem Nasensekret der ersten drei Krankheitstage,

b) Nachweis einer Titerdynamik der spezifischen Antikörper gegen den ursächlichen Erreger.

Chemotherapie ist bei schweren bakteriellen Komplikationen, Bronchopneumonie und zur Rheumaprophylaxe indiziert.

28) In der DDR sind die Wochenzahlen von akuten Erkrankungen der oberen Luftwege anzuzeigen.

Die Hälfte der Antibiotikaproduktion wird durch Chemotherapie der Erkältungskrankheiten verbraucht.

Vorbeugung und Bekämpfung:

1. Da es das Erkältungsvirus nicht gibt, sind spezifische Maßnahmen der Immunprophylaxe schwierig durchführbar.

Bevorzugung ausgewählter Virusstämme für bestimmte Alters- und/oder Berufsgruppen wird wissenschaftlich untersucht (HILLEMAN, 1965):

a) Kinder: Influenzaviren A, B, Parainfluenzaviren Typ 1, 2, 3, RS-Viren, Adenoviren Typ 1 bis 7, Rhinovirustypen sowie Mycoplasma pneumoniae.

b) Erwachsene: Influenzaviren A und B, geeignete Rhinovirus-Stämme, Mycoplasma pneumoniae.

2. Unspezifische Dispositionsprophylaxe durch Abhärtung und witterungsentsprechende Kleidung.

Expositionsprophylaxe, bei Frühsymptomen („rauher Hals") Isolierung durch zweitägige Arbeitsbefreiung, Vermeidung von Menschenansammlungen jeder Art, von Kontakten mit Kleinkindern sowie alten und geschwächten Menschen. Selbstdisziplin beim Husten, Sprechen und Niesen, einmalige Verwendung von Papiertaschentüchern, um Selbstinfektionen zu vermeiden.

Anhang 3: Viruspneumonien

Erreger der atypischen oder Viruspneumonie sind zahlreiche nicht miteinander verwandte Mikrobengruppen, die sich biologisch und epidemiologisch voneinander unterscheiden. Ätiologische Klärung durch das virologische Laboratorium ist nicht immer möglich (S. 295).

Gemeinsame klinische und pathologische Charakteristika der Viruspneumonien ermöglichen die Abgrenzung der bakteriellen Lobär- und Bronchopneumonie (vgl. Mikrobiell-parasitäre Ursachen der Pneumonie, S. 26):

1. Mehrtägiges hohes Fieber ohne Schüttelfrost mit Lungensymptomen,
   a) Reizhusten mit wenig oder keinem Auswurf,
   b) Diskrepanz zwischen fehlendem physikalischen und ausgeprägtem röntgenologischen Befund („Lungeninfiltrat").
2. Negativer bakteriologischer Sputumbefund bei Sulfonamid- und Penizillinresistenz.
3. Relative Leukopenie mit postinfektiöser Lymphozytose.

Negativer bakteriologischer Sputumbefund gestattet bei obiger Symptomatik die Diagnose Viruspneumonie. Die Ätiologie wird durch Virusisolierung und/oder Serumuntersuchung (Antikörperbestimmung) aufgeklärt.

Folgende Erreger(gruppen) kommen in Betracht:

1. Ansprechen auf Chemotherapie:
   Rickettsien, Q-Fieber-Pneumonie (S. 214)[29]),
   PPLO, primär atypische Pneumonie (vgl. Anhang „Große Viren", S. 236),
   Große Viren, Psittakose-Ornithose (S. 234).
2. Kein Ansprechen auf Chemotherapie[30]):
   Myxoviren, Influenza-, Masern-, Parainfluenzaviren (S. 280, 283, 286),
   RS-Viren (S. 296),
   Adenoviren (S. 296).

Merke nochmals: Bei jedem Pneumonieverdacht besteht die vitale Indikation zur Chemotherapie, vor allem im Säuglings- und Kleinkindalter; bei allen Viruspneumonien besteht die Gefahr der bakteriellen Sekundärinfektion!

---

29) Rickettsien sind Bakterien näher verwandt als Viren.

30) Bezüglich der interstitiell plasmazellulären Pneumonie des ersten Trimenons siehe unter Pneumocystis carinii (S. 365).

KAPITEL XIII

Erkrankungen durch Arboviren

Gelbfieber-, Dengue- und Enzephalitisviren, Pappatacifieberviren; Choriomeningitisviren

Arboviren sind 30 bis 80 nm große, polyedrische, ätherempfindliche RNS-Viren, die durch den Biß blutsaugender Arthropoden (Name!) auf Tier und Mensch übertragen werden. Alle Arboviren sind nach intrazerebraler Infektion für Mäuse pathogen. Arbovirosen sind tropische bzw. Sommerfieber, die in Abhängigkeit vom jeweiligen Virus-Wirt-Zyklus bestimmte Gebiete vor allem der warmen Klimate heimsuchen: Gelbfieber, Dengue, Enzephalitis, Pappatacifieber.

Mit mehr als 150, darunter vielen menschenpathogenen Serotypen gehören Arboviren zu den zahlreich besetzten Virusgruppen. Das ausgeprägte Krankheitsbild zeigt einen biphasischen Fiebertyp („Dromedarkurve"). Das erste Fieber ist Ausdruck für die virämisch bedingte Allgemeininfektion, das zweite für das jeweilige Leitsymptom der betreffenden Krankheit, zum Beispiel Hepatitis für Gelbfieber, Enzephalitis für Virusbefall des ZNS, Hämorrhagien für charakteristische Kapillarendothelschäden durch verschiedene Arboviren. Zahlreiche Arbovirusinfektionen des Menschen verlaufen inapparent.

Epidemiologisch ist für diese Geißeln der warmen Länder charakteristisch, daß die Erhaltung der jeweiligen Virusart einen fein aufeinander eingespielten Virus-Wirt-Zyklus voraussetzt. Dieser besteht ökologisch aus einer Biozönose zwischen blutsaugenden Arthropoden (Wirbellosen) und empfänglichen Wirbeltieren (Wild- und Haustieren, Menschen), beide in ausreichender Zahl und Dichte. Der Gliederfüßer infiziert sich während der „Blutmahlzeit" am virämischen Wirt und bleibt zeitlebens „gesunder" Virusträger. Das Wirbeltier wird durch den Biß virusbehafteter Arthropoden nur dann infiziert, wenn die Erreger Gelegenheit hatten, nach dem Blutsaugen im Gliederfüßer bestimmte Zeit bei bestimmter Temperatur und Luftfeuchtigkeit zu verweilen („externe Inkubation").

Transovarielle Übertragung der Viren auf die Nachkommenschaft findet man bei Zecken und Milben, nicht bei Mücken. Alimentäre Ansteckungen durch mit Zeckenenzephalitisviren infizierte Milch, ferner gefürchtete Laborinfektionen durch Kontakt und Einatmung von Arboviren gehören zu den natürlichen und potentiellen Übertragungswegen.

Bei den Arbovirosen sind Mensch und Haustier meist keine notwendigen Glieder der Infektionskette (Zoo-Anthroponosen).

Wir unterscheiden die folgenden Virus-Wirt-Zyklen, vgl. Rickettsiosen (S. 204):

1. Pappatacifieber

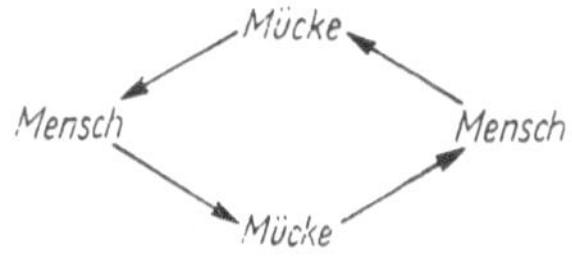

2. Gelbfieber, Dengue
a) Wald-Zyklus, b) Stadt-Zyklus

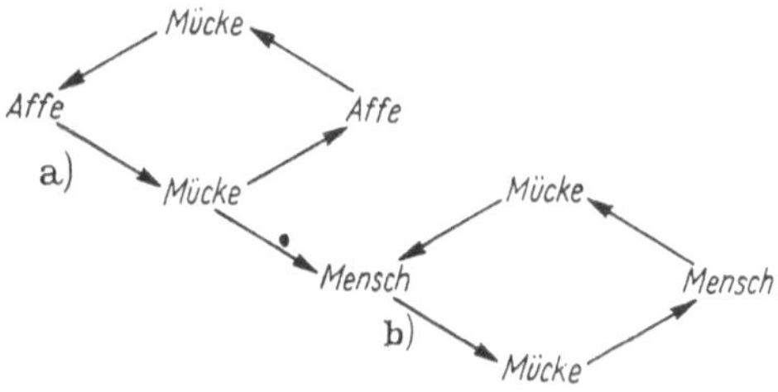

3. Zeckenenzephalitis (Frühsommer-Meningo-Enzephalitis), Colorado-Zeckenfieber

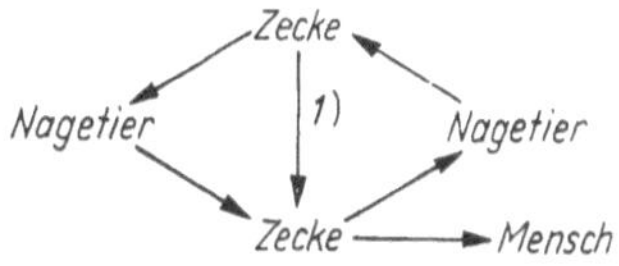

Abb. XIII/1

4. Verschiedene Virus-Enzephalitiden, z. B. japanische, australische und Pferde-Enzephalitis

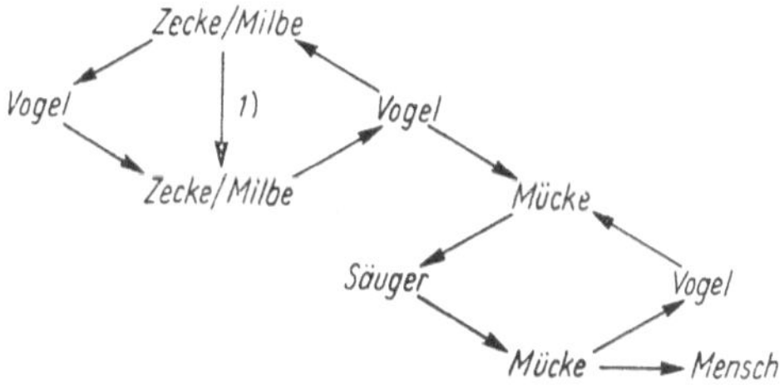

Abb. XIII/2

[1]) Durch transovarielle Übertragung werden Arthropoden zu echten Erregerreservoiren.

Vorbeugung und Bekämpfung sind auf die Unterbrechung der Infektketten gerichtet, Fernhalten bzw. Vernichtung der Vektoren und deren Brut einerseits, aktive Immunisierung der empfänglichen Tiere und Menschen andererseits.

Verdacht, Erkrankung und Sterbefall an Gelbfieber und übertragbarer Gehirnentzündung sind anzeigepflichtig[1]). Gelbfieber gehört zu den quarantänepflichtigen Groß-Seuchen: Gelbfieberverdächtige (nichtgeimpfte bzw. empfängliche) Personen werden sechs Tage bzw. bis zum zehnten Tag nach der Impfung (Eintritt des Impfschutzes) in mückensicheren Räumen isoliert[2]).

Historie: Bei Gelbfieber ist erstmalig die Virusübertragung durch Mücken entdeckt worden. Es stehen sich zwei Theorien über den Ursprung der Krankheit gegenüber: BURNET betrachtet das Gelbfieber als eine Seuche des Schwarzen Erdteils, von wo sie zusammen mit der Aëdes-Mücke in Sklavenschiffen nach Amerika gebracht wurde. Hier entwickelte sich zunächst das Dschungelgelbfieber. Für die Ansicht spricht, daß man amerikanische, aber keine afrikanischen Urwaldaffen an Gelbfieber sterben sah (Ausleseresistenz). Demgegenüber wird von MATHIS und MOLLARET vermutet, daß Gelbfieber ursprünglich am Golf von Mexiko zu finden war, da dort Besatzungsmitglieder des KOLUMBUS' als erste Europäer der Seuche zum Opfer gefallen sein sollen. Mit der Entdeckung FINLAY's (Kuba), daß die Erkrankung durch Aëdes-Mücken übertragen wird, begann die moderne Gelbfieberforschung.

Wandern und Vorrücken der Waldepizootien des Gelbfiebers gefährden die Erfolge, die mit der Ausrottung von Stadtgelbfieber in Amerika und vielen Orten Afrikas erzielt wurden.

Seit festgestellt worden war, daß Rhesusaffen und weiße Mäuse für das Gelbfieber empfänglich sind, begann eine neue Ära in der Entdeckung der durch Arthropoden übertragbaren Viruskrankheiten. In schneller Folge wur-

---

[1]) In der DDR sind Erkrankung und Todesfall an übertragbarer Hirnentzündung, ferner Arbovirosen im weiteren Sinn zu melden.

[2]) Dies gilt in Endemiegebieten für Ein- und Durchreise sowie für Ausreise aus endemischen Zonen in gelbfieberempfängliche Gebiete.
Im internationalen Reiseverkehr gelten die Gesundheitsvorschriften der Welt-Gesundheits-Organisation vom 25. 5. 1951: Interstaatliche Bekanntgabe endemischer Gelbfieberzonen und Meldung von Krankheitsherden; Maßnahmen zur Beseitigung der Mückenbrutstätten; Mückenschutz und -vernichtung auf Flugplätzen, Mückenvertilgung in Flugzeugen und sonstigen Verkehrsmitteln.

den zahllose Viren von Menschen, „Schildwacht-Tieren" (der natürlichen Infektion im Freien ausgesetzte Tiere) und frei gefangenen Arthropoden isoliert. Insbesondere handelte es sich um die variationsreiche, über weite geographische Gebiete verteilte Gruppe der Enzephalitisviren, deren serologische Verwandtschaft und Epidemiologie aufgeklärt wurde. Viele dieser Untersuchungen wurden durch die Rockefeller-Stiftung ausgeführt. Gegenwärtig teilt man die Arboviren in vier serologische Gruppen (A bis D) sowie eine fünfte noch nicht klassifizierte Gruppe.

1881 Carlos FINLAY (Havanna) überträgt Gelbfieber mit im Freien gefangenen Aëdes-Mücken auf gesunde Versuchspersonen.

1900/1902 Die amerikanische Forschergruppe um Walter REED (Havanna) bestätigt die FINLAY'schen Befunde und entdeckt die Filtrierbarkeit des Gelbfiebervirus im Patientenserum.

1907 Erste Beschreibung des Dschungelgelbfiebers und dessen Übertragung durch Waldmücken (Haemagogus-Arten) durch FRANCO (Kolumbien).

— Beweis der Filtrierbarkeit des Denguevirus an Versuchspersonen durch ASHBURN und CRAIG (USA).

1909 Österreichische Militärkommission unter DOERR klärt die Virusätiologie des Pappatacifiebers und dessen Übertragung durch Phlebotomus-Mücken.

1917 v. ECONOMO (Wien) beschreibt die nach ihm benannte und damals epidemisch auftretende Encephalitis lethargica (A), deren Virusnatur bisher nicht geklärt werden konnte.

1928 Erste Übertragung des Gelbfiebervirus auf Rhesusaffen-Passagen durch STOKES und Mitarbeiter (USA): viszerotroper Stamm „Asibi" (Westafrika).

1930 THEILER (USA) entdeckt die Mäusepathogenität des Rhesusaffen-adaptierten, neurotropen Gelbfieberstammes „Dakar"; Gelbfieber-Mäuseschutz-Test.

1932 THEILER und HAAGEN (New York/Berlin) gelingt die erste Gewebekultur mit dem Theiler'schen neurotropen Gelbfieberstamm „Dakar".

1934 ARMSTRONG und LILLIE (USA) isolieren das Virus der lymphozytären Choriomeningitis bei einem Kranken mit St. Louis-Enzephalitis.

1936 KAWAMURA und Mitarbeiter (Japan) züchten neben anderen japanischen Forschergruppen das Virus der Encephalitis japonica (B) in der Maus.

1938 Erste Massenimpfung gegen Gelbfieber mit Eikultur-Lebendimpfstoff (Stamm „17 D", modifizierter „Asibi-Stamm") durch SMITH und Mitarbeiter (USA) in Brasilien.

1945 Isolierung des Denguevirus in Babymäusen durch SABIN und SCHLESINGER (USA).

1951 Kriterium der Mückenvertilgung (Gelbfieber-Ausrottung) durch Aëdes-aegypti-Index, prozentuales Verhältnis der Wohnungen mit Aëdes-Brutstätten zur Gesamtzahl der Wohnungen in einem umschriebenen Wohnbezirk: WHO, Internationale Gesundheitsvorschriften.

1959 Beschreibung der Virusätiologie und Epidemiologie der Frühsommer-Meningo-Enzephalitis (Zeckenenzephalitis) durch MORITSCH und KRAUSLER (Wien).

Erkrankungen durch Arboviren (Übersicht)

Nachfolgende Übersichtstabelle befaßt sich mit dem Vorkommen der Arboviren, den wichtigsten durch sie verursachten Krankheiten, deren Erkennung, Bekämpfung und Verhütung.

Erreger und Vorkommen:	**Gelbfieberviren,** Arbovirusgruppe B. Afrika, Mittel- und Südamerika zwischen dem 40. Grad nördlicher und südlicher Breite; endemisch, epidemisch.
Infektionsquelle und Übertragung:	Tier (Affe, Beuteltier) — Mücke — Tier (Affe, Beuteltier): Dschungelgelbfieber, Haemagogus-Mücken. Mensch—Mücke—Mensch: Stadt-Gelbfieber, Aëdes-Mücken, Abb. XIII/3 a—c, S. 311.

Das „klassische" Stadtgelbfieber ist eine Hauskrankheit; Aëdes-Mücken brüten, stechen und infizieren im Haus.

Äußere Inkubation" um 10 Tage ($\geqq$ 22° C minimale Tagestemperatur, hohe relative Luftfeuchte). Nur die Mückenweibchen stechen, vorzugsweise nachts, und bleiben nach der infektiösen Blutmahlzeit zeitlebens (mehrere Monate) Virusträger.

Inkubation und Kontagionsindex: 3 bis 6 Tage. Mehr als 50 %, gefährdet sind Endemiegebiete, vor allem Reisende ohne Impfschutz.

Die hohe Kontagiosität des Gelbfiebers zeigt sich heute in der großen Zahl inapparenter Infektionen mit stiller Feiung.

Krankheit und Pathogenese: **Gelbfieber.**

Zyklische Infektion (HÖRING): erste Ansiedlung und Virusvermehrung im blutbildenden und lymphatischen System mit Virämie — Organbefall (Pan-Viszerotropismus) mit zweiter Virusvermehrung vor allem im Leber- und Nierenparenchym.

Inkubation — Vorstadium (Initialfieber, schweres Krankheitsgefühl — Ruhestadium (Remission) — Organstadium (Leber-Nierenschädigung, Intoxikation mit Kreislaufversagen).

Dschungel- und Stadtgelbfieber sind klinisch identisch.

Immunität und Pathologie: Lebenslang. Neurotrope (modifizierte) Impfviren schützen gegen viszerotrope (pantrope) natürliche Viren. Dauer des Impfschutzes zehn Jahre, der passiven natürlichen Immunität Neugeborener mehrere Monate.

Es gibt nur e i n antigenes und immunogenes Gelbfiebervirus.

Keine übergreifende Immunität trotz Antigenverwandtschaft mit anderen Viren der Arbovirusgruppe B (Dengueviren, verschiedene Enzephalitisviren).

Im Mittelpunkt der Pathologie steht die hyaline Degeneration des Leberparenchyms in den mittleren Zonen der Leberläppchen („versprengte Nekrosen"). Toxisch-degenerative Veränderungen in Niere, Herz und anderen parenchymatösen Organen. Hämorrhagien.

Verlauf und Prognose:

Je nach Schwere der Epidemie inapparente (stille Feiung), abortive (allgemeine Zeichen der Vorkrankheit) und schwere Verläufe (Leitsymptome der Hauptkrankheit). Durchschnittliche Letalität 10 %, ausgeprägt biphasische Krankheitsfälle mehr als 50 %. Leichterer Verlauf bei Kindern.

Nach Uberstehen des akuten schweren Organstadiums genesen Gelbfieberpatienten vollständig.

Im Gegensatz zur infektiösen Virushepatitis kommt es nie zu Restschäden.

Erkennung und Behandlung:

1. Klinisch:
   Typische Erkrankungen mit zweiphasigem Verlauf, allgemeinen Krankheitszeichen — Latenz — hepatorenalen Leitsymptomen. Atypische Fälle grippeartiger, auch gastroenteritischer Verlauf von 2 bis 3 Tagen Dauer.
2. Bedeutung der virologisch-histologischen Laboratoriumsdiagnose.

Keine spezifisch antivirale Therapie.

Vorbeugung und Bekämpfung:

Gesetzliche Maßnahmen der Anzeige, Isolierung, Desinsektion: Mücken- und Mückenbrutvertilgung mit Kontaktinsektiziden, Aëdes-aegypti-Index $< 1/_{100}$. Impfzwang für Ein- und Durchreisende in Endemiegebieten, für Ausreisende in gelbfieberempfänglichen Zonen.

Erreger und Vorkommen:

Dengueviren, Arbovirusgruppe B.

Tropisch-subtropische Regionen sowie gemäßigte Klimate in der warmen Jahreszeit (Saisonkrankheit); endemisch, epidemisch, pandemisch.

Bedingt durch Interferenz zwischen Gelbfieber- und Dengueviren in der Aëdes-Mücke, schließen sich Gelbfieber- und Dengue-Epidemien gegenseitig aus (FREDERIKSEN).

Infektionsquelle und Übertragung:

Affe — Mücke — Affe: Waldzyklus.
Mensch — Mücke — Mensch: Stadtzyklus (Abb. XIII/3 a—c).

Externe Inkubation ca. 14 Tage bei Minimaltemperatur von $\geqq 18°$ C.

Inkubation und Kontagionsindex: 4 bis 8 Tage; 70 %. Gefährdung der Einreisenden in Endemiegebieten oder der ganzen Bevölkerung nach Einschleppung in bis dahin nichtbefallene Gebiete.

Charakteristisch sind Dengue-Epidemien mit explosivem Verlauf.

Krankheit und Pathogenese: **Dengue** („Siebentagefieber").

Zyklische Infektion (HÖRING): Inkubation — Generalisation (Virämie mit allgemeinem Kranksein) — Organbefall (Viszerotropismus mit Lymphadenitis, Exanthem[3]), Hämorrhagien, Leberbeteiligung[4]).

Immunität und Pathologie: Langdauernd, typspezifisch. 4 serologische Typen, gegenüber heterologen Denguetypen wenige Monate. Keine Kreuzimmunität gegen Gelbfieber- und bestimmte Enzephalitisviren der Gruppe B trotz übergreifender Antigene.

Exsudative Entzündungen am Gefäßendothel und an serösen Häuten mit hämorrhagischer Diathese; toxisch-degenerative Veränderungen in den parenchymatösen Organen.

Verlauf und Prognose: Atypische Verläufe 2- bis 3tägiger, monophasischer „Sommergrippe"; bei Kindern schwerer, sonst gutartig. Letalität < 1 %. Lange Rekonvaleszenz.

Erkennung und Behandlung: 1. Klinisch:

Die klinischen Erscheinungen von Dengue schwanken von Fall zu Fall und von Epidemie zu Epidemie.

Typisch biphasisches Fieber, Schmerzen (Kopf-Augen-Muskelschmerzen, Name der Krankheit wegen des steifen gezierten Ganges), Exanthem (makulopapulös oder skarlatiniform), Lymphknotenschwellungen. „Hämorrhagisches Fieber" vor allem bei Kindern.

---

3) Vgl. Mikrobielle Ursachen des Exanthems, S. 416.

4) Tgl. Tab. XIV/3, S. 337.

2. In Zweifelsfällen virologische Diagnose (Erreger- und/oder Antikörpernachweis).

Vorbeugung und Bekämpfung: Desinsektion (Mückenbekämpfung wie bei Gelbfieber). Für gefährdete Personen, z. B. Laborarbeiter, Schutzimpfung (Lebendvakzine aus Säuglingsmäusehirnen); typspezifische Immunität.

Erreger und Vorkommen: **Enzephalitisviren,** Arbovirusgruppen A und B.

Gruppe A: **Pferde-Enzephalitis,** östliche, westliche, venezuelische: Nord- und Südamerika.

Gruppe B: **Frühsommer-Meningo-Enzephalitis**[5]): Zentral-Europa, Sibirien.
Japanische Enzephalitis (B): Ost-Südostasien.
St. Louis-Enzephalitis: Zentral-Amerika (USA).
Murray-Tal-Enzephalitis: Australien.

Enzephalitisviren der Arbovirusgruppe werden nur in bestimmten geographischen Gebieten dauernd angetroffen. Überwinterung in gemäßigten Klimaten ist noch ungeklärt.

Infektionsquelle und Übertragung:

a) Vogel — Milbe (Zecke, Mücke) — Pferd (Haustier) — Mücke — Mensch: Japanische, Pferde-, St. Louis- und Murray-Tal-Enzephalitis,
Infektion des Menschen durch Kulex-Mücken (Abb. XV/20 S. 376).

b) Nagetier — Zecke — Mensch: Frühsommer-Meningo-Enzephalitis.
Infektion des Menschen durch Schildzecken (Abb. XIII/4 S. 312).

c) Ziege (Kuh, Schaf) — Milch — Mensch: Frühsommer-Meningo-Enzephalitis..

(d) Kontakt-Schmierinfektion, Inhalation: Sämtliche Arboviren.

Laborinfektionen!

Inkubation und Kontagionsindex: 3 Tage bis 3 Wochen; meist niedrig in bezug auf das klinische Vollbild.

---

[5]) Andere Bezeichnungen: Zentraleuropäische Enzephalitis, (russische) Zeckenenzephalitis, fernöstliche (sibirische) Waldenzephalitis, biphasisches Milchfieber.

Viele Infektionen durch Arbo-Enzephalitisviren verlaufen mild bzw. inapparent. In endemischen Herdgebieten hohe Durchseuchungsimmunität (virusneutralisierende Antikörper) mit seltenen Krankheitsverläufen. Erkrankungen der Zugereisten.

Krankheit und Pathogenese: **Virusenzephalitis.**
Zyklische Infektion (HÖRING): Inkubation — erste Virusvermehrung im blutbildenden und lymphatischen System (Virämie mit fieberhaften Allgemeinsymptomen) — Latenz (beschwerdefreies Intervall) — Organmanifestation (ZNS-Befall mit zweiter Virusvermehrung und erneutem Fieberanstieg unter den Zeichen der Enzephalitis).

Immunität und Pathologie: Langdauernd. Übergreifende Krankheitsimmunität innerhalb der Arbovirusgruppe B, z. B. West-Nil-, Japan-B-, St. Louis-, Murray-Tal-Infektionen.

Das Fehlen von Arbovirus-Enzephalitiden im Mittleren Osten wird auf das Vorherrschen des West-Nil-Virus[6]) in diesen Gebieten zurückgeführt.

„Fleckförmige" Panenzephalitis mit annähernd gleichmäßigem Befall vor allem der grauen Substanz (vgl. dagegen Polio-Enzephalitis): Chromatolyse, Ganglienzellnekrose, Neuronophagie durch proliferierende Mikrogliazellen. Perivaskuläre mono-, auch polynukleäre Infiltrate (Ähnlichkeit mit Fleckfieber-Enzephalitis).

Meist sind die Meningen entzündlich infiltriert, Meningo-Myelo-Enzephalitis.

Verlauf und Prognose: Typischer biphasischer Verlauf neben monophasischen Erkrankungen mit ZNS-Beteiligung, abortiv fieberhafte Infekte und inapparente Infektionen mit stiller Feiung. Letalität 5—20—50 % und darüber.

Erkennung und Behandlung: In typischen Fällen die Trias Fieber-Schlafsucht-Krämpfe/Lähmungen (zentrale Reiz-

[6]) Milde, Dengue-ähnliche Arbovirusinfektion in Israel, Ägypten, Sudan und Indien.

und Ausfallserscheinungen). Abortive Formen entweder „abakterielle" Meningitis oder „grippaler Infekt".

Wichtig sind die Abgrenzungen der Poliomyelitis, der para(post)-infektiösen sowie postvakzinalen Enzephalitis. Virologische Liquordiagnostik, Antikörpernachweis, Obduktionsbefund (Anhang S. 315).

Therapie symptomatisch. Bedeutung postenzephalitischer Dauerfolgen (Parkinsonismus, Charakterveränderungen), Fürsorge — Invaliditiät — Rehabilitation.

Vorbeugung und Bekämpfung:

1. Gesetzliche Meldepflicht.
2. Desinsektion (Mücken- und Ungezieferbekämpfung) mit Kontaktinsektiziden und insektenabwehrenden Mitteln (Repellents), Tragen hoher Stiefel und Gamaschen gegen Zeckenbefall in Naturherdgebieten.
3. Aktive Immunisierung gefährdeter Personen (z. B. in Endemiegebieten) mit Formol-Totvakzinen schützt typspezifisch vor ZNS-Befall für etwa ein Jahr. Passive Immunisierung vor Ausbruch der Erkrankung (!) mit Rekonvaleszenten-Human-Gammaglobulin.

Erreger und Vorkommen:

Pappatacifieberviren, Gruppe der noch nicht klassifizierten Arboviren.

Tropen-Subtropen, ausgenommen Amerika. Endemisch, epidemisch (Sommerkrankheit in Mittelmeerländern).

Infektionsquelle und Übertragung:

Mensch — Mücke — Mensch: Phlebotomus-Mücken (Abb. XIII/5), minimale Temperatur beträgt für „äußere Inkubation" von 8 Tagen 25° C.

Auf Grund ihrer Kleinheit passieren Phlebotomen („Schmetterlingsmückchen") normale Moskitonetze und Fliegengaze. Sie fliegen lautlos und stechen nachts. Nur Weibchen saugen Blut.

Inkubation und Kontagionsindex:

3 bis 6 Tage; 70 %, Gefährdung Zugereister in Endemiegebieten.

Krankheit und Pathogenese:

Pappatacifieber („Dreitagefieber").
Zyklische Infektion (HÖRING), Inkubation — Generalisation (Virämie mit allgemeinem Kranksein) — Organmanifestation (z. B. meningeale Reizung).

Immunität und Pathologie:

Viele Jahre, typspezifisch (zwei antigen-immunogendifferente Typen). Keine serologische Beziehung zu den Arbovirusgruppen A bis D.
Pathologie ohne Besonderheiten.

Verlauf und Prognose:

Stets gutartig, lange Rekonvaleszenz.

Erkennung und Behandlung:

1. Klinisch:
   Charakteristisch sind Kopf-Muskel-Augenschmerzen[7]) und Lichtscheu (Photophobie) infolge konjunktivaler Injektion während der Mückenschwärmzeit („Hundsfieber" wegen der geröteten Augen).
   Differentialdiagnose vor allem Virusgrippe, Dengue, Malaria und andere „tropische Fieber".
2. In Zweifelsfällen Erregernachweis aus Krankenblut im frühen Krankheitsstadium, später virusneutralisierende Antikörper.

Symptomatische Therapie.

Vorbeugung und Bekämpfung:

Mückenbekämpfung, Fernhalten durch Repellents, feinmaschige Mückengaze $<$ 1,5 mm. Durchzug oder Ventilation vertreibt Phlebotomen.

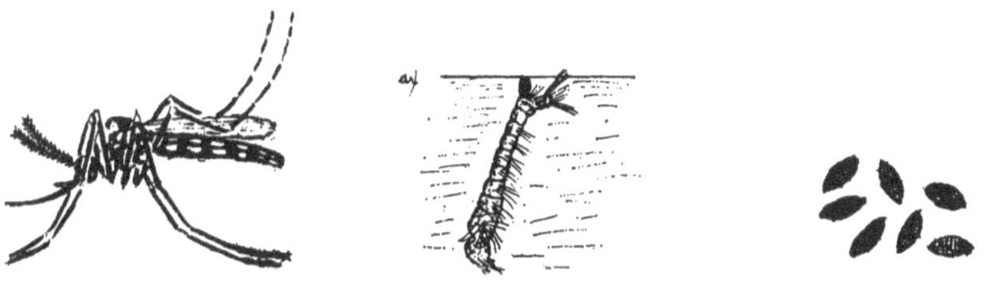

a) Imago („Tigermoskito" wegen der silberweißen Schuppen) b) Larve c) Eier auf der Wasseroberfläche

Abb. XIII/3. Aëdes-Mücke

[7]) Vgl. Mikrobielle Ursachen der Konjunktivitis, S. 239.

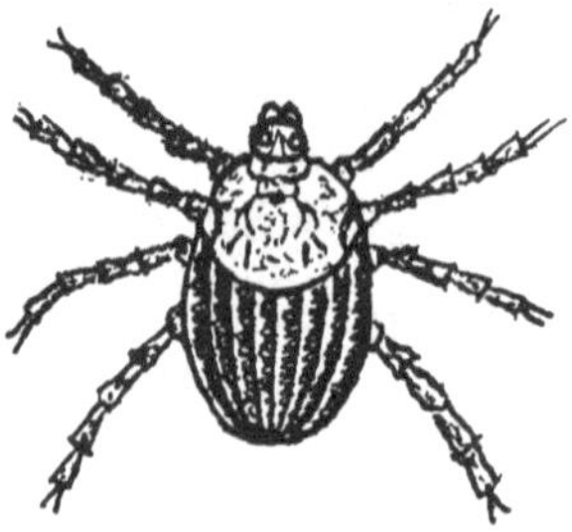

Abb. XIII/4. Schildzecke

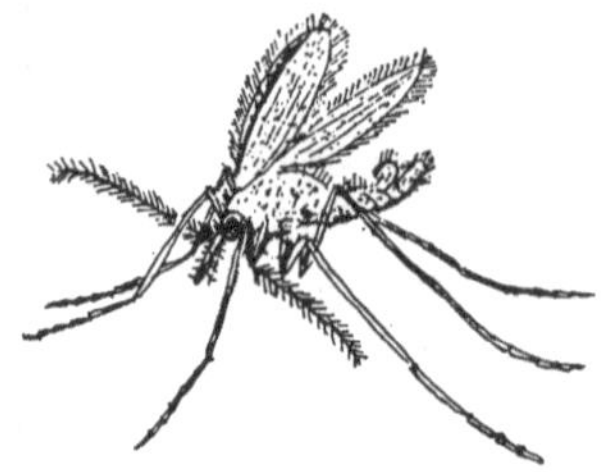

Abb. XIII/5. Phlebotomus-Mücke

Leitsätze für die Klinik und Diagnose des Gelbfiebers

A. Klinik

Die Klinik des stets akut verlaufenden Gelbfiebers gestaltet sich durch wechselnde Schwere sehr verschieden.

Die klassischen Zeichen von biphasischem Fieber, Gelbsucht, Eiweißausscheidung und Blutung („schwarzes Erbrechen") kommen heute selten zur Beobachtung und haben als Ausdruck für die zunehmende Intoxikation eine zweifelhafte Prognose.

Die **Kardinalsymptome Ikterus-Albuminurie-Hämorrhagie** können fehlen. Je nach dem Grade der Intoxikation werden die hepatischen (cholämisch-acholischen), renalen (urämisch-anurischen), vaskulären (hämorrhagischen), kardialen (kardio-asthenischen) und zerebralen (ataktischen) Formen stärker oder gemischt in Erscheinung treten (Abb. XIII/6).

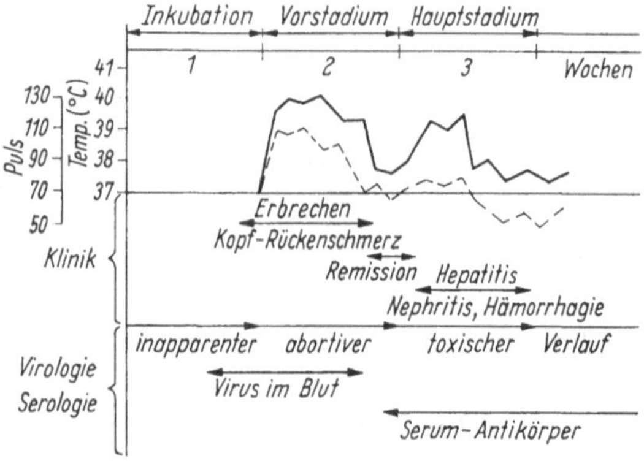

Abb. XIII/6. Klinik, Virologie und Serologie des Gelbfiebers (schematisch)

B. Diagnose

1. **Klinik:** Anamnese (epidemiologische Kontakte mit Gelbfieberzonen), Zeichen der Vor- und/oder Hauptkrankheit (Verdacht — Meldepflicht und interstaatliche Benachrichtigung — mückensichere Hospitalisierung!).

**Der Beginn von Gelbfieber ist nicht leicht zu erkennen. Je milder die Krankheit, desto schwieriger die Diagnose.
Jedes unklare Fieber nach epidemiologischem Kontakt muß den Verdacht auf diese allgemeingefährliche Fremdseuche lenken.**

Leichte Verläufe erinnern an Influenza und Dengue, heftiger Beginn mit Kopf-Glieder-Kreuzschmerzen an das Vorstadium der Pocken. In Gelbfieberländern ist Malaria heimisch!

Bei ikterischem Verlauf differentialdiagnostisch Leptospirenikterus (Morbus Weil) und Virushepatitis, bei perakutem Geschehen akute Lebernekrose (verschiedene Ursachen) ausschließen[8])!

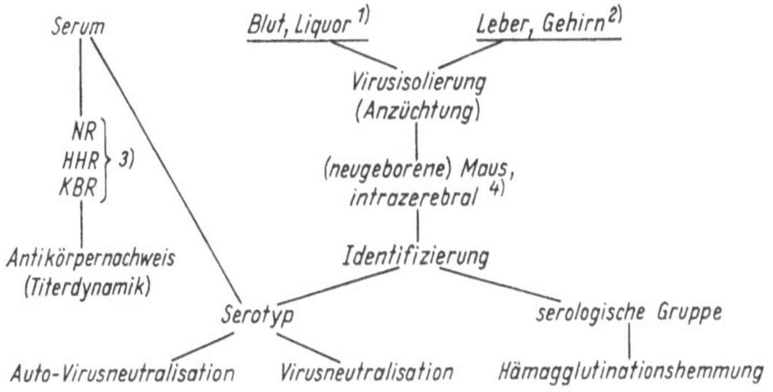

Abb. XIII/7. Gang der Untersuchung auf Arboviren, schematisch

¹) Blut der ersten drei Fiebertage, Liquor bei ZNS-Befall.

²) Leber von Gelbfieber-, Gehirn von Enzephalitis-Verstorbenen.

³) **N**eutralisations**r**eaktion (Mäuseschutz-Test) am spezifischsten für Typendiagnose (innerhalb einer serologischen Gruppe),
Hämagglutinations-**H**emmungs**r**eaktion mit Gänse-Erythrozyten für die serologische Gruppeneinteilung (A bis D),
Komplement**b**indungs**r**eaktion mit ähnlicher (Gruppen)Spezifität wie HHR. Bedeutung der unterschiedlichen Höhe der homologen und heterologen Antikörper; Zweitimmunisierungen führen zu stärker übergreifenden serologischen Ausschlägen als Erst-Antigenkontakte.

⁴) Tod der Tiere an Enzephalitis innerhalb zwei Wochen post infectionem.

[8]) Vgl. Tab. XIV/3, S. 337.

2. **Virologie:**
   a) Erregernachweis, Blut bzw. Serum der ersten drei Fiebertage, Autopsiematerial.
   b) Antikörperbestimmung, Virusneutralisations-Test im Mäuseschutzversuch, positiv ab zweiter Krankheitswoche.
3. **Histopathologie:**
   Entweder bioptisch oder mittels Viszerotom („Leberstichel") an der Leiche entnommenes Lebergewebe:
   Nebeneinander von normalen und nekrotischen Leberzellen; das unregelmäßig hyalin-nekrotische Zytoplasma färbt sich intensiv eosinophil („Councilman'sche Körperchen"), gelegentlich eosinophile Torres'sche Kerneinschlüsse.

Anhang 1: Erkrankungen durch Choriomeningitisviren

Die um 50 nm großen, ätherempfindlichen Viren der lymphozytären Choriomeningitis (LCM) sind Erreger einer unter Hausmäusen weit verbreiteten Zoonose, die zu sporadischen Erkrankungen des Menschen führt.

Erreger und Vorkommen: **Choriomeningitisviren,** kosmopolitisch.

Infektionsquelle und Übertragung auf den Menschen: Latent infizierte Hausmaus. Die Tiere werden nach intrauteriner Infektion immuntolerant und bleiben zeitlebens Stuhl- und Urinausscheider.
a) Direkter Kontakt Maus — Mensch: Schmier- und Biß-Infektion, vor allem Landbewohner.
b) Indirekt durch Nahrungsmittel.
c) Laborinfektionen auch per inhalationem.

Inkubation und Kontagionsindex: 3 Tage bis 3 Wochen, hoch.

Krankheit und Pathogenese: **Choriomeningitis lymphocytaria,** zyklische Infektion (HÖRING), Inkubation (Eintrittspforte Haut sowie Schleimhaut des oberen Respirations-Verdauungstraktes) — Generalisation (Virämie mit allgemein-febrilem Krankheitsbild) — Organbefall (Invasion des ZNS).

Immunität und Pathologie:	Mehrjährig. Kurze Leukozytose, dann lymphozytäre Pleozytose im Liquor (meist mehr als 500 Zellen pro mm^3).
Verlauf und Prognose:	Meist gutartig. Inapparente Infektionen. Todesfälle durch Myelo-Enzephalitis.
Erkennung und Behandlung:	Kontakt mit Hausmäusen und Erkrankungen der Wohngemeinschaft in der Vorgeschichte; unklare grippeartige Allgemeininfektion, Meningitis[9]) bzw. Meningo-Enzephalitis.

Die Diagnose „lymphozytäre Choriomeningitis" wird im virologischen Laboratorium gestellt.

a) Erregernachweis aus Blut oder Liquor (Mäuseversuch),
b) Antikörpernachweis mittels Komplementbindungsreaktion oder Virusneutralisation.

Vorbeugung und Bekämpfung:	Mäusevertilgung.

Anhang 2: Mikrobielle Ursachen der Enzephalitis

Die klinische Trias Fieber-Schlafsucht-Krämpfe/Lähmungen deutet auf Reiz- und Ausfallserscheinungen des Gehirns. Klärung der mannigfaltigen Ätiologie ist aus seuchenhygienischen, therapeutischen und prognostischen Überlegungen unerläßlich. Anzeigepflicht!

Häufig sind die Meningen im Sinne einer Meningo-Enzephalitis bzw. Meningo-Myelo-Enzephalitis beteiligt (mikrobielle Ursachen der Meningitis, S. 43). Abzugrenzen sind primär infektiöse, seuchenhafte (ansteckende) Prozesse von den sporadisch para- und postinfektiösen sowie postvakzinalen Schäden, ferner von Hirnschädigungen nichtinfektiöser Genese.

Die mikrobiologische Untersuchung gründet sich

1. auf den Erregernachweis vor allem im Liquor und Gehirn (Obduktionsmaterial),

---

[9]) Vgl. Mikrobielle Ursachen der Meningitis, S. 43.

2. die Antikörperbestimmung im Patientenserum,
3. die histologische Untersuchung erkrankter Hirnpartien (Obduktionsmaterial).

Folgende Erreger(gruppen) kommen besonders in Betracht:

1. Bakterien:
   a) Eiterkokken (Sepsis, Hirnabszeß),
   Listerien (Neugeborenen-Listeriose),
   Typhusbakterien („Meningotyphus"),
   Keuchhustenbakterien („Pertussisgehirn"),
   Syphilistreponemen (Gumma, Paralyse, Tabes dorsalis),
   Tuberkelbakterien (Tuberkulom).
   b) Rickettsien (Fleckfieber-Enzephalitis).
2. Viren:
   a) Primär infektiöse Enzephalitis:
   Tollwutviren,
   Arboviren (zentraleuropäische, japanische, amerikanische, australische und Pferde-Enzephalitiden),
   Choriomeningitisviren,
   Enteroviren (Polio-Coxsackie-Echo-Viren mit Poliomyelitis bzw. ähnlichen, aber milderen Krankheitsbildern).
   b) Sekundär para- bzw. postinfektiöse Enzephalitis:
   Herpesviren (Herpes simplex, Varizellen-Zoster),
   Myxoviren (Influenza-Mumps-Masern),
   Adenoviren.
3. Protozoen und Pilze:
   a) Toxoplasmen (meist pränatale Toxoplasmose),
   Trypanosomen (Schlafkrankheit),
   Plasmodien (Malaria tropica).
   b) Soorpilze („Hirnverpilzung").
4. Impfenzephalitis:

**Merke: Jede neurale Komplikation nach einer Schutzimpfung ist melde- und hospitalisierungspflichtig.
Am wichtigsten ist die postvakzinale Enzephalitis nach Pockenimpfung. Entschädigungspflicht!**

Es gibt bisher keine befriedigende Klassifikation dieses gefürchtetsten Impfschadens. Die Entscheidung obliegt dem Pathologen, der Kliniker äußert den Verdacht.

Wichtigste Leitsymptome: Zerebrale Erscheinungen bei „normierter Inkubation" (rund zehn Tage).
Wichtigste Differentialdiagnose: „Fieberkrämpfe" anderer infektiöser Genese. Liquoruntersuchung!

Zwei histopathologische Erscheinungsbilder sind für neurale Impfkomplikationen charakteristisch:

a) Die diffuse perivenöse Herdenzephalitis (SPATZ):
Markscheidenzerfall mit Mikrogliaproliferation in nächster Umgebung mittelgroßer Venen; Ganglienzellen kaum verändert, sehr geringe exsudativ-infiltrative Vorgänge des Gefäß-Bindegewebes (deutliche Abgrenzung von primären Virusenzephalitiden anderer Genese). Auftreten nach dem zweiten Lebensjahr.

b) Die Enzephalopathie des Kleinkindes:
Störung der Blut-Hirnschranke mit dem Austritt ungeformter Plasmabestandteile aus den Blutgefäßen. Ursache mannigfaltig, jedoch wichtige Hinweise durch klinischen Verlauf, zeitlichen Zusammenhang mit der Vakzination, mikrobiologische sowie histologische Befunde der Obduktion.

KAPITEL XIV

Erkrankungen durch Picornaviren

Polio-, Coxsackie- und Echo-Viren, Rhinoviren; Hepatitis- und Maul-und-Klauenseuche-Viren

Picornaviren sind 15 bis 30 nm große, polyedrische, ätherresistente RNS-Viren. Auf Grund der bevorzugten primären Ansiedlung im menschlichen Magen-Darm-Trakt bzw. Nasen-Rachen-Raum unterscheiden wir die Gruppen der Enteroviren und Rhinoviren. Die vielfältigen fieberhaften Erkrankungen tragen teils typischen (Beispiel Poliomyelitis, Herpangina, Pleurodynie), teils wenig typischen Charakter (Beispiel Gastroenteritis, Rhinitis, Meningitis). Sie sind weltweit verbreitet.

Enteroviren umfassen die wichtigsten und häufigsten pathogenen Darmviren des Menschen. Während Polio- und Coxsackieviren teils charakteristische, teils uncharakteristische Krankheitsbilder hervorrufen, ist die Pathogenität der Echoviren erst wenig erforscht. Orale Aufnahme, enterale Infektion und fäkale Ausscheidung der Erreger sind die Grundlage der direkten Ansteckung von Mensch zu Mensch durch Kontakt- und Schmierinfektion (After-Finger-Mund-Weg). Die Erkrankungen haben einen ausgeprägten Sommer-Herbst-Gipfel. Wie bei allen Darminfektionen kann indirekte Übertragung durch kotinfizierte Gegenstände und Lebensmittel, ferner durch passive Vektoren, z. B. Fliegen, erfolgen; Bedeutung der Wohn- und „Toilettengemeinschaft".

Ihre Ansteckungsweise und weite Verbreitung erfordern allgemeine seuchenhygienische Maßnahmen der Vorbeugung und Bekämpfung: Überwachung der Lebensmittelhygiene einschließlich Trinkwasserversorgung und Abfallbeseitigung, Pflege der Körperhygiene. Infektionen durch gefürchtete Vertreter der Darmviren (Polioviren) sind im Verdachtsfall anzeigepflichtig mit Isolierung, Desinfektion und Desinsektion. Aktive Immunisierung gefährdeter Personen, gegebenenfalls großer Teile der Bevölkerung.

Rhinoviren gehören zur wichtigen Gruppe abakterieller Erreger von Infektionen der Atemwege, die etwa zwei Drittel aller Erkrankungen des Menschen hervorrufen. Tröpfcheninfektion (Husten — Sprechen — Niesen), kurze Inkubation und Beschränkung der Erregervermehrung auf die Eintrittspforte, kurzwährende typspezifische Immunität bei einer Vielzahl antigendifferenter Virusstämme, dazu wechselnde Anfälligkeit der Menschen vor allem in der kalten Jahreszeit erklären die schnelle und weite Verbreitung. Bakterielle Mischinfektionen führen zu komplikationsreichen Folgekrankheiten dieser an sich harmlosen lokalen Virusinfekte.

Spezifische Maßnahmen der Vorbeugung und Bekämpfung von „banalen" Erkältungsinfektionen („Erkältung" oder „Schnupfen") gibt es noch nicht. Dispositionsprophylaxe durch Abhärtung und Sport, vitaminreiche vollwertige Ernährung, witterungsentsprechende Kleidung gehört ebenso hierher wie Expositionsprophylaxe durch Niesen-Sprechen-Husten-Disziplin, Vermeiden ständiger Selbsinfektionen durch feuchte Taschentücher, „Isolierung" durch Ernstnehmen der Frühsymptome (Arbeitsbefreiung), Fernbleiben von Menschenansammlungen, von Kleinkindern und alten Menschen.

Verdacht, Erkrankung und Todesfall an Poliomyelitis sind anzeige- und isolierungs(hospitalisierungs)pflichtig[1]).

Historie: Frühgeschichtliche Hinweise auf poliomyelitisähnliche Beinverkümmerung finden sich auf einem ägyptischen Relief des 14. Jahrhunderts v. Chr. (R. MÜLLER). Abgrenzung und Benennung der Krankheit erfolgte durch den Orthopäden J. v. HEINE (Cannstatt, 1840), Beschreibung spinaler, bulbärer und zerebraler Formen durch MEDIN (Stockholm, 1895). Erst der Einbruch und die zunehmende Häufigkeit wiederkehrender Polioepidemien und -pandemien in den Ländern der Alten und Neuen Welt seit Mitte des 19. und in der ersten Hälfte des 20. Jahrhunderts, in jüngerer Zeit auch in den warmen Klimaten der Erde, gaben den Anstoß zur intensiven experimentellen Erforschung der Kinderlähmung. Hierbei führte die Entwicklung neuer Züchtungsverfahren zur Vertiefung unserer Kenntnisse über die Epidemiologie und Pathogenese der Erkrankung wie auch zur Schaffung neuer diagnostischer Methoden und wirksamer inaktivierter sowie abgeschwächter Lebendimpfstoffe. Gleichzeitig begann die Entdeckung und Erforschung der zahlreichen, vielfältigen Gruppe der Enteroviren sowie weiterer, ihnen nahestehender menschenpathogener Schleimhautviren.

1908 K. LANDSTEINER und POPPER (Wien) klären die Virusätiologie der Kinderlähmung durch experimentelle Übertragung bakterienfreier Rückenmarksuspensionen eines verstorbenen Poliomyelitispatienten auf Affen.

---

[1]) In der DDR sind außerdem Erkrankungen und Sterbefälle durch Coxsackie- und Echoviren anzuzeigen. Wochenzahlen der fieberhaften Infekte der oberen Luftwege sind meldepflichtig.

1910 RÖMER (Marburg) und unabhängig von ihm FLEXNER und LEWIS (USA) untersuchen virusneutralisierende Antikörper bei der experimentellen Affenpoliomyelitis.

1914 KRUSE (Leipzig) überträgt das Schnupfenvirus mit bakterienfrei filtriertem Nasenschleim auf freiwillige Versuchspersonen.

1937/1939 Isolierung der drei klassischen Poliovirusstämme „Brunhilde" (I), „Lansing" (II) und „Leon" (III) durch amerikanische Virologen.

1947 DALLDORF und SICKLES (Coxsackie / New York) züchten das erste Coxsackievirus in Babymäusen aus dem Stuhl von 2 Kindern mit paralytischer Poliomyelitis.

1949 Anzüchtung der drei Poliovirus-Typen mit zytopathischem Effekt in menschlichem, nichtneuralem Embryonalgewebe durch ENDERS, WELLER und ROBBINS (Boston). Grundlage für die moderne Poliomyelitisforschung und -impfstoffentwicklung.

1951 Klassifizierungskommission (USA) ermittelt die prozentuale Verteilung der drei antigendifferenten Poliovirusstämme in der Welt.

— Erste Gewebekultur der Echoviren vom Stuhl eines Kindes mit aparalytischer Poliomyelitis: ROBBINS, ENDERS und Mitarbeiter (Boston).

1959/1960 ANDREWS (London) züchtet mehrere Schnupfenvirus-Stämme im menschlichen embryonalen Nierengewebe bei 33° C. Nachweis der Menschenpathogenität bei Freiwilligen durch TYRRELL und Mitarbeiter (Salisbury/England).

Erkrankungen durch Picornaviren (Übersicht)

Nachfolgende Tabelle bringt eine Übersicht über Vorkommen und Übertragung der Picornaviren, die durch sie verursachten Krankheiten, deren Erkennung, Bekämpfung und Verhütung.

Erreger und Vorkommen:	**Polioviren**, alle Erdteile, endemisch, epidemisch, pandemisch.

	Typ I 85 % der Fälle, epidemischer Typ mit paralytischen Formen der Poliomyelitis, Typ II 12 % der Fälle, endemischer Typ der Poliomyelitis, Typ III 3 % der Fälle, Typ mit seltenem paralytischem Verlauf.
Infektionsquelle und Übertragung:	Mensch (Rachensekret, Stuhl); Virusträger (Inkubationsträger!), Erkrankte, temporäre Virusausscheider. a) Kurzfristige Tröpfcheninfektion, — Eintrittspforte „Oropharynx“, b) langfristige oral-intestinale „Kotinfektion“. — Ansiedlung im Darm, Ausscheidung mit Fäzes.
Inkubation und Kontagionsindex:	3 Tage bis 3 Wochen, durchschnittlich 10 Tage. $\leqq 1$ %, bezogen auf paralytische Formen.

Die hohe Kontagiosität der Poliomyelitis zeigt sich in der großen Zahl der Virusträger mit inapparenten Infektionen (stille Feiung), die mehr als 90 % aller Polioinfektionen umfassen.

Krankheit und Pathogenese:	**Poliomyelitis** (Heine-Medin'sche Krankheit). Zyklische Infektion (HÖRING): erste Virusvermehrung in der Darmwand (Epithel, lymphatisches System) — Virämie (Ausbreitung über Lymph- und Blutgefäße) — Organbefall (Pan-Neurotropismus) mit zweiter Virusvermehrung und Ausbreitung in den Ganglienzellen (und Nervenbahnen) des ZNS. Inkubation — Vorstadium mit allgemeinen Krankheitszeichen (Virämie) — Hauptstadium mit aparalytischer und paralytischer Erkrankung des ZNS.
Immunität und Pathologie:	Lebenslang, typspezifisch; Bedeutung der stillen Feiung in früher Kindheit. Spezifischer Impfschutz für mehrere Jahre (Lebendvakzine > Totvakzine). Mütterliche Leihimmunität sechs Monate. Virusbedingte Chromatolyse bis Nekrose (Zytolyse) der motorischen, auch extrapyramidalen, sensiblen und vegetativen Nervenzellen, Neuronophagie; sekundär mesenchymal-gliöse Entzündung mit peri-

vaskulären Rundzellenherden; gliös-narbige Ausheilung.

Die charakteristische Topographie der Poliomyelitis erlaubt Abgrenzungen gegenüber anderen Viruserkrankungen des ZNS.

Vordere zwei Drittel des Rückenmarkquerschnittes, bestimmte Regionen von Medulla und Hirnstamm, Klein- und Zwischenhirn sowie fronto-parietale Teile des Großhirns.

Verlauf und Prognose: 90 bis 95 % der Infektionen klinisch inapparent, 5 bis 10 % abortiv (Prodromi, Vorkrankheit), 1 % nerval (Hauptkrankheit ohne/mit Lähmungen).
Letalität der paralytischen Poliomyelitis um 10 %.

Poliogelähmten drohen zwei Gefahren:

1. **Tod durch Ausfall lebenswichtiger bulbo-pontiner Atem-Herz-Kreislauf-Zentren.**
2. **Invalidität infolge Dauerlähmungen mit Kontrakturen, Deformierungen, atrophischen Schädigungen.**

Erkennung und Behandlung: Typische Erkrankungen zeigen zweiphasigen Verlauf (50 % der Fälle) mit unklaren allgemeinen Krankheitszeichen — Latenz — typischen zerebrospinalen Leitsymptomen (Liquordiagnostik!).

Eine spezifisch antivirale Therapie gibt es noch nicht. Bedeutung der unspezifischen Dispositions- und Lähmungsprophylaxe in Epidemiezeiten:

a) Vermeidung von „Provokationen" durch grippal-enterale Infekte, körperliche und seelische Überanstrengungen, Operationen;
b) „Ruhetherapie" für alle polioverdächtigen fiebernden (virämisch-prodromalen) Krankheitsfälle;
c) Richtige Lagerung der Gelähmten, passive Bewegung (präventive Frühbehandlung), Wärmeanwendung (heiß-feuchte Packungen); künstliche Beatmung!

Bedeutung der Nachsorge und Rehabilitation aller Poliomyelitisgeschädigten mit partieller oder totaler Erwerbsminderung!

Vorbeugung und Bekämpfung: Gesetzliche Maßnahmen der Anzeige, Isolierung, Desinfektion (Beispiel Chlorierung von Trink- und Badewasser), Desinsektion. Persönliche, allgemeine und Lebensmittelhygiene.

Rechtzeitige (!) Gammaglobulinprophylaxe vor Beginn der Infektion schützt für etwa vier Wochen Dauer vor paralytischem Verlauf.

Systematische aktive Immunisierung aller poliogefährdeten Jahrgänge, am besten mit attenuierter Lebend-Schluckvakzine, ist heute die Methode der Wahl für die Eindämmung und Ausrottung der Poliomyelitis.

Erreger und Vorkommen: **Coxsackieviren,** alle Erdteile, endemisch, epidemisch.

Coxsackie-A-Viren (28 Serotypen) Erreger von Herpangina,

Coxsackie-B-Viren (6 Serotypen) Erreger von epidemischer Myositis und Enzephalomyokarditis der Neugeborenen;

beide Erregergruppen verursachen außerdem uncharakteristische Krankheitsbilder.

Infektionsquelle und Übertragung: Mensch (wie Polioviren).

a) Kurzdauernde Tröpfcheninfektion,

b) langdauernde oral-intestinale Infektion.

Inkubation und Kontagionsindex: 3 bis 5 Tage. Um 10 %, Kinder werden bevorzugt befallen.

Krankheit und Pathogenese: Zyklische Infektion (HÖRING) mit enteraler Virusvermehrung — Virämie — Organbefall:

Herpangina, Bläschen- und Geschwürsbildung Gaumenbogen, Tonsillen und/oder Rachenraum.

Pleurodynie (epidemische Myositis, Bornholmer Krankheit), Muskelentzündungen vor allem des thorako-abdominalen Bereichs.

Enzephalomyokarditis (Pan - Neurotropismus) bei Neugeborenen[2]).

Immunität und Pathologie: Langdauernd, typspezifisch.

---

[2]) Vgl. Mikrobielle Ursachen der Enzephalitis, S. 315.

Unterschiedliche Pathohistologie bei Säuglingsmäusen dient der Unterscheidung der Coxsackie-A- und -B-Gruppen.

Coxsackie-A-Viren: generalisierte Myositis der quergestreiften Muskulatur.

Coxsackie-B-Viren: fokale Myositis und Fettgewebsnekrose, Enzephalitis.

Verlauf und Prognose: Die meisten Infektionen inapparent; neben typischen Erscheinungen der Herpangina und Pleurodynie Befall des ZNS mit seröser Meningitis[3]) und vorübergehenden Paresen sowie „atypische" (abortive) „Sommergrippe", Rhinopharyngitis und Gastroenteritis.

Die Prognose aller coxsackievirusbedingten Erkrankungen, ausgenommen die Enzephalomyokarditis der Säuglinge, ist gut.

Die Bornholmer Krankheit (Pleurodynie) neigt zu Rezidiven.

Erkennung und Behandlung:

1. Typische Verläufe klinisch, Lokalbefund der Herpangina (Differentialdiagnose Stomatitis aphthosa seu herpetica, Anginaformen siehe Diphtherie, S. 122). Fieber, Kopfschmerz und Myalgie („Muskelkaterkrankheit") der Pleurodynie (Differentialdiagnose Pleuropneumonie, Appendizitis).

„Appendizitis-Epidemien" sind Bornholm-Epidemien. Wer darauf achtet, findet sie.

2. Abortive und zentralnervöse Verläufe [polioähnliche, gutartige (!) zerebrale Erscheinungen nach ZNS-Befall] virologisch und serologisch; es besteht keine Antigenverwandtschaft mit anderen Enteroviren.

Symptomatische Therapie mit Bettruhe.

Vorbeugung und Bekämpfung: Expositionsprophylaxe junger Säuglinge! Poliovirusinfekte werden durch Coxsackie-A-Viren

[3]) Vgl. Mikrobielle Ursachen der Meningitis, S. 43.

„gebahnt", durch Coxsackie-B-Viren gehemmt (Interferenz).

Erreger und Vorkommen: **Echoviren**, alle Erdteile, endemisch, epidemisch. Mehr als 30 Serotypen.

Infektionsquelle und Übertragung: Mensch (temporäre Virusträger).
Fäkal-orale Infektion ist wichtiger als Tröpfcheninfektion.

Inkubation und Kontagionsindex: Wenige Tage, niedrig; Kinder werden häufiger befallen als Erwachsene.

Krankheit und Pathogenese:

Die humanmedizinische Bedeutung der Echoviren ist noch wenig erforscht.

Zyklischer Verlauf (HÖRING) bei **abakterieller Meningitis**[4]) (Paresen) und exanthematischer **„Sommergrippe"**[5]), Lokalinfektion bei **Rhinopharyngitis**[6]).

Immunität und Pathologie: Langdauernd, typspezifisch.
Echoviren sind nichtpathogen für Säuglingsmäuse, dagegen zytopathogen für Affennierenzellen.

Verlauf und Prognose: Meist kurzwährende, inapparente Darminfektionen; febrile meningitische und gastroenteritische Verläufe (akuter Brechdurchfall), gutartig.

Erkennung und Behandlung: Virologisch — serologisch. Keine Antigengemeinschaft mit anderen Viren.
Symptomatische Therapie.

Vorbeugung und Bekämpfung: Keine spezifische Prophylaxe wegen zahlloser Serotypen, vgl. Coxsackieviren.

Erreger und Vorkommen: **Rhinoviren**, alle Erdteile, endemisch, epidemisch in der kalten Jahreszeit.
Mehr als 50, wahrscheinlich viele hundert Serotypen.

Infektionsquelle und Übertragung: Mensch (Inkubierte, akut Erkrankte des „ersten Tages").

---

[4]) Vgl. Mikrobielle Ursachen der Meningitis, S. 43.
[5]) Vgl. Mikrobielle Ursachen des Exanthems, S. 416.
[6]) Vgl. Erkältungskrankheiten, S. 295.

Tröpfcheninfektion häufiger als Kontaktinfektion (Taschentuch — Hände).

Inkubation und Kontagionsindex: 1 bis 3 Tage; 50 %. Hochempfänglich sind Säuglinge und Kleinkinder, geschwächte und alte Personen.

Krankheit und Pathogenese: Lokalinfektion (HÖRING), Virusvermehrung an der Eintrittspforte (Nasen-Rachenraum).

Erwachsene **Virusschnupfen**[7] (Rhinitis acuta, Koryza, „Erkältung"), Kleinkinder auch hochfieberhafte Bronchitis und Bronchopneumonie.

Immunität und Pathologie: Wenige Wochen bis Monate, typspezifisch; hohe virusneutralisierende Antikörpertiter schützen vor Reinfektion.

Rötung, Schwellung, Sekretion und monozytär-polymorphkernige Infiltration der Respirationsschleimhaut des Nasopharynx; Epithelabschilferung bis zur Basalschicht.

Rhinoviren sind bei 33° C und pH 7,0 zytopathogen für menschliche Embryonalzellen.

Verlauf und Prognose: Restitutio ad integrum (Epithelproliferation) innerhalb 14 Tage.

Komplikationen durch bakterielle Mischinfektionen, besonders gefährdet sind Kleinkinder und schwache sowie alte Menschen. Gefahr der Fokalinfektion!

Schnupfenviren fördern die Vermehrung der normalen Bakterienflora durch Verminderung der Zellresistenz: eitrige Tonsillitis und Otitis-Sinusitis, Bronchitis und Bronchopneumonie.

Erkennung und Behandlung: Wäßrig-schleimig-eitrige Nasensekretion mit kurzem Fieber, Kopfschmerz und Krankheitsgefühl.

Epidemiologisch wichtig ist die Differentialdiagnose Schnupfenbeginn („rauher Hals") — Beginn oder abortiver Verlauf anderer Infektionskrankheiten.

---

[7]) Vgl. Erkältungskrankheiten, S. 295.

S y m p t o m a t i s c h medikamentös, (rechtzeitiger) Kupierungsversuch in Verbindung mit Schwitzkur; physikalisch Nasenspülung, Kopflichtbad, Dampfinhalation.

Ä t i o l o g i s c h Chemotherapie gegen bakterielle Mischinfektion.

Vorbeugung und Bekämpfung:

1. E x p o s i t i o n s p r o p h y l a x e : Absonderung akut Erkrankter (zwei Tage Zimmerruhe); Husten-Sprechen-Niesen-Disziplin (einmalige Verwendung von Papiertaschentüchern).
2. D i s p o s i t i o n s p r o p h y l a x e : Physikalische Maßnahmen der Abhärtung und des Sportes, medikamentös (frühzeitig!) ein Tropfen Jod auf ein Glas Wasser, hohe Dosen Vitamin C.

Keine spezifische Prophylaxe wegen zahlloser Serotypen.

Poliomyelitis

Kaum je in der neueren Geschichte der Seuchenkunde wurde die Ansicht über die Epidemiologie und Pathogenese einer Infektionskrankheit stärker revidiert als unter dem Eindruck des sich wandelnden „Genius epidemicus" der Poliomyelitis. Selten auch haben einbrechende Seuchenzüge die klinisch-experimentelle Grundlagenforschung nachhaltiger stimuliert. Aus der endemischen, überall in der Welt sporadisch zu findenden Kinderkrankheit des niedrigen Lebensniveaus wurden periodisch sich häufende Seuchenwellen, die in hochindustrialisierten Ländern mit fortgeschrittenem Lebensstandard zunehmend ältere Kinder und junge Erwachsene befielen: Abb. XIV/1 und XIV/2.

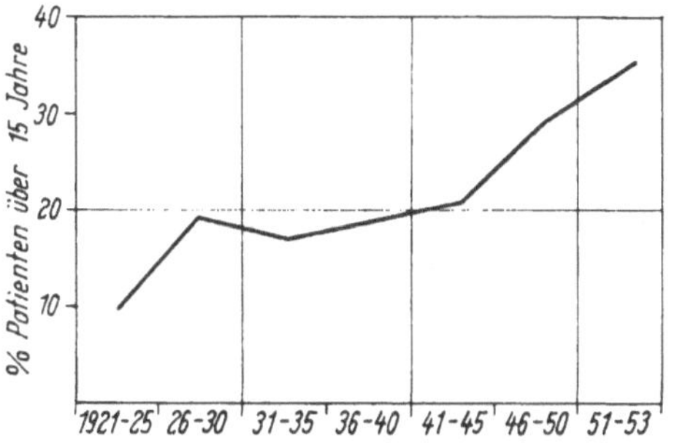

Abb. XIV/1. „Alterspathomorphose" der Poliomyelitis in den USA von 1921 bis 1953 (nach DEBRÉ und Mitarb.)

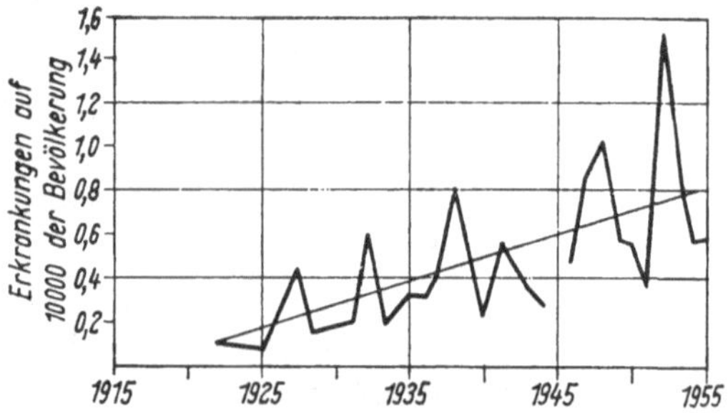

Abb. XIV/2. Poliomyelitis-Morbidität von 1913 bis 1955 in Deutschland (ab 1946 BRD und DDR, nach ANDERS)

Die Ursache für den seuchenhaften Einbruch der Poliomyelitis wird auf die seltener werdenden Kontakte mit Polioviren in den Ländern mit verbesserter Allgemeinhygiene und die dadurch bedingte zunehmende Empfänglichkeit der Bevölkerung zurückgeführt, Abb. XIV/3.

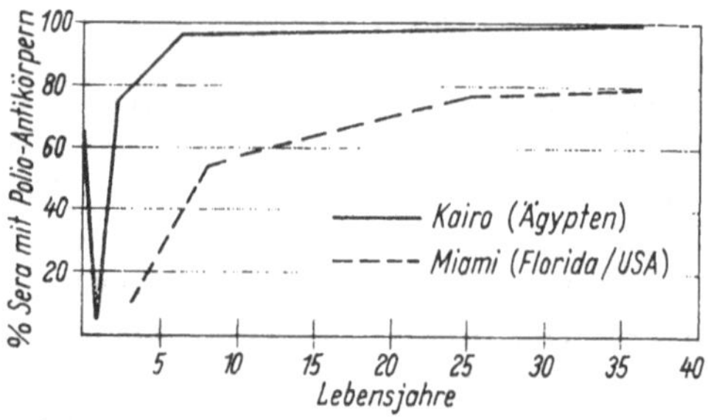

Abb. XIV/3. Auftreten neutralisierender Polio-Antikörper in subtropischen Gebieten mit unterschiedlichem Lebensniveau (nach DEBRÉ und Mitarb.)

Zunächst auf private, später durch nationale und internationale Organisationen gelenkte Initiative entstand ein regelrechter Feldzug gegen die Kinderlähmung. Der erste Schritt war die Züchtung der drei Poliovirus-Stämme auf Menschen- und Affenzellkulturen durch den Bostoner Forscherkreis (ENDERS, WELLER und ROBBINS), dem die Herstellung und Erprobung inaktivierter Zellkultur-Vakzinen im Feldversuch durch das Forscherteam um SALK folgte. Mit parenteral injizierten Totimpfstoffen läßt sich die Darmbesiedlung mit „wilden" Polioviren nicht sicher aufhalten. Erst die planmäßige Züchtung abgeschwächter Poliovirus-Stämme und deren Anwendung in peroralen Lebendvakzinen brachten die entscheidende Wende, vor allem der Einsatz der Impfviren (SABIN) in der Sowjetunion (SCHUMAKOW). Nach der bisherigen Seuchenstatistik ist mit der gezielten Verdrängung „wilder" Polioviren nach enteraler Ansiedlung attenuierter Impfviren zu rechnen, Abb. XIV/4.

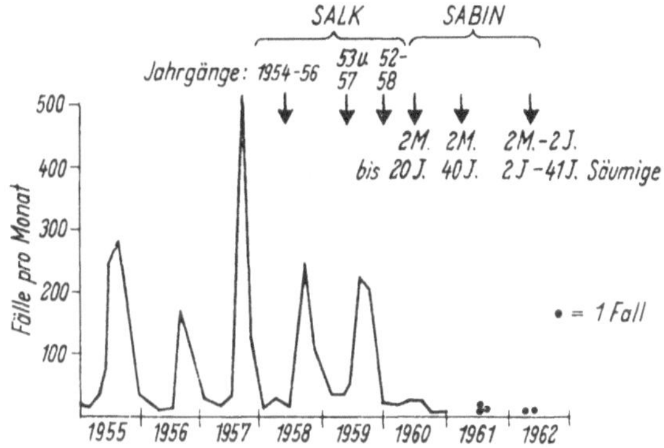

Abb. XIV/4. Paralytische Polioerkrankungen in der DDR von 1955 bis 1962 nach parenteraler und peroraler Schutzimpfung (BELIAN)

Leitsätze für die Klinik und Diagnose

A. Klinik

Die Erkennung der Poliomyelitis im Vorstadium ist äußerst schwierig und verantwortungsvoll.
Nicht jede Infektion führt zur Erkrankung, letztere kann in jedem Stadium stehenbleiben.

Nur etwa jeder zehnte der Erkrankten mit uncharakteristischen Allgemeinsymptomen [Fieber, Kopfschmerz, katarrhalische Zeichen[8]) der Luft- oder Verdauungswege] bekommt, unter Umständen nach mehrtägiger Erscheinungsfreiheit, Leitsymptome des Hauptstadiums [Meningitis-Syndrom[9]), Liquorveränderungen], von letzteren wiederum nur etwa jeder zehnte Lähmungen spinalen und/oder bulbopontinen Ursprungs (Gefahr der Atemlähmung, auch Symptome der Hirnbeteiligung (Polioenzephalitis)[10]), Abbildung XIV/5.

---

[8]) Vgl. Erkältungskrankheiten, S. 295.
[9]) Vgl. Mikrobielle Ursachen der Meningitis, S. 43.
[10]) Vgl. Mikrobielle Ursachen der Enzephalitis, S. 315.

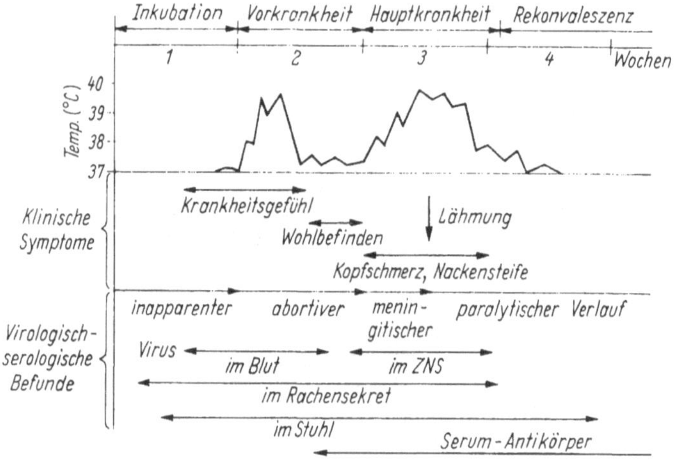

Abb. XIV/5. Klinik, Virologie und Serologie der Poliomyelitis (schematisch)

B. Diagnose

1. **Klinik:** Anamnese (epidemiologische Kontakte, „Vorschäden", Vorkrankheit), Alter des Patienten, Zeichen der Vor- und/oder Hauptkrankheit Meldepflicht — Krankenhauseinweisung!

> **Jedes Fieber mit auffallender Berührungsempfindlichkeit, Schmerzen in einer oder mehreren Gliedmaßen, mit meningitischen Zeichen (Kopfschmerz — Nackenrückensteife) ist verdächtig auf Poliomyelitis („Poliomyelitisgesicht"[11]). Bedeutung der Asymmetrie schlaffer Lähmungen, „Morgenlähmung", „Dreisitzphänomen"[12])!**

2. **Liquoruntersuchung:**
   a) Physikalische (Druckmessung), zytologische (Zellzahl und -art) sowie klinisch-chemische Laborbestimmungen (Eiweiß, Zucker).
   b) Virologischer Erregernachweis (auch aus Stuhl und/oder Rachensekret), Differentialdiagnose der „aseptischen" serösen Meningitis:

   Abgrenzung der meist epidemischen, primären Virusinfekte des ZNS (Polio-Coxsackie-Echoviren und deren Typen, Arboviren) von der

---

[11]) Gedunsenes, leicht zyanotisches Gesicht mit glänzenden Augen, „echauffiertes Aussehen".

[12]) Aufsitzen im Bett durch Abstützen der Arme infolge Rückenstreckerschwäche.

häufiger sporadischen, sekundären „Begleitmeningitis" durch bestimmte Herpes- und Myxoviren.

Bezüglich der bakteriell bedingten Meningitisformen S. 43.

3. **Antikörperbestimmung:** Komplementbindungsreaktion und/oder Virusneutralisationstest.

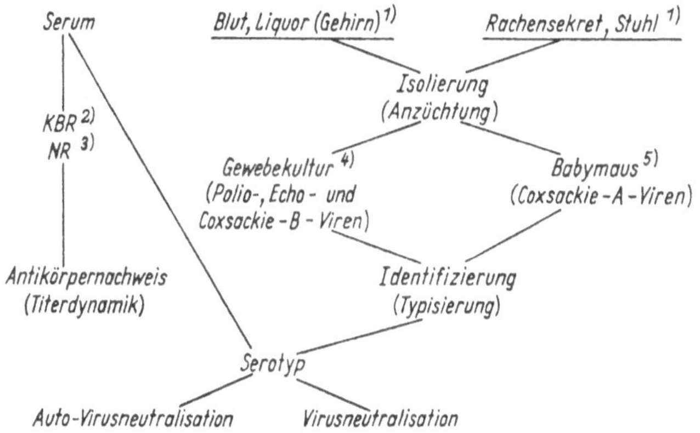

Abb. XIV/6. Gang der Untersuchung auf Enteroviren (Polioverdacht), Schema

[1]) In Kohlensäureschnee tiefgefrorenes Material bruchsicher im Thermosgefäß versenden.
[2]) **K**omplement**b**indungs**r**eaktion.
[3]) **N**eutralisations**r**eaktion.
[4]) Zytopathischer Effekt auf Affennierenzellen.
[5]) Histologische Untersuchung befallener Muskelpartien der erkrankten (gelähmten) Tiere, Gruppendiagnose!

Anhang 1: Erkrankungen durch Hepatitisviren

Erreger der Virushepatitis sind 15 nm große, polyedrische, ätherresistente RNS-Viren. Auf Grund der differenten oralen bzw. parenteralen Übertragung unterscheidet man Hepatitis-A-Viren von Hepatitis-B-Viren. Die durch sie verursachten Krankheiten, Hepatitis infectiosa (Virushepatitis A) bzw. Serumhepatitis (Virushepatitis B) sind weltweit verbreitet.

Ausgeprägte Präzession mit bevorzugtem Befall junger Menschen und langdauernde Immunität kennzeichnen die Virushepatitis als Kinderkrankheit, häufiger „anikterischer" Verlauf mit Ausbleiben typischer Organerscheinungen die Auslesekrankheit. Orale Aufnahme, enterale Ansiedlung und fäkale Ausscheidung der Erreger entspricht den ansteckenden Darminfektionen (Seuchen der Unkultur).

„Übertragbare Leberentzündung ißt oder trinkt man."

Primäre Infektionsquelle ist der Mensch, wichtigster Übertragungsmodus der Kontakt von Mensch zu Mensch („orale Kotinfektion"). Wegen mehrwöchiger Inkubation führen Kontaktinfektionen zu jahrelang schwelenden Tardivepidemien, Nahrungsmittel- und Trinkwasserinfektionen zu klassischen Explosivepidemien. Fliegen sind passive Überträger. Je nach Durchseuchung und Immunitätslage der Bevölkerung erscheint die Hepatitis in Endemien, Epidemien und säkularen Pandemien.

Im Mittelpunkt der Vorbeugung und Bekämpfung der enteralen Virushepatitis stehen Maßnahmen der Anzeigepflicht, Isolierung (Hospitalisierung), Desinfektion der Abgänge und Fliegenbekämpfung. Einhaltung der Seuchenvorschriften in der Nahrungsmittel- und Trinkwasserhygiene sind ebenso unerläßlich wie die Verbesserung der allgemeinen und die Pflege der Körperhygiene.

Virushaltiger Kot des Ausscheiders hat für die natürliche Verbreitung der enteralen Hepatitis die gleiche Bedeutung wie erregerhaltiges Blut des Keimträgers für die Übertragung der hämatogenen Hepatitis.

Im Gegensatz zur Bevorzugung junger Menschen und zum Herbst-Winter-Gipfel der infektiösen Hepatitis befällt die Serumhepatitis alle Altersklassen ohne Saisongebundenheit.

Vorbeugung und Bekämpfung der hämatogenen, durch den Arzt übertragbaren Inokulationshepatitis („Spritzenikterus") erfordern die Beachtung strenger Asepsis (Reinigung und Sterilisierung des Instrumentariums für parenterale Eingriffe), den Ausschluß Hepatitisgenesener vom Blutspenden, die Herstellung von Plasmakonserven aus Gemischen von höchstens zehn Einzelspendern.

Erkrankung und Sterbefall an übertragbarer Leberentzündung sind anzeigepflichtig; Isolierung, möglichst Hospitalisierung.

Im Einzelfall ist die Unterscheidung zwischen enteraler und hämatogener Hepatitis nicht möglich. Daher wird jeder Hepatitiskranke isoliert.

Historie: Schon zur Zeit HIPPOKRATES' bekannt, traten Hepatitis-Epidemien besonders in Kriegen auf und gaben ihr den Namen „Militärkrankheit", „Lagerkrankheit". In Friedenszeiten werden vor allem Kinder im Schulalter befallen. Sporadisches Auftreten bezeichnete man früher als Icterus catarrhalis. Gegenwärtig besteht in Europa und Nordamerika eine latente Pandemie mit stetem Anstieg hospitalisierter Erkrankungen. Seuchenstatistisch werden gemeldete Gelbsuchtfälle, nicht die inapparenten anikterischen Verläufe erfaßt, Abb. XIV/7.

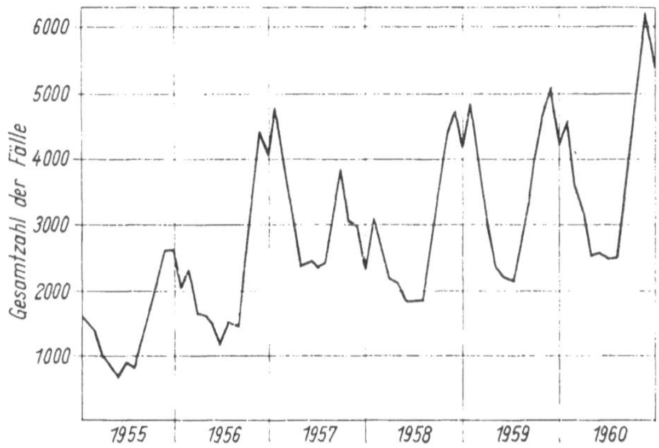

Abb. XIV/7. 1955 bis 1960 gemeldete Erkrankungen an Hepatitis infectiosa in der DDR (KUNZKE)

In Deutschland ist ansteckende Hepatitis neben Influenza und Masern die häufigste Viruskrankheit mit Meldepflicht, neben Tuberkulose die häufigste Berufskrankheit der Ärzte und Pflegepersonen mit Entschädigungspflicht.

Zunehmende Anwendung der Injektionstechnik lenkte das Augenmerk auf die artefizielle Form der Hepatitis. So findet man Berichte über gehäuftes Auftreten der Serumhepatitis nach Pocken- und Gelbfieberimpfungen (Mehrdosenspritzen), während jüngere Hinweise aus Kliniken mit Diabetikern (Schnepperinfektionen), Syphilitikern (Spritzeninfektionen) sowie aus dem Blutspendewesen stammen.

Mechanische Übertragung der Hepatitis ist ein ärztlicher Kunstfehler!

1941/ 1944 SIEDE und MEDING (Leipzig) gelingt die Züchtung des Hepatitisvirus aus Gallensaft im bebrüteten Hühnerei. Bestätigung der Pathogenität des Eipassage-Virus im Menschenversuch durch ESSEN und LEMBKE (Sielbeck-Uklei/Holstein).

1943 KALK, BRÜHL und SIEKE (Berlin) vervollkommnen das Verfahren der Leberblindpunktion („Nadelbiopsie") von IVERSEN und ROHOLM (Kopenhagen, 1939) zur gezielten Leberpunktion unter Laparoskopie („Bauchspiegelung").

1955 Kombination von Beta-Propiolakton und UV-Bestrahlung tötet Serumhepatitisviren in Plasmakonserven: HARTMANN, KELLY und LOGRIPPO (Detroit).

1959 PRIMAVESI (Münster) entwickelt Hühnerembryoleber-Test zum Nachweis von Hepatitisviren aus Patientenmaterial.

1961 RIGHTSEL und Mitarbeiter (Detroit) züchten Hepatitisviren aus Patientenblut und Fäzes in Einschicht-Zellkulturen menschlicher Knochenmarkzellen (Detroit-6-Stamm);

Bestimmung des zytopathischen Effektes, der Morphologie und Menschenpathogenität der Virusstämme.

Nachfolgende Übersichtstabelle bringt die Abgrenzung der beiden wichtigsten Hepatitisformen des Menschen.

Tabelle XIV/1. Virushepatitis (Übersicht)

	Übertragbare Hepatitis	Iatrogene Hepatitis
Erreger und Vorkommen	**Hepatitis-A-Virus,** alle Erdteile, etwa 90 % aller Virushepatitiden.	**Hepatitis-B-Virus,** alle Erdteile, etwa 10 % aller Virushepatitiden.
Infektionsquelle und Übertragung	Mensch (Stuhl, Galle, Urin, Blut), Virusträger (Inkubationsträger), Erkrankte, Virusausscheider.	Mensch (Blut: $^1/_{1000}$ ml wirkt ikterogen).

Bis zu 3 % der Bevölkerung sind mit Hepatitis-A-Viren latent infiziert; bis zu 0,3 % tragen Hepatitis-B-Viren!

Tab. XIV/1 (Fortsetzung)

	Übertragbare Hepatitis	Iatrogene Hepatitis
	a) Oral-intestinal (After-Finger-Mund-Weg). b) Perplazentar (Frühschwangerschaft: Hepatitis-Embryopathie)[1]). c) Parenteral.	a) Parenteral (blutige Eingriffe). b) Perplazentar.
Inkubation und Kontagionsindex	2 bis 6 Wochen, um 20 %.	2 bis 6 Monate.
Krankheit und Pathogenese	**Hepatitis infectiosa.** Zyklischer Verlauf (HÖRING) mit Darminfektion — Virämie — Organbefall (Poly-Viszerotropismus).	**Serumhepatitis.** Virämie — Organbefall.
	Inkubation, mehrtägiges Prodromalstadium (Generalisierung), mehrwöchiges Organstadium (Hepatitis mit, häufiger ohne Ikterus).	Inkubation, mehrwöchiges Prodromal- und Organstadium.
Immunität und Pathologie	95 % der Fälle Dauerimmunität, keine Kreuzimmunität gegen Hepatitis-B-Virus.	Monate anhaltende Kurzimmunität, keine Kreuzimmunität gegen Hepatitis-A-Virus.
	Primäre Entzündung des Lebermesenchyms („Kapillaritis") mit sekundärer Schädigung (Nekrose) des epithelialen Leberparenchyms; laparoskopisch „große rote Leber" der akuten Hepatitis, „große weiße (bunte) Leber" der chronischen Hepatitis (KALK).	
Verlauf und Prognose	0,2 % Letalität der akuten Hepatitis, 5 % der Fälle chronischer Verlauf mit mehr als 6 Monaten Krankheitsdauer.	5 % Letalität wegen anderer Grundleiden, häufig Übergang in chronische Hepatitis und Leberzirrhose.

Für Hepatitiskranke bestehen zwei Hauptgefahren:

1. **Sofortiges Leberversagen infolge akuter Lebernekrose.**
2. **Chronischer Verlauf mit Übergang in Leberzirrhose.**

Therapie und Prophylaxe

Eine kausale Therapie gibt es noch nicht.

Basistherapie mit Bettruhe, feuchtwarmen Leberwickeln, Leberschon- und -aufbaukost; akzessorische Steroidtherapie nur im Krankenhaus nach strenger Indikation!

Wichtig sind Nachsorge und mindestens einjährige Schonung des Hepatitisrekonvaleszenten zur Verhütung von Spätschäden.

Gesetzliche Maßnahmen der Anzeige — Isolierung — Desinfektion[2]) — Desinsektion; Körper- und Lebensmittelhygiene; Asepsis aller parenteralen Eingriffe[3]); Auswahl der Blut- und Plasmaspender!

Fußnoten S. 336.

Tab. XIV/1 (Fortsetzung)

	Übertragbare Hepatitis	Iatrogene Hepatitis
	Gammaglobuline verhüten ikterischen Verlauf, Dauer des passiven (und aktiven)[4]) Schutzes 8 Wochen und länger.	Kein spezifischer Schutz durch Gammaglobuline.

[1]) Vgl. Leitsätze für pränatale Infektionen, S. 258.

[2]) Trinkwasserchlorierung wirkt nur bei genügendem Restchlorgehalt viruzid („Chlorzehrung" durch organische Stoffe beachten).

[3]) 30 Minuten Auskochen tötet nicht in Serumresten eingebettete Hepatitis-B-Viren.

[4]) Anwesenheit unterschwelliger (immunisierender) Mengen Hepatitisviren in menschlichen Gammaglobulinpräparaten (?).

Leitsätze für die Klinik und Diagnose

A. Klinik

Die Problematik der Virushepatitis liegt in der vielfältigen Symptomatik, dem häufigen anikterischen Verlauf, dem Fehlen spezifischer Seroreaktionen und empfänglicher Versuchstiere für den Nachweis der Erreger.

Wichtige Hinweise sind Appetitlosigkeit und Übelkeit, Schmerz im Epigastrium und Widerwillen gegen Nahrung, Abgeschlagenheit und Fieber.

Charakteristische Symptome sind biphasischer Verlauf mit Gastroenteritis[13]), nicht selten mit neuralgisch-rheumatischen, auch zentralnervösen Erscheinungen und Nachlassen der Beschwerden zu Beginn der Gelbsucht, zunächst der Konjunktiven, später der Körperhaut. Der Urin wird bierbraun, der Stuhl heller und verliert seine Konsistenz. Im Verlauf einiger Wochen werden Stuhl und Urin wieder normal, das gelbe Hautkolorit blaßt ab.

B. Diagnose

1. Klinik: Vorgeschichte, Alter des Patienten, Epidemiologie, vergrößerte empfindliche Leber und Farbtönung der Haut sowie sichtbaren Schleimhaut (Rubinikterus gegenüber Verdin- und Flavinikterus) stützen die Diagnose „ikterische Hepatitis" (Meldepflicht!).
2. Laboratorium:

[13]) Vgl. Magen-Darm-Infektionen, S. 81.

Leberbiopsie, Elektrophorese und Enzymteste brachten der modernen Leberdiagnostik wichtige Fortschritte. Insbesondere eignet sich die Bestimmung der Serumtransaminasen für Umgebungsuntersuchungen zum Auffinden anikterischer Hepatitispatienten.

Labormethoden sind wichtig für

a) die Differentialdiagnose anderer Ursachen der Gelbsucht und die Erkennung der „Hepatitis sine ictero",
b) die Verlaufskontrolle der Erkrankung,
c) die Beurteilung der Heilung.

Tab. XIV/2 bringt eine Kurzübersicht über einige klinisch-chemische Labormethoden:

Tab. XIV/2. Wichtige Laborbefunde bei ikterischer Virushepatitis

	akute Hepatitis	chronische Hepatitis
Serumbilirubin	erhöht (direktes > indirektes)	kaum erhöht (indirektes > direktes)
Serum-transaminasen	stets erhöht (SGBT > SGOT)[1]	meist erhöht (SGOT > SGBT)
Serumlabilitäts-teste	meist pathologisch	häufig pathologisch
Serumelektro-phorese	Albumine erniedrigt, Gammaglobuline vermehrt	Albumine erniedrigt, Gammaglobuline stark vermehrt

[1]) Abkürzung für **S**erum-**G**lutaminsäure-**B**renztraubensäure-**T**ransaminase und **S**erum-**G**lutaminsäure-**O**xalessigsäure-**T**ransaminase.

Tab. XIV/3 bringt eine Übersicht über wichtige toxisch-infektiös bedingte Ursachen von Lebererkrankungen. Die hämolytisch und mechanisch (cholostatisch) bedingten Krankheitsformen wurden nicht berücksichtigt.

Tab. XIV/3. Beispiele für toxisch-infektiöse Ursachen von Lebererkrankungen

1. Chemische Gifte: Schwermetalle, Tetrachlorkohlenstoff.
2. Natürliche Gifte: Giftpilze (Myzetismus).
3. Mikrobielle „Gifte":
   a) Bakterien: Leptospiren (Morbus Weil), Syphilistreponemen, Hepatitis durch Typhusbakterien, Brucellen und Sepsiserreger (z. B. Eiterkokken); Kolibakterien und Enterokokken (Cholezystitis und Cholangitis).
   b) Viren: Gelbfieber-, Dengue-, Mononukleoseviren.
   c) Protozoen: Malariaplasmodien, Ruhramöben, Toxoplasmen.

Anhang 2: Erkrankungen durch Maul-und-Klauenseuche-Viren

Maul-und-Klauenseuche-Viren sind um 20 nm große, polyedrische, ätherresistente RNS-Viren. Die durch sie verursachte Zoonose der Rinder, Ziegen, Schafe und Schweine ist weltweit verbreitet und bewirkt große wirtschaftliche Einbußen[14]). Menschliche Erkrankungen sind sehr selten.

Erreger und Vorkommen:	**Maul-und-Klauenseuche-Viren**, kosmopolitisch, ausgenommen die Länder (Kontinente) mit striktem Einfuhrverbot von MKS-verdächtigem Material, wie USA und Australien. Drei Serotypen mit zahlreichen Subtypen.
Infektionsquelle und Übertragung auf den Menschen:	Krankes Tier; direkter Kontakt Tier — Mensch, Schmierinfektion; Milchinfektion.
Inkubation und Kontagionsindex:	3 bis 5 Tage; bei Menschen gering, bei Tieren hoch; Bedeutung des häufigen beruflichen Umgangs mit Tieren.
Krankheit und Pathogenese:	**Stomatitis epidemica**, zyklische Infektion (HÖRING) mit Inkubation (Eintrittspforte Hautläsionen sowie Schleimhaut), Generalisation (allgemeines febriles Krankheitsbild), Organbefall (Bläschenausschlag an Hand und Fuß und/oder Lippen und Mund).
Immunität und Pathologie:	Langdauernd, typspezifisch. Bläschen mit Infiltration und Nekrose (schmerzhafte Geschwüre).
Verlauf und Prognose:	Meist gutartig. Komplikation durch bakterielle Mischinfektion.
Erkennung:	Abgrenzung der Stomatitis aphthosa seu herpetica (beide befallen den vorderen Teil der Mundhöhle) sowie der Herpangina (Befall der hinteren Mundhöhle).

Die sichere Diagnose der menschlichen Stomatitis epidemica wird nur durch den Virusnachweis im Meerschweinchen-Test (Injektion des Bläscheninhaltes unter die Fußsohle) ermöglicht.

Prophylaxe und Bekämpfung: V e t e r i n ä r p o l i z e i l i c h e Meldepflicht, Absperrung und Desinfektion; Schlachtung und unschädliche Beseitigung der Kadaver. Aktive Immunisierung gefährdeter Tierbestände (polyvalente Totvakzine bewirkt etwa einjährige Immunität), Pasteurisierung der Milch.

[14]) Rückgang der Milch- und Fleischproduktion.

Erkrankungen durch Protozoen

Einführung

Wie Bakterien sind Protozoen zahlreich und weltweit verbreitet. Freilebende Formen gehören zum Süßwasser- und Meeresplankton und haben als ubiquitäre Bewohner des Erdbodens wichtige Aufgaben in der Ökologie der natürlichen Mikrobenflora und -fauna. Viele Protozoen leben in Symbiose mit höheren Lebewesen; wenige sind Parasiten, etwa 30 unter den 30 000 bekannten Arten humanpathogen.

Epidemiologisch spielen im Gegensatz zu den häufigsten Übertragungsmodi bakterieller Infektionen durch Kontakt und Inhalation für die Übertragung und Weiterverbreitung von Protozoenkrankheiten Insekten eine entscheidende Rolle. Die Biozönose zwischen Protozoen, Überträger und Wirt erklärt das endemische Vorkommen in warmen Ländern; Tropen und Subtropen schaffen durch das Biotop der Insekten und die verminderte Abwehrkraft der Bevölkerung günstige Bedingungen für die Vermehrung der Protozoen. In gemäßigten Klimaten trifft man dagegen vorherrschend latente Infektionen.

Die weite Verbreitung tropischer Protozoenkrankheiten, ihre ernsten Folgen für die Volksgesundheit und Volkswirtschaft machen die Bekämpfung und Verhütung zur vordringlichen Aufgabe. Sie gehören zu den wichtigsten Anliegen der Welt-Gesundheits-Organisation. Entscheidende Fortschritte sind durch die Verbesserung der allgemeinen, sozialen und persönlichen Hygiene sowie Änderung krankheitsfördernder Lebensgewohnheiten zu erwarten. Große Bedeutung hat die Chemoprophylaxe der Malaria und Amöbenruhr. Jedoch ist die Zunahme chemoresistenter Erregerstämme neben der Resistenz der Vektoren gegen Insektizide ein ernstes Problem. Erste Ansätze beim Einsatz immunologischer Methoden zeigen sich in der Gammaglobulinprophylaxe der Malaria, während aktiven Immunisierungsverfahren noch große Schwierigkeiten entgegenstehen. Wachsende Bedeutung bekommt die Diagnostik mit Fluoreszenz-Antikörper-Methoden.

Im Vordergrund krankmachender Wirkungen durch Protozoen stehen ihre Invasivität (das Eindringungsvermögen) und Vitalität (Vermehrungskraft). Die Organschädigung wird mit entzündlich-zellulärer Reaktivität der Gewebe beantwortet. Verglichen mit bakteriellen Infektionen treten humorale Abwehrmechanismen bei der Ausbildung einer spezifischen Immunität zurück. Häufig entwickelt sich nach gegenseitiger Anpassung ein Gleichgewicht, das lebenslange latente Infektionen in Form „gesunder Parasitenträger" ermöglicht. Hieraus erklärt sich der überwiegend chronische Verlauf, ferner die ständige „Krankheitsgefahr" für den parasitentragenden Wirt. Nach gestörter Wirtsabwehr oder massiver Erregerinvasion führt die Protozoeninfektion zur Infektionskrankheit.

HÖRING unterscheidet lokale (zum Beispiel Amöbenruhr, Trichomonasis, Orientbeule, Pneumozystose) und zyklische Protozoenkrankheiten (Malaria, Kala-Azar, Schlafkrankheit, Toxoplasmose). Im Zentrum der Abwehr zyklischer Infektionen steht die Aktivität des RES mit dem vorstechenden Merkmal des Milztumors. Lokale „reine" Protozoenkrankheiten bieten häufig das Bild nichteitriger Entzündungen mit der Neigung zur Geschwürsbildung.

Folgende Leitsymptome wecken den Verdacht auf eine Protozoenkrankheit:

1. **Abwehr zyklischer Protozoonosen durch das RES; hierfür sind Splenomegalie (Milztumor) und Leberschwellung wichtige Hinweise.**
2. **Zyklische Fieberschübe, am ausgeprägtesten bei Malaria, als häufige Begleitsymptome.**
3. **Deutliche Anämie infolge fortschreitender Invasivität der Parasiten bei häufig wenig verändertem weißen Blutbild.**
4. **„Reine" lokale Protozoenkrankheiten verlaufen ohne Fieber; Auftreten von Fieber spricht für bakterielle Mischinfektion;**
5. **Stark entzündliche Reaktion am Ort der Infektion mit anschließender Geschwürsbildung.**
6. **Alle Protozoonosen neigen zum chronischen Verlauf; die Diagnose wird durch den mikroskopischen Erregernachweis gestellt!**

KAPITEL XV

Erkrankungen durch Protozoen

Ruhramöben, Trypanosomen und Leishmanien, Trichomonaden und Lamblien, Malariaplasmodien, Balantidien; Toxoplasmen und Pneumozysten

Protozoen sind gramnegative tierische Einzeller der Größenordnung ≧ 10 μm mit Chromosomenkern und differenzierten „Zellorganellen" für Fortbewegung (undulierende Membran, Geißeln, Wimpern) und Ernährung (Nahrungs- und Exkretionsvakuolen). Die Vermehrung erfolgt geschlechtlich durch Zell- und/oder Kernverschmelzung (Kopulation — Konjugation) und/oder ungeschlechtlich durch Zwei- oder Mehrfachteilung (Schizogonie). Einige Arten bilden Dauerformen (Zysten). Die wichtigsten menschenpathogenen Protozoen rufen Tropenkrankheiten wie Malaria, Leishmaniasen, Trypanosen und Amöbenruhr hervor; einige andere sind ubiquitär wie Toxoplasmose und Trichomonasis.

Protozoen des Menschen sind Kommensalen (Beispiel Entamoeba coli) oder fakultativ bis obligat pathogene Parasiten (Beispiel wenig pathogene Lamblien oder hochpathogene Trypanosomen). Letztere bezeichnen wir als **Endoparasiten:** Wir treffen sie entweder intrazellulär (Malariaplasmodien im Blutkörperchen), interzellulär (Ruhramöben zwischen Darmepithel, Trypanosomen im Blutplasma und Liquor) oder epizellulär (Lamblien auf dem Darmepithel).

Bei vielen Protozoenkrankheiten ist der Mensch die einzige Infektionsquelle; so sind Amöbenruhr und Trichomonasis reine Anthroponosen. Andere sind primär im Warmblüter-Tierreich verbreitet und befallen nur gelegentlich den Menschen, beispielsweise Toxoplasmose, eine Zooanthroponose.

Die wichtigsten Protozoonosen wie Malaria, Leishmaniasen und Trypanosen werden durch blutsaugende Insekten (Mücken, Fliegen, Wanzen), häufig über einen komplizierten Vermehrungszyklus und Wirtswechsel (Kaltblüter — Warmblüter) übertragen.

Die seuchenhafte Ausbreitung erfolgt bei Anthroponosen

a) durch direkte und/oder indirekte Kontakt(Schmutz)infektion

Mensch → Mensch

Mensch → Nahrungsmittel → Mensch

Mensch → Fliege → Nahrungsmittel → Mensch

(Beispiel Amöbenruhr),

b) über blutsaugende Insekten

Mensch → Insekt → Mensch

(Beispiel Malaria — Anophelesmücke);

bei Zooanthroponosen ebenfalls

a) durch direkte und/oder indirekte Kontakt(Schmier)infektion

Tier → Mensch

(Beispiel Toxoplasmose),

b) über blutsaugende Insekten

Tier → Insekt → Mensch

(Beispiel Kala-Azar, Hund — Schmetterlingsmücke — Mensch).

Vorbeugung und Bekämpfung sind wie bei anderen übertragbaren Krankheiten seuchengesetzliche Maßnahmen (Meldung — gegebenenfalls Isolierung [Hospitalisierung] — Desinfektion [Desinsektion]). Sie werden in erster Linie durch Sanierung der Infektionsquellen (Chemotherapie menschlicher Infektionsherde und der Parasitenträger) und durch Ausrottung der übertragenden Insekten, gegebenenfalls der tierischen Erregerreservoire, geführt (Unterbrechung der Infektketten). Weitreichende Anstrengungen richten sich auf die Hebung des allgemeinen Lebensniveaus, der sozialen, hygienischen sowie ökonomischen Verhältnisse der aufstrebenden Nationen Asiens, Afrikas und Südamerikas.

Verdacht, Erkrankung und Sterbefall an Amöbenruhr sind meldepflichtig[1]), desgleichen werden Ersterkrankung, Rückfall und Tod an Malaria sowie Erkrankung und Todesfall an Toxoplasmose angezeigt.

Historie: Bereits aus dem Altertum sind uns Aufzeichnungen über Protozoenkrankheiten überliefert. Die „sieben Bücher der Volkskrankheiten" des HIPPOKRATES, älteste wissenschaftliche Seuchenkunde (R. MÜLLER), berich-

---

[1]) In der DDR werden, hiervon abweichend, Erkrankung und Tod an Amöbenruhr und Pneumozystose gemeldet.

ten über Malaria und unterscheiden die Fiebertypen der Tertiana von der Quartana. Die Bezeichnung „Mal-aria" ist ein sprachliches Dokument für die bis in die Neuzeit reichende Miasmenlehre des HIPPOKRATES. Marcus Terentius VARRO, römischer Enzyklopädist, vermutete als erster lebende Krankheitserreger (36 v. Chr.). Viele Feldzüge wurden durch diese Seuche entschieden, ALEXANDER der Große und MOHAMMED starben daran, in Italien erlagen ihr fünf deutsche Kaiser (R. MÜLLER). Wahrscheinlich gab es vor KOLUMBUS in Amerika nicht Malaria.

Hinweise auf Schlafkrankheit gibt es im arabischen Schrifttum des 14. Jahrhunderts. Vorkolumbische Inka-Keramiken stellen die Espundia dar. Noch heute sind die Protozoonosen eine Geißel der warmen Länder.

Erst in jüngster Zeit werden, unterstützt durch die Welt-Gesundheits-Organisation, die systematische Bekämpfung mit wirksamen Chemotherapeutika und Insektiziden sowie die Verbesserung der hygienischen Verhältnisse in den betroffenen Ländern erfolgreich vorangeführt.

1681 A. van LEEUWENHOEK (Delft/Holland) beobachtet mit selbstgeschliffenen mikroskopischen Linsen Lamblien in seinem Stuhl.

1753 TORTI (Italien) prägt den Namen „Mal-aria" („Miasma", „Fieberluft") für Sumpf- oder Wechselfieber.

1837 DONNÉ (Paris) sieht Trichomonaden im Vaginalschleim.

1859 LAMBL (Prag) beschreibt die nach ihm benannten Darmflagellaten.

1875 LOESCH (Petersburg) sieht nichtpathogene, große Dickdarmamöben (Entamoeba coli).

1880 Entdeckung der Malariaplasmodien durch Alphonse LAVERAN in Constantine (Algerien).

1883/1887 Robert KOCH (Ägypten) beobachtet pathogene Amöben in tieferen Abschnitten der Darmwand, sein Schüler KARTULIS (Ägypten) im Leberabszeß.

1885 GOLGI und Mitarbeiter (Pavia) unterscheiden drei Plasmodienarten entsprechend drei Fiebertypen, GOLGI beschreibt deren Entwicklung im Erythrozyten.

1890 GRASSI und FELETTI (Catania) entdecken Plasmodium vivax und Plasmodium malariae, etwas später Plasmodium falciparum.

1891/ 1902 Entwicklung der wichtigsten Protozoenfärbung mit Azur-Eosin durch ROMANOWSKY (Petersburg) und Darstellung des Farbstoffes („Methylenazur") durch GIEMSA (Hamburg).

1897/ 1898 Sir Ronald ROSS (schottischer Militärarzt) überträgt Vogelmalaria mit infizierten Mücken (Indien); Ergänzung durch GRASSI (Rom), nur Anophelen übertragen menschliche Malaria.

1902 Erkennung der ein Jahr früher von DUTTON gesehenen Erreger der Schlafkrankheit durch CASTELLANI (Italien) und BRUCE (England) in Uganda.

1903 LEISHMAN (Southampton) entdeckt die nach ihm benannten Erreger der Kala-Azar in der Milz eines aus Indien gekommenen Mannes, kurze Zeit danach und unabhängig von ihm DONOVAN in Indien (Madras).

— Abgrenzung apathogener und pathogener Darmamöben (Entamoeba histolytica) durch SCHAUDINN (Rovigno/Berlin).

1908 Beim nordafrikanischen Nagetier Gondi entdecken NICOLLE und MANCEAUX (Tunis) Toxoplasmen, unabhängig von ihnen SPLENDORE (Brasilien) bei Kaninchen.

1911 Aufklärung der Zusammenhänge zwischen Zysten, Minuta- und Magnaform pathogener Darmamöben durch WALKER (Manila).

— Einführung der Emetin-Behandlung der Amöbenruhr durch ROGERS (Kalkutta).

1916 HOEHNE (Kiel) erkennt die pathogene Bedeutung von Trichomonaden für die Entstehung der Trichomonaden-Kolpitis.

1917 Entwicklung des trypanosomaziden Germanins (Bayer 205), eines Harnstoffderivats, durch DRESSEL, KOTHE und ROEHL (Leverkusen).

1918 Impfmalaria gegen progressive Paralyse, WAGNER v. JAUREGG (Wien).

1924 Synthese von Plasmochin (malariagametenwirksames Chinolinderivat): ROEHL und SCHULEMANN (Wuppertal).

1931 Erstes synthetisches Malariaschizontenmittel, das Akridinderivat Atebrin: KIKUTH, MAUSS und MIETZSCH (Wuppertal).

1939 Erste Beschreibung einer angeborenen Toxoplasmose des Menschen mittels Erregernachweis im Tierversuch durch WOLF und Mitarbeiter (USA).

1948 SABIN und FELDMAN (USA) entwickeln den nach ihnen benannten Vitalitäts(Serofarb)test auf Toxoplasmose, FRENKEL (USA) den Toxoplasmin-Hauttest.

1951 SHORTT, GARNHAM und Mitarbeiter (London) bestätigen das 1934 von RAFAELE und anderen Forschern bei Vogelmalaria entdeckte exoerythrozytäre Entwicklungsstadium der Malaria des Menschen.

1952 VANĚK und JÍROVEC (Prag) klären die Ursache der interstitiellen Plasmazellenpneumonie der Säuglinge durch ätiologischen Nachweis der vom Ehepaar DELANOË (Paris) 1912 beschriebenen und bei Ratten gefundenen Pneumocystis carinii.

1955 EYLES und COLEMAN (USA) erproben die wirksame Kombinationsbehandlung der Toxoplasmose mit Daraprim (Pyrimethamin) und Sulfonamiden im Tierexperiment.

1957 Beweis der Hormonabhängigkeit von Trichomonadeninfektionen bei kastrierten Ratten durch CAVIER und MOSSION (Frankreich).

Erkrankungen durch Protozoen (Übersicht)

Nachfolgende Tabelle bringt eine Aufstellung über Einteilung, Vorkommen und Übertragung menschenpathogener Protozoen, die durch sie verursachten Krankheiten, deren Erkennung, Bekämpfung und Verhütung.

Tab. XV/1

Klasse	Gemeinsame Merkmale	Gattungen
I. **Rhizopoda** (Sarcodina, Wurzelfüßer, Wechseltierchen)	Wechselnde Gestalt, Pseudopodien; Vermehrung durch mitotische Zweiteilung; Enzystierung (Dauerformen); Saprophyten und Parasiten.	Entamoeba
II. **Flagellata** (Mastigophora, Geißeltierchen)	Mindestens zeitweise eine oder mehrere Geißeln und/oder undulierende Membran; Vermehrung meist durch Längsteilung, selten geschlechtlich; Saprophyten, Parasiten.	Trypanosoma Leishmania Trichomonas Lamblia
III. **Sporozoa** (Sporentierchen)	Unveränderte Gestalt, keine Bewegungsorganellen; Vermehrung geschlechtlich (Kopulation — Sporogonie) und ungeschlechtlich (Mehrfachteilung — Schizogonie); Parasiten.	Plasmodium
IV. **Ciliata** (Ciliophora, Infusoria, Wimpertierchen)	Mit Wimpern (Zilien) bedeckte Körperoberfläche; Makro- und Mikronukleus, Vermehrung geschlechtlich (Konjugation) und ungeschlechtlich durch Querteilung; Saprophyten, Parasiten.	Balantidium
Anhang: Systematische Stellung unsicher	Wenig veränderliche Gestalt, langsame Fortbewegung ohne Geißeln; Vermehrung ungeschlechtlich durch Zweiteilung; Parasiten.	Toxoplasma
	Unveränderliche Gestalt mit äußerer Schleimhülle, keine Fortbewegung; Vermehrung ungeschlechtlich durch Zweiteilung und Sporenbildung (Sporogonie); Parasiten.	Pneumocystis

Erreger und Vorkommen: **Entamoeba histolytica** (Ruhramöben); alle Erdteile, weitverbreitet endemisch-epidemisch in den warmen Ländern (bis zu 50 % der Bevölkerung), sporadisch in gemäßigten Klimaten (bis zu 5 % der Bevölkerung).

Amöboide vegetative Minuta- und Magnaform; apathogene Minutaform 10 bis 20 μm, im Darmlumen, Zysten 10 μm; pathogene Magnaform 20 bis 30 μm, im Darmgewebe, in den Organen, Abb. XV/1 a—c, S. 367.

Infektionsquelle und Übertragung: Mensch (Kranke, Rekonvaleszenten und latent infizierte Zystenausscheider).

Zysten widerstehen Austrocknung und Chemikalien, nicht Erhitzung.

Die Amöbenruhr „ißt oder trinkt man" durch orale Aufnahme der Zysten: „orale Kotinfektion".

1. Mensch — Mensch (Kontaktinfektion, „After-Finger-Mund-Weg"),
2. Mensch — Lebensmittel — Mensch (Lebensmittelinfektion),
3. Mensch — Fliege — Lebensmittel — Mensch (Fliegen sind passive Überträger).

In den Tropen sind bis zu 30 % der Fliegen mit Amöbenzysten infiziert!

Inkubation und Kontagionsindex: Tage — Wochen — Monate — Jahre.
Etwa 10 %; Bedeutung der lokalen und allgemeinen Resistenzminderung.

Warmes Klima, „Darmverkühlung", „Darmkatarrh", Bakterienruhr sind Wegbereiter der Amöbenruhr!

Krankheit und Pathogenese: **Amoebiasis** (Amöbenruhr).
Lokalinfektion (HÖRING), submuköse Dickdarmgeschwüre, blutig-glasige Schleimstühle, gegebenenfalls Organkomplikationen, vgl. Magen-Darm-Infektionen, S. 81.

Immunität und Pathologie: Keine Immunität!
Submuköse Geschwüre mit überhängendem Schleimhautrand, angefüllt mit bräunlichem Abszeßeiter (→ oberflächliche Darmgeschwüre bei Bakterienruhr). Bei schwachem Leberbefall Hepatitis[2]) nach starker Parasiteninvasion (Pfortaderblut!) solitäre oder multiple Leberabszesse, Bevorzugung des rechten Leberlappens.

Verlauf und Prognose: In gemäßigten Klimazonen klinisch latente Infektion (Ausscheidung von Amöbenzysten!).

In den Tropen und bei Tropenheimkehrern meist chronisch-rezidivierende Erkrankung, selten die schweren akuten Verläufe.
Je akuter der Verlauf, desto größer die Gefahr der Komplikationen:

[2]) Vgl. Tab. XIV/3, S. 337.

1. Häufig und gefürchtet der metastatische Leberabszeß (bis zu 20 % der Fälle), solitär Letalität ≦ 10 %, multipel bis zu 50 %.
2. Hochfieberhafter Verlauf durch bakterielle Mischinfektion (z. B. Ruhrbakterien!).
3. Perakute Darmperforation mit Peritonitis, ernsteste Gefahr einer akuten Amoebiasis.

Erkennung und Behandlung:

1. Klinik: Anamnese, gegebenenfalls Rektoskopie, Leberpunktion, Röntgenbild.
2. Erregernachweis:

Für die Amöbendiagnose ist die Untersuchung frischer Kotproben durch erfahrene Parasitologen unerläßlich! Nach pathogenen Darmbakterien fahnden!

Chemotherapie mit darmwirksamem Yatren plus gewebswirksamem Emetin oder Resochin (Kombinationspräparat Resotren).
Bakterielle Mischinfektionen Sulfonamide oder zugleich amöbenwirksame Tetrazykline.
Allgemein Ruhe und Schonkost.

Vorbeugung und Bekämpfung:

1. Gesetzliche Meldepflicht — Isolierung (bis zur Erregerfreiheit) — Desinfektion und Desinsektion (Fliegenbekämpfung!).
2. Abkochen von Milch und Trinkwasser, Überbrühen von Frischobst und Frischgemüse, parasitologische Kontrolle der Lebensmittelberufe.
3. Allgemeine Chemoprophylaxe mit Resotren!
   Persönliche und allgemeine Hygiene!

Erreger und Vorkommen:

Trypanosoma gambiense, **Trypanosoma rhodesiense**, } Äquatorial- und Südost-Afrika (Glossinen-Gebiete),

Trypanosoma cruzi[3]). Mittel- und Südamerika (Gebiete mit Raubwanzen).

[3]) Trypanosoma cruzi ist der Erreger der **Chagas-Krankheit** (amerikanische Trypanose); Infektionsquelle Haustiere, Gürteltiere und Menschen; Übertragung durch infizierten Kot geflügelter Raubwanzen (Gattungen Triatoma und Rhodnius); akuter, häufig tödlicher Verlauf im Kindesalter (Lymphknoten-, Milz-, Leberschwellung und Herzbefall), Pseudomyxödem; chronischer leichter oder latenter Verlauf bei Erwachsenen; klassische Trypanosomenmittel ohne Wirkung, die neuen Phenanthridine teilweise erfolgreich.

Trypanosoma gambiense (Glossina palpalis) in Regenwäldern und an schattigen Flußufern,

Trypanosoma rhodesiense (Glossina morsitans) in der Steppenlandschaft.

Trypanosomen haben „fischähnliche" Gestalt, 2—3 x 15—30 μm, großen Hauptkern und kleinen Geißelkern (Blepharoplast), undulierende Membran und Schleppgeißel; in der Fliege „Crithidiaformen", Abb. XV/3 a und b.

Infektionsquelle und Übertragung:

Mensch (akut Erkrankte, „gesunde" Parasitenträger).

Mensch — Tsetsefliege — Mensch: Tsetsefliegen stechen nur bei Tag, männliche und weibliche Glossinen saugen Blut; Abb. XV/13.

Nur bis zu 5 % der infizierten Fliegen bleiben, nach „externer Inkubation" bei mindestens 25° C für etwa 20 Tage, zeitlebens (1 bis 2 Jahre) infektiös.

Inkubation und Kontagionsindex:

Einige Tage bis zum „Trypanosomenschanker" (Primäraffekt),
einige Wochen (oder länger) bis zur Parasitämie; nicht genau bestimmbar, wahrscheinlich um 50 %.

Krankheit und Pathogenese:

Schlafkrankheit (Trypanose).
Zyklische Infektion (HÖRING):

1. Stadium: Primäraffekt (Knötchen) an der Eintrittspforte mit regionärer Lymphadenitis.

2. Stadium: Invasion, Parasitämie mit unregelmäßigen Fieberzyklen infolge endotoxischen Parasitenzerfalls; allgemeine Milz - Lymphknotenschwellung (vor allem am Hals).

3. Stadium: „Organbefall" des ZNS, Erreger im Liquor und Gehirn[4]), (Meningoenzephalitis), zunehmende Apathie und Kachexie.

Immunität und Pathologie:

(Labile) Infektionsimmunität, (antigendifferente) „Rezidivstämme" bewirken neue Fieberschübe.

Hämorrhagische Infiltration der Lymphknoten, diffuse Meningoenzephalitis[4]).

Verlauf und Prognose: Bedeutung der Allgemeinresistenz.

Bedeutung der Virulenz der Erregerstämme, Trypanosoma rhodesiense ist virulenter als Trypanosoma gambiense.

Latente Infektionen, auch Spontanheilungen im Frühstadium; meist progredienter Verlauf nach Parasitämie, stets ungünstiger Verlauf nach Befall des ZNS. Trypanosoma rhodesiense führt oft im zweiten Stadium zum Tod (Myokarditis!).

Trotz Behandlung bleibt die Prognose der fortgeschrittenen Infektion zweifelhaft.

Erkennung und Behandlung:

1. Klinisch, im (prognostisch entscheidenden) Frühstadium Verdachtsdiagnose!
2. Parasitologisch, Erregernachweis aus Papel-Reizsekret, später im Blutausstrich und „dicken Tropfen", Bubonenpunktat! Liquorsediment.

Chemotherapie im Frühstadium (!) Bayer 205, im Liquorstadium Tryparsamid.

Vorbeugung und Bekämpfung: Fliegenbekämpfung mit DDT, Chemoprophylaxe (eine Injektion Bayer 205 intravenös schützt mehrere Jahre).

Erreger und Vorkommen:

Leishmania donovani, } Mittelmeerländer, Afrika,
Leishmania tropica, } Südamerika,
Leishmania brasiliensis. Mittel- und Südamerika.

Ovale 3 x 6 μm große, geißellose Zellflagellaten mit großem Haupt- und stäbchenförmigem Nebenkern (Blepharoplast); in Kulturen und Insekten begeißelte Formen („Leptomonas-Stadium"), Abb. XV/4 a—c.

Infektionsquelle und Übertragung:

[4]) Vgl. Mikrobielle Ursachen der Enzephalitis, S. 315.

Primäres Erregerreservoir sind Hunde und Nagetiere, seltener der Mensch (Leishmania donovani). In Naturherdgebieten sind bis zu 50 % der Tiere infiziert; sie erkranken an ähnlichen Erscheinungen wie der Mensch. Leishmaniasen sind Naturherdparasitosen.

Tier — Mücke (Phlebotomen) — Mensch.

Übertragung der Erreger beim Blutsaugen bzw. Zerquetschen der Phlebotomen[5]) am Stichkanal. Phlebotomen stechen nachts.

Eine Woche „äußere Inkubation" nach infektiöser „Blutmahlzeit". Nur Mückenweibchen saugen Blut.

Inkubation und Kontagionsindex: W o c h e n bis Monate; nicht genau bestimmbar, wahrscheinlich weniger als 50 %; Kinder werden häufiger befallen (L. brasiliensis Waldarbeiter).

Krankheit und Pathogenese: **Kala-Azar** (**viszerale Leishmaniase,** indisch „schwarze Krankheit", Erreger Leishmania donovani).

Zyklische Infektion (HÖRING):
Primäre Vermehrung der Erreger in den Zellen des RES mit Fieberzyklen und Allgemeinerkrankung — Hepatosplenomegalie, Dunkelfärbung der Haut, Anämie, Leukopenie, Kachexie — nach Überstehen der schweren Generalisation „Hautleishmanoid"[6]) (Organmanifestation) mit Depigmentation und Knötchenbildung (Ansammlung von Makrophagen mit intrazellulären Parasiten).

Orientbeule (Leishmania tropica) und **Espundia** (Leishmania brasiliensis), **Hautleishmaniase.**
Lokalinfektion (HÖRING): Vermehrung der Erreger an der Eintrittspforte (Endothelzellen der Hautkapillaren der unbedeckten Körperstellen) — Infiltration (Papelbildung) und Nekrose (Geschwür), narbige Abheilung.

Leishmanien sind intrazelluläre Parasiten und befallen vorwiegend die Zellen des RES.

[5]) Vgl. Abb. XIII/5, S. 312.
[6]) Vgl. Mikrobielle Ursachen des Exanthems, S. 416.

Immunität und Pathologie: Dauerimmunität (Infektionsimmunität); keine Kreuzimmunität zwischen Leishmania tropica, brasiliensis und donovani.

Pathologisch-anatomisch Hyperplasie der Retikulumzellen und Makrophagen, Lymphozyten und Plasmazellen. Nach Parasitenbefall der retikulo-endothelialen Zellen Proliferation und Bildung freier Makrophagen, die die Parasiten in andere Körperregionen tragen, Leishmania donovani in Lymphknoten, Milz, Leber und Knochenmark, auch Darm und Haut, Leishmania tropica benachbarte Haut, Leishmania brasiliensis Haut und Schleimhaut („Haut-Schleimhaut-Metastasen").

Verlauf und Prognose: Latente Infektionen; Verlauf bei Kindern häufiger subakut innerhalb Monaten, bei Erwachsenen progredient chronisch über Monate bis Jahre zum Tode; selten Spontanheilung.

Ausgeprägte Kala-Azar hat eine schlechte Prognose, Letalität der unbehandelten Fälle 80 % und mehr.

Orientbeule stets gutartig, Abheilung nach Monaten, Espundia dagegen Jahre bis Jahrzehnte, zweifelhafte Prognose.

Erkennung und Behandlung:

1. Klinisch:
   Typisch für frühe Kala-Azar ist innerhalb 24 Stunden mehrfach steigendes und fallendes Fieber („double rise", kein Schüttelfrost), für Hautleishmaniase exulzerierender Haut- bzw. Haut-Schleimhautprozeß an unbedeckten Körperstellen. Wichtigste Differentialdiagnose Malaria — Kala-Azar und Treponematose — Lepra gegen Hautleishmaniase.
2. Parasitologisch:

Entscheidend ist der Erregernachweis aus Punktaten des Sternalmarkes (Kala-Azar) und Geschwürsrandes.

a) Mikroskopisch Giemsa-Präparat,
b) Kultur auf „NNN-Agar"[7]),

[7]) NOVY-McNEAL-NICOLLE, ein Blutagar-Medium.

c) Hauttest (Antigen aus Leishmania-Kulturen).

Chemotherapie mit Antimon (Fuadin), Orientbeule lokale Infiltration mit Atebrinlösung.

Vorbeugung und Bekämpfung:

1. Mückensichere Isolierung (Hospitalisierung) von Kala-Azar-Patienten.
2. Vertilgung der Phlebotomen und des tierischen Erregerreservoirs (Nagetiere, streunende Hunde).
3. Aktive Immunisierung in Endemiegebieten der Orientbeule (abgetötete Leishmanien-Kulturvakzine).

Erreger und Vorkommen:

Trichomonas vaginalis; weltweit verbreiteter Genitalsaprophyt und -parasit des Menschen.

5—10 x 10—30 μm großer „birnenförmiger" Flagellat mit vier „Vordergeißeln", kurzer undulierender Membran und „Achsenstab", Abb. XV/5.

Millionen Männer und Frauen sind befallen, bis zu 50 % der weiblichen Bevölkerung!

Infektionsquelle und Übertragung:

Mensch (gesunde Parasitenträger, Erkrankte).

Mensch — Mensch: Kontaktinfektion,

a) direkt durch Geschlechtsverkehr:

Die Ansteckung des Mannes geschieht immer, der Frau nicht immer durch den Geschlechtsverkehr. 90 % der Partner trichomonadentragender Frauen sind trichomonadeninfiziert.

b) Indirekt durch Schmierinfektion: Benutzung gemeinsamer Toiletten, Handtücher, Badewasser; gynäkologisches Instrumentarium (!).

Inkubation und Kontagionsindex:

Wenige Tage bis Wochen; geschlechtsreife Frauen um 50 %, Männer 10 % (symptomlose Infektionen 90 %!); Bedeutung des „östrogenen Terrains" und unspezifischer Reize (Menses, Schwangerschaft, „Erkältung", bei Männern Alkoholabusus).

Krankheit und Pathogenese:

Trichomonasis.

Lokalinfektion (HÖRING):

Frauen: Kolpitis, Urethritis (unterer Teil der Ur-

	ethra) und anhängender Drüsengänge (Bedeutung für rezidivierende Kolpitis).
	Männer: Urethritis, Prostatitis.
Immunität und Pathologie:	Keine Immunität (Reinfektionen; Auto- und Superinfektionen!).
	Veränderte Reinheitsgrade der Scheide: Trichomonaden, Leukozyten, Begleitbakterien (grampositive Kokken und/oder gramnegative Stäbchen); letztere können fehlen, vgl. Abb. IV/8 S. 114.
Verlauf und Prognose:	Lebenslange latente Infektionen viel häufiger bei Männern als bei Frauen (sehr wenig Trichomonaden, keine Leukozyten), Gefahr der Weiterverbreitung!
	Bei Frauen akuter Verlauf mit starkem Ausfluß, Tage-Wochen-Monate, viele Trichomonaden und Leukozyten oder chronischer (rezidivierender) Verlauf, Jahre und Jahrzehnte, geringer werdender Ausfluß, wenig Trichomonaden und Leukozyten.

„Funktionelle" Sterilität durch subjektive Belästigung!

Erkennung und Behandlung:	1. Klinisch: Anamnese (Geschlechtsverkehr), Vaginal-Urethralausfluß.

Wichtigste Differentialdiagnose: gonorrhoische Urethritis bzw. Zervizitis!

	Weitere mikrobiell bedingte Genitalinfektionen s. Anhang S. 375.
	2. Parasitologisch: Mikroskopischer, nötigenfalls kultureller Nachweis der Erreger, auch beim Geschlechtspartner.
	Lokale und perorale Clont-Behandlung (Imidazolpräparat Bayer): Zerstörung der Trichomonaden, Wiederherstellung des normalen Epithels (saures pH).
Vorbeugung und Bekämpfung:	1. Persönliche Hygiene (Wäsche täglich wechseln), Toilettenhygiene, Waschhygiene.
	2. Sexualethik (Gefahr durch Promiskuität).
	3. Ärztliche Diagnose, Behandlung und Infektionsquellenermittlung.

Erreger und Vorkommen:

Lamblia intestinalis; kosmopolitischer Duodenalsaprophyt und -parasit des Menschen, warme Länder häufiger befallen, vor allem Kinder.

5—10 x 10—20 μm großer, „zipfelmützenförmiger" Flagellat mit vier Geißelpaaren, zwei Kernen und Sauggrube; ovale Zysten mit vier Kernen und deutlicher Membran, 8 x 12 μm, Abb. XV/6.

In Mitteleuropa sind 5 bis 20 % der Kinder und 1 bis 10 % der Erwachsenen mit Lamblien infiziert.

Infektionsquelle und Übertragung:

Mensch (Zystenträger).
Zysten halten sich monatelang im Wasser, vertragen jedoch keine Austrocknung.

Lamblieninfektionen sind „orale Kotinfektionen"!

1. Mensch — Mensch (Kontaktinfektion, „After-Finger-Mund-Weg"),
2. Mensch — Nahrungsmittel — Mensch (Lebensmittelinfektion),
3. Mensch — Fliege — Nahrungsmittel — Mensch (Fliegen passive Überträger).

Krankheit und Pathogenese:

Lambliasis („Lamblienruhr").

Lokalinfektion (HÖRING):
Massiver Erregerbefall als Sekundärinfektion nach dyspeptischen Störungen, Cholezystitis-Cholangitis, Gastroenteritis, vgl. Magen-Darm-Infektionen, S. 81.

Verlauf und Prognose:

Stets günstig.

Erkennung und Behandlung:

Erregernachweis (Flagellaten und Zysten) im faulig riechenden Durchfallstuhl und im Duodensaft (!).

Chemotherapie mit Atebrin oder Resochin, gegebenenfalls Chemoprophylaxe der „gesunden" Parasitenträger!

Erreger und Vorkommen:

Plasmodium, alle Erdteile:

Plasmodium vivax, **Plasmodium malariae**, **Plasmodium falciparum**. } Endemisch - epidemisch in tropisch-subtropischen Zonen, besonders feuchtwarmen Sumpfgegenden, am häufigsten Pl.falciparum, am seltensten Pl.malariae, Pl.vivax auch in gemäßigten Zonen zwischen 60. nördlichen und 40. südlichen Breitengrad; Spätsommer-Herbst-Gipfel, sonst zwei Monate nach Beginn der tropischen Regenzeit.

Noch immer gibt es jährlich 200 Millionen Neuerkrankungen an Malaria mit 2 bis 3 Millionen Todesfällen; 10 % der Kindersterblichkeit auf der Erde gehen zu Lasten der Malaria.

Wir unterscheiden verschiedene morphologische und funktionelle Entwicklungsstadien der Plasmodien mit einem komplizierten Generations- und Wirtswechsel: Im Menschen ungeschlechtliche Vermehrung (Schizonten — Schizogonie) und Geschlechtsformen (Gametozyten), in der Mücke geschlechtliche Vermehrung (Kopulation — Sporogonie) und Infektionsformen (Sporozoiten), Schema des Malariazyklus S. 377; Abb. XV/7—9, S. 368.

Hauptwirt mit geschlechtlicher Vermehrung (Sporogonie) ist die weibliche Mücke, Zwischenwirt mit ungeschlechtlicher Vermehrung der Plasmodien (Schizogonie) ist der Mensch.

Infektionsquelle und Übertragung: Mensch (kranke und latent infizierte Gametenträger).

1. Mensch — Mücke — Mensch.

Nur Mücken, bestimmte Arten der Gattung Anopheles[8]), sind Überträger der Malaria. Ansteckung des Menschen durch den Stich der infizierten weiblichen Anophelesmücke bei Einbruch der Dunkelheit.

Die „externe Inkubation" der Mücke nach Aufnahme von infektiösem Blut wird mit steigender Außentemperatur bei bestimmter Luftfeuchtigkeit verkürzt und liegt zwischen einer und mehreren (bis zu fünf) Wochen; Minimaltemperatur für Pl.vivax und falciparum um 16° C, für Pl.malariae

[8]) Vgl. Abb. XV/19, S. 376.

um 14 °C. Die Mücken bleiben 40 Tage infektionsfähig.

2. Mensch — Mensch: Impfmalaria und Malaria connata. Bluttransfusion!

Inkubation und Kontagionsindex:

1 bis 3 Wochen (Pl.vivax), Impfmalaria (intravenös) 7 Tage,

3 bis 6 Wochen (Pl.malariae), 4 bis 14 Tage (Pl.falciparum); mehrmonatige Inkubation („Latenz") bei Pl.vivax und malariae, je nach Umständen.

Hoch, Bedeutung der Infektionsdosis (Zahl der Sporozoiten) und Vermehrungskraft (Pl.falciparum > Pl. vivax > Pl.malariae). In Endemiegebieten erkranken Kinder, Erwachsene sind latent infiziert.

Krankheit und Pathogenese:

Malaria (Sumpffieber, Wechselfieber).

Zyklische Infektion (HÖRING):

Inkubation (exoerythrozytäre Schizogonie, erste Vermehrung der Schizonten im Leberparenchym) — Parasitämie (erythrozytäre Schizogonie) mit typischen Fieberzyklen nach Anfangsfieber; Milzschwellung, Anämie — verschiedene Organschädigungen.

Fieberschübe bei Malaria tertiana (Pl. vivax) jeden 3. Tag, bei Malaria quartana (Pl. malariae) jeden 4. Tag, bei Malaria tropica (Pl. falciparum) meist unregelmäßig.

Immunität und Pathologie:

Mehrjährige aktive Immunität gegen Anfangsfieber und schweren Krankheitsverlauf (Hemmung der erythrozytären Phase, nicht der Gameten und exoerythrozytären Phase), teilweise Durchbrechung nach starker Re- bzw. Superinfektion mit der gleichen Erregerart, keine Kreuzimmunität zwischen Tertiana, Quartana und Tropica; in Endemiegebieten natürlich-passive (humorale) Immunität der Neugeborenen, Dauer sechs Lebensmonate; Möglichkeit der Gammaglobulinprophylaxe!

Exoerythrozytäre Schädigung der Leberzellen[9]. Erythrozytäre Zerstörung von Erythrozyten (Anämie), Kapillarschäden (Hämorrhagien, Embolien); sie füh-

[9]) Vgl. Tab. XIV/3, S. 337.

ren insgesamt zu Herdnekrosen in parenchymatösen Organen; Ablagerung von eisenhaltigem Malariapigment im RES der inneren Organe.

Verlauf und Prognose:

Gewebsmalaria bestimmt Inkubation (Latenz), Spätrezidiv und Therapieresistenz; Blutmalaria Fieber, Krankheitserscheinungen und Frührezidiv: Frührezidive nach Wochen bei allen Malariaformen, Spätrezidive nach Monaten bei Tertiana, nach Jahren und Jahrzehnten bei Quartana. Spontanheilung der Tropica nach einem Jahr, der Tertiana nach drei Jahren, bei Quartana fraglich, Infektionsdauer mindestens zehn Jahre.

Die Prognose quoad vitam ist für unkomplizierte Tertiana und Quartana gut (Letalität um 1 %), für Tropica wegen der Gefahr eines perniziösen Verlaufs fraglich (Letalität bis 10 %).

Doppelinfektionen (Malaria dublicata) durch verschiedene Plasmodienarten (3 % aller Malariainfektionen), meist Tropica plus Tertiana, erhöhen Komplikationsgefahr.

Komplikationen vor allem bei Tropica („Perniciosa"): Bronchopneumonie, Herz-Leber-Nierenschäden, Hirnembolie (zerebrale Malaria mit Krämpfen und Koma), Kreislaufversagen.

Schwerste Komplikation ist das „Schwarzwasserfieber", meist nach chininbehandelter Tropica, Letalität 25 %.

Intravasale Hämolyse mit Fieber-Ikterus-Erbrechen, Hämoglobinämie und -urie, Anurie und Kreislaufschock: Autoallergie.

Erkennung und Behandlung:

1. Klinik:

Typisches Rhythmusfieber mit Schüttelfrost-Fieber-Schweißausbruch ist malariaverdächtig.

Wichtigste Differentialdiagnosen Kala - Azar, „tropische Fieber" (Arbovirosen), Sepsis.

2. Parasitologie: Mikroskopischer Erregernachweis (Blutausstrich, „dicker Tropfen").

Meist kombinierte Chemotherapie:

a) „Suppressivmittel" gegen asexuelle Blutphase: Resochin (Chloroquin).

b) „Kurativmittel" gegen asexuelle Gewebsphase (und sexuelle Blutphase): Plasmochin (Primaquin).

Vorbeugung und Bekämpfung:

1. Allgemeine Prophylaxe:

a) Vernichtung der Mücken und deren Brut mit Kontaktinsektiziden; Entwicklung resistenter Mückenstämme!

b) Sanierung der Gewässer (Mückenbrut!), Drainage und Entwässerung der Sümpfe, Flußregulierungen.

Die allgemeine Malariabekämpfung setzt die Zusammenarbeit großer Organisationen voraus. Sie ist ein internationales Problem!

2. Persönliche Prophylaxe:

a) Schutz der Wohnungen durch Mückengaze, Moskitonetze; insektenabweisende „Repellents".

b) Chemoprophylaxe:
Suppressivprophylaxe (blutschizontozides Mittel Resochin),

Rezidiv-Kurativprophylaxe (gewebsschizontozides und gametozides Mittel Plasmochin),

Kausalprophylaxe (gewebsschizontozides Mittel gegen die erste [frühe] Gewebsphase, ferner sporontozides Mittel gegen Sporogonie innerhalb der Mücke Daraprim = Pyrimethamin); gegen letzteres Mittel Gefahr der Chemoresistenz.

Bisher gibt es kein Malariamittel, das gegen frisch eingedrungene Sporozoiten schützt!

3. G e s e t z l i c h e M a ß n a h m e n :

Anzeige von Ersterkrankung, Rückfall und Tod — mückensichere Unterbringung (Isolierung) des Erkrankten — Behandlung (Quellensanierung) — Desinsektion (Mückenvertilgung).

Erreger und Vorkommen:

Balantidium coli; alle Erdteile, warme Länder häufiger; Verbreitung in der Bevölkerung um 0,1 % und darunter, in Ländern mit Schweinefleischverbot (Mohammedaner) weniger.

20—50 x 50—100 μm großer, eiförmiger Ziliat mit schwer erkennbarem Makro- und Mikronukleus, dichtem Wimperbesatz und trichterförmigem Zellmund, kugelige, derbwandige Zysten um 50 μm ∅, Abb. XV/10.

Infektionsquelle und Übertragung:

Schwein (mehr als 50 % der Schweine tragen Balantidien als Dickdarmkommensalen, Ausscheidung mit zystenhaltigem Kot).

1. Schwein — Mensch (berufliche Kontaktinfektion, „orale Kotinfektion" bei Fleischern und Tierzüchtern).
2. Schwein — Fliege — Mensch (Nahrungsmittelinfektion). Bedeutung resistenzmindernder bakterieller Infektionen als „Schrittmacher" der Balantidiose.

Krankheit und Pathogenese:

Balantidiose (Balantidienruhr).

Lokalinfektion (HÖRING): Befall der Dickdarmschleimhaut, hämorrhagische Entzündung, Geschwürsbildung, diarrhoische und blutig-schleimige Durchfälle, Tenesmen und Leibschmerzen, vgl. Magen-Darm-Infektionen, S. 81.

Verlauf und Prognose:

Meist latente Infektionen; klinisch mehrjähriger chronischer Verlauf ähnlich Amöbenruhr, Bild der „Colitis ulcerosa", unbehandelt Letalität bis zu 30 %.

Erkennung und Behandlung:

1. K l i n i s c h : Anamnese (beruflicher Umgang mit Schweinen), Rektoskopie, Röntgenbefund.

Wichtigste Differentialdiagnose Amoebiasis, Shigellose.

2. P a r a s i t o l o g i s c h : Nativpräparat von frischen (!) Stuhlproben, Kerndarstellung durch Jodfärbung.

Chemotherapie mit Tetrazyklinen.

Vorbeugung und Bekämpfung: Körperhygiene, Stuhldesinfektion; Lebensmittelhygiene, Schlachthofhygiene.

Erreger und Vorkommen: **Toxoplasma gondii**; Kosmopolit bei Säugetieren, Vögeln und Menschen; endemisch, Naturherdgebiete; Haus- und Gruppenerkrankungen im Umkreis erkrankter Tiere.

Sichelförmiges, auch ovales Protozoon mit exzentrischem Kern und Volutinkörnchen, 2—4 x 4—8 μm; Vermehrung in lebenden Zellen, alle kernhaltigen Zellen der Warmblüterspezies können befallen werden. Zellen ohne Kern mit mehreren hundert Parasiten heißen Pseudozysten, ca. 100 μm ∅, Abb. XV/11.

Toxoplasmen sind Zellparasiten. Sie verursachen in der ganzen Welt bei Tier und Mensch latente Infektionen. Landbewohner sind durch den häufigen Kontakt mit Tieren stärker befallen. Die seltenen Erkrankungen verlaufen meist schwer, es sind Zooanthroponosen.

Infektionsquelle und Übertragung:

1. Tier — Mensch: Vor allem Hunde, Katzen und Kaninchen.
   Ausscheidung des Erregers mit Fäzes, Urin und/oder Speichel.
   a) Kontakt(Schmier)infektion,
   b) Nahrungsmittel(Milch-Fleisch)infektion,
   c) Tröpfcheninfektion.

Eintrittspforte ist die Schleimhaut des Respirations- und/oder Verdauungstraktes, seltener die verletzte Haut. Erhöhte Exposition beim beruflichen Umgang mit Tieren.

Toxoplasmen sind im Gegensatz zu Pseudozysten gegen Austrocknung, Erhitzung und Chemikalien wenig resistent.

2. Mensch — Mensch:

Die für den Menschen gefährlichste Übertragung erfolgt transplazentar, besonders nach frischer Infektion der Mutter während der Schwangerschaft.

Inkubation und Kontagionsindex:

Einige Tage (massive Laborinfektionen!), Wochen bis Monate.

Niedrig in bezug auf Erkrankungen, hoch bezüglich Häufigkeit der latenten Infektionen; Aktivierung „schlummernder" Infektionen infolge Resistenzminderung („Begleitkrankheit").

Krankheit und Pathogenese:

Toxoplasmose.
Zyklische Infektion (HÖRING):

Postnatale Toxoplasmose:

Zellbefall und primäre Parasitenvermehrung durch Längsteilung unter Zellnekrose und erneutem Zellbefall an der Eintrittspforte — Einbruch in Lymph- und Blutbahn (Parasitämie) meist ohne klinische Zeichen, Beginn der Antikörperbildung — Organmanifestation durch Befall zahlreicher Organe [hochfieberhafte pulmonale[10]) oder meningitische[11]) Form, lymphoglanduläre Form, makulopapulöse Exantheme[12])] — Sanierung der „proliferativen" Toxoplasmose durch Pseudozystenbildung und Übergang in latente Infektion (Organheilung, selten Dauerschäden, ZNS und Myokard).

Pränatale Toxoplasmose:

Parasitämie der Mutter — transplazentare Infektion des Feten mit Parasitämie — Befall zahlloser Organe (Enzephalitis und Chorioretinitis, Hepato-Splenomegalie und Myokarditis) — Dauerschäden nach Sanierung.

Immunität und Pathologie:

Infektionsimmunität („unsterile Immunität" infolge Anwesenheit von Pseudozysten); alle Toxoplasmenstämme sind antigenetisch einheitlich, jedoch unterschiedlich virulent. Vorübergehend positive KBR (Komplementbindungsreaktion) im akuten Stadium, dauernd positiver SFT (Sabin-Feldman-Test) und IDT (Intradermaltest) bei chronischen und latenten Infektionen.

Akute Erkrankung: Herdnekrosen mit Entzündung und Lymphozyteninfiltration vorwiegend im Interstitium der Organe: ausgedehnte Hirnnekrosen nach

---

[10]) Vgl. Mikrobiell-parasitäre Ursachen der Pneumonie, S. 26.
[11]) Vgl. Mikrobielle Ursachen der Meningitis, S. 43.
[12]) Vgl. Mikrobielle Ursachen des Exanthems, S. 416.

vorangehender Vaskulitis bei angeborener Toxoplasmose (Kalkeinlagerung am Boden der Ventrikel und im Plexus chorioideus). Lymphknoten zeigen Hyperplasie der Retikulumzellen („Epitheloidzellen") ohne Nekrose!

Latente Phase: Pseudozysten in reaktionsloser Umgebung.

Verlauf und Prognose:

Erworbene (postnatale) Toxoplasmose:

a) Meist latente Infektionen,

b) relativ häufig Lymphknotentoxoplasmose, gute Prognose,

c) seltener viszerale Toxoplasmose (pulmonale, kardiale Form), zweifelhafte Prognose,

d) selten zerebrale Toxoplasmose, zweifelhafte Prognose, Dauerfolgen.

Angeborene (pränatale) Toxoplasmose[13]:

a) Selten Totgeburt,

b) häufig Hirnschäden und -verkalkung mit Dauerfolgen (schwere Defektzustände).

Erkennung und Behandlung:

1. Klinisch: Anamnese (Tierkontakt), unklare fieberhafte Erkrankung mit Lymphknotenschwellung, Pneumonie, meningealen Symptomen, enterokolitischen Erscheinungen.

2. Parasitologisch-serologisch:

a) Erregernachweis (Biopsie- bzw. Sektionsmaterial, Sputum, Liquor) mikroskopisch (vor allem Fluoreszenz-Antikörper-Methode), Tierversuch;

b) Antikörpernachweis mit KBR und SFT, vor allem chronische und latente Stadien;

c) Toxoplasmin-Hauttest, Spätreaktionstyp (wie Tuberkulinreaktion, vgl. Kapitel VI, S. 170) mit Toxoplasmen-Hauttest-Antigen.

Kombinierte Chemotherapie mit Daraprim (Pyrimethamin) plus Sulfonamid (besonders Sulfapyrimidin) gegen akute (proliferative) Toxoplasmose; keine Wirkung gegen chronische und latente (intrazelluläre und Pseudozysten-)Formen.

---

[13]) Vgl. Leitsätze für pränatale Infektionen, S. 258.

Vorbeugung und Bekämpfung:

1. Gesetzliche Maßnahmen der Anzeige von Erkrankung und Todesfall.
2. Chemoprophylaxe (akuter Infektionen) während Gravidität (Mens I bis IV, eventuell Wiederholung in der zweiten Schwangerschaftshälfte) und nach Laborinfektion!
3. Hygiene beim Umgang mit Tieren, kein Kontakt mit kranken Tieren während der Gravidität, kein Genuß von roher Milch und ungarem Fleisch.

Erreger und Vorkommen:

Pneumocystis carinii; alle Erdteile, weitverbreitet bei Säugetieren (Wild- und Haustieren).

Ovales, 2 mal 4 μm großes, einkerniges Protozoon mit strukturloser Schleimhülle (bis 10 μm ∅) und polysaccharidhaltiger Außenmembran; Vermehrung durch Zweiteilung, Sporogonie durch Bildung von Zysten mit acht ovalen, 1 mal 2 μm großen Sporen, vgl. Abb. XV/12.

Pneumozysten sind Gewebs-, keine Zellparasiten (Gegensatz Toxoplasmen). Sie verursachen bei Tier und Mensch latente Infektionen. Im frühen Säuglingsalter entstehen die schweren interstitiellen Plasmazellenpneumonien. Pneumozystose ist dem Wesen nach eine Zooanthroponose, in Säuglingsstationen eine Hospitalinfektion!

Infektionsquelle und Übertragung:

1. Tier — Mensch: Vor allem Haustiere und Laboratoriumsnagetiere.
   Ausscheidung der Erreger mit Speicheltröpfchen.
2. Mensch — Mensch: Erkrankte Säuglinge, latente Parasitenträger unter Pflegepersonen und Säuglingen (inkubierte Keimträger).

Bei Menschen Ansteckung durch Inhalation pneumozystenhaltiger Tröpfchen und Staubpartikel.

Inkubation und Kontagionsindex:

2 bis 6 Wochen; 90 % im ersten Trimenon, später viel niedriger: bei älteren Kindern und Erwachsenen sind Erkrankungen sehr selten (erst bei Resistenzminderung).

Krankheit und Pathogenese: **Pneumozystose**[14]) (interstitielle plasmazelluläre Pneumonie des ersten Trimenons).

Schwere Infektionskrankheit, Beginn mit gastrointestinalen Störungen, dann folgen die typischen Zeichen der Pneumozystose (Zyanose, Tachypnoe, Dyspnoe), selten Fieber (!).

Immunität und Pathologie: Infektionsimmunität; positive Komplementbindungsreaktion (Antigen aus Pneumozystenlungen), ferner Intrakutan-Test (Kontrolle mit Normal-Lungenextrakt).

Plasmazelleninfiltrationen im Lungeninterstitium, Alveolen mit Parasitenmassen („Schaumstrukturen") ausgefüllt.

Verlauf und Prognose: Akuter bis subakuter Krankheitsverlauf, Letalität bis 50 %.

Pneumozystose ist der Schrecken aller Säuglingsanstalten, in Mitteleuropa eine gefürchtete Hospitalinfektion und häufige Todesursache im Säuglingsalter!

Erkennung und Behandlung: 1. Klinisch: Lungensymptome, Röntgenbefund!

Bläuliche Flecken um Mund und Nase, Tachypnoe (> 80 Atemzüge pro Minute) und schaumiges Sekret in Mund und Nase weisen auf Pneumozystose! Normale oder subfebrile Temperaturen!

2. Serologisch: KBR und Kutanreaktion (Umgebungsuntersuchungen).

3. Post mortem: Erregernachweis in der Lunge.

Keine spezifische Chemotherapie, symptomatische Behandlung (Ruhigstellung, Sauerstoffbeatmung, Sondenfütterung).

Vorbeugung und Bekämpfung:

Pneumozystose breitet sich explosiv in Säuglingsabteilungen und Frühgeburtenstationen aus! Frühdiagnose des ersten Falles!

---

[14]) Vgl. Mikrobiell-parasitäre Ursachen der Pneumonie, S. 26.

1. Strenge Isolierung der erkrankten und inkubierten Säuglinge (6 Wochen). Gesondertes Pflegepersonal.
2. Desinfektion mit Formalin (UV-Strahlen für Raumluft).
3. In der DDR: Meldung von Erkrankung und Sterbefall.

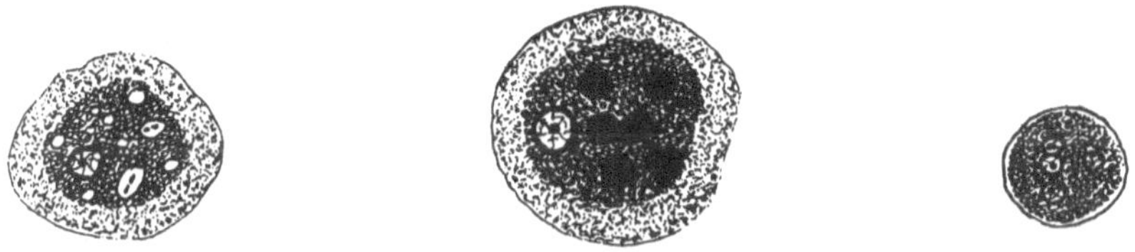

a) Minutaform b) Magnaform c) reife Zyste

Abb. XV/1. Entamoeba histolytica (schematisch)

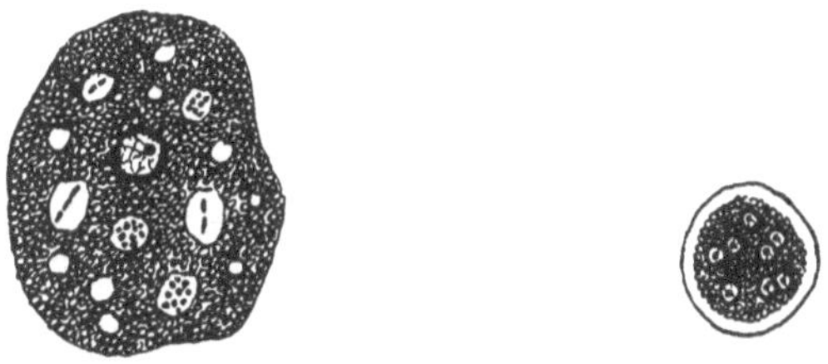

a) Amöbenform b) reife Zyste

Abb. XV/2. Entamoeba coli (schematisch)

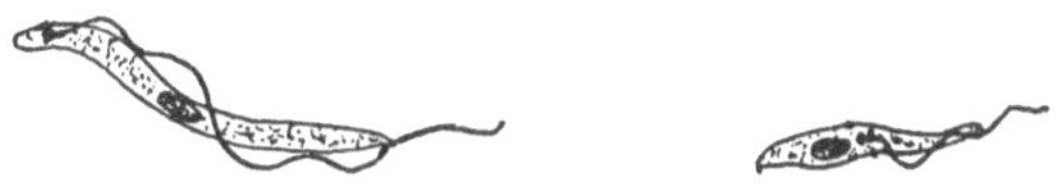

a) Trypanosomaform b) Crithidiaform

Abb. XV/3. Trypanosomen

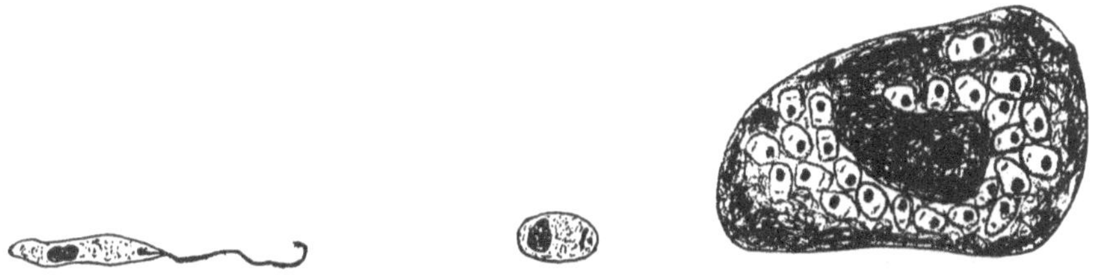

a) Leptomonasform b) Geißellose Zellform c) Retikuloendothelzelle mit Leishmanien

Abb. XV/4. Leishmanien (schematisch)

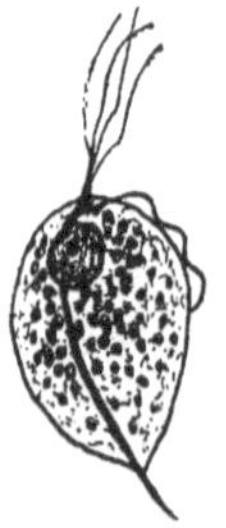

Abb. XV/5
Trichomonas vaginalis

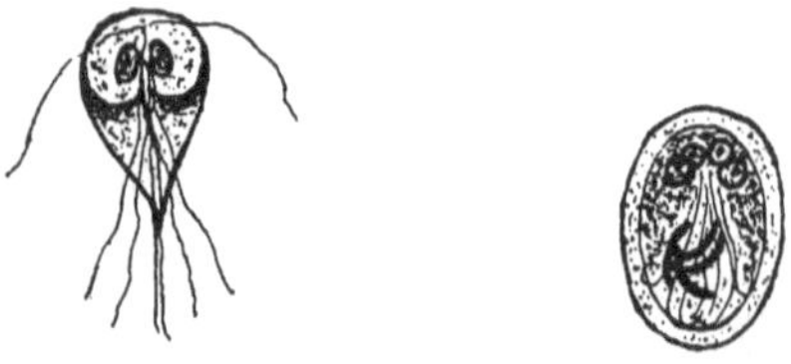

Abb. XV/6. Lamblia intestinalis (a) mit Zyste (b)

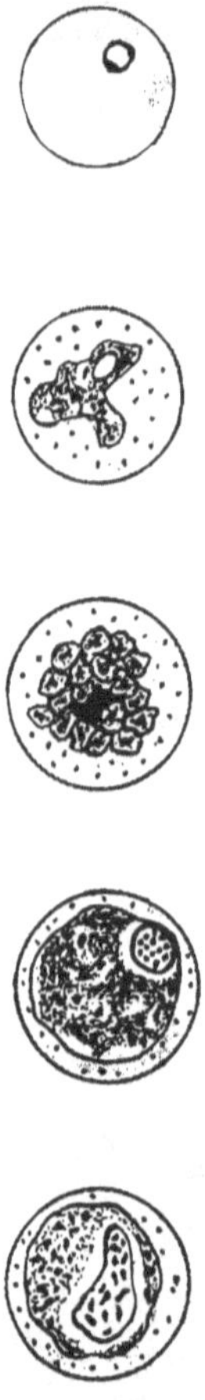

Abb. XV/7. Plasmodium vivax

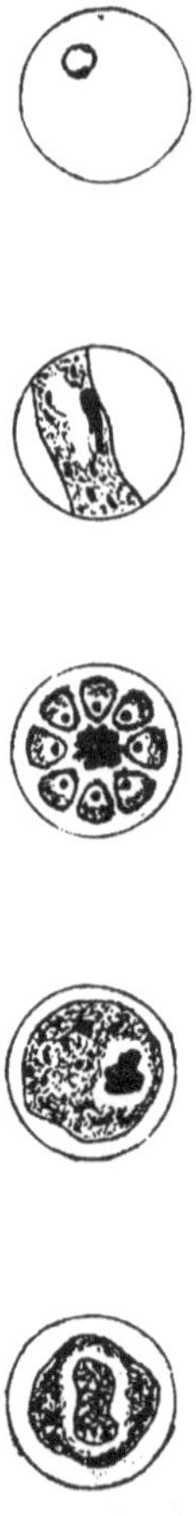

Abb. XV/8. Plasmodium malariae

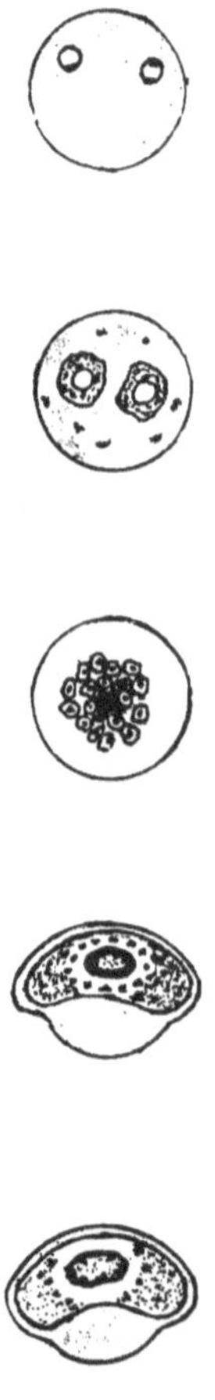

Abb. XV/9. Plasmodium falciparum

a) Jugendform („Siegelringe"), b) halberwachsene Schizonten, c) Teilungsformen, d) weibliche Gametozyten, e) männliche Gametozyten

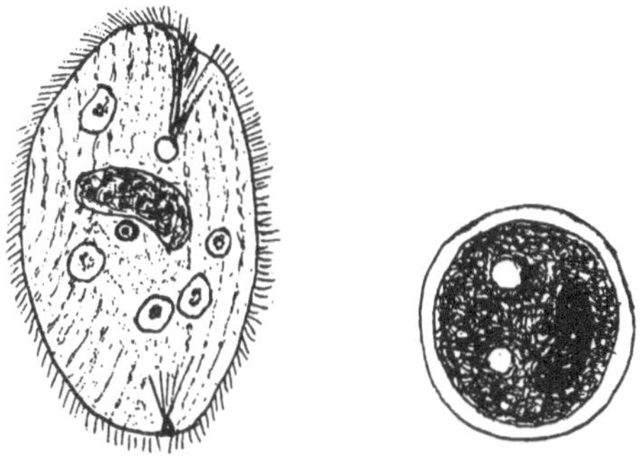

a) b)

Abb. XV/10. Balantidium coli (a) mit Zyste (b)

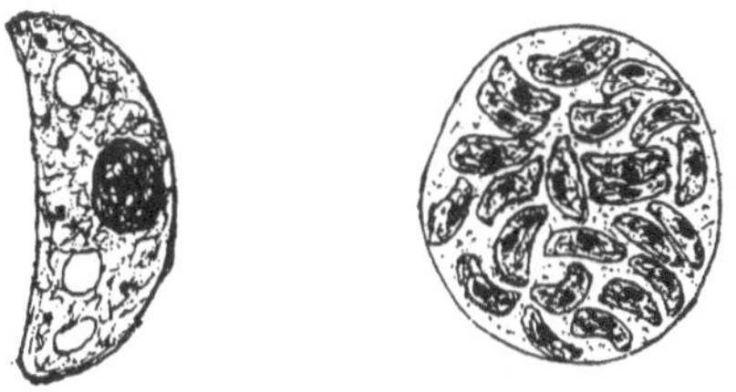

a) b)

Abb. XV/11. Toxoplasma gondii (a) mit Pseudozyste (b)

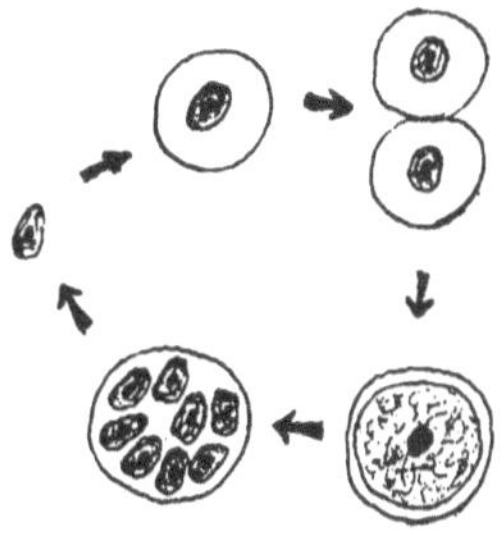

Abb. XV/12. Pneumocystis carinii, Entwicklungszyklus (nach JÍROVEC)

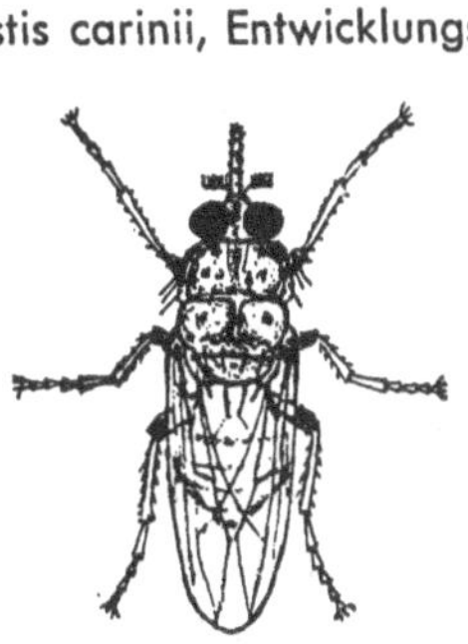

Abb. XV/13. Glossine

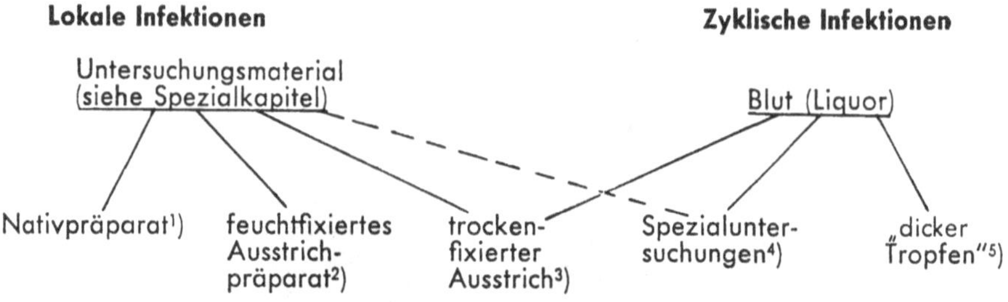

Abb. XV/14. Allgemeiner Untersuchungsgang bei Protozoeninfektionen (schematisch)

[1]) Voraussetzung ist die Sofortuntersuchung des f r i s c h gewonnenenen Materials, gegebenenfalls auf heizbarem Objekttisch.
1 Tropfen Material + 1 Tropfen physiol. Kochsalzlösung, mit Deckglas bedecken; zur Kerndifferenzierung, insbesondere von Zysten, statt Kochsalzlösung Lugol'sche Lösung.

[2]) Durch Trocknung oft Strukturänderungen; zum Beispiel Fixierung in Sublimat-Alkohol (SCHAUDINN), anschließend Färbung, als Dauerpräparat Einbettung in Kanadabalsam nach stufenweisem Wasserentzug.

[3]) Lufttrocknung und Fixierung in Methylalkohol, meist Romanowsky-Giemsa-Färbung; Kerne, Blepharoplasten und Geißeln leuchtend rot, Protoplasma blau.

[4]) Kultur, Tierversuch, Serologie.

[5]) „Anreicherung" der Erreger; mittlerer Blutstropfen wird luftgetrocknet und n i c h t fixiert; meist Romanowsky-Giemsa-Färbung; Erythrozyten erscheinen durch Hämolysierung als Blutschatten.

Amöbenruhr

Amoebiasis ist neben Malaria die wichtigste und häufigste Protozoenkrankheit der Tropen. Trotz ihrer kosmopolitischen Ausbreitung treten die Ruhramöben nur in tropischen und subtropischen Ländern als Krankheitserreger auf und rufen dort endemisch bis epidemisch die vorwiegend chronisch verlaufende Amöbenruhr hervor. Epidemien beobachtet man bei großen Menschenansammlungen unter mangelhaften hygienischen Verhältnissen, zum Beispiel bei Mekkapilgern.

Der unterschiedliche Verlauf der Amöbeninfektion erklärt sich durch die differente Entwicklung der Amöben unter „normalen" und „abnormen" Bedingungen:

1. **Normale (apathogene) Entwicklung** der Amöben:

> **90 % aller tropischen und fast ausnahmslos alle Infektionen gemäßigter Breiten sind symptomlose Darminfektionen mit der apathogenen Minutaform!**

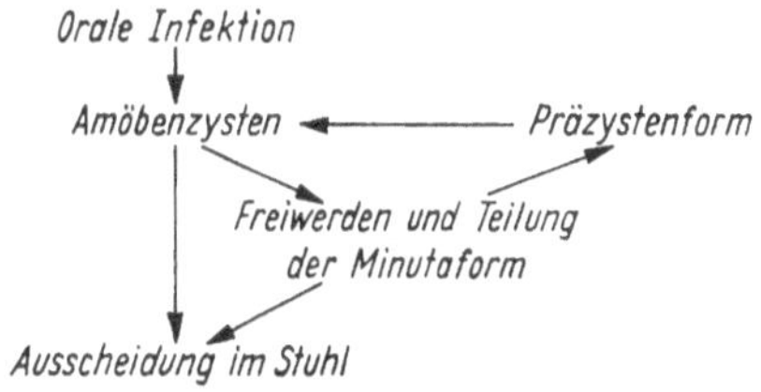

Abb. XV/15

2. **Dysenterische (pathogene) Entwicklung** der Amöben:

> **10 % der Zystenträger in tropisch-subtropischen Gebieten und ein Bruchteil aller Infizierten in kälteren Klimaten erkranken an Amoebiasis. Voraussetzung ist die Resistenzminderung der Darmschleimhaut!**

Erst dann entwickelt sich die Minuta- zur Magnaform, die durch proteolytische und phagozytäre Eigenschaften Darmwandgeschwüre und Organkomplikationen hervorruft:

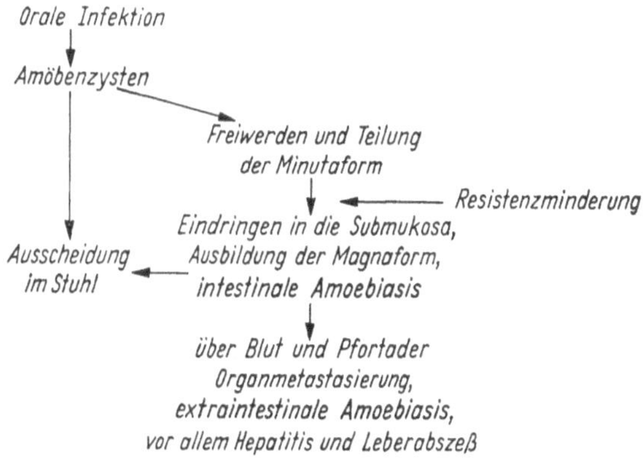

Abb. XV/16

Leitsätze für die Klinik und Diagnose

A. Klinik

> **Ersterkrankungen kommen nur in warmen Ländern vor, in gemäßigten Klimaten ist die Amöbenruhr eine Rezidiverkrankung der Tropenheimkehrer, ausgenommen sehr seltene sporadische Erkrankungen[15]).**

[15]) Vgl. Magen-Darm-Infektionen, S. 81.

Nach oft langer Keimträgerperiode oder im Anschluß an eine ungenügend geheilte Amoebiasis entsteht die chronische Amöbenruhr mit Abdominalbeschwerden, Darmstörungen, Tenesmen, auch „appendizitischen Symptomen".

Im Gegensatz zur Bakterienruhr sind „reine" Amöbenruhrstühle nicht eitrig.

Wiederholte Krankheitsschübe führen zur Auszehrung und Entkräftung.

Die akute Amöbenruhr ist regional unterschiedlich häufig; sie entsteht nach Ernstinfektion wie auch nach vorangegangener Latenzperiode; Koliken, Tenesmen, bis zu täglich zehn Stuhlentleerungen; hochfieberhafte Formen sind bakteriell mitbedingt, Leberabszeß, Darmperforation, Peritonitis!

B. Diagnose

1. **Klinisch nicht einwandfrei möglich:**

   Anamnese (Tropenaufenthalt usw.), Rektoskopie, Leberpunktion, Röntgenbefund!

Der Stuhl der „reinen" Amöbenruhr ist schleimig-blutig, „himbeergeleeartig" und von festerer Konsistenz als der mehr flüssig-eitrig-blutige Stuhl bei Bakterienruhr.

2. **Parasitologisch:**

Eine sichere Diagnose ist nur durch den Nachweis der lebenden Magnaform der Amöben möglich. Stets nach pathogenen Darmbakterien suchen (vgl. Abschnitt Darmbakterien, S. 65).

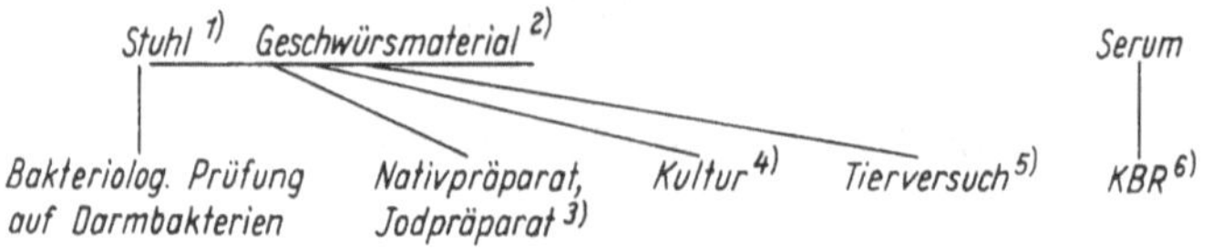

Abb. XV/17. Untersuchungsgang bei Amöbenruhr, schematisch

---

1)

Nur frische, körperwarme Stuhlproben untersuchen, blutige Schleimflocken, gegebenenfalls nach Provokation mit salinischen Abführmitteln gewinnen.

Tab. XV/2

	Entamoeba histolytica[1]	Entamoeba coli[2]
Größe	Magnaform 20 bis 30 μm	20 bis 30 μm
Beweglichkeit	lebhaft, ruckartig amöboid	langsam, fließend amöboid
Ekto- und Endoplasma	scharf abgegrenzt, Endoplasma mit eingeschlossenen Erythrozyten	undeutlich abgegrenzt, Endoplasma gelegentlich mit Bakterien, niemals Erythrozyten, gröbere Vakuolen
Kern	nativ schlecht erkennbar, mehr exzentrische Lage mit zentralem Karyosom	gut erkennbar, mehr zentrale Lage mit exzentrischem Karyosom
Zysten:	nur aus Minutaformen	
Größe	um 10 μm	um 15 μm
Membran	zart	dick
Zahl der Kerne (je nach Reife)	1 bis 4, nativ schlecht erkennbar, nach Jodfärbung deutlicher	2 bis 8, nativ deutlich sichtbar

[1]) Abb. XV/1 a—c.
[2]) Abb. XV/2 a + b.

Trichomonasis

Alle Trichomonadenarten sind weltweit verbreitet, die wichtigste und einzige menschenpathogene Art ist **Trichomonas vaginalis,** die größte und am

Fußnoten von Seite 372

[2]) Rektoskopisch bzw. laparoskopisch entnommenes Material (Leberabszeß!), Sektionsmaterial.

[3]) „Hängender Tropfen", Prüfung auf Beweglichkeit, morphologische Differenzierung; Beurteilung der Kernstrukturen nach Jodzugabe; *Abgrenzung apathogener Amöben* siehe Tab. XV/2.
Nachweis der *Amöbenzysten* unter Umständen nach mechanischer Anreicherung.

> **Merke: Negative einmalige Untersuchung besagt nichts!**
> **6 (!) aufeinanderfolgende negative Befunde abwarten!**

Stuhl von Amöbendysenterie enthält häufig, im Gegensatz zu Bakterienruhr, Charcot-Leyden'sche Kristalle und eosinophile Leukozyten.

[4]) 37°-Bebrütung in Serumnährböden mit Penizillin- und Streptomyzinzusatz; Wachstum der Minutaform (!) nach wenigen Tagen.

[5]) Kätzchen, höchstens 6 Monate alt, rektal infizieren, tödlich verlaufende ulzerierende Kolitis, Dysenterie-Magnaformen im Stuhl.

[6]) Bei chronischer Gewebs- und Organ-Amoebiasis bis zu 80 % der Fälle positiv (Antigen wäßriger Extrakt aus Amöben-Kulturen).

wenigstens widerstandsfähige Trichomonade[16]). Umfangreiche parasitologische Untersuchungen aus jüngerer Zeit weisen auf die zunehmende Bedeutung der Trichomonasis hin. Ihre weite Verbreitung verdankt sie der zunehmenden Promiskuität.

Trichomonasis ist eine venerische Infektion, Übertragung und Vorbeugung entsprechen denen der Geschlechtskrankheiten. Auf Grund ihres leichten und lokalen Verlaufs unterliegt sie jedoch keinen gesetzlichen Regelungen.

Nach massiver Infektion und herabgesetzter Resistenz treten Erkrankungen auf, zum Beispiel durch verändertes alkalisches pH, nach bakteriellen Mischinfektionen, während der Menses usw. Bedeutung des „östrogenisierten Terrains" für das „Angehen" der Trichomonadeninfektion (PETER). So kann es nur im frühen Säuglingsalter unter dem noch einige Wochen nachwirkenden Hormoneinfluß der Mutter und dann erst wieder mit Beginn der Geschlechtsreife zur Infektion oder Erkrankung durch Trichomonaden kommen (vgl. dagegen die juvenile Schmutzinfektion mit Gonokokken S. 38).

Leitsätze für die Klinik und Diagnose

A. Klinik

Klinisch unterscheidet man akute, chronische und latente Stadien. Ausgeprägten Charakter zeigen die akuten Formen.

Neben Juckreiz und Brennen ist der milchig-dünnflüssige, zuweilen schaumige, faulig-süßlich riechende Fluor für Trichomonadenkolpitis typisch. Bis zu 80 % aller Kolpitiden mit Fluor werden durch Trichomonaden und Soorpilze hervorgerufen (PSCHYREMBEL).

Trichomonaden-Urethritis zeigt alle Symptome eines Harnröhrenkatarrhs. 30 % der männlichen „unspezifischen" Urethritis sind trichomonadenbedingt.

Chronische Infektionen verlaufen meist unauffällig. Reinfektion des Geschlechtspartners, auch Autoinfektion von den trichomonadenbesiedelten Drüsengängen und der Harnröhre sind die Regel.

[16]) *Trichomonas intestinalis* seu hominis ist ein Dickdarmflagellat mit langer, als freie Geißel endender undulierender Membran, sehr klein und widerstandsfähig. *Trichomonas tenax* ähnelt Tr. vaginalis, ist jedoch kleiner und kommt in der Mundhöhle vor.

B. Diagnose

1. **Klinik:** Anamnese! Geschlechtspartner mituntersuchen, gegebenenfalls mitbehandeln.

> **Leitsymptom einer urogenitalen Infektion ist der Fluor genitalis. Die Ursache ist mannigfaltig und erfordert eine exakte mikrobiologische (parasitologische) Diagnose. Keine Fluorbehandlung ohne Erregernachweis, stets an Gonorrhoe und Syphilis denken und bakteriologisch-serologisch ausschließen!**

2. **Parasitologie:**

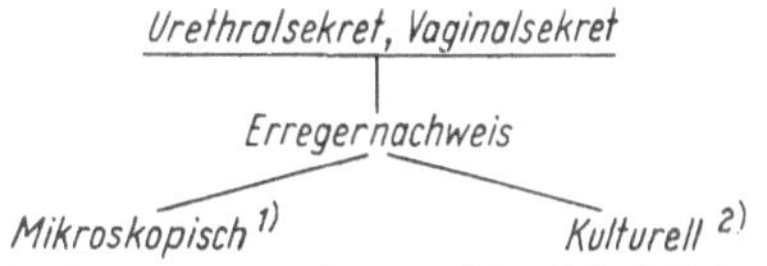

Abb. XV/18. Untersuchungsablauf bei Trichomonasis

1) Nativpräparat, ferner Färbung nach GIEMSA und GRAM.

2) Kulturelle Anreicherung in Serumbouillon mit Penizillin-Streptomyzinzusatz, Bebrütung 3 Tage bei 37° C.
Wichtig für die *Infektionsquellenermittlung* bei latenten und chonischen Verläufen.

Anhang: Mikrobielle Ursachen der (Uro)Genitalinfektion

> **Fluor genitalis ist ein vieldeutiges Symptom! Man denke stets an Karzinom (eitrig-blutiger Vaginalfluor)! Kolposkopische, mikrobiologische und zytologische Diagnose!**

1. Bakterien:
   a) „Spezifische" Infektionen durch Gonokokken, Syphilistreponemen, Ulcus-molle-Bakterien (seuchengesetzliche Maßnahmen!), Tuberkelbakterien (Urogenitaltuberkulose)!
   b) „Unspezifische" Infektionen durch Staphylokokken, Streptokokken, Koli-Proteus-Pyozyaneusbakterien, Bakteroidesarten.
2. Viren:
   a) „Spezifische" Infektionen durch Lymphogranulomaviren.
   b) „Unspezifische" Infektionen durch Paratrachomviren und Mykoplasmen.
3. Protozoen und Pilze:
   Infektionen durch Trichomonaden und Soorpilze (Trichomonasis, Genitalmykose).

Malaria

Malaria ist die wichtigste Protozoenkrankheit und im Weltmaßstab eine der häufigsten Infektionskrankheiten des Menschen.

In durchseuchten Gebieten ist Malaria eine Kinderkrankheit. Epidemiologische Erhebungen über die Durchseuchung der Bevölkerung kann man durch Bestimmung von Milzindex, Parasitenindex und Mückenindex treffen. Die beiden ersten werden durch Ermittlung des prozentualen Anteils der Kinder im Alter zwischen zwei und neun Jahren mit vergrößerter Milz bzw. mit Plasmodienbefall (Blutparasiten) bestimmt, letzterer durch den Prozentsatz der gefangenen weiblichen Anophelen, die Oozysten im Magen und/oder Sporozoiten im Speichel enthalten. Zum Beispiel weist ein Milzindex von 50 % bzw. ein Parasitenindex von 5 bis 15 % auf hyperendemische Malaria. Der Mückenindex beträgt selten mehr als 0,1 %.
Die wichtigsten Unterscheidungsmerkmale zwischen Anopheles- und Kulexmücken zeigen schematisch Abb. XV/19 und 20.

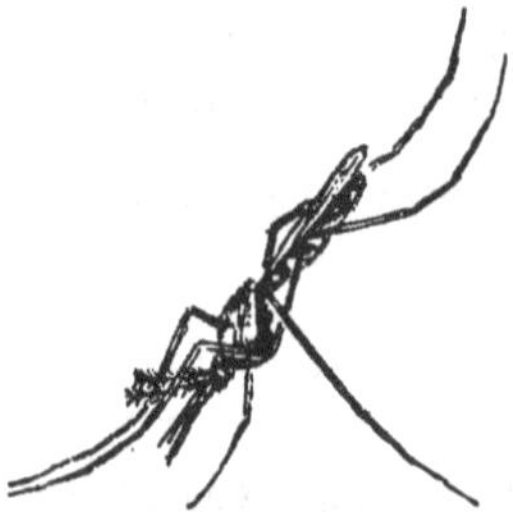

a) Imago

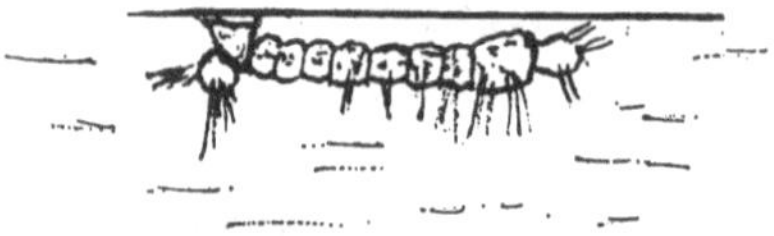

b) Larve im Wasser

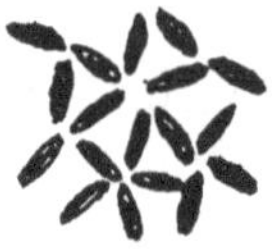

c) Gelege auf dem Wasser

Abb. XV/19. Anopheles-Mücke

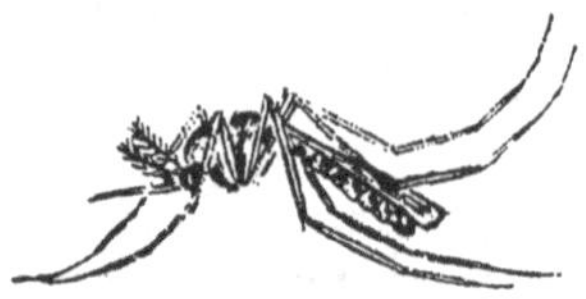

a) Imago

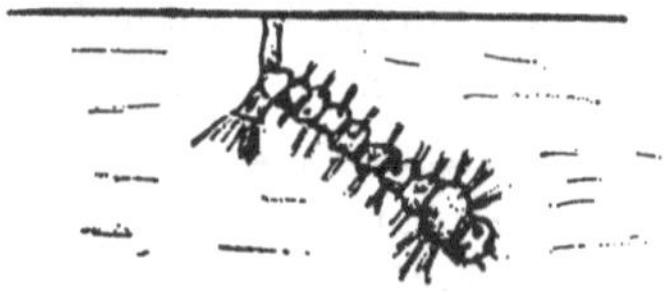

b) Larve im Wasser

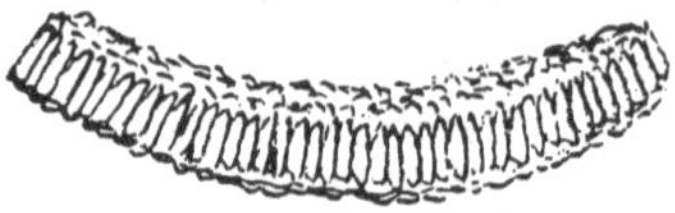

c) Gelege auf dem Wasser

Abb. XV/20. Kulex-Mücke

Anophelen sind die wichtigsten „Fiebermücken" des Menschen. Von den mehr als 300 bekannten Arten sind nur etwa 15 Hauptvektoren der Malaria.

Wegen der gabelförmigen Anordnung der Taster und Stechrüssel heißen sie „Gabelmücken". Die Lebensgewohnheiten der Mücke und ihre Biozönose haben für die Ausbreitung der einzelnen Malariaformen große Bedeutung. Bestimmte Anophelesarten sind durch die verschiedenen Plasmodienarten unterschiedlich infizierbar. Die Bekämpfung richtet sich nur gegen diejenigen Anophelen, die in einem bestimmten Gebiet die entscheidende Rolle als Malariavektoren spielen. Kenntnisse über die Überträgermücken, ihre Biologie und Ökologie, sind daher für die „Spezies-Sanierung" ausschlaggebend.

Generations- und Wirtswechsel der Plasmodien zwischen Mücke und Mensch sind bei allen Arten durch den gleichen Entwicklungszyklus gekennzeichnet.

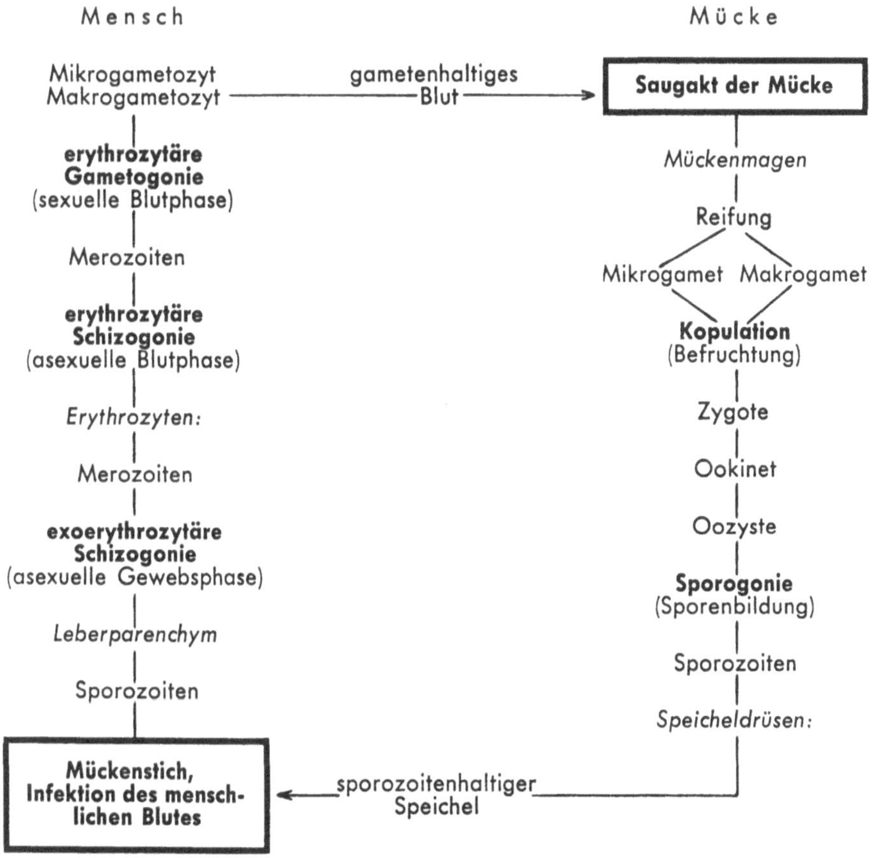

Abb. XV/21. Entwicklungszyklus der Malariaplasmodien (schematisch)

Die erythrozytäre Schizogonie hat bei den verschiedenen Plasmodienarten eine unterschiedliche Dauer. Am Ende der Schizontenentwicklung werden die Teilungsformen durch Zerfall der Erythrozyten frei. Dabei entstehende „Fieberstoffe" (Pyrogene) bedingen den Fieberanfall.

Der Fieberrhythmus der Malaria hängt von der Dauer der Schizogonie im Blutkörperchen ab: Plasmodium vivax 48 h, Pl. malariae 72 h, Pl. falciparum 24 bis 48 h.

Leitsätze für die Klinik und Diagnose

A. Klinik

Den uncharakteristischen Prodromalerscheinungen (Abgeschlagenheit, Kopf- und Gliederschmerzen, Magen-Darm-Störungen) folgt nach Erstinfektion ein „atypisches" Anfangsfieber von unter 40° C und wenigen Tagen Dauer.

Gegen das Anfangsfieber bildet sich eine mehrjährige Immunität. Daher setzen Reinfektionen sofort mit dem Rhythmusfieber ein.

Synchron mit der Schizogonie entsteht durch Freiwerden pyrogener Stoffe das charakteristische Rhythmusfieber mit Schüttelfrost — Fieber (> 40° C) — Schweißausbruch. Die unregelmäßige Entwicklung von Plasmodium falciparum hat unregelmäßige Fieberattacken zur Folge.

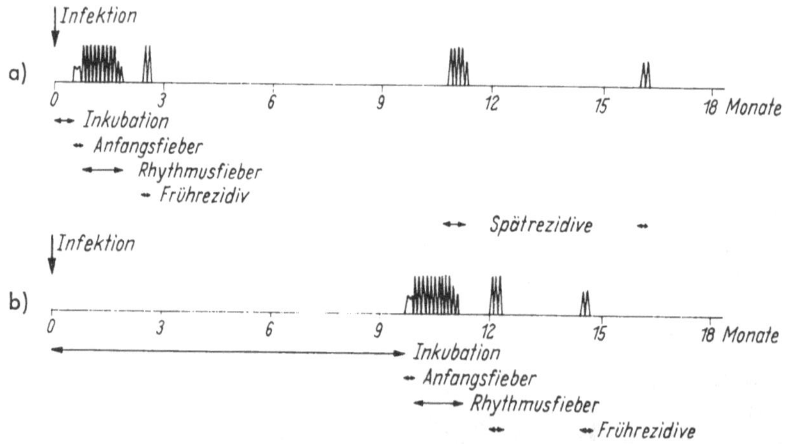

Abb. XV/22. Malaria tertiana, Erstinfektion
a) nach kurzer Inkubation,
b) nach langer Inkubation (primäre Latenz), stark schematisch

Erscheinungsbilder „reiner" Malaria findet man meist nur nach Erstinfektionen. Re-, Super- und Doppelinfektionen, Mischinfektionen mit anderen Krankheitserregern und Komplikationen gestalten die klinische Symptomatik der Malaria vor allem in den warmen Klimaten sehr mannigfaltig.

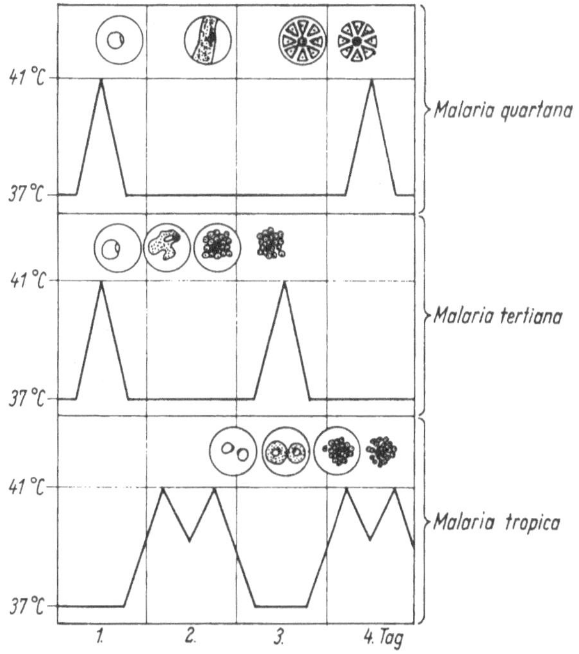

Abb. XV/23. Fieberkurven und Entwicklung der Malariaparasiten (stark schematisch)

B. Diagnose

1. **Klinik:** Anamnese (Tropenaufenthalt, „Malariagegend"), Fieber, große Milz und Anämie lenken den Verdacht auf Malaria.

Eine sichere klinische Diagnose ist nur bei typischer Erstinfektion möglich. In tropischen Malariagegenden sieht man meist „verwischte" Fieberzyklen. Darüber hinaus täuschen andere Tropenkrankheiten Malaria vor, vor allem beginnende Kala-Azar und die „tropischen Fieber" bei Arbovirosen.

2. **Parasitologie:**

Die Malariadiagnose wird im Blut während des Fieberanfalls durch den Parasitennachweis gestellt[17]).

Negative Befunde erfordern die mehrfache Wiederholung des Blutausstriches und „dicken Tropfens" an mehreren aufeinanderfolgenden Tagen bzw. Nächten, nötigenfalls Sternalpunktat.

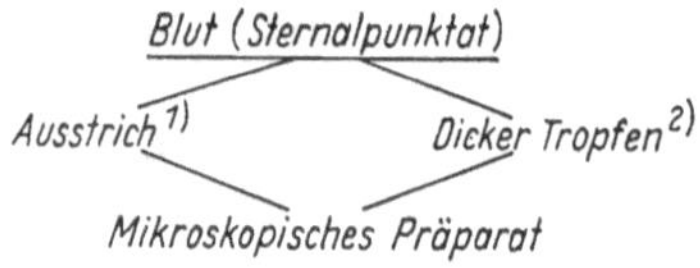

Abb. XV/24. Untersuchungsgang bei Malaria

1) Giemsafärbung nach Lufttrocknung und Fixierung mit Methylalkohol.

2) Für die „Anreicherung" der Parasiten, Giemsafärbung nach Lufttrocknung, keine Fixation.

Untersuchung des Sternalpunktats nach mehrfach negativem Blutbefund und für die Differentialdiagnose „Splenomegalie".

Tab. XV/3.

Erythrozytäre Entwicklungsstadien der 3 wichtigsten menschenpathogenen Plasmodienarten (Abb. XV/7—9)

Plasmodiumart	Schizonten im peripheren Blut	Veränderung der Erythrozyten
Plasmodium vivax[1])	alle Stadien; junge „Siegelringe" — halberwachsene „amöboide" Ringe — erwachsene Teilungsformen („Morula" mit 16 Merozoiten)	Vergrößerung und Abblassung mit „Schüffner'scher Tüpfelung"
Plasmodium malariae	alle Stadien; junge „Siegelringe" — halberwachsene „Bandformen" — erwachsene Teilungsformen („Gänseblümchen" mit 8 Merozoiten)	nicht vergrößert, nicht abgeblaßt, keine „Schüffner'sche Tüpfelung"
Plasmodium falciparum	nur Jugendformen; junge „Siegelringe" (oft mehrere in einem Erythrozyten) — halberwachsene „große Ringe" („Tropenringe") — erwachsene Teilungsformen in den Kapillaren der inneren Organe („Morula" mit 16 Merozoiten)	nicht vergrößert, nicht abgeblaßt, „Maurer'sche Fleckung", „halbmondförmige" Gametozyten

1) Plasmodium ovale wie Pl. vivax, 8 Merozoiten, oval deformierte, vergrößerte Erythrozyten; klinisch Malaria tertiana; in einigen Gegenden Afrikas und Südamerikas.

17) Vgl. Tab. XV/3 und Abb. XV/7—9 und XV/23.

Toxoplasmose

Erst nach Entdeckung des Erregers war es möglich, das vielgestaltige klinische Bild der Toxoplasmose als ätiologische Einheit zu betrachten. Weite Verbreitung und starke Durchseuchung zahlloser Warmblüterspezies sowie die überwiegend latenten Infektionen des Erwachsenenalters wurden offenbar.

Pränatale Toxoplasmoseinfektionen des Menschen tragen fast immer den ernsten Charakter einer akut septikämischen Toxoplasmose.

Der in den letzten Jahren verzeichnete Anstieg der Toxoplasmosefälle ist jedoch auf den Einsatz verfeinerter Untersuchungsmethoden des Laboratoriums zurückzuführen. In Deutschland werden gegenwärtig Durchseuchungszahlen von 10 bis 20 % der städtischen und 30 bis 50 % der ländlichen Bevölkerung angegeben. Die Wahrscheinlichkeit der Toxoplasmeninfektion steigt mit zunehmendem Alter, die latente Durchseuchung nimmt daher mit höherem Alter zu.

Etwa 0,1 bis 1 ‰ der Lebendgeburten haben angeborene Toxoplasmose (VIVELL, HOLMDAHL).

Früherkennung und Verhütung der Toxoplasmose sind daher besonders wegen der gefährdeten Nachkommenschaft von großer Bedeutung!

Schwangere sollten niemals kranke Tiere pflegen; bei unklaren Beschwerden, zum Beispiel „grippalen Infekten", sofort den Arzt aufsuchen!

Leitsätze für die Klinik und Diagnose

A. Klinik

1. **Postnatale Toxoplasmose:**

Höchstens ein Viertel aller postnatalen Infektionen führt zu klinischen Erscheinungen wie Krankheitsgefühl, Fieber-, Kopf-, Glieder- und Muskelschmerzen, Lymphadenitis, Exanthem[18]), Myokarditis, leichter Hepatitis[19]),

[18]) Vgl. Mikrobielle Ursachen des Exanthems, S. 416.
[19]) Tab. XIV/3, S. 337.

Meningitis[20]) und Pneumonie[21]). Der chronische Verlauf läßt nur einzelne, wenig typische Symptome erkennen. Erst nach Laboratoriumsinfektionen oder schweren anderen Grundkrankheiten tritt die akute Toxoplasmose mit dubiöser Prognose in Erscheinung.

2. **Pränatale Toxoplasmose** (vgl. Leitsätze für pränatale Infektionen, S. 258):

Zwischen Lues connata und angeborener Toxoplasmose bestehen Analogien in bezug auf Häufigkeit und Dauerfolgen! Toxoplasmen werden im Gegensatz zu Syphilisspirochäten fast nur während der akuten Parasitämie nach frischer Infektion von der Mutter auf das Kind übertragen (THALHAMMER).

Weitere Infektionen bei späteren Schwangerschaften werden durch Immunitätsreaktionen der Mutter aufgehalten.

Toxoplasmenbedingte Totgeburten sind selten, während die konnatale Toxoplasmose zur Zeit der Geburt, bedingt durch den Zeitpunkt der Infektion während der Fetalperiode, entweder mit florider Meningoenzephalitis[22]) oder im Stadium der manifesten Dauerschäden vorliegt.

Klinisch ist die Trias Hydrozephalus-intrazerebrale Verkalkung-Chorioretinitis hochcharakteristisch für pränatale Toxoplasmose.

Weitere Hinweissymptome sind Hepato-Splenomegalie, Ikterus und Anämie.

B. Diagnose

1. **Klinik:** Anamnese (Umgang mit [kranken] Tieren) und unklaren, akuten bis chronischen Krankheitserscheinungen wecken den Verdacht auf Toxoplasmose.

Es gibt kein klinisches Symptom, das für die Erkennung der erworbenen (postnatalen) Toxoplasmose richtungsweisend oder zwingend ist (WAHLE)!

Trotzdem ist die Frühdiagnose die wichtigste Voraussetzung für die Verhütung der angeborenen (pränatalen) Toxoplasmose (toxoplasmenbedingte Fetopathie), Bedeutung der Chemoprophylaxe!

---

20) Vgl. Mikrobielle Ursachen der Meningitis, S. 43.
21) Vgl. Mikrobiell-parasitäre Ursachen der Pneumonie, S. 26.
22) Vgl. Mikrobielle Ursachen der Enzephalitis, S. 315.

2. **Parasitologie-Serologie:**

Daher m u ß jeder klinische Toxoplasmoseverdacht durch parasitologisch-serologische Untersuchungsmethoden ätiologisch geklärt werden.

a) Erregernachweis zu Beginn und während des akuten Stadiums, mikroskopisch stets unsicher (schwierige Unterscheidung zwischen Gewebselementen und gleich anfärbbaren Toxoplasmen; besser die Fluoreszenz-Antikörper-Methode);

sicherer und empfindlicher die „biologische Anreicherung" im Tierversuch bzw. in der Kultur (Gewebekultur, bebrütetes Hühnerei).

b) Antikörpernachweis, wichtigstes Verfahren für die Laboratoriumsdiagnose der Toxoplasmeninfektion, auch der chronischen und latenten Stadien, Sabin-Feldman-Test (Serofarbtest, Vitalfärbetest) und Komplementbindungsreaktion.

Die serologischen Reaktionen haben für die Erkennung der Toxoplasmeninfektion die gleiche Bedeutung wie die serologischen Luesreaktionen für die Diagnose der Syphilis: Der Sabin-Feldman-Test ist der „Nelson-Mayer-Test", die Toxoplasmen-KBR die „Wassermann-Reaktion" der Toxoplasmosediagnostik.

c) Allergienachweis, Intradermaltest (Hauttest nach FRENKEL mit Toxoplasmenantigen, IDT).

Die Toxoplasminreaktion entspricht der Tuberkulinreaktion bei Tuberkulose, sie wird nach der 3. Woche post infectionem positiv und bleibt es für die Gesamtdauer der latenten (lebenslangen) Infektion.

Merke: Die kombinierte Anwendung der verschiedenen Untersuchungsverfahren (KBR, SFT, IDT, gegebenenfalls Erregernachweis) gestattet die Unterscheidung der akuten und chronischen bzw. latenten Toxoplasmeninfektion; wichtig für die Chemoprophylaxe während der Schwangerschaft, Abb. XV/26.

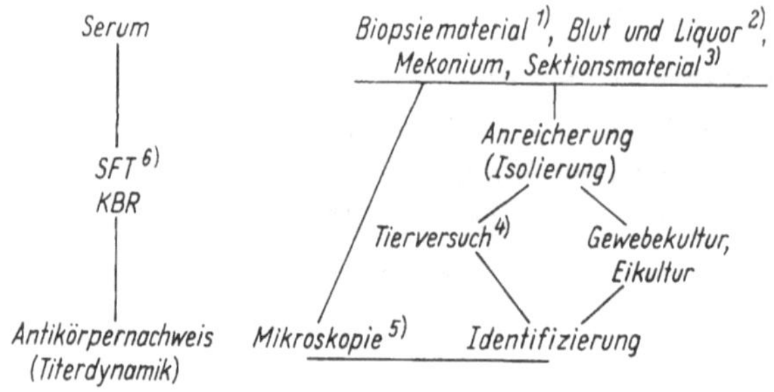

Abb. XV/25. Ablauf der Untersuchung auf Toxoplasmose, schematisch

---

[1]) Vor allem vergrößerte Lymphknoten.

[2]) Zu Beginn des akuten Stadiums, Liquor bei zerebraler Beteiligung.

[3]) Alle Organe, vor allem Gehirn.

[4]) Weiße (toxoplasmenfreie!) Mäuse, intraperitoneale Injektion des frisch (!) gewonnenen Untersuchungsmaterials.

[5]) Nativ- und Giemsa-Präparat, Fluoreszenz-Ak-Methode; Grampräparat (gramnegative Toxoplasmen → grampositive Pilzelemente!); *Identifizierung* durch Mikroskopie des Bauchhöhlenexsudats und Nachweis der Toxoplasmen, desgleichen aus Material von Gewebe- und Eikultur.

[6]) KBR und SFT, Titer ab 1:5 gelten als positiv, beweisend ist ansteigende oder abfallende Titerbewegung!
Prinzip des Sabin-Feldman-Testes:
Lebende, ungeschädigte Toxoplasmen färben sich mit Methylenblau im Kern und Plasma, antikörpergeschädigte nur im Kern; die geschädigten Toxoplasmen verändern ihre Gestalt:
Positiver SFT = $\geq$ 50 % ungefärbte Toxoplasmen unter den ausgezählten Exemplaren.

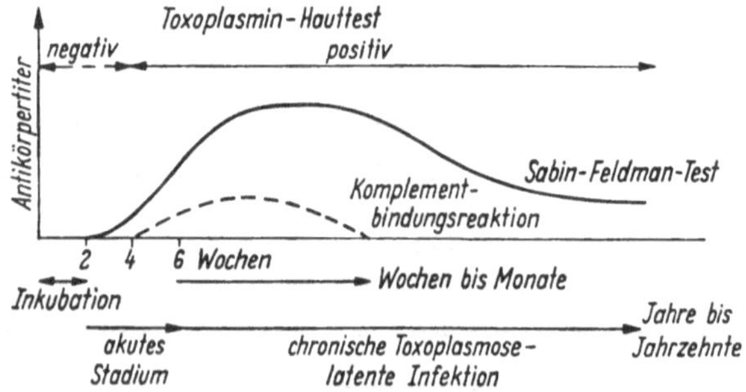

Abb. XV/26. Reaktionsablauf und Antikörperkurven bei Toxoplasmose, schematisch (modifiziert nach THALHAMMER)

Erkrankungen durch Pilze

Einführung

Pilze gehören zu den kosmopolitischen niederen Pflanzen (Thallophyten oder Lagerpflanzen). Sie unterscheiden sich in Größe, Gestalt und Vermehrung wesentlich von Bakterien und besitzen eine hohe, genetisch und umweltbedingte Variabilität. Dadurch entsteht der große Reichtum an verschiedenen Wuchs- und Fortpflanzungsformen. Von den schätzungsweise 500 000 Arten lebt der überwiegende Teil saprophytär, lichtunabhängig im Erdboden. Pilze zerlegen organisches Substrat vor allem im feuchten Milieu. Man findet sie im Süßwasser- und Meeresplankton. Dort können sie „Pilzepidemien" der Planktonalgen hervorrufen. Durch aggressive Fermente verursachen Pilze bei Nutzpflanzen Krankheiten. Andererseits sind Flechten eine Symbiose von Pilzen und Algen. Auch im Tierreich leben Pilze überwiegend als Kommensalen, einige Arten auf Insekten, andere bewohnen Haut und Schleimhaut der höheren Tiere und des Menschen. Durch differenzierte biochemische Leistungen können Pilze aus Mineralien und einfachen organischen Grundnährstoffen (zum Beispiel Zucker) Zelleiweiße, Fette, komplexe Polysaccharide, Vitamine und andere biologische Wirkstoffe synthetisieren. Dadurch haben sie für die industrielle Mikrobiologie, medizinisch vor allem als Antibiotikaproduzenten, große Bedeutung. Kohlenhydratspaltende Pilze sind die Grundlage der jahrtausendealten Gährungsindustrie des Menschen. In der Baustoff- und Nahrungsmittelindustrie richtet ihre stark zersetzende Wirkung große wirtschaftliche Schäden an. Ubiquitäre Pilzsporen der Luft verunreinigen Bakterien- und Virus(Zell)kulturen. Bestimmte Pilze besitzen Fruchtkörper mit nahrhafter, andere mit giftiger Eigenschaft. Verwechselungen zwischen Gift- und Speisepilzen verursachen gastroenteritische Erscheinungen, unter Umständen mit tödlichem Ausgang. In den letzten Jahren wurde die gesundheitsgefährdende Bedeutung von Mykotoxinen in Nahrungsmitteln für Mensch und Tier offenbar. Derartige Stoffe, zum Beispiel Aflatoxin (von Aspergillus flavus), besitzen auch karzinogene Wirkung.

Trotz weiter Verbreitung und häufiger Kontaktmöglichkeiten sind fast alle Pilzinfektionen des Menschen seltener als bakterien- und virusbedingte Infektionen. Nur etwa 50 Pilzarten können sich der Ökologie des Menschen anpassen und Haut sowie Schleimhaut besiedeln. Meist entfalten sie infolge der ausgeprägten Wirtsresistenz und der antagonistischen normalen Bakterienflora wenig pathogene, überwiegend saprophytäre Eigenschaften. Nur einige Pilzinfektionen führen fakultativ oder obligat zu einer **Pilzkrankheit** (**Mykose**). Auslösend wirken vor allem Faktoren der allgemeinen oder lokalen Resistenzminderung, zum Beispiel schwere Infektionskrankheiten, Neoplasmen, Ernährungs- und Stoffwechselstörungen, lang- und hochdosierte Kortikoid-Therapie, ferner Mazerationen der Haut nach häufigem Schwitzen im Beruf oder dauerndem Kontakt mit Wasser. So treten Mykosen seltener als primäre Krankheitserscheinungen hervor. Antibiotika stimulieren das Wachstum für Pilze durch Unterdrückung der physiologischen Bakterienflora. Bei disponierten Menschen kann wiederholter Pilzkontakt zur Pilzallergie führen (Rhinitis, Bronchialasthma, Ekzem, Penizillinüberempfindlichkeit).

Antibiotika können, wenn sie lange Zeit in hohen Dosen appliziert werden, Pilzerkrankungen fördern.

Die infektiöse Natur eines Pilzes beruht auf seiner Invasivität (Eindringungsvermögen) und Vitalität (Vermehrungspotenz). Verpilzungen der Haut und tiefer gelegener Organe können gesunde Gewebe verdrängen und physiologische Funktionen unterdrücken. Hierdurch werden tumorartige Eigenschaften vorgetäuscht. Toxische und Pyrogenwirkungen treten in den Hintergrund. Schutzimpfungen des Menschen sind noch nicht im Gebrauch.

Mykosen werden durch folgende Leitsymptome charakterisiert:

1. **Bei Dermatomykosen der Hornschicht und Horngebilde (Haare und Nägel) eminent chronischer, torpider Verlauf; selten Fieber, selten Veränderungen im Blutbild; träge Immunreaktion.**
2. **Tendenz zur epidemischen Ausbreitung; typisch ist die scharfe lokale Begrenzung des Krankheitsherdes, einige verursachen flüchtige Exantheme („Mykide").**
3. **Niedrige Kontagiosität der sporadischen System-Mykosen, granulomatöser, ulzerierender Beginn an der Haut und/oder Schleimhaut, später Metastasierung und progredienter Verlauf.**
4. **Zeichen der fieberhaften akuten oder chronischen Pneumonie bei primären oder sekundären Pneumonomykosen.**
5. **Ätiologische Vielfalt typischer Krankheitsbilder durch verschiedene Pilzarten, Bedeutung der mykologischen Diagnostik!**
6. **Vermeidung der Organmykosen durch Frühdiagnose und -behandlung! Cave Antibiotikamißbrauch!**

KAPITEL XVI

Erkrankungen durch Pilze

Coccidioides und Schimmelpilze, Candida, Cryptococcus, Histoplasma, Blastomyces und Dermatophyten

Pilze (Fungi, Myzeten) sind meist grampositive ein- oder mehrzellige, chlorophyllfreie Pflanzen mit Chitinmembran, Protoplasma und einem bzw. mehreren, schwierig darstellbaren Chromosomenkernen; Größe der Einzelzelle um 10 μm und darüber. Der Pilzkörper (Thallus) besteht aus einem Geflecht verästelter Fäden (Hyphenmyzel) oder einem Verband rundlicher Hefezellen (Sproßmyzel), gegebenenfalls fadenförmiger, knospender Hefezellen (Pseudomyzel), ferner aus verschiedenen Fruchtkörpern für die sexuelle und/oder asexuelle Vermehrung. Pilze haben keine Wurzeln, Stengel und Blätter, ernähren sich heterotroph und speichern Glykogen als Reservestoff. Es sind ubiquitäre Saprophyten. Tier- und menschenpathogene Arten verursachen Mykosen der Haut und ihrer Anhangsgebilde, der Lungen oder inneren Organe.

Infektionsquellen der medizinisch wichtigen, „mikroskopisch kleinen" Pilze (Funguli) sind ihre natürlichen Fundorte in der Natur und/oder auf bestimmten Haut-Schleimhautregionen von Tier und Mensch. Hiernach unterscheiden wir exogene und endogene Mykosen. Exogene Mykosen entstehen durch Staubinhalation (Beispiel: Kokzidioidomykose, Histoplasmose) oder Kontaktinfektion von außen (Beispiel: Blastomykose, Dermatomykose).

Die meisten Pilzkrankheiten sind eine Domäne der Dermatologen oder Tropenmediziner.

Endogene Mykosen werden durch ortsständige Haut-Schleimhautpilze „von innen", auf abwehrgeschwächtem „Terrain" hervorgerufen (Beispiel: Candidiasis bei anderer Grundkrankheit, ferner nach Provokation durch Antibiotika).

Die Vorbeugung und Bekämpfung von Pilzinfektionen richten sich vor allem gegen die leicht übertragbaren Dermatomykosen: Expositionsprophylaxe durch Abschaffung der Holzroste in öffentlichen Bädern, durch Desinfektion und Friseurstubenhygiene. Dispositionsprophylaxe durch Behandlung des primären Grundleidens, optimale Ernährung, strenge Indikation der Antibiotikatherapie, chirurgische Frühbehandlung.

Verdacht und Erkrankung an Mikrosporie sind anzuzeigen. Absonderung und Behandlung[1]).

Historie: Noch bevor die Bedeutung der Seuchenbakterien durch die Entdeckungen R. KOCH's und seiner Schüler offenbar wurde, hatte die naturwissenschaftliche Auffassung von der Mikrobennatur des „Contagium animatum", angeregt durch die mikroskopischen Studien an pflanzlichen Zellen (SCHLEIDEN, 1838) und an tierischen Zellen (SCHWANN, 1839), eine wichtige Stütze erhalten: 1837 gibt REMAK (Berlin) in seiner Doktorschrift eine mikroskopische Beschreibung des Favuspilzes. SCHÖNLEIN (Berlin/Zürich) studiert und erkennt die Erregernatur des vor seinem Schüler beschriebenen Pilzes im Jahr 1839. Im gleichen Jahr entdecken LANGENBECK (Göttingen) und unabhängig von ihm der Schwede BERG (Paris) den Soorpilz (Candida albicans).

1843 GRUBY (Paris) entdeckt den Erreger der Mikrosporie.

1845 Züchtung des Favuspilzes auf Apfelscheiben durch REMAK (Berlin) und Beweis der pathogenen Eigenschaften der Pilzkultur im Selbstversuch.

— Unabhängig voneinander beschreiben GRUBY (Paris) sowie MALMSTEN (Stockholm) den Erreger der Trichophytie.

1856 VIRCHOW (Berlin) publiziert mehrere Fälle von Lungenaspergillose und prägt den Ausdruck „Mykose" für alle Pilzerkrankungen.

1892 Charakterisierung des Krankheitsbildes der Kokzidioidomykose durch WERNICKE und POSADAS (Buenos Aires).

1894 BUSCHKE (Greifswald) entdeckt pathogene Hefen (Cryptococcus neoformans) bei einem subperiostalen Tibiaprozeß, BUSSE gelingt die Züchtung dieses Erregers.

---

[1]) In der DDR ist außerdem der Befall mit Trichophytie und Favus zu melden.

1896 GILCHRIST (Chicago) beschreibt die nordamerikanische Blastomykose (Erreger Blastomyces dermatitidis).

1898 Mykologische Abgrenzung der Mikrosporie und Trichophytie durch SABOURAUD (Paris).

1910 Erste umfassende Pilzdiagnostik der Dermatophyten nach klinischen und morphologischen Gesichtspunkten durch SABOURAUD (Paris).

1925 MARGAROT und DEVÈZE (Frankreich) beobachten das Fluoreszenz-Phänomen an pilzinfizierten Haaren mit Wood-Licht.

1928 A. FLEMING (London) entdeckt die antibiotische Wirkung von Schimmelpilzkulturen (Penicillium notatum).

1938 OXFORD und Mitarbeiter (England) gelingt die Isolierung des mykostatisch wirksamen Griseofulvins aus Kulturen von Penicillium griseofulvum.

1941 BEADLE und TATUM (USA) entwickeln durch Mutationsstudien am Schimmelpilz Neurospora crassa die moderne Vorstellung von der Wirkungsweise des Gens.

1950 Entdeckung des antimykotisch wirksamen Fungizidins (Mykostatin) durch HAZEN und BROWN (USA) aus Streptomyces noursei.

1955 Darstellung des Fungistatikums Amphoterizin B durch GOLD und Mitarbeiter aus Streptomyces nodosus (USA).

1957 Erfolgreiche Erprobung von Amphoterizin B gegen Kokzidioidomykose im Mäuseversuch und am Menschen durch HALDE und Mitarbeiter (Los Angeles).

1958/1959 Griseofulvin bewährt sich gegen Dermatomykosen im Tierversuch und am Menschen: GENTLES (Glasgow); Bestätigung durch andere Forschergruppen.

Erkrankungen durch Pilze (Übersicht)

In nachfolgender Tabelle werden die Prinzipien der Einteilung, ferner Vorkommen und Übertragung humanpathogener Pilze, die durch sie verursachten Krankheiten, deren Erkennung und Verhütung zusammengestellt.

Tab. XVI/1

Klasse	gemeinsame Merkmale[1])	Gattungen
I. **Phycomycetes** (Algenpilze)	Einzelliges, mehrkerniges Myzel ohne Querwände; sexuelle Vermehrung durch Iso- bzw. Anisogamie mit Endosporenbildung („Geschlechtssporen"); asexuelle Vermehrung durch Ekto(Arthro)sporen oder Endo(Sporangio)sporen.	Coccidioides *Schimmelpilze:* Mucor, Rhizopus
II. **Ascomycetes** (Schlauchpilze)	Vielzelliges, einkerniges Myzel mit Querwänden; Pseudomyzel (Hefen!); sexuelle Vermehrung durch Askenbildung mit Endosporen (Fruchtkörper mit „Geschlechtssporen"); asexuelle Vermehrung durch Sprossung (Hefen) oder Ekto(Konidio)sporen.	*Hefen*[2]*):* Saccharomyces *Schimmelpilze:* Aspergillus, Penicillium
III. **Fungi imperfecti** („Unvollständige Pilze")	Vielzelliges, einkerniges Myzel mit Querwänden; Pseudomyzel (Sproßbildung!); sexuelle Vermehrung unbekannt; asexuelle Vermehrung durch verschiedene Arten Sporen (Konidio-Arthro-Chlamydosporen), ferner durch Sprossung (Sproßpilze!).	*Sproßpilze*[3]*):* Candida, Cryptococcus *Fadenpilze*[4]*):* Histoplasma, Blastomyces *Dermatophyten:* Microsporum, Trichophyton, Epidermophyton

[1]) Einteilung der Pilze nach der Morphologie der Haupt- und/oder Nebenfruchtformen (vgl. Abb. S. 404—408).

Durch Hauptfruchtformen erfolgt die geschlechtliche Fortpflanzung (Bildung von „Geschlechtssporen", z. B. Askosporen, nach Zell- und Kernverschmelzung).

Durch Nebenfruchtformen erfolgt die ungeschlechtliche Vermehrung (Sporenbildung ohne Zell-Kern-Verschmelzung durch Sprossung, Abschnürung, Teilung oder Knospung).

Pilzsporen haben im Gegensatz zu Bazillensporen die Aufgaben der Arterhaltung (Dauerformen) und Ausbreitung (Vermehrungsformen).

Wir unterscheiden folgende asexuelle Sporen:

a) *Endosporen* (Sporangiosporen in einem Sporenbehälter).

b) *Ektosporen* (Bildung ohne Sporenbehälter): Konidiosporen (Abschnürung am freien Hyphenende), Arthrosporen („Gliedersporen" nach Zerfall der Hyphen durch Querteilung), Chlamydosporen (dickwandige „Mantelsporen", Entstehung wie Arthrosporen) und Blastosporen (Hyphenknospung).

[2]) *„Echte" Hefen* besitzen sexuelle (Askosporenbildung) und asexuelle Vermehrung (Sprossung), *Saccharomyces* Haut-Schleimhautsaprophyt bei Mensch und Tier; verschiedene „Kulturhefen" im Gärungsgewerbe, Abb. XVI/1, S. 404.

[3]) *Sproßpilze* sind ein Sammelbegriff sowohl für *„echte"* als auch *„unechte" Hefen* (keine sexuelle Vermehrung, Beispiel Candida und Cryptococcus).

[4]) *„Dimorphe Fadenpilze"* besitzen hefeähnliche Zellen im Gewebe und hyphenartiges Myzel in der Kultur bei Zimmertemperatur (Beispiel Histoplasma, Blastomyces).

Erreger und Vorkommen:

Coccidioides immitis; endemisch bestimmte Teile der südwestlichen USA, Mittel- und Südamerika; Sommer-Herbst-Gipfel.

Saprophytäre Bodenform mit Hyphenmyzel und Arthrosporen, parasitäre Gewebsform dickwandige Zysten (20—80 μm ∅) mit zahlreichen Endosporen (2—4 μm ∅): Abb. XVI/2 a, S. 404.

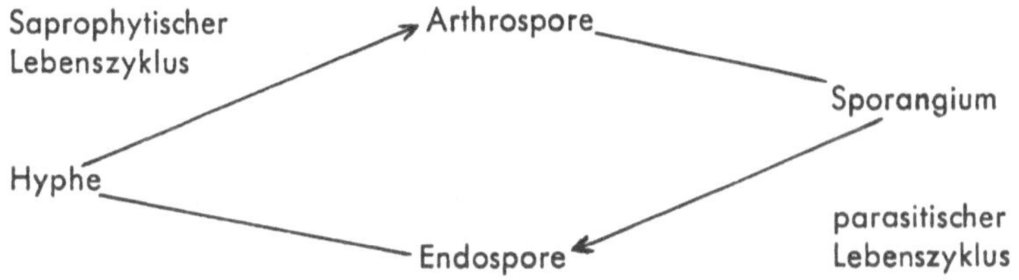

Infektionsquelle und Übertragung:

1. Pilzsporenstaub: Inhalation.

Kokzidioidessporen sind hochinfektiös, Umwandlung im Organismus zur pathogenen Gewebsform!

2. Kontaktinfektion durch Hautverletzungen.

Inkubation und Kontagionsindex:

1 bis 3 Wochen.

50 %, Kinder erkranken am häufigsten, Morbidität in Endemiegebieten ähnlich Masern; andere Grundleiden disponieren zur Erkrankung.

Krankheit und Pathogenese:

Kokzidioidomykose („Kalifornische Krankheit", „Wüstenrheumatismus").

Zyklische Infektion (HÖRING): primäre Erregervermehrung in den Atemwegen (grippeartige Bronchitis oder hochfieberhafte Bronchopneumonie[2]) — lymphohämatogene Aussaat — diffuser Organbefall (Granulombildung, Eiterung, Nekrose).

Immunität und Pathologie:

Lebenslang, auch nach inapparenten Infektionen.

Infektiöses Granulom: bei guter Abwehrlage Granulombildung (histologisch ähnlich Tuberkulom, Abheilung durch Narbenbildung und Kalkeinlagerung); bei schlechter Abwehr Eiterung und Nekrose.

---

[2]) Vgl. Mikrobiell-parasitäre Ursachen der Pneumonie, S. 26.

Verlauf und Prognose:

50 % der Fälle inapparent („stille Feiung").

Primärer Verlauf in den Atemwegen grippeähnlich mit Reizhusten, Fieber, Gelenk- und Muskelschmerzen, Erythem, gegebenenfalls Bronchopneumonie, Heilung nach einigen Wochen in 90 % der Fälle.

Chronischer Verlauf Monate bis Jahre.

Disseminierte Formen 50 % Letalität (<1 % der Fälle).

Erkennung und Behandlung:

1. Klinisch:

Wichtigste Differentialdiagnose: Tuberkulose! Entscheidend ist der mykologische Erregernachweis!

2. Mykologisch:

a) Pilznachweis mikroskopisch aus Sputum, Eiter, Gewebematerial, Liquor; Kultur (Abb. XVI/2 b)!

Merke: Große Gefahr der Laborinfektion durch Sporeninhalation. Kulturen in Röhrchen anlegen und feucht halten! Schutzmaske tragen!

b) Antikörpernachweis durch Komplementbindungsreaktion und Präzipitation, letztere positiv im akuten Stadium; positive KBR prognostisch ungünstig.

c) Kokzidioidin-Hauttest, positiv ähnlich Tuberkulinreaktion, Kreuzreaktivität mit Histoplasmose und Blastomykose.

Chemotherapie mit Amphoterizin B, gegebenenfalls Vakzinetherapie bzw. chirurgische Maßnahmen.

Erreger und Vorkommen:

Mucor („Köpfchenschimmel"), **Rhizopus** („Wurzelkopfschimmel), **Aspergillus** („Indianerputzschimmel"), **Penicillium** („Pinselschimmel"): Ubiquitäre Saprophyten im Erdboden, Staub, feuchten Wohnungen, Nahrungsmitteln, ferner auf Haut und Schleimhaut von Mensch und Warmblüter.

Kulturmorphe: Mucor: Verzweigtes, nichtseptiertes Myzel, kugelförmige Sporangien (bis zu 200 μm $\varnothing$) mit zahlreichen Endosporen, Abb. XVI/3 b.

Rhizopus: Wurzelartige Hafthyphen.

Aspergillus: Kolbenförmige Anschwellung der Fruchthyphen mit radiärer Anordnung der Konidiophoren, septiertes Myzel, Abb. XVI/4 b, S. 405.

Penicillium: Pinselförmige, verzweigte Anordnung der Konidiophoren, Abb. XVI/5.

Infektionsquelle und Übertragung:

1. Exogen
   a) Pilzsporenstaub: Inhalation (Landwirtschaft, Heuernte, „Drescherlunge", Lederindustrie).
   b) Kontaminierte Nahrungsmittel: Ingestion.
2. Endogen Autoinfektion auf vorgeschädigter Haut und Schleimhaut (Diabetes mellitus, Leukämie, Tuberkulose usw.).

Krankheit und Pathogenese:

Mukormykose, Aspergillose, Penizilliose.

1. Lokalinfektion (HÖRING):

   Granulomatöse Entzündungen, Onychomykose, Otomykose, Madurafuß (Mischinfektion bei Nokardiose, in warmen Ländern bei barfußgehender Landbevölkerung), Mykose der Nebenhöhlen.
2. Innere und generalisierte Mykosen:

   Pneumonomykose[3]), Metasierung in innere Organe, vor allem ZNS.

Lungenaspergillose und Mukorpneumonomykose haben eine schlechte Prognose, häufig Ursache von „Gehirnverpilzung"!

3. Schimmelpilz-Allergose: Überempfindlichkeit gegen Pilzsporen und Pilzelemente.

Gefahr akuter allergisch-anaphylaktischer Reaktionen nach Penizillin-Injektionen!

Häufigkeit der allergischen Reaktionen zwischen 1 und 10 %; des tödlichen Schocks 0,01 ‰.

Erkennung und Behandlung:

1. Klinisch:

---

[3]) Vgl. Mikrobiell-parasitäre Ursachen der Pneumonie, S. 26.

Wichtig ist es, bei subakut bis chronisch fortschreitenden, granulomatös-exulzerierenden Prozessen an die (seltene) Möglichkeit einer Schimmelpilzerkrankung zu denken. Kontakt- und Berufsanamnese, Beachtung des Grundleidens!

2. Mykologisch:

Erregernachweis mikroskopisch (Sputum, Eiter, Gewebsmaterial, Sektionsgut), kulturell, Kaninchen intravenös sterben an „Organverpilzung" mit abszedierenden Herden (für „Pilzanreicherung", weniger als Pathogenitätsbeweis).

Versuch der Chemotherapie mit Amphoterizin B gegen Aspergillose und Penizilliose; symptomatische Therapie der Mukormykosen mit Jodpräparaten; chirurgische Behandlung, Versuch der Autovakzinierung.

Behandlung des Grundleidens!

Erreger und Vorkommen: **Candida albicans** (zahlreiche Candidaarten, häufigste und wichtigste Candida albicans); kosmopolitischer Saprophyt auf Haut und Schleimhaut von Mensch und Warmblüter, ferner in der Natur vorkommende Arten.

Eiförmige oder ovale, 2—3 x 4—6 μm große (hefeartige) Sproßzellen, Pseudomyzel mit Blastosporen, vgl. Abb. XVI/6 a, S. 406.

Candida albicans ist der Prototyp für menschliche Haut-Schleimhautpilze mit potentiell pathogenen Eigenschaften.

Infektionsquelle und Übertragung: Endogene Infektion (Autoinfektion) unter resistenzmindernden Umständen.

Exogene Infektion während der Geburt und Schmutz-Schmierinfektion.

Krankheit und Pathogenese: **Candidamykose** (Soor, Candidiasis).

Lokalinfektion (HÖRING): Chronische Infektion der Schleimhaut (Respirations-, Verdauungs-, Urogenitaltrakt) und/oder Haut, Neigung zur Progredienz, gelegentlich exanthematisches Candidid[4]); Gefahr des septischen Einbruchs in Lymph- und Blutbahn.

[4]) Vgl. Mikrobielle Ursachen des Exanthems, S. 416.

1. Lokalinfektionen:

a) Schleimhautmykose (Soor), Säuglinge „Mundschwämmchen", Übergreifen auf Zunge, Pharynx, Ösophagus; ferner bei alten, kachektischen Menschen.

b) Genitalmykose, Soorkolpitis und -vulvovaginitis[5]).

Soor bei geschwächten Säuglingen und Frühgebohrenen nach Ansteckung intra partum, Soorkolpitis vor allem bei Diabetes und Schwangerschaft.

c) Hautmykose, Intertrigo der Hautdublikaturen (Schenkelbeuge, Achselhöhle, Mamma), Interdigital- und Nagelmykose.

Candida-Intertrigo bei Diabetes mellitus!

2. Allgemeininfektion (innere Candidiasis): Meist Pneumonomykose[6]), unter Umständen Metastasierung ins ZNS (Meningitis)[7]), „Hirnverpilzung") und andere Organe (zum Beispiel „Nierenverpilzung").

Immunität und Pathologie: Keine humorale Immunität trotz diagnostischer Antikörper.

Tuberkelähnliche Granulome mit Epitheloid- und Riesenzellen sowie Leukozyten; im Zentrum Pseudomyzel mit Blastosporen; Nekrotisierung (eitrige Abszedierung) und Vernarbung.

Verlauf und Prognose: Lokale Haut-Schleimhautmykose meist gutartig.

Generalisierende Candidiasis hat dubiöse Prognose!

Erkennung und Behandlung: 1. Klinisch:

---

[5]) Vgl. Mikrobielle Ursachen der (Uro)Genitalinfektion, S. 375.

[6]) Vgl. Mikrobiell-parasitäre Ursachen der Pneumonie, S. 26.

[7]) Vgl. Mikrobielle Ursachen der Meningitis, S. 43.

Die Diagnose wird wegen der klinischen Vielgestaltigkeit und der nur unter Vorbehalt bewertbaren mykologischen Untersuchungsbefunde erschwert. Röntgenbefund!

2. Mykologisch:

   a) Pilznachweis aus soorverdächtigem Belag, Hautschuppen, Eiter, Sputum (!), Blut und Liquor (!), ferner Gewebs(Sektions)material:

   Mikroskopisch, Kultur (Abb. XVI/6 b), Tierversuch (Kaninchen intravenös „Pilzanreicherung" durch „Organverpilzung", kein sicheres Pathogenitätskriterium).

   b) Antikörpernachweis, Komplementbindungsreaktion, Agglutination (sehr häufig Normal-Antikörper-Titer).

   c) Candidin-Hauttest, Herdreaktionen! Über 50 % der Gesunden reagieren positiv!

Wegen der saprophytären Kontakte sind nur der mehrfach gelungene Pilznachweis, positive Blut- und Liquorkultur, Antikörperdynamik, ferner starke Herdreaktion nach Hauttestung ein Beweis für die Ätiologie.

Chemotherapie der generalisierten Mykose mit Mykostatin (Nystatin) oder Amphoterizin B, lokal mit antibiotikahaltiger Salbe.

Vorbeugung und Bekämpfung:

1. Cave Mißbrauch von Antibiotika!
2. Behandlung der primären Krankheitsursache, Verbesserung der Widerstandskraft, Regulierung des Stoffwechsels (Diabetes mellitus).
3. Maßnahmen der Desinfektion auf Frühgeborenen- und Säuglings- sowie Entbindungsstationen.

Erreger und Vorkommen:

Cryptococcus neoformans (Torulopsis neoformans); kosmopolitischer Saprophyt des Erdbodens, auf Pflanzen und Nahrungsmitteln (Früchten, Milch), Haut und Schleimhaut von Mensch und Tier.

Runde bis ovale, 5 bis 20 μm große, dickwandige Hefezellen mit Schleimkapsel von 20 bis 30 μm $\varnothing$. Vermehrung durch Sprossung, Abb. XVI/7 a, S. 406.

Infektionsquelle und Übertragung: Exogen durch Inhalation sowie verletzte Haut, endogen auf vorgeschädigter Schleimhaut.

Männer doppelt so häufig befallen wie Frauen, meist zwischen 30 und 60 Jahren.

Krankheit und Pathogenese: **Kryptokokkose** (Torulose, „europäische" Blastomykose).

1. Primäre Lungenkryptokokkose, Verlauf subakut bis chronisch ähnlich Lungentuberkulose.
2. Häufiger hämatogene Aussaat, vor allem ZNS, Meningitis[8]), granulomatöse Meningoenzephalitis.

30 % der Kryptokokkosen zeigen pulmonäre Komplikationen, 50 % befallen Meningen und zentrales Nervensystem. Letalität der zerebralen Form bis zu 100 %.

Erkennung und Behandlung:

1. Klinisch:
   Lungensymptome (Differentialdiagnose Lungentuberkulose!), zerebrale Symptome (Differentialdiagnose Hirntumor).
2. Mykologisch:
   Erregernachweis aus Sputum, Blut und Liquor, mikroskopisch und kulturell (!) Hefezellen mit Schleimkapseln (Abb. XVI/7 b); Tierversuch Mäuse intraperitoneal generalisierte Kryptokokkose.

Therapie chemotherapeutisch Amphoterizin B oder Mykostatin; chirurgisch.

Erreger und Vorkommen: **Histoplasma capsulatum**; kosmopolitisch im Erdboden, auf Haut und Schleimhaut bei Tier und Mensch; endemische Herde in den USA, Südamerika, Südafrika.

In Endemiegebieten verlaufen zwei Drittel der Infektionen inapparent in der Kindheit. Millionen Amerikaner sind mit Histoplasmen infiziert.

3 bis 6 μm große, ovale Hefezellen, intrazelluläre (intraplasmatische) Lage in den Zellen des RES und in

[8]) Vgl. Mikrobielle Ursachen der Meningitis, S. 43.

Blutmonozyten mit kapselartigem Hof (Name), Abb. XVI/8 a, S. 406.

Infektionsquelle und Übertragung: E x o g e n durch Staubinhalation. Bedeutung hoher Temperaturen (Tropen-Subtropen) und Luftfeuchtigkeit.

Inkubation und Kontagionsindex: W o c h e n bis Monate; 20 % bezüglich Erkrankungen, höher in bezug auf Infektionshäufigkeit.

Krankheit und Pathogenese: **Histoplasmose.**

Zyklische Infektion (HÖRING): Primäre Pilzvermehrung an der Eintrittspforte (Respirationstrakt), Beteiligung regionärer Lymphknoten — lymphogen-hämatogene Aussaat, Phagozytose durch Zellen des RES — Organbefall mit multipler Granulombildung.

Klinisch grippeartig, Fieber, Lungensymptome; Generalisation Hepato-Splenomegalie, disseminierte Lymphadenopathie, gegebenenfalls Haut-Schleimhautulzerationen (30 % der Erkrankungen), Nebennieren-Insuffizienz.

Immunität und Pathologie: Infektionsimmunität (ähnlich Tuberkulose Histoplasmin-Konversion).

Tuberkelähnliche Granulome, Epitheloid- und Riesenzellen, Leukozyten mit phagozytierten Hefezellen in den Elementen des RES, zentrale Nekrose (Verkäsung), später Fibrose und Verkalkung.

Verlauf und Prognose: 80 % der Fälle inapparent.

Meist leichter fieberhafter Verlauf ohne Lungenbeteiligung; seltener schwerer, influenzaartiger oder chronisch progredienter p n e u m o n i s c h e r V e r l a u f[9]); sehr selten disseminierte Form mit Leber-Milz-Lymphknotenbeteiligung.

Dubiöse Prognose der generalisierten Histoplasmose!

Erkennung und Behandlung: 1. K l i n i s c h :

In Endemiegebieten bzw. bei Heimkehrern bei Verdacht auf Tuberkulose stets an Histoplasmose denken! Röntgenbild (Lungenprozesse, Kalkherde vor allem in den Lymphknoten)!

---

[9]) Vgl. Mikrobiell-parasitäre Ursachen der Pneumonie, S. 26.

2. M y k o l o g i s c h :
   a) Nachweis der H e f e z e l l e n aus Sputum, Lymphknoten(Knochenmark)punktat, Gewebsläsionen, Sektionsmaterial, gegebenenfalls Blut und/oder Liquor: Mikroskopisch (Grampräparat!).

Cave Verwechslungen mit Leishmanien oder Toxoplasmen!

   Kultur Hefephase bei 37° (Abb. XVI/8b), Myzelphase bei 22° (C h l a m y d o s p o r e n !), Abb. XVI/8 c, S. 406.
   Tierversuch Mäuse intraperitoneal Organgranulome, Erregernachweis.
   b) Antikörpernachweis, KBR, Grenztiter 1/160, Titerdynamik; niedrige Werte bei latent Infizierten.
   c) H i s t o p l a s m i n - H a u t t e s t (Antigen Histoplasma-Bouillonkulturfiltrat), Anwendungsbereich, Ablesung und Beurteilung wie Tuberkulinreaktion, Kreuzreaktion mit Kokzidioidomykose und Blastomykose.

Therapie chirurgisch und chemotherapeutisch, Amphoterizin B. Unspezifisch hygienisch-diätetisch-klimatisch ähnlich Tuberkulose.

Erreger und Vorkommen:

Blastomyces dermatitidis, endemisch in Nordamerika, **Blastomyces brasiliensis,** endemisch in Südamerika, beide Pilzarten sind Saprophyten im Erdboden, auf Pflanzen (z. B. Gräsern) und faulendem Holz.
Runde bis ovale, 5 bis 30 μm große Hefezellen mit dicker, deutlich konturierter Membran;
Blastomyces dermatitidis zeigt E i n z e l s p r o s s u n g, Blastomyces brasiliensis M e h r f a c h s p r o s s u n g ; gelegentlich intrazellulär in Riesenzellen, Abb. XVI/9 a und 10 a, S. 407.

Infektionsquelle und Übertragung:

E x o g e n
1. Inhalation von Pilzsporenstaub (vor allem Blastomyces dermatitidis, seltener Blastomyces brasiliensis);
2. Kontaktinfektion durch (verletzte) Haut und Mundschleimhaut (Kauen von Gräsern, vor allem

Blastomyces brasiliensis, seltener Blastomyces dermatitidis).

Krankheit und Pathogenese:

Nordamerikanische Blastomykose (1),
Südamerikanische Blastomykose (2).

(1) Primäre Ansiedlung im tiefen Respirationstrakt, chronisch-progrediente Lungenmykose (Differentialdiagnose Lungentuberkulose) — hämatogene Aussaat in fast alle Organe, Hautbefall auf dem Blutweg (der primäre Hautherd ist selten).

(2) Primäre Ansiedlung stomatogen mit starker Schwellung der regionären Lymphknoten; primär intestinale Form Ansiedlung im Magen-Darmtrakt — lymphogen-hämatogene Aussaat, Leber-Milz-Lymphknotenschwellung.

Seltener (20 % der Fälle) primäre Lungenblastomykose.

Pathologisch-anatomisch tuberkelähnliche Granulome, zentrale Verkäsung, ferner Abszedierung, Eiterung und Geschwürsbildung.

Verlauf und Prognose:

Dubiös bei starkem Befall innerer Organe.

Erkennung und Behandlung:

1. Klinisch:

Nordamerikanische Blastomykose keine Beteiligung des Magen-Darmtraktes, im Vordergrund stehen Lungensymptome[10]); Südamerikanische Blastomykose häufiger intestinaler Verlauf, seltener Beteiligung der Lungen.

2. Mykologisch:

a) Erregernachweis aus Sputum, Eiter, Lymphknotenpunktat, Gewebs(Sektions)material, Liquor: Mikroskopisch Grampräparat, Kultur Dimorphismus (Abb. XVI/9a u. b, 10a u. b) (vgl. Histoplasma, S. 406), Tierversuch Mäuse intraperitoneal, Organgranulome, Pilzidentifizierung.

b) Antikörpernachweis, KBR Kreuzreaktionen zwischen Blastomyces dermatitidis, brasiliensis, Histoplasma und Coccidioides immitis.

---

[10]) Vgl. Mikrobiell-parasitäre Ursachen der Pneumonie, S. 26.

c) Blastomyzin(1)- bzw. Parakokzidioidin(2)-Hauttest, Gruppenspezifität wie KBR, vgl. b).

Frühdiagnose — Frühbehandlung! Chirurgisch, Amphoterizin B, südamerikanische Blastomykose auch Sulfonamide.

Erreger und Vorkommen: **Microsporum**; weltweite Verbreitung in der Erde, bei Tier und Mensch.

3 bis 4 μm starkes, septiertes Myzel mit kleinen, 2 bis 4 μm großen, einzelnen Sporen; Haare von „Pilzmanschette" (Sporen) umgeben (Ektothrixtyp), Abb. XVI/11 a, S. 407.

Infektionsquelle und Übertragung: Exogen Tier — Mensch oder Mensch — Mensch: Kontaktinfektion.

Inkubation und Kontagionsindex: Ein bis zwei Wochen, hochkontagiös! Jungen erkranken häufiger.

Häufiges Auftreten von Schulepidemien!

Krankheit und Pathogenese: **Mikrosporie.**

Dermatomykose der Haut und Haare, vor allem behaarte Kopfhaut bei Kindern bis zur Pubertät.

Die Haare brechen wenige Millimeter über der Oberfläche ab und wachsen nach. Über den Haarstümpfen grauweißliche Schuppendecke („wie mit Mehl bestäubt").

Mikrosporie heilt ohne Kahlkopfentstehung ab.

Erkennung und Behandlung:

1. Klinisch:
   Verdächtige Krankheitsherde, meist bei Kindern auf behaarter Kopfhaut.

Wood-Licht-Untersuchung: Hellgrüne Fluoreszenz der erkrankten Haare.

2. Mykologisch:
   Pilznachweis der befallenen Haare und Schuppen, mikroskopisch, Kulturell; Abb. XVI/11 a—c, S. 407.

Chemotherapie mit Griseofulvin oder lokal antimykotisch.

Vorbeugung und Bekämpfung:

1. Meldung von Verdacht und Erkrankung sowie Absonderung für die Dauer der Erkrankung.
2. Körperhygiene, prophylaktische Woodlicht-Untersuchung.

Erreger und Vorkommen:

Trichophyton; weltweite Verbreitung, primäres Pilzreservoir im Tierreich, bei Menschen.

3 bis 4 µm starkes, septiertes Myzel mit kleinen runden bis ovalen, kettenförmig liegenden Arthrosporen, 2 bis 4 µm, größere Sporenarten 6 bis 8 µm; Pilzelemente innerhalb des Haarschaftes Endothrix-Typ (Beispiel Favuspilz Abb. XVI/12 a), innerhalb und außerhalb Endo-Ektothrixtyp (verschiedene Arten), Abb. XVI/12 b, S. 408.

Infektionsquelle und Übertragung:

Exogen

a) direkter Kontakt Mensch — Tier oder Mensch — Mensch,

b) indirekter Kontakt über pilzbehaftete Gegenstände wie Bürsten, Kämme; Holzroste in Badeanstalten.

In Deutschland sind bis zu 50 % der Bevölkerung von einer Fußmykose befallen!

Inkubation und Kontagionsindex:

Wenige Wochen, hochkontagiös, Favus etwas weniger.

Krankheit und Pathogenese:

Trichophytie.

Dermatomykose der Haut, Haare und Nägel. Oberflächliche oder tiefe Krankheitsherde je nach Stärke der beteiligten Gewebsreaktion, tiefe mit Eiterung, häufig bakterielle Mischinfektion.

Krankheitsherde: Kopfhaar vor allem bei Kindern (Tinea capitis), Barthaar (Tinea barbae, Sycosis parasitaria), Hautduplikaturen sowie Hände und Füße (Tinea manuum et pedum, Hand-Fuß-Mykosen, „Sportlerfuß"), Nägel (Tinea unguium, Onychomykose).

Die meisten Nagelmykosen werden durch Trichophyton-Arten verursacht.

Favus.

Dermatomykose der Haut, Haare und Nägel. Typische Herde meist auf behaarter Kopfhaut, pathognomonisch das „Scutulum", schuppenartige Ansammlung von Pilzelementen um einzelstehende absterbende Haare.

Favus heilt mit Kahlheit und Narbenbildung.

Erkennung und Behandlung:

1. K l i n i s c h :
   Verdächtige Krankheitsherde der behaarten und unbehaarten Kopfhaut, ferner an anderen Körperregionen.

Wood-Licht-Untersuchung: Trichophytie grau-weißliche, Favus graugrüne Fluoreszenz.

   Luftbläschen im Favushaar.

2. M y k o l o g i s c h :
   Pilznachweis der befallenen Haare, Schuppen und Nägel, mikroskopisch und kulturell (Abb. XVI/12 a bis d, S. 408).

Chemotherapie mit Griseofulvin.

Vorbeugung und Bekämpfung:

1. Meldepflicht (in der DDR).
2. Hygiene und E x p o s i t i o n s p r o p h y l a x e in Friseurstuben und Badeanstalten; Desinfektion; Abschaffung der Holzroste, Tragen eigener Sandalen; Gummihandschuhe beim Umgang mit Trichophytie-Patienten.
3. R e i n f e k t i o n s p r o p h y l a x e , Schuh- und Strumpfdesinfektion mit Formalin.

Erreger und Vorkommen:

Epidermophyton floccosum; weltweite Verbreitung, feuchtwarmes Klima wird bevorzugt.

2 bis 4 μm starkes, septiertes Myzel, kettenförmige Anordnung von Arthrosporen, 3 bis 5 μm $\diameter$, k e i n H a a r b e f a l l (Name!), Abb. XVI/13 a, S. 408.

Infektionsquelle und Übertragung:

E x o g e n

a) direkter Kontakt Mensch — Mensch (Beispiel Geschlechtsverkehr),

b) indirekt über Gegenstände (Beispiel Holzroste oder -sitze der Badeanstalten).

Krankheit und Pathogenese:

Epidermophytie.

Dermatomykose der (oberflächlichen) Haut und Nägel, vor allem große Körperfalten (Hautduplikaturen) in Achselhöhle und Inguinalgegend, gelegentlich auch Interdigitalfalten (Tinea inguinalis, Tinea manuum et pedum).

Erkennung und Behandlung:

1. Klinisch:
   Typischer Befall der Achsel- und Leistengegend, „klassische" Tinea inguinalis („Tropenringwurm").
2. Mykologisch:
   Pilznachweis aus Hautschuppen bzw. Nagelgeschabsel, mikroskopisch und kulturell (Abb. XVI/13 b, S. 408).

Chemotherapie mit Griseofulvin oder lokal antimykotisch.

Vorbeugung und Bekämpfung:

Ähnlich Trichophytie Expositionsprophylaxe in Badeanstalten, Reinfektionsprophylaxe, Körperhygiene.

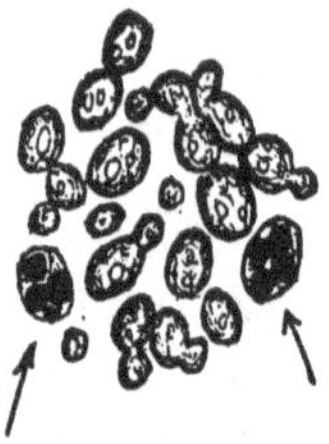

Abb. XVI/1. Saccharomyces Sproßmyzel und Askosporen (↑)

a) Kuglige Gewebsform mit Endosporen

b) Myzelartige Kulturform mit Arthrosporen

Abb. XVI/2. Coccidioides immitis

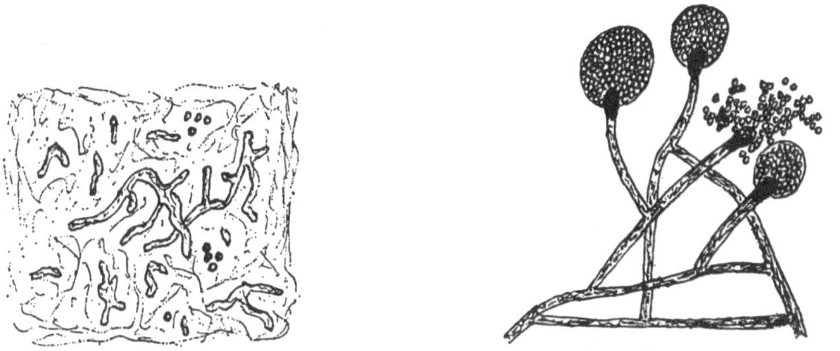

a) Sputumpräparat

b) Kultur
Sporangien mit Endosporen

Abb. XVI/3. Mucor

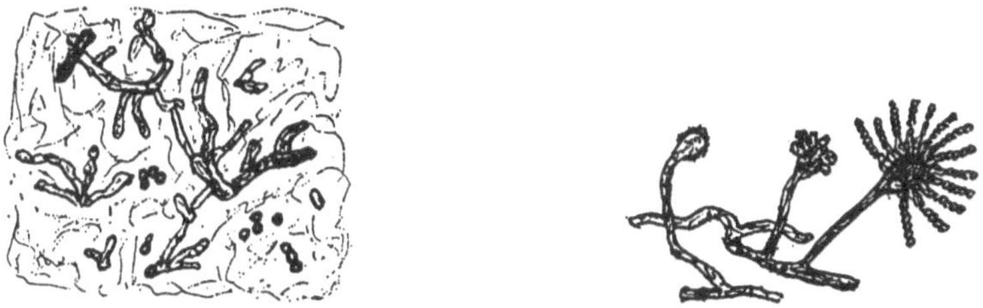

a) Sputumpräparat

b) Kultur
Entwicklung „gießkannenartiger" Konidienträger mit Konidiosporen

Abb. XVI/4. Aspergillus

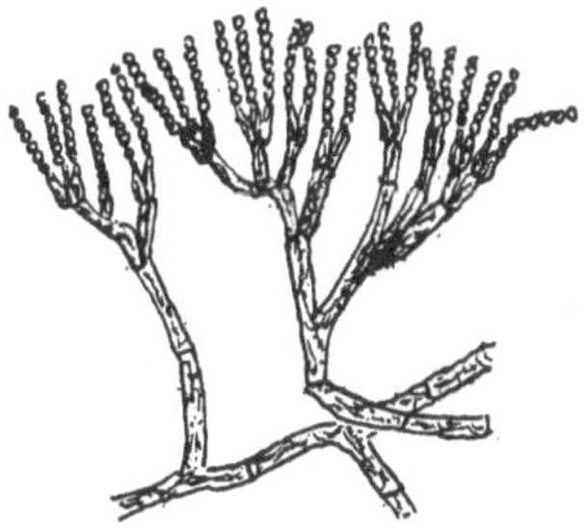

Abb. XVI/5. Penicillium-Kultur, „pinselartige" Konidienträger mit Konidiosporen

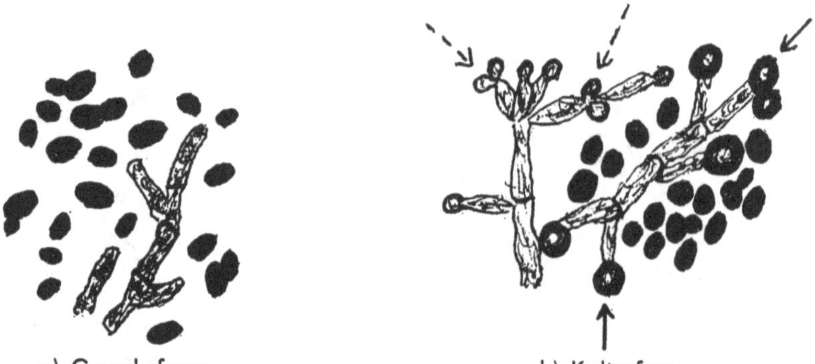

a) Gewebsform
Sproßzellen und Pseudomyzel

b) Kulturform
Sproßzellen, Pseudomyzel mit
Blastosporen (↑)
und Chlamydosporen (↑)

Abb. XVI/6. Candida albicans

a) Gewebsform
Kapseldarstellung im Tuschepräparat

b) Kulturform
Zellaufschwemmung mit Schleimkapseln

Abb. XVI/7. Cryptococcus neoformans

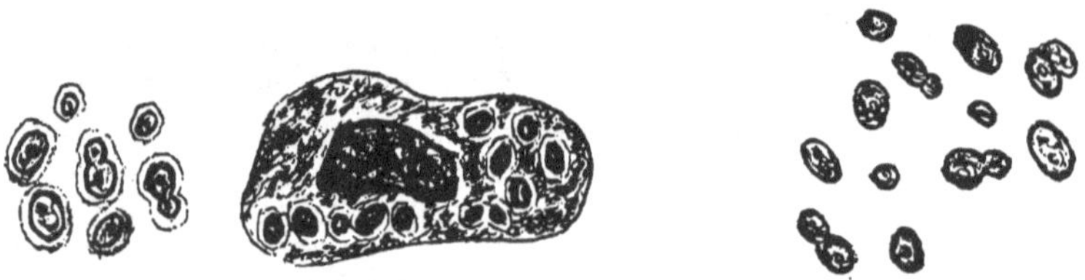

a) Gewebsform mit Kapseln, daneben
in Retikuloendothelzelle

b) Kulturform (37° C)
Sproßzellen

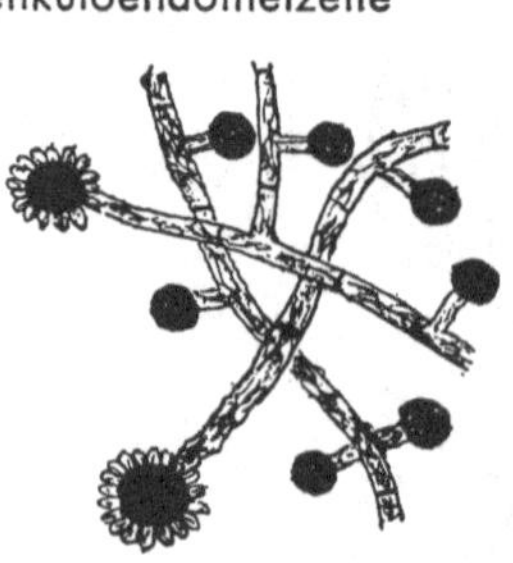

c) Kulturform (22° C)
Myzel mit glatten und höckerigen
Chlamydosporen

Abb. XVI/8. Histoplasma capsulatum

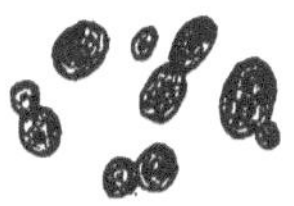

a) Gewebs- und Kulturform (37° C) „unilokuläre" Sproßzellen

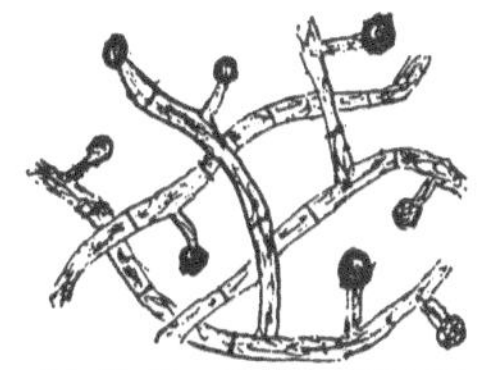

b) Kulturform (22° C) Myzel mit Konidien und dickwandigen Chlamydosporen

Abb. XVI/9. Blastomyces dermatitidis

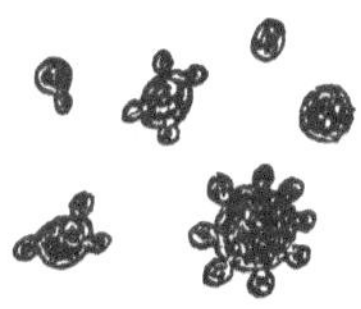

a) Gewebs- und Kulturform (37° C) „multilokuläre" Sproßzellen

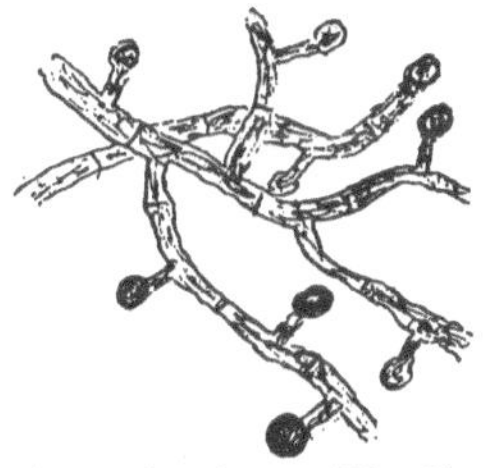

b) Kulturform (22° C) Myzel mit Konidien und dickwandigen Chlamydosporen

Abb. XVI/10. Blastomyces brasiliensis

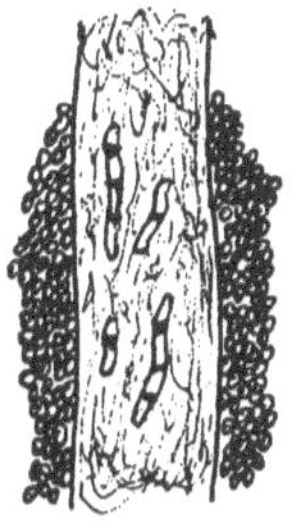

a) Haar-Querschnitt (schematisch) mit „Manschette" aus Pilzsporen (Ektothrix) im Innern Pilzfäden ohne Sporen

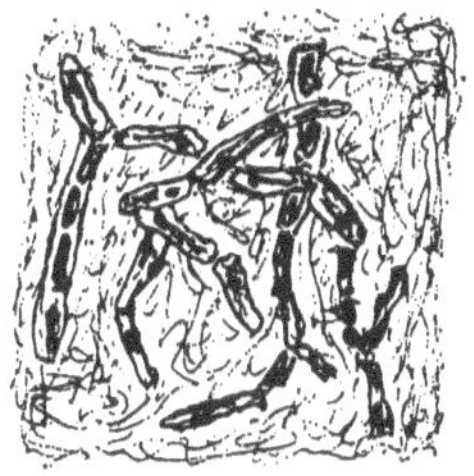

b) Hautschuppe mit Mikrosporum-Myzel

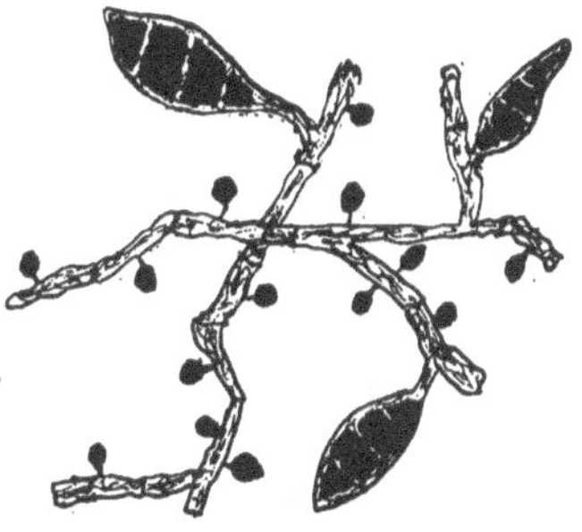

c) Kultur mit spindelförmigen, gekammerten Makro- und birnenförmigen Mikrokonidien

Abb. XVI/11. Microsporum

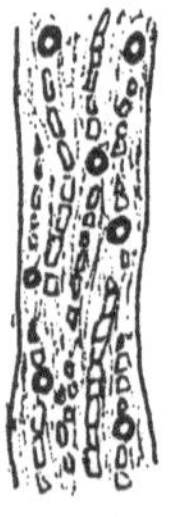

a) Favus-Haar
Querschnitt (schematisch)
septiertes Myzel, kettenförmig angeordnete Sporen (Endothrix), Luftblasen

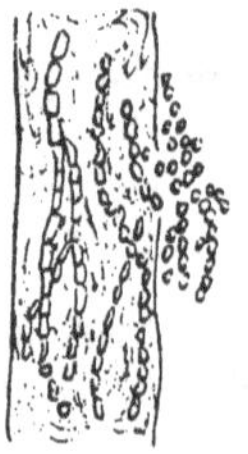

b) Trichophytie-Haar (schematisch)
septiertes Myzel mit Kettensporen,
Endothrix-Ektothrix-Typ

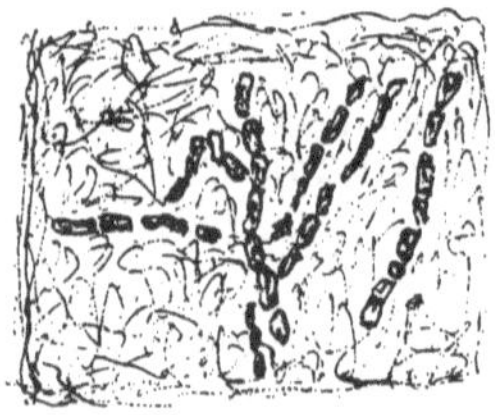

c) Hautschuppe
mit Trichophyton-Myzel

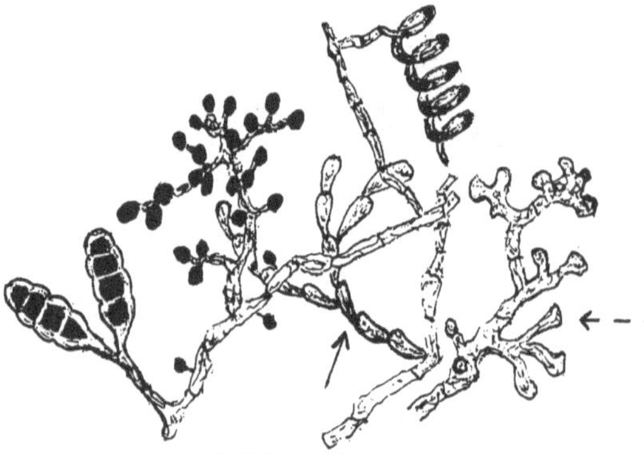

d) Trichophyton-Kultur
mit mehrkammerigen Makrokonidien, haufenförmig angeordneten Mikrokonidien, Spiralhyphen und Rakettenmyzel (↑), ferner Hirschgeweih- bzw. Kerzenhalterformen (Favuspilz ↑)

Abb. XVI/12. Trichophyton

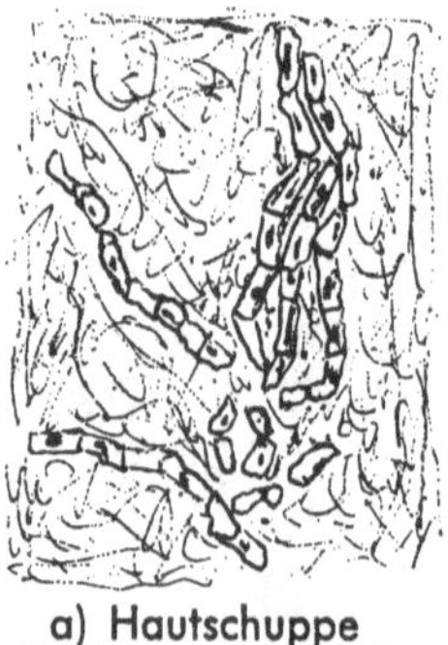

a) Hautschuppe
mit Epidermophyton-Myzel

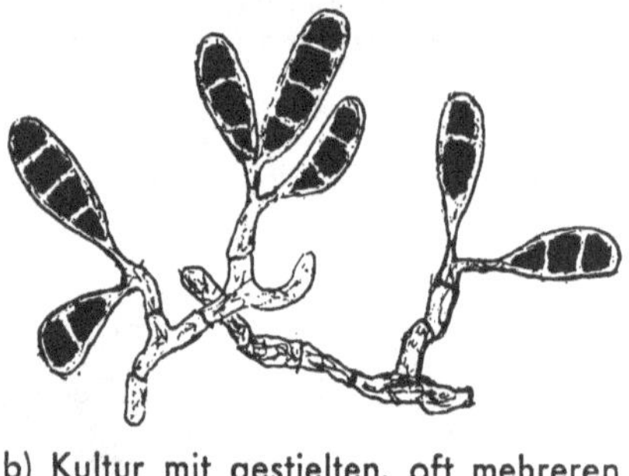

b) Kultur mit gestielten, oft mehreren Makrokonidien, keinen Mikrokonidien

Abb. XVI/13. Epidermophyton

Candidamykosen

Überall in der Welt ist Candida ein häufiger Haut-Schleimhaut-Bewohner des Menschen. 20 % aller Menschen haben zum Beispiel Candidahefen als Begleitkeime im Sputum. Mit steigendem Kontakt nimmt, proportional dem Alter, die Besiedelung mit Candida zu. Candidin-Allergie kann ähnlich Tuberkulin-Allergie im frühen Säuglingsalter nachgewiesen werden, der Test ist im zehnten Lebensjahr in über 50 % der Fälle positiv. Wie viele andere Haut-Schleimhaut-Pilze hat Candida überwiegend sekundär-pathogenen Charakter. Ernährungsstörungen, Diabetes mellitus, Schwangerschaft, auch die Abwehrschwäche bei schweren Krankheiten wie Tuberkulose, Lungenkarzinom usw. sind Wegbereiter der Candidiasis. Säuglinge und kachektische alte Menschen sind am häufigsten befallen. Im vergangenen Jahrhundert wurden Epidemien in Entbindungsanstalten und Kinderkliniken beobachtet. Heute stehen Candidamykosen seit Einführung der Antibiotika erneut im Blickpunkt der Ärzte.

Insbesondere provozieren Breitbandantibiotika das Pathogenwerden des Pilzes und machen diese Mykose zu einem ernsten Problem.

Antibiotika stören das Gleichgewicht der normalen Mikrobenökologie und beseitigen bzw. hemmen die biologischen „Pilzantagonisten".

Leitsätze für die Klinik und Diagnose

A. Klinik

Ausgedehnte weißlichgraue, samtartige Beläge der Mundschleimhaut (Stomatomykose) im Säuglingsalter sind stets soorverdächtig. Wichtigste Differentialdiagnose Diphtherie!

Bei Candida-Intertrigo nach Diabetes fahnden (Glukosebelastung). Zunehmende Bedeutung der Soorkolpitis und -vulvovaginitis, vgl. Anhang Mikrobielle Ursachen der (Uro)Genitalinfektion, S. 375.

Neben Trichomonas ist Candida die häufigste Ursache von Fluor genitalis: geruchloser weißlicher Ausfluß, heftiger Pruritus.

Übertragung auf das Kind erfolgt während der Geburt.

Pulmonale und septische Candidiasis erzeugt schwere, fieberhafte Krankheitsbilder.

> **Candidiasis der inneren Organe, vor allem Pneumonomykose[11]), ist infolge ähnlicher klinischer Symptome bei anderen Infektionen schwer zu erkennen. Wiederholter, mehrmaliger Candidanachweis bei Ausschluß aller in Frage kommenden Erkrankungen, insbesondere Lungentuberkulose!**

B. Diagnose

1. Klinik: Verdachtsdiagnose, Röntgenbefund bei innerer Candidiasis, nach Grundleiden suchen.
2. Mykologie: Erreger- und Antikörpernachweis.

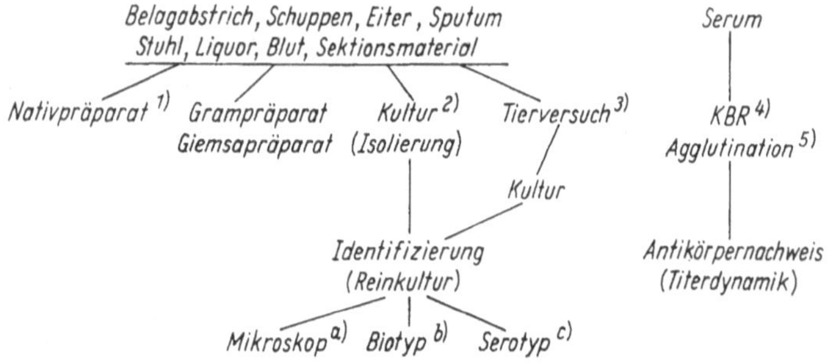

Abb. XVI/14. Untersuchungsgang bei Candidiasis, schematisch

1) In 10%iger Kalilauge (zur Auflösung von verhorntem Material), sonst in 0,9%iger Kochsalzlösung: Beurteilung der Sproßzellen und Pseudomyzelien, Abb. XVI/6a.

2) Pilznährböden mit Antibiotikazusatz und leicht saurem pH, mehrtägige Bebrütung bei 22° und unabhängig bei 37° C:
   a) Mikroskopisch Pseudomyzel, Blasto- und Chlamydosporen (Abb. XVI/6).
   b) Prüfung der Zuckervergärung.
   c) Typendifferenzierung im Präzipitations-Test (Agargel).

3) Kaninchen intravenös, Mäuse intraperitoneal oder intrazerebral: multiple Abszedierung, wechselnde Virulenz verschiedener Stämme.

4) Komplementbindungsreaktion, Grenztiter $^1/_{10}$, Titerbewegung!

5) Agglutinationsreaktion, im 10. Lebensjahr über 50 % der Untersuchten Normalagglutinine, Grenztiter $^1/_{160}$, Titerbewegung!

11) Vgl. Mikrobiell-parasitäre Ursachen der Pneumonie, S. 26.

System-Mykosen

Wie alle Pilze findet man die Erreger der System-Mykosen als Saprophyten in der Natur, im Erdboden und auf Pflanzen, auf Haut und Schleimhaut bei Mensch und Tier. System(Allgemein)erkrankungen durch Pilze entstehen als Blastomykosen und Histoplasmose, Kryptokokkose und Kokzidioidomykose, Candidiasis, Aspergillose und Mukormykose. Auf Grund der geographischen Verbreitung dieser Erreger sind System-Mykosen vor allem außereuropäisch, meist endemisch, seltener weltweit beheimatet.

System-Mykosen entwickeln sich nach lymphogen-hämatogener Aussaat aus primär exogenen oder endogen entstandenen Haut-, Schleimhaut- oder Organ(Lungen)mykosen.

Die generalisierende primäre Haut-Schleimhaut-Mykose steht bei südamerikanischer Blastomykose und Candidiasis im Vordergrund, die übrigen (nordamerikanische Blastomykose, Histoplasmose, Kryptokokkose, Kokzidioidomykose sowie Schimmelpilzmykosen) beginnen überwiegend als primäre pulmonale Organmykose.

Trotz der weiten Verbreitung dieser Erreger sind System-Mykosen selten:

1. **Ein großer Teil der Primärinfektionen verläuft inapparent oder leicht, nur ein kleiner Teil der Erkrankungen generalisiert.**
2. **Außer Candidiasis werden sie nicht von Mensch zu Mensch übertragen.**

Leitsätze für die Klinik und Diagnose

A. Klinik

Häufig führt die Pilzaussaat zu akut-septischen Krankheitserscheinungen (Beispiel Blastomykosen, Candidiasis, Schimmelpilzmykosen), die Bevorzugung bestimmter Organsysteme erkennt man bei Candidiasis, Kryptokokkose, Schimmelpilzmykosen (zentrales Nervensystem), bei Histoplasmose (retikuloendotheliales System), bei südamerikanischer Blastomykose (Lymphknoten-Milz-Leber), bei nordamerikanischer Blastomykose und Kokzidioidomykose (Haut).

Wegen der uncharakteristischen Symptomatik chronisch-progredienter, granulomatöser Organprozesse ist eine sichere klinische Abgrenzung anderer Erkrankungen nicht möglich.

Das Wichtigste: Stets auch an Pilzinfektionen denken!

B. Diagnose

1. **Klinische Verdachtsdiagnose:** Anamnese (Pilzkontakte in warmen Ländern, anderes Grundleiden, Provokation durch Antibiotika oder Kortikoide), Röntgenuntersuchung.

Differentialdiagnose: Vor allem Tuberkulose, Syphilis, Aktinomykose; Brucellose, Tularämie, Listeriose; Kala-Azar, Toxoplasmose; Karzinom (Neoplasma einschließlich Hirntumor).

Im Weltmaßstab werden jährlich Tausende von Patienten mit System-Mykosen durch Fehldiagnose in Tuberkulose-Heilstätten eingewiesen!

Merke: „Alles, was Tuberkulose tun kann, tun System-Mykosen viel besser."

2. **Mykologische Diagnostik:**

a) Laboratorium:

System-Mykosen können nur durch den direkten Erregernachweis, unterstützt durch die indirekte Methode der Antikörperbestimmung, erkannt werden.

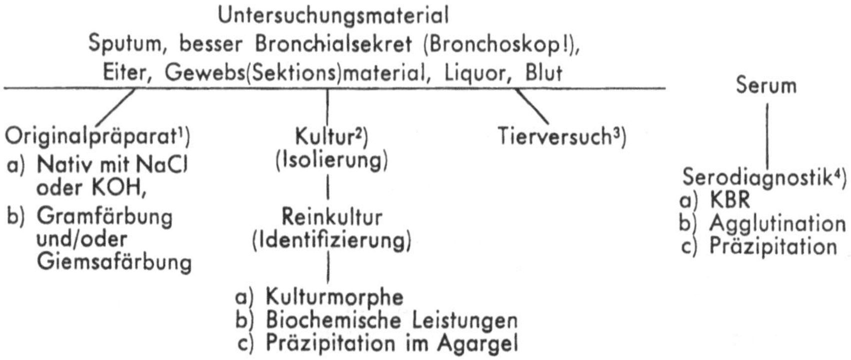

Abb. XVI/15. Gang der Untersuchungen auf System-Mykosen

[1]) Beurteilung der Zellmorphe, Abgrenzung nach folgendem Schema:

Fortsetzung der Fußnoten von S. 412 unten:

Tab. XVI/2

Erregerart	Morphe (Originalpräparat)
Blastomyces	Hefeähnliche Zellen, 5—30 µm, Einzelsprossung (Bl. dermatitidis), multiple Sprossung (Bl. brasiliensis), Abb. XVI/9 a + 10 a.
Histoplasma	Hefeähnliche, intrazelluläre Zellen, 3—6 µm, mit kapselartigem Hof (cave Verwechslung mit Leishmanien oder Toxoplasmen), Abb. XVI/8 a.
Cryptococcus	Hefeähnliche Zellen, 5—20 µm, mit breiter Schleimkapsel, Abb. XVI/7 a.
Candida	Hefeähnliche Zellen, 3—6 µm, mit Pseudomyzel, Abb. XVI/6 a.
Coccidioides	Großkugelige Sporangien, 20—80 µm, mit zahllosen Endosporen, 2—4 µm, Abb. XVI/2 a.
Mucor	Nichtseptiertes Hyphenmyzel, 6—10 µm Ø, Abb. XVI/3 a.
Aspergillus	Septiertes Hyphenmyzel, 3—4 µm Ø (bakterienähnliche Fäden des Aktinomyzesmyzels < 1 µm Ø), Abb. XVI/4 a.

[2]) Pilznährböden mit leicht saurem pH (5,6), Blut- und Antibiotikumzusatz, Bebrütung bei 22° und (unabhängig) bei 37° zur Erkennung der dimorphen Pilzarten: Myzelphase bei 22°, Hefephase bei 37° (Beispiel Histoplasma und Blastomyces, Abb. XVI/8 b + c, 9 a + b, 10 a + b).

Die kulturelle Anzüchtung ist für die Isolierung und Identifizierung der Pilzart (Kulturmorphe, Zuckervergärung, Antigenstruktur) immer notwendig.

[3]) Tierpathogenität nicht immer Kriterium für Menschenpathogenität, jedoch „biologische Anreicherung" bei spärlichem Nachweis von Erregern im Originalmaterial.

[4]) Humorale Antikörper findet man bei allen System-Mykosen mit Ausnahme der Kryptokokkose. Diagnostisch-prognostische Deutung der Titerbewegung (mehrere Blutentnahmen in mehrwöchigen Abständen) wichtiger als einmalige Untersuchung (häufig Normal-Antikörpertiter!). Übergreifende (Gruppen-)Spezifität zwischen Coccidioides, Histoplasma und Blastomyces einerseits, Aspergillus und Mucor andererseits, erlaubt keinen Nachweis art(typ)spezifischer Antikörper.

Fehlende Antikörpertiter nach mehrmaliger Untersuchung des Patientenserums schließen bei verdächtigen Krankheitsprozessen und negativem Erregernachweis das Vorliegen einer System-Mykose aus.

b) Hauttest:

Positive Hautteste sind allergische Spätreaktionen analog der Tuberkulinreaktion.

Cave Kreuzreaktionen zwischen (nicht) verwandten Arten, aber nicht mit Tuberkulin!

Folgende Pilzantigene finden Anwendung: Tab. XVI/3.

Tab. XVI/3

Hauttestung bei System-Mykosen		
Krankheit	Antigen	Kreuzreaktion
Nordamerikanische Blastomykose	Blastomyzin	vorhanden
Südamerikanische Blastomykose	Parakokzidioidin	
Histoplasmose	Histoplasmin	
Kokzidioidomykose	Kokzidioidin	

Merke: In Endemiegebieten ist die Hauttestung für epidemiologische Reihenuntersuchungen unentbehrlich (Ausschlußverfahren).

Kombinierte Anwendung der Hauttestung und Serodiagnostik gestattet in bestimmten Fällen prognostische Schlüsse nach folgendem Schema:

Tab. XVI/4

Hauttest	Seroreaktion	Prognose
positiv	negativ	gut
positiv	positiv	fraglich
negativ	positiv	schlecht

Dermatomykosen

Die Erreger der Dermatomykosen, Microsporum, Trichophyton und Epidermophyton, sind wie die anderen Pilze in der Natur ubiquitär verbreitet und siedeln sich primär bei Tieren, dann auch beim Menschen an. So erfolgt die Übertragung der Hautpilze exogen durch Kontakt(Schmier)infektion.

Trotz hoher Kontagiosität führt nicht jede Infektion mit Dermatophyten zur Mykose: Exposition und Disposition sind für die Entstehung der Dermatomykosen verantwortlich.

Vor allem findet man bei Sportlern durch häufigen Kontakt mit Hautpilzen in Duschräumen und Badeanstalten, bei Hausfrauen und Spülerinnen durch häufiges Arbeiten im Wasser Krankheitshäufungen. Mangelhafte Körperpflege, starke Schweißabsonderung und unsaubere Wäsche begünstigen die Pilzansiedelung.

Dermatophyten bevorzugen ein feuchtwarmes Milieu. Ihre Invasivität wird durch ein Keratin(Hornsubstanz)-lösendes Ferment erleichtert.

Die Häufigkeit bestimmter Dermatophyten wechselt bei veränderter Ökologie. Favus, in früheren Zeiten in Deutschland sehr häufig anzutreffen, ist heute in unseren Breiten ausgesprochen selten. An Mikrosporie erkranken Knaben viel häufiger als Mädchen, vorwiegend bis zur Pubertät. Bestimmte, früher häufige Trichophytonarten werden zunehmend durch andere Arten der gleichen Pilzgattung verdrängt; steter Anstieg der Fußmykosen seit dem 2. Weltkrieg!

Die Chemotherapie der Dermatomykosen wurde durch Einführung des Griseofulvins revolutioniert. Seitdem ist die spezifische Behandlung der Dermatomykosen kein Problem mehr.

Griseofulvin wird im Keratin angereichert und wirkt daher am Entstehungsort der Krankheit. Gegebenenfalls Unterstützung durch lokale Antimykotika. Keine Verabfolgung des Antibiotikums während Schwangerschaft und Laktation.

Leitsätze für die Klinik und Diagnose

A. Klinik

Alle Dermatomykosen verlaufen überwiegend chronisch, Monate, Jahre, unter Umständen Jahrzehnte. Direkte Übertragungsmöglichkeit und hohe Kontagiosität fördern die epidemische Ausbreitung, vor allem in Schulen, Internaten, Lagern, Sporteinrichtungen, aber auch in Beruf und Familie. So ist ein Großteil der Bevölkerung in Deutschland mit Fußmykose infiziert.

Die lokale Ausbreitung der Dermatophyten auf der Haut erreicht ein bestimmtes Stadium, dem sich eine refraktäre Phase, unter Umständen Abheilung anschließt. Hierdurch entstehen charakteristische Krankheitsherde, die gegen die gesunde Haut scharf, meist scheiben- oder bogenförmig abgegrenzt sind.

Langwierige Haar- und Nagelerkrankungen wecken stets den Verdacht auf eine Dermatomykose.

B. Diagnose

Die klinische Diagnose einer Dermatomykose wird durch die mykologische Laboratoriumsuntersuchung abgesichert, Verdachtsfälle werden ätiologisch geklärt.

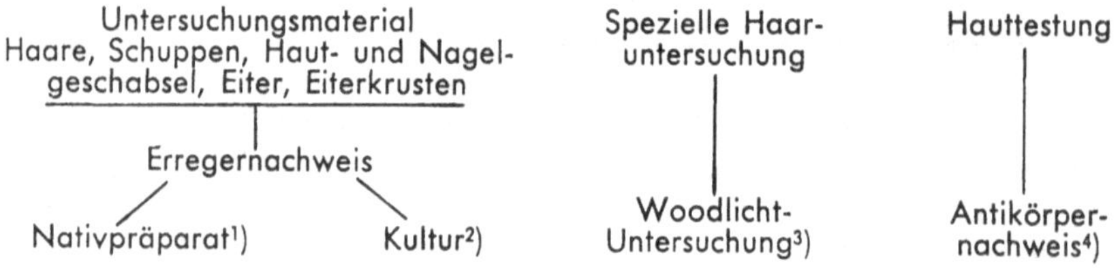
Untersuchungsmaterial
Haare, Schuppen, Haut- und Nagelgeschabsel, Eiter, Eiterkrusten
Erregernachweis
Nativpräparat[1])
Kultur[2])
Spezielle Haaruntersuchung
Woodlicht-Untersuchung[3])
Hauttestung
Antikörpernachweis[4])

Abb. XVI/16. Untersuchungsgang bei Dermatomykosen, schematisch

[1]) Zusatz von Kalilauge bewirkt „Aufhellung" keratinhaltiger Hornsubstanzen zur besseren Beurteilung der Pilzmorphe (Material von frischen Randzonen der Läsionen): Abb. XVI/11 a + b, 12 a—c, 13 a.

[2]) Pilznährböden mit Penizillin-Streptomyzinzusatz mehrere Wochen bei Zimmertemperatur bebrüten, Beurteilung der Makro- und Mikrokultur. Koloniemorphe: Kolonieform, Pigmentation; Myzelform, Mikro- und Makrokonidien, Chlamydosporen. Mikro(Objektträger)kulturen, Beurteilung des Pilzwachstums, vgl. Abb. XV/11 c, 12 d, 13 b, S. 407, 408.

Die kulturelle Prüfung ermöglicht die Erregerisolierung und -identifizierung zur Unterstützung der klinischen Diagnose.

[3]) Durch Filterung des sichtbaren Lichtes bewirken unsichtbare UV-Strahlen von ca. 3500 Å Fluoreszenz der pilzerkrankten Haare. Die Fluoreszenz erlischt nach Abklingen der Infektion.

Woodlicht-Untersuchungen haben diagnostische, prognostische und prophylaktische Bedeutung: Beurteilung des Heilerfolges, Frühdiagnose, Reihenuntersuchungen!

[4]) Intradermal-Test mit Trichophytin ermöglicht Aufklärung von Mykiden aller drei Dermatophyten (gemeinsames Gruppen-Polysaccharid-Antigen von Microsporum, Trichophyton, Epidermophyton); positive Spätreaktion, eventuell in Verbindung mit lokalen und allgemeinen Herdreaktionen; geringer diagnostischer Wert wegen der weiten Verbreitung aller drei Dermatophyten.

Anhang: Mikrobielle Ursachen des Exanthems

Exantheme sind großflächige oder in zahllosen Einzelherden (Effloreszenzen) disseminiert auftretende Hautveränderungen, die einen flüchtigen Ablauf mit Anfang, Höhepunkt und Ende erkennen lassen.

Folgende allgemeine Ursachen lassen sich unterscheiden:

1. Physikalisch-chemische Reize, Beispiel: Arzneimittel-Exanthem (Allergie), Strahlenerythem (Insolation).
2. Unspezifische Hauterkrankungen(-entzündungen) mannigfacher, meist unbekannter Ursache (Dermatose, Dermatitis).
3. Infektionen:

Hautausschlag (Exanthem) ist ein wichtiges Leitsymptom für zahlreiche übertragbare Krankheiten. Entstehung durch hämatogene Aussaat von Krankheitserregern und/oder deren Giften.

Nachfolgende Aufstellung berücksichtigt die wichtigsten Erreger(gruppen):

1. Bakterien:
   Streptokokken (Scharlachexanthem),
   Typhus-Paratyphusbakterien (Typhus-Paratyphusexanthem),
   Tuberkelbakterien (Tuberkulid),
   Rattenbiß-Spirillen (Erythema arthriticum),
   Leptospiren („flüchtiger" Leptospiren-Ausschlag),
   Treponemen (Frühsyphilid),
   Rickettsien (Fleckfieberexanthem).
2. Viren:
   Masernviren (Masernexanthem),
   Rötelnviren (Rötelnexanthem),
   Varizellenviren (Windpockenexanthem),
   Herpesviren (generalisierter Herpes Kaposi),
   Vacciniaviren (Vaccinia generalisata, ferner vakzinales Exanthem),
   Variolaviren (Rash sowie Pockenexanthem),
   Dengueviren (Dengueexanthem),
   Echo-Viren, bestimmte Typen (Bostonexanthem)
3. Protozoen:
   Toxoplasmen (Toxoplasmose-Exanthem),
   Leishmanien (Leishmanoid bei Kala-Azar).
4. Pilze:
   Dermatophyten (Mykide; Trichophytid, Favid, Epidermophytid, Mikrosporid),
   „Blastomyzeten" (Nordamerikanische Blastomykose, Kokzidioidomykose),
   Candida albicans (Candidid).

Verzeichnis der anzeigepflichtigen übertragbaren Krankheiten des Menschen[1]) mit Worterklärungen

A

Abakteriell alpha privativum (alpha, erster griechischer Buchstabe); baktería — griech. Stab: „nichtbakteriell", z. B. abakterielle Meningitis, vgl. Virusmeningitis

Abdominaltyphus s. Typhus

Adenopharyngokonjunktivalfieber adén — griech. Drüse
s. Virusschnupfen

Adenovirusinfektion infícere — lat. anstecken, verderben, „hineintun"
s. epidemische Keratokonjunktivitis und Virusschnupfen

Alastrim Variola minor, „Weiße Pocken", „Negerpocken"; engl. Kafir-pox
alástrium — brasilian. brennender Zunder; várus — lat. Fleck, Bläschen; mínor kleiner
Hospitalisierungspflichtige, endemisch-epidemische, aerogen, seltener durch Kontakt übertragbare zyklische Infektionskrankheit. Erreger Alastrimviren (abgeschwächte Pockenviren), Inkubation 1 bis 3 Wochen; zweigipfliges Fieber mit abgeschwächtem Pockenexanthem; Letalität 1 bis 5 %. Aktive Immunisierung mit Vakzineviren schützt vor Infektion und vermindert Morbidität wie Letalität

Allantiasis s. Botulismus

Amöbenruhr Amöbiasis, Amöbendysenterie, tropische Ruhr
amoibós — griech. wechselnd, dys gestörte Funktion, énteron Eingeweide: „Darmkatarrh"; rúora — althochdeutsch heftige Bewegung
Endemisch-epidemische, fäkal-oral übertragbare Lokalinfektion. Erreger Ruhramöben (Entamoeba histolytica), Inkubation mehrere Wochen; chronisch rezidivierende, kräftezehrende Dickdarmentzündung mit Schleimblutstühlen und Geschwüren; Letalität unbehandelt je nach Schwere 1 bis 10 %

Anthrax s. Milzbrand

Arbovirose Abk. f. Arthropod borne viruses: durch Arthropoden übertragbare Viren
s. Gelbfieber, Virusenzephalitis, Virusmeningitis

Aseptisch alpha privativum (alpha, erster griechischer Buchstabe); sépsis — griech. Fäulnis: „fehlende Fäulnis", z. B. „aseptische" Meningitis, vgl. Virusmeningitis

Atypisch alpha privativum (alpha, erster griechischer Buchstabe); týpos — griech. Bild, Figur: „nicht typisch", z. B. atypische Pneumonie, vgl. Viruspneumonie

Augenkrankheit, ägyptische s. Trachom

Aussatz s. Lepra

B

Bakterienruhr Dysenterie, Shigellose
baktería — griech. Stab, dys gestörte Funktion, énteron Eingeweide: „Darmkatarrh"; rúora — althochdeutsch heftige Bewegung; SHIGA japanischer Bakteriologe
Endemisch-epidemische, fäkal-oral übertragbare Lokalinfektion. Erreger Ruhrbakterien (Shigella dysenteriae, Sh. flexneri, Sh. boydii, Sh. sonnei; verschiedene Serotypen), Inkubation 1 bis 8 Tage; akut fieberhafte, geschwürige Dickdarmentzündung, Schleimblutstühle und Exsikkose; Letalität unbehandelt 1 bis 3 % oder höher, mindestens 1 % Dauerausscheider

Bandwurmbefall s. Täniose

Bang'sche Krankheit s. Brucellose

Bauchtyphus s. Typhus

Blattern s. Pocken

Bornholmer Krankheit s. Pleurodynie

Borreliose BORREL französischer Bakteriologe s. Rückfallfieber

Botulismus Allantiasis, „Wurstvergiftung"
bótulus — lat. Wurst; allás — griech. Wurst
Seltene, meist in Gruppenerkrankungen auftretende, „spezifische" Lebensmittelvergiftung. Ursache enteral resorbiertes, außerhalb des Körpers gebildetes Ektotoxin des Botulinusbazillus (Clostridium botulinum, Typen A, B, E, F), Inkubation 12 bis 72 Stunden; akute Bulbärparalyse mit Seh-, Schluck- und Atemstörungen; Letalität unbehandelt bis zu 50 % oder höher. Passive Immunisierung mit Anti-Botulismusserum mildert Krankheitsverlauf und senkt Letalität

Brucellose Febris undulans abortus, Bang'sche Krankheit; Febris undulans melitensis, Maltafieber; Febris undulans suis
fébris — lat. Fieber, únda Welle, aboríri abgehen, meliténsis zu Malta gehörend, sus

---

[1]) In der BRD und DDR.

Schwein; SIR DAVID BRUCE englischer Militärarzt, BANG dänischer Tierarzt

Enzootisch-epizootische, durch Kontakt oder Milchgenuß auf Menschen übertragbare zyklische Infektionskrankheit. Erreger Brucellen (Brucella abortus — Rind, Br. melitensis — Ziege und Schaf, Br. suis — Schwein), Inkubation 1 bis 3 Wochen; wochen- bis monatelanges „Wellenfieber" mit Leber- und Milzschwellung; Letalität unbehandelt 5 %. Aktive Immunisierung mit avirulenter Bang-Lebendvakzine schützt gegen alle Brucellosearten

C

Cholera Cholera asiatica, „Gallenbrechruhr"
cholé — griech. Galle

Hospitalisierungspflichtige, endemisch-epidemisch-pandemische, fäkal-oral übertragbare Lokalinfektion. Erreger Choleravibrionen (Vibrio comma und Vibrio El Tor, 2 Serotypen), Inkubation 12 bis 72 Stunden; perakute, fieberhafte Enteritis, „Reiswasserstühle", Exsikkose, Kreislaufversagen; Letalität unbehandelt bis 50 %, 1 % Dauerausscheider. Aktive Immunisierung mit abgetöteten Erregern mildert Krankheitsverlauf und senkt Letalität, verhindert nicht Infektion

Choriomeningitis, lymphozytäre chórioméninx — griech. mittlere Hirnhaut, kýtos Zelle; lýmpha — lat. klares Wasser
s. Virusmeningitis

Conjunctivitis granulosa s. Trachom

Coxsackievirusinfektion Coxsackie Stadt im Staate New York
s. Herpangina, Pleurodynie, Virusmeningitis

D

Dermatomykose dérma — griech. Haut, mýkes Pilz
s. Favus, Mikrosporie, Trichophytie

Diphtherie diphthéra — griech. Haut, Fell

Endemisch-epidemische, aerogen, seltener durch Kontakt übertragbare Lokalinfektion. Erreger Diphtheriebakterien (Corynebacterium diphtheriae, 3 Wuchsformtypen, verschiedene Serotypen), Inkubation 1 bis 7 Tage; fieberhafter Verlauf, toxische Nahwirkungen am Ort der Infektion (fibrinöse Beläge), Fernwirkungen an Kapillaren, Herzmuskel und Nerven; Letalität unbehandelt 5 % oder höher. Passive Immunisierung mit Diphtherie-Heilserum mildert Krankheitsverlauf und senkt Letalität; aktive Immunisierung mit Diphtherie-Formol-Toxoid senkt Morbidität und Letalität, verhindert nicht Infektion

Durand-Nicolas-Favre'sche Krankheit s. Lymphogranuloma venereum

Durchfallerkrankung s. Dysenterie, Enteritis acuta und infectiosa, Kolienteritis, vgl. auch Cholera

Dysenterie s. Amöbenruhr, Bakterienruhr

Dyspepsiekoli-Enteritis s. Kolienteritis

E

Echovirusinfektion Abk. f. Enteric cytopathogenic human orphan: im Darm lebende, zytopathische „Waisenviren" des Menschen
s. Virusmeningitis

Encephalitis epidemica s. Virusenzephalitis

Enteritis acuta s. bakterielle Lebensmittelvergiftung

Enteritis infectiosa s. Salmonellenenteritis

Epidemisch epí — griech. in, auf; démos Volk: z. B. epidemische Keratokonjunktivitis, vgl. Keratokonjunktivitis, epidemische

Erbgrind s. Favus

Erkältungskrankheit s. Virusschnupfen

Erysipel Wundrose, Gesichtsrose
erythrós — griech. rot, pélla Haut

Endemische, durch Kontakt übertragbare Lokalinfektion. Erreger Erysipel-Streptokokken (Streptococcus pyogenes, Gruppe A, viele Serotypen), Inkubation 1 bis 7 Tage; akuter hochfieberhafter Verlauf mit scharf umschriebener Entzündung der Haut, auch benachbarter Schleimhäute; Letalität unbehandelt bis 5 %

F

Favus Erbgrind, Kopfgrind, „Grindpilzflechte"; engl. Honey-comb ringworm
fávus — lat. Honigwabe; grint — althochdeutsch Schorf

Endemisch-epidemische, durch Kontakt von Tieren auf Menschen oder von Mensch zu Mensch übertragbare Lokalinfektion. Erreger Dermatophyten (Gattung Trichophyton), Inkubation wenige Wochen; meist in der Jugend beginnende, chronisch verlaufende Dermatomykose vor allem der behaarten Kopfhaut; Abheilung mit Kahlheit unter Narbenbildung

Febris biliosa s. Gelbfieber

Febris puerperalis s. Puerperalfieber

Febris recurrens s. Rückfallfieber

Febris undulans abortus, melitensis, suis s. Brucellose

Feldfieber s. Leptospirose

Fleckfieber Typhus exanthematicus, Flecktyphus, „Hungertyphus"; engl. Typhus
týphos — griech. Qualm, Dunst, Nebel: „Umnebelung der Sinne"; exanthéo blühe hervor

Hospitalisierungspflichtige, epidemische, durch Kleiderläuse von Mensch zu Mensch übertragbare zyklische Infektionskrankheit. Erreger Fleckfieber-Rickettsien (Rickettsia prowazeki, endemische Abarten der warmen Länder — Übertragung von Tieren auf Menschen durch Arthropoden), Inkubation 2 Wochen; hochfieberhafte, mit Exanthem verlaufende Enzephalitis, postenzephalitische Dauerfolgen; Letalität der Erwachsenen unbehandelt 50 %. Aktive Immunisierung mit inaktivierter Rickettsien-Dottersack-Vakzine verhindert Letalität

Fleischvergiftung s. Salmonellenenteritis

G

Gasödem Oedema malignum, Gasbrand, Gasphlegmone, malignes Ödem; engl. Gasgangrene

oidéo — griech. schwelle an, phlegmoné flächenhafte Entzündung; málus — lat. schlecht, gígnere erzeugen

Nichtansteckende, auf Kriegsschauplätzen epidemische schwere Wundinfektion. Erreger Gasödembazillen (Clostridium perfringens, novyi, septicum, histolyticum mit typdifferenten Ektotoxinen), Inkubation 8 bis 48 Stunden; akute, von einer Gasphlegmone oder Klostridien-Myositis ausgehende Sepsis mit Bazillämie und Toxinämie; Letalität unbehandelt 50 % und höher. Passive Immunisierung mit polyvalentem Gasbrandserum (plus chirurgische Maßnahmen) senkt Letalität

Gastroenteritis acuta s. bakterielle Lebensmittelvergiftung

Gastroenteritis infectiosa s. Salmonellenenteritis

Gehirnentzündung, übertragbare s. **Virusenzephalitis**

Gelbfieber Febris biliosa, „Schwarzes Erbrechen"; engl. Yellow fever

fébris — lat. Fieber, bílis Galle

Hospitalisierungspflichtige, in bestimmten Tropengebieten endemisch-epidemische, durch tropische Hausmücken von Mensch zu Mensch (Stadtgelbfieber) oder durch Waldmücken von Tieren auf Menschen (Dschungelgelbfieber) übertragbare zyklische Infektionskrankheit. Erreger Gelbfieberviren, Inkubation 3 bis 6 Tage; biphasischer, hochfieberhafter Verlauf mit Ikterus, Albuminurie, Hämorrhagie; Letalität 10 % oder viel höher. Aktive Immunisierung mit Lebendvakzine schützt vor Infektion und Erkrankung

Gelbsucht, epidemische s. Virushepatitis

Genickstarre, epidemische s. Meningokokken-Meningitis

Geschlechtskrankheiten s. Gonorrhoe, Syphilis, Ulcus molle, Lymphogranuloma venereum

Gesichtsrose s. Erysipel

Gonorrhoe Morbus Neisser, Tripper

goné — griech. Samen, réo fließe; ALBERT NEISSER deutscher Dermatologe

Behandlungspflichtige, pandemische, durch Geschlechtsverkehr übertragbare Lokalinfektion. Erreger Gonokokken (Neisseria gonorrhoeae), Inkubation 1 bis 4 Tage; eitrige Urogenitalinfektion mit akut-subakut-chronischem Verlauf, lokaler (selten septischer) Ausbreitung und Spätfolgen (Sterilität, jahrelange „Unterleibsleiden"); Letalität unbehandelt weniger als 1 %

Granulomatosis infantiseptica

gránulum — lat. Körnchen, ínfans Kind; sépsis — griech. Fäulnis

s. Listeriose

Grindpilzflechte s. Favus

Grippaler Infekt unkorrekte Bezeichnung für akuten Schleimhautkatarrh der oberen Luftwege, nicht identisch mit Virusgrippe (Influenza, s. d.)

s. Virusschnupfen

Grippe s. Influenza

Gruby'sche Krankheit s. Mikrosporie

H

Harter Schanker s. Syphilis

Heine-Medin'sche Krankheit s. Poliomyelitis

Helminthose hélmins — griech. Wurm

s. Täniose

Hepatitis infectiosa s. Virushepatitis

Herpangina hérpo — griech. krieche; ángere — lat. beengen, würgen

Endemisch-epidemische, fäkal-oral, seltener aerogen übertragbare zyklische Infektion. Erreger Coxsackieviren (Gruppe A mit vielen Serotypen), Inkubation 3 bis 5 Tage; fieberhafter Bläschenausschlag der hinteren Mundhöhle, der Gaumenbögen, Tonsillen bzw. des Rachenraumes

Herpes tonsurans s. Trichophytie

Hirnentzündung, übertragbare s. Virusenzephalitis

Hirnhautentzündung, übertragbare Sammelbezeichnung für gehäuft auftretende „spezifische" Hirnhautentzündungen wie Leptospirenmeningitis, Virusmeningitis (s. d.), nicht für Meningokokken-Meningitis, s. d.

Hundswut s. Tollwut

I

Infektiöse Mononukleose s. Mononukleose, infektiöse

Influenza Virusgrippe, „Grippe"

inflúere — lat. hineinfließen, vírus Gift; chrip — russisch Heiserkeit

Endemisch-epidemisch-pandemische, aerogen übertragbare Lokalinfektion. Erreger Influenzaviren (Myxovirus influenzae, 3 Serotypen mit Untergruppen), Inkubation 1 bis 3 Tage;

akuter, hochfieberhafter Katarrh der Atemwege, Gefahren der Influenzapneumonie und Kreislaufschwäche, der bakteriellen Sekundärinfektionen; Letalität 1 bis 3 %. Aktive Immunisierung mit Lebend- oder Totvakzine mindert schweren Krankheitsverlauf

Interstitielle Plasmazellenpneumonie s. Pneumozystose

K

Kanikolafieber s. Leptospirose

Keratitis nummularis s. epidemische Keratokonjunktivitis

Keratokonjunktivitis, epidemische Keratoconjunctivitis epidemica, Keratitis nummularis

kéras — griech. Horn; epí auf, in; démos Volk; conjúngere — lat. verbinden, númmus Münze

Endemisch-epidemische, durch Kontakt oder aerogen übertragbare Lokalinfektion. Erreger Adenoviren (Serotyp 8), Inkubation 5 bis 10 Tage; akute follikuläre, häufig einseitige Konjunktivitis, münzenförmige Infiltration der Hornhaut und Schwellung der präaurikulären Lymphknoten

Keuchhusten Pertussis, „Stickhusten"; engl. Whooping-cough

per — lat. sehr, tússis Husten

Endemisch-epidemische, aerogen übertragbare Lokalinfektion. Erreger Keuchhustenbakterien (Bordetella pertussis), Inkubation 2 bis 3 Wochen; wochen- bis monatelanger Verlauf mit uncharakteristischem Nasen-Rachenkatarrh, typischem Husten- und Lösungs-Stadium; Gefahren der bakteriellen Sekundärinfektion und Keuchhusten-Enzephalose; Letalität im ersten Lebensjahr unbehandelt bis 25 %. Aktive Immunisierung mit abgetöteten Erregern senkt Morbidität und Letalität, verhindert nicht Infektion

Kinderlähmung, übertragbare s. Poliomyelitis

Kinder-Scherflechte s. Mikrosporie

Kleinsporenflechte s. Mikrosporie

Kolienteritis Kolidyspepsie, Dyspepsiekoli-Enteritis

kólon — griech. Darm, énteron Eingeweide, dys gestörte Funktion, pépto verdaue

Endemisch-epidemische, fäkal-oral übertragbare Lokalinfektion. Erreger Kolibakterien (Escherichia-Serotypen mit bestimmten Kapselantigenen), Inkubation 3 bis 6 Tage; fieberhafte, schwere Säuglingsdyspepsie mit Durchfall, Exsikkose, Toxikose; Letalität unbehandelt 50 %

Konjunktivitis, granuläre s. Trachom

Kopfgrind s. Favus

Körnerkrankheit s. Trachom

Koryza s. Virusschnupfen

Krätze s. Skabies

L

Lebensmittelvergiftung, bakterielle (Gastro-)Enteritis acuta, bakterielle Nahrungsmittelvergiftung, vgl. auch Salmonellenenteritis und Botulismus

gastér — griech. Bauch, énteron Eingeweide

Häufige, meist in Gruppenerkrankungen auftretende, „unspezifische" Darmintoxikation. Ursache Fäulnisbakterien (Sporenbildner, Staphylokokken, Proteus- und Pyozyaneusbakterien) und zwar enteral angreifende, in den Nahrungsmitteln nach Vermehrung und Zerfall der Bakterien entstandene Endotoxine, Inkubation 8 bis 48 Stunden; akute Magen-Darmvergiftung mit Brechdurchfall und Exsikkose; Letalität unbehandelt 1 bis 3 %

Leberentzündung, übertragbare s. Virushepatitis

Lepra Aussatz; Morbus Hansen; engl. Leprosy

lépo — griech. schäle ab; HANSEN norwegischer Arzt

Absonderungspflichtige, endemische, durch Kontakt übertragbare chronisch-zyklische Infektionskrankheit. Erreger Leprabakterien (Mycobacterium leprae), Inkubation mehrere Jahre; rezidivierender Befall von Haut und Nervengewebe, Einbruch der Erreger in die Blutbahn bedingt mit Fieberreaktionen verlaufende Retikulo-Endotheliose, jahrelanges Siechtum; Letalität vorgerückter Stadien unbehandelt 50 % und höher

Leptospirose Leptospirosis icterohaemorrhagiae, Weil'scher Ikterus; Leptospirosis canicola, Kanikolafieber; Leptospirosis grippotyphosa, Feldfieber, „Sommergrippe"

leptós — griech. dünn, spéira Windung, íkteros Pirol, háima Blut, réo fließe, týphos Qualm, Dunst, Nebel; cánis — lat. Hund; chrip — russisch Heiserkeit; WEIL estnischer Kliniker

Enzootisch-epizootische, von Tieren (meist Nager) auf Menschen durch Kontakt übertragbare zyklische Infektionskrankheit. Erreger Leptospiren (verschiedene Serogruppen mit zahlreichen Serotypen), Inkubation 1 bis 2 Wochen; akuter, bizyklisch fieberhafter Verlauf mit Hirnhautreizung (Feldfieber, Leptospirenmeningitis) und/oder Leber-Nierenentzündung (Kanikolafieber, Weil'scher Ikterus); Letalität der ikterischen Leptospirose unbehandelt 20 %, anikterisch weniger als 1 %. Aktive Immunisierung mit formolinaktivierten Erregern senkt Morbidität und Letalität

Listeriose Sir JOSEPH LISTER schottischer Chirurg

Enzootisch-epizootische, meist durch Kontakt auf Menschen übertragbare Lokal- und/oder Allgemeininfektion. Erreger Listerien (Listeria monocytogenes, 4 Serotypen), Inkubation wenige Wochen; akut fieberhafte Infektion mit uncharakteristischen lokalen (Beispiel Tonsillitis) oder septischen Erscheinungen (typhös-meningitische Meningo-Enzephalitis, grippös-pneumonische Lungenentzündung), Gefahr der transplazentaren Infektion des Feten (Metritis gravidarum — Granulomatosis infantiseptica); Letalität der septischen Formen unbehandelt 50 % und höher, der Neugeborenenlisteriose bis zu 100 %

L u e s s. Syphilis

Lymphogranuloma venereum (inguinale) Venerisches Lymphogranulom, Durand-Nicolas-Favre'sche Krankheit

lýmpha — lat. klares Wasser, gránulum Körnchen, vénus Liebesgöttin der Römer, ínguen Weichen; DURAND, NICOLAS und FAVRE französische Ärzte und Dermatologen

Behandlungspflichtige, endemisch-epidemische, durch Geschlechtsverkehr übertragbare zyklische Infektion. Erreger Lymphogranulomviren, Inkubation 1 bis 3 Wochen; Stadienablauf mit Primärkomplex, fieberhafter Generalisation und jahrelangem Siechtum durch genito-anorektales Syndrom

L y s s a s. Tollwut

M

Malaria Malaria tertiana, „Drittetagsfieber"; Malaria quartana, „Viertetagsfieber"; Malaria tropica, „Perniciosa"; Wechselfieber, „Sumpffieber"

mal — italien. Übel, ária Luft; perniciósus — lat. verderblich

Endemisch-epidemische, durch „Fiebermücken" (Gattung Anopheles) auf Menschen übertragbare zyklische Infektionskrankheit. Erreger Malariaplasmodien (3 immunologisch differente Arten, Plasmodium vivax, Pl. malariae, Pl. falciparum), Inkubation 1 bis 3 bis 6 Wochen, auch länger; akuter bis chronisch rezidivierender, mit charakteristischem Rhythmusfieber (nach Erstinfektion), Schüttelfrost und Schweißausbruch, Anämie und Milzschwellung einhergehender Verlauf; Komplikationen (Organschäden, Kreislaufversagen) bei Malaria tropica; Letalität unbehandelt Malaria tertiana und quartana 1 %, Malaria tropica 10 %. Passive Immunisierung mit Human-Gammaglobulinen schützt gegen erythrozytäre (Fieber-)Phase, mildert Krankheitsverlauf

M a l i g n e s Ö d e m s. Gasödem

M a l l e u s s. Rotz

M a l t a f i e b e r s. Brucellose

Masern Morbilli; engl. Measles

morbílli — lat. kleine Krankheit

Endemisch-epidemisch-pandemische, aerogen übertragbare zyklische Infektionskrankheit. Erreger Masernviren, Inkubation 9 bis 11 Tage; bizyklisch fieberhafter, normierter Verlauf, katarrhalisches Vorstadium, exanthematisches Hauptstadium; Gefahren bakterieller Sekundärinfektionen und der Masern-Enzephalitis, der perplazentaren Infektion mit Embryopathie. Letalität 1 bis 3 %. Passive Immunisierung mit Human-Gammaglobulin schützt vor Erkrankung, aktive Immunisierung mit Lebendimpfstoff verhindert Infektion und Erkrankung

M e n i n g i t i s, a b a k t e r i e l l e (aseptische) s. Virusmeningitis

M e n i n g i t i s e p i d e m i c a s. Meningokokken-Meningitis

M e n i n g i t i s l e p t o s p i r o s a s. Leptospirose, vgl. auch Hirnhautentzündung, übertragbare

M e n i n g i t i s s e r o s a s. Virusmeningitis

Meningokokken-Meningitis Meningitis epidemica, epidemische Genickstarre; s. auch übertragbare Hirnhautentzündung, Virusmeningitis, Virusenzephalitis

méninx — griech. Hirnhaut, kókkos Kern, Beere; epí auf, in; démos Volk

Endemisch-epidemische, aerogen übertragbare zyklische Infektionskrankheit. Erreger Meningokokken (Neisseria meningitidis, mehrere Serotypen), Inkubation 1 bis 3 Tage; akute, hochfieberhafte, eitrige Entzündung der Hirnhaut mit Nacken-Rückenstarre, Kopfschmerz oder Bewußtlosigkeit; Gefahren der Defektheilung (Verblödung); Letalität unbehandelt 50 % und höher

Mikrosporie Kleinsporenflechte, „Kinder-Scherflechte", Gruby'sche Krankheit; engl. Small-spored ringworm

mikrós — griech. klein, spóros Spore, Same; GRUBY französischer Arzt ungarischer Herkunft

Endemisch-epidemische, durch Kontakt von Tieren auf Menschen oder von Mensch zu Mensch übertragbare Lokalinfektion. Erreger Dermatophyten (Gattung Microsporum), Inkubation 1 bis 2 Wochen; chronisch verlaufende Dermatomykose vor allem der behaarten Kopfhaut bei Kindern bis zur Pubertät; Abheilung ohne Kahlkopfentstehung

Milzbrand Anthrax, Pustula maligna

ánthrax — griech. Kohle; pus — lat. Eiter, málus schlecht, gígnere erzeugen

Enzootisch-epizootische Weidekrankheit, eine durch Kontakt, Inhalation oder Nahrungsmittel auf Menschen übertragbare Lokal- und/oder Allgemeininfektion. Erreger Milzbrandbazillen (Bacillus anthracis), Inkubation 2 bis 3 Tage; Hautmilzbrand (Letalität unbehandelt 10 %), Lungenmilzbrand (Letalität 100 %), Darmmilzbrand (Letalität 50 %). Passive Immunisierung mit Milzbrandserum senkt Letalität und mildert Krankheitsverlauf

Mononukleose, infektiöse Mononucleosis infectiosa, Pfeiffer'sches Drüsenfieber, „Monozyten-Angina"

mónos — griech. allein, kýtos Zelle; núcleus — lat. Kern, infícere anstecken, verderben, „hineintun"; PFEIFFER deutscher Internist

Endemisch-epidemische, aerogen, seltener durch Kontakt übertragbare zyklische Infektionskrankheit. Erreger Mononukleoseviren, Inkubation 7 bis 10 Tage; fieberhafter Verlauf mit Leber-Milz-Lymphknotenschwellungen und peripherer Lymphomonozytose; Letalität weniger als 1 %

M o n o z y t e n - A n g i n a s. infektiöse Mononukleose, Listeriose

M o r b i l l i s. Masern

M o r b u s B a n g s. Brucellose

— H a n s e n s. Lepra

— K o c h s. Tuberkulose

— N e i s s e r s. Gonorrhoe

— P f e i f f e r s. infektiöse Mononukleose

— S c h a u d i n n s. Syphilis

— W e i l s. Leptospirose

Mumps Parotitis epidemica, „Ziegenpeter"; engl. Mumps

mumps — engl. schlechte Laune; pará — griech. neben, bei, gegen; óus Ohr, epí auf, in; démos Volk

Endemisch-epidemische, aerogen übertragbare zyklische Infektionskrankheit. Erreger Mumpsviren, Inkubation 3 Wochen; fieberhafter Verlauf mit Zeichen der Parotitis, häufig Meningitis, seltener Orchitis; Gefahren der perplazentaren Infektion des Embryos, der Mumps-Enzephalitis, der Sterilität. Passive Immunisierung mit Mumps-Human-Gammaglobulin schützt vor Erkrankung und Embryopathie

M u s k e l k a t e r k r a n k h e i t s. Pleurodynie

M y o s i t i s e p i d e m i c a s. Pleurodynie

N

N a h r u n g s m i t t e l v e r g i f t u n g , b a k t e r i e l l e s. Lebensmittelvergiftung

N e g e r p o c k e n s. Alastrim

O

O e d e m a m a l i g n u m s. Gasödem

O r n i t h o s e s. Psittakose-Ornithose

P

P a p a g e i e n k r a n k h e i t s. Psittakose-Ornithose

Paratyphus pará — griech. neben, bei, gegen; týphos Qualm, Dunst, Nebel: „Umnebelung der Sinne"

Hospitalisierungspflichtige, endemisch-epidemische, fäkal-oral übertragbare zyklische Infektionskrankheit. Erreger Paratyphusbakterien (Salmonella paratyphi A, B, C; differente Serotypen), Inkubation 1 bis 2 Wochen; abgeschwächter Typhusverlauf mit Fieber, Milzschwellung, Roseolen, Darmerscheinungen; Letalität unbehandelt 5 %, 5 % Dauerausscheider

P a r o t i t i s e p i d e m i c a s. Mumps

Pedikulose Verlausung; engl. Lousiness

pedículus — lat. kleiner Fuß

Endemisch-epidemische, durch Kontakt von Mensch zu Mensch übertragbare Ektoparasitose. „Erreger" Menschenläuse (2 Arten, Pediculus capitis und Ped. corporis), „Inkubation" 2 bis 3 Wochen (Entwicklungsdauer Ei — geschlechtsreife Laus); Hautreizung, Jucken, auch Quaddelbildung und Hautverfärbung; Gefahren der bakteriellen Sekundärinfektion; Übertragung des epidemischen Fleckfiebers und Rückfallfiebers

P e r t u s s i s s. Keuchhusten

Pest Pestis orientalis; engl. Plague

péstis, pestiléntia — lat. Seuche, Pest; oríri entstehen

Hospitalisierungspflichtige, enzootisch-epizootisch-panzootische, auf Menschen durch Rattenflöhe oder aerogen von Mensch zu Mensch übertragbare Lokal- und/oder Allgemeininfektion. Erreger Pestbakterien (Pasteurella pestis), Inkubation 2 bis 5 Tage; hochfieberhafter, schwerer Krankheitsverlauf, Bubonenpest Letalität unbehandelt 50 % und höher, Lungenpest 100 %. Aktive Immunisierung mit avirulenter Lebendvakzine senkt Morbidität und Letalität, mindert Infektionshäufigkeit

P f e i f f e r ' s c h e s D r ü s e n f i e b e r s. infektiöse Mononukleose

P h a r y n g i t i s , a b a k t e r i e l l e s. Virusschnupfen

P h a r y n g o k o n j u n k t i v a l f i e b e r s. Virusschnupfen

Pleurodynie Myositis epidemica, Bornholmer Krankheit, „Muskelkaterkrankheit"

pleurá — griech. Seite, Rippe; odýne Schmerz, mys Muskel, epí auf, in; démos Volk

Endemisch-epidemische, fäkal-oral übertragbare zyklische Infektion. Erreger Coxsackieviren (Serogruppe B, mehrere Serotypen), Inkubation 3 bis 5 Tage; akut fieberhafter, mit schmerzhaften Muskelentzündungen vor allem im thorako-abdominalen Bereich einhergehender Krankheitsverlauf; Letalität weniger als 1 %

P n e u m o n i e , a t y p i s c h e s. Viruspneumonie, vgl. Influenza, Psittakose-Ornithose, Q-Fieber

Pneumozystose Interstitielle Plasmazellen-Pneumonie

pnéumon — griech. Lunge, kýstis Blase, plásma Gebilde, kýtos Zelle; interstítium — lat. Zwischenraum

Enzootisch-epizootische, aerogen von Tieren auf Menschen übertragbare Lokalinfektion. Erreger Pneumozysten (Pneumocystis carinii), Inkubation 2 bis 6 Wochen; schwere, meist fieberfreie (!), mit Zeichen hochgradiger Atemnot verlaufende Pneumonie des ersten Trimenons; Letalität 50 % und höher

Pocken Variola major, Blattern; engl. Smallpox

várus — lat. Fleck, Bläschen; májor — lat. größer

Hospitalisierungspflichtige, endemisch-epidemische, aerogen, seltener durch Kontakt übertragbare zyklische Infektionskrankheit. Erreger Pockenviren (Poxvirus variolae), Inkubation 12 bis 14 Tage; bizyklisch fieberhafter, normierter Verlauf, Initial- und Exanthemstadium (Eruption — Suppuration — Exsikkation), Abheilung mit Narbenbildung; Letalität bis 30 % und höher. Aktive Immunisierung mit Vakzineviren senkt Infektionshäufigkeit, Morbidität und Letalität

Poliomyelitis Übertragbare Kinderlähmung, Heine-Medin'sche Krankheit

poliós — griech. grau, myelós Mark; HEINE deutscher Orthopäde, MEDIN schwedischer Arzt

Hospitalisierungspflichtige, endemisch-epidemisch-pandemische, fäkal-oral übertragbare zyklische Infektionskrankheit. Erreger Polioviren (Serotypen I, II, III), Inkubation 10 bis 14 Tage; biphasisch fieberhafter Verlauf, uncharakteristischer Katarrh der oberen Luft- oder der Verdauungswege mit (seltenem) hämatogenem Befall des ZNS (Meningismus, schlaffe Lähmungen); Letalität der paralytischen Form 10 %. Aktive Immunisierung mit parenteraler Totvakzine schützt vor paralytischem Verlauf, mit oraler Lebendvakzine vor Infektion und Erkrankung

Psittakose-Ornithose Papageienkrankheit, Vogelkrankheit; engl. Parrot fever

psittakós — griech. Sittich, Papagei; órnis Vogel

Enzootisch-epizootische Infektion der Papageien und anderer Vögel, eine aerogen oder durch Kontakt auf Menschen übertragbare zyklische Infektionskrankheit. Erreger Psittakose-Ornithoseviren, Inkubation 1 bis 2 Wochen; hochfieberhafter, influenzaähnlicher Verlauf mit Lungenbefall; Letalität der Psittakose unbehandelt 20 %, der Ornithose 10 %

Puerperalfieber Febris puerperalis, Kindbettfieber, Wochenbettfieber; engl. Childbed fever

fébris — lat. Fieber, púer Kind, párere gebären

Endemische, durch Kontakt übertragbare septische Erkrankung der Wöchnerin. Erreger meist Streptokokken (Streptococcus pyogenes, Gruppe A, viele Serotypen; anaerobe Streptokokken), seltener Staphylokokken (Staphylococcus aureus), Kolibakterien, Gasödembazillen; Inkubation 1 bis 3 Tage; meist nach Fehlgeburt („septischer Abort"), selten nach regulärer Geburt auftretende Genitalinfektion mit septischem Verlauf; Letalität unbehandelt 50 % und höher

Pustula maligna s. Milzbrand

Q

Q-Fieber Q — „Query" — engl. Fragezeichen, oder „Queensland" (Australien), wo Erreger entdeckt wurde

Enzootisch-epizootische, aerogen oder durch Kontakt auf Menschen übertragbare zyklische Pneumorickettsiose. Erreger Q-Fieber-Rickettsien (Coxiella burneti), Inkubation 10 bis 14 Tage; fieberhafter, influenzaartiger Verlauf mit atypischer Pneumonie; Letalität unbehandelt 1 bis 3 %

R

Rabies s. Tollwut

Rhinitis acuta s. Virusschnupfen

Rickettsiose RICKETTS amerikanischer Arzt s. Fleckfieber, Q-Fieber

Röteln Rubeola, Rubeolen; engl. German measles

rubéola — lat. Röteln

Endemisch-epidemische, aerogen übertragbare zyklische Infektion. Erreger Rötelnviren, Inkubation 14 bis 18 Tage; bizyklisch fieberhafter Verlauf, Systemerkrankung der lymphatischen Organe mit Exanthem; Gefahr der perplazentaren Infektion, Röteln-Embryopathie. Passive Immunisierung mit Gammaglobulinen schützt vor Erkrankung und Embryopathie

Rotz Malleus, „Wurm"; engl. Glanders

mális — griech. Rotz; málleus — lat. Hammer

Enzootische Krankheit der Einhufer, eine durch Kontakt auf Menschen übertragbare Lokal- und/oder Allgemeininfektion. Erreger Rotzbakterien (Actinobacillus mallei), Inkubation 3 bis 5 Tage; hochfieberhafte Knötchen- und Geschwürsbildung mit Abszedierung, an Händen oder im Gesicht und Nasen-Rachenraum, septische Metastasen; Letalität von chronischem Rotz unbehandelt 50 %, von akutem Rotz 100 %

Rubeola, Rubeolen s. Röteln

Rückfallfieber Febris recurrens, „Rückfalltyphus"; engl. Relapsing fever

fébris — lat. Fieber, recúrrere wiederkehren; týphos — griech. Qualm, Dunst, Nebel: „Umnebelung der Sinne"

Hospitalisierungspflichtige, epidemische, durch Kleiderläuse von Mensch zu Mensch übertragbare zyklische Infektionskrankheit. Erreger Rückfallfieber-Borrelien (Borrelia recurrentis, endemische Abarten in warmen Ländern — Übertragung von Tieren auf Menschen durch Zecken), Inkubation 5 bis 7 Tage; wiederkehrende Fieberzyklen mit Milztumor, Gefährdung des Kreislaufs; Letalität unbehandelt 10 %

Ruhr s. Amöbenruhr, Bakterienruhr

S

Salmonellenenteritis Enteritis infectiosa, „Fleischvergiftung", bakterielle Lebensmittelvergiftung, s. d.

énteron — griech. Eingeweide; infícere — lat. anstecken, verderben, „hineintun"; SALMON amerikanischer Bakteriologe

In Gruppenerkrankungen auftretende, „spezifische" Darminfektion mit Darmintoxikation. Erreger tierische Salmonellen (Gattung Salmonella, verschiedene Serogruppen mit zahllosen Serotypen), enteraler Angriff der in Nahrungsmitteln nach Vermehrung und Zerfall der Bakterien präformierten Endotoxine, Inkubation 8 bis 48 Stunden; akut fieberhafter, mit Brechdurchfall, Exsikkose und Kreislaufreaktionen einhergehender Krankheitsverlauf; Letalität unbehandelt bis 5 %

Salmonellose s. Typhus, Paratyphus, Salmonellenenteritis

Scarlatina s. Scharlach

Scharlach Scarlatina, engl. Scarlet fever

scarlátum — lat. hellrote Farbe

Endemisch-epidemische, meist aerogen übertragbare zyklische Infektionskrankheit. Erreger Scharlach-Streptokokken (Streptococcus scarlatinae, Gruppe A, viele Serotypen), Inkubation 3 bis 6 Tage; akuter Verlauf mit Fieber, Angina und Exanthem; Gefahren der pyogenen Komplikationen und Nachkrankheiten; Letalität unbehandelt 1 %

Scherpilzflechte s. Trichophytie

Schwarzes Erbrechen s. Gelbfieber

Shigellose s. Bakterienruhr

Skabies Krätze; engl. Itch

scábere — lat. kratzen

Endemisch-epidemische, durch Kontakt von Mensch zu Mensch übertragbare Hautparasitose. Erreger Krätzmilben (Sarcoptes scabiei), „Inkubation" (Entwicklung Ei — geschlechtsreife Milbe) 17 Tage; Milbengänge in der Oberhaut an Prädilektionsstellen, Hautjucken

Sommergrippe s. Leptospirose

Sumpffieber s. Malaria

Syphilis Lues venerea, Harter Schanker, Morbus Schaudinn

sýphlis nósos — griech. befleckende Krankheit, lýo löse auf; vénus — lat. Liebesgöttin; SCHAUDINN deutscher Protozoenforscher

Behandlungspflichtige, pandemische, durch Geschlechtsverkehr übertragbare chronisch-zyklische Infektionskrankheit. Erreger Syphilisspirochäten (Treponema pallidum), Inkubation 3 Wochen; Früh- und Spätstadien mit jahre- bis jahrzehntelangen latenten Intervallen, häufiger Befall des Herzgefäß- oder Zentralnervensystems; Gefahr der perplazentaren Infektion des Feten (Lues connata); Letalität vorgerückter Stadien unbehandelt 50 %

T

Täniose Taeniasis, Bandwurmbefall

táenia — lat. Band

Endemisch-epidemische, von Tieren auf Menschen durch finniges Fleisch übertragbare Darmparasitose (Helminthose). „Erreger" Bandwürmer (3 Zestoden-Arten, Taenia saginata, Taenia solium, Diphyllobothrium latum), „Inkubation" (Entwicklung Finne — geschlechtsreifer Wurm) 4 bis 8 bis 12 Wochen; Magen-Darmerscheinungen, Gewichtsverlust, auch nervöse Symptome, besonders bei Kindern; Gefahr der Bandwurmanämie durch Fischbandwürmer

Tetanus Wundstarrkrampf

tétanos — griech. Spannung

Nichtansteckende, auf Kriegsschauplätzen epidemische schwere Wundinfektion. Erreger Tetanusbazillen (Clostridium tetani, verschiedene Serotypen, einheitliches Neurotoxin), Inkubation 3 Tage bis 3 Wochen; von einer Lokalinfektion ausgehende Vergiftung des ZNS, Trismus, tonische Muskelstarre, klonische Krampfanfälle; Letalität unbehandelt 50 % und höher. Passive Immunisierung mit Tetanusserum (plus chirurgische Maßnahmen) senkt Letalität; aktive Immunisierung mit Tetanus-Formoltoxoid schützt gegen Erkrankung, verhindert nicht Infektion

Tollwut Lyssa, Rabies, Hundswut

lýssa — griech. Wölfin; rábies — lat. Wut

Hospitalisierungspflichtige, enzootisch-epizootisch-panzootische, durch Kontakt von Tieren auf Menschen übertragbare zyklische Infektionskrankheit. Erreger Tollwutviren, Inkubation 1 bis 3 Monate, auch länger; kurzwährende fieberhafte Enzephalitis mit Erregungszuständen (z. B. Hydrophobie), dann Lähmungen; Letalität 100 %. Vakzinetherapie mit abgetötetem Tollwuthirn-Impfstoff, auch kombiniert mit passiver Immunisierung (Anti-Tollwutserum), schützt vor Erkrankung

Toxoplasmose tóxon — griech. Bogen, plásma Gebilde

Enzootisch-epizootische, meist durch Kontakt von Tieren auf Menschen übertragbare zyklische Infektion. Erreger Toxoplasmen (Toxoplasma gondii), Inkubation mehrere Wochen; fieberhafte, akut-subakut verlaufende lymphonoduläre oder pneumonische Formen; Gefahr der perplazentaren Infektion des Feten mit zerebralen Dauerfolgen (pränatale Toxoplasmose); Letalität der viszeralen Toxoplasmose unbehandelt 20 %, der zerebralen (pränatalen) Toxoplasmose höher

Trachom Conjunctivitis granulosa, Körnerkrankheit, „ägyptische Augenkrankheit"

trachýs — griech. rauh; conjúngere — lat. verbinden, gránulum Korn

Endemisch-epidemische, durch Kontakt übertragbare Lokalinfektion. Erreger Trachomviren, Inkubation 5 bis 10 Tage; mit Körnchenbildung der Bindehaut des Oberlides, Hornhauttrübung und Vernarbung verlaufende chronische Konjunktivitis; Gefahren der Sekundärinfektionen durch Eitererreger und der Erblindung

Trichinose thrix — griech. Haar

Enzootisch-epizootische, durch trichinenhaltiges Fleisch auf Menschen übertragbare zyklische Wurminfektion. Erreger Trichinen (Trichinella spiralis), Inkubation bis zu 1 Woche; fieberhafter akuter Beginn mit Brechdurchfall (Darmtrichinose), später heftige Muskelschmerzen, gegebenenfalls Schluck- und Atemstörungen (Muskeltrichinose); Letalität ausgeprägter Fälle bis 50 %

Trichophytie Herpes tonsurans, „Scherpilzflechte"; engl. Ringworm

thrix — griech. Haar, phytón Pflanze, hérpo krieche; tóndere — lat. scheren

Endemisch-epidemische, durch Kontakt von Tieren auf Menschen oder von Mensch zu Mensch übertragbare Lokalinfektion. Erreger Dermatophyten (Gattung Trichophyton), Inkubation wenige Wochen; chronische Dermatomykose der Haut, Haare und/oder Nägel mit oberflächlichen oder tiefen Krankheitsherden, dann auch Entzündung und Eiterung

Tripper s. Gonorrhoe

Tuberkulose Morbus Koch

tubérculum — lat. Knötchen: „Knötchenkrankheit"; ROBERT KOCH Arzt und Bakteriologe

Epidemisch-pandemische, aerogen oder durch Milch übertragbare chronisch-zyklische Infektionskrankheit. Erreger Tuberkelbakterien (Mycobacterium tuberculosis, Mycobact. bovis, selten Mycobact. avium oder „atypische" Mykobakterien), Inkubation 4 bis 6 Wochen; fieberhafter schubweiser Befall vor allem der Lungen, jahre- bis jahrzehntelanger, zur Aufzehrung führender Verlauf; Letalität der vorgerückten Stadien unbehandelt 50 % und höher. Aktive Immunisierung mit avirulenter BCG-Lebendvakzine schützt vor Minimalinfekten, mildert Krankheitsverlauf und senkt Letalität

Tularämie „Hasenpest"; engl. Rabbit disease

Tulare — Gebiet in Kalifornien; háima — griech. Blut

Enzootisch-epizootische, durch Kontakt, aerogen oder Nahrungsmittel auf Menschen übertragbare Lokal- und/oder Allgemeininfektion. Erreger Tularämiebakterien (Pasteurella tularensis), Inkubation 2 bis 5Tage; lokale „äußere Form" (Geschwür und Lymphknotenschwellung), typhöse hochfieberhafte „innere Form"; Letalität unbehandelt 1 bis 5 %. Aktive Immunisierung mit avirulenter Lebendvakzine schützt gegen Infektion und Erkrankung

Typhus Typhus abdominalis, Bauchtyphus, Unterleibstyphus; engl. Typhoid fever

týphos — griech. Qualm, Dunst, Nebel: „Umnebelung der Sinne"; abdómen — lat. Unterleib

Hospitalisierungspflichtige, endemisch-epidemische, fäkal-oral übertragbare zyklische Infektionskrankheit. Erreger Typhusbakterien (Salmonella typhosa, zahlreiche Lysotypen), Inkubation 2 bis 3 Wochen; typische Fieberkurve (Anstieg — Gipfel — Abfall), Milzschwellung, Roseolen, Darmerscheinungen; Letalität unbehandelt 10 % oder höher, 5 % Dauerausscheider. Aktive Immunisierung mit abgetöteten Erregern senkt Letalität und mildert Krankheitsverlauf, verhindert nicht Infektion

U

Ulcus molle Weicher Schanker; engl. Soft sore

úlcus — lat. Geschwür, móllis weich

Behandlungspflichtige, endemische, durch Geschlechtsverkehr übertragbare Lokalinfektion. Erreger Streptobakterien (Haemophilus ducreyi), Inkubation 1 bis 2 Tage (Frauen auch viele Wochen); eitrig-geschwüriger Prozeß mit lokaler Lymphknotenentzündung; Spontanheilung

Unterleibstyphus s. Typhus

V

Varicella s. Windpocken

Variola major s. Pocken

Variola minor s. Alastrim

Variolois varíola — lat. kleiner Fleck

Hospitalisierungspflichtige, aerogen übertragbare, infolge Teilimmunität nach Pockenimpfung mild verlaufende zyklische Infektionskrankheit. Erreger Pockenviren (Poxvirus variolae), Inkubation 8 bis 18 Tage; Letalität bis 5 %

Varizellen s. Windpocken

Venerisches Lymphogranulom s. Lymphogranuloma venereum

Verlausung s. Pedikulose

Virusenzephalitis Übertragbare Gehirnentzündung

vírus — lat. Gift; enképhalos — griech. Gehirn

Endemisch-epidemische, von Tieren auf Menschen durch Arthropoden (Mücken, Zecken) übertragbare zyklische Infektionskrankheit. Erreger Arboviren (Enzephalitisviren, serologische Gruppen A und B mit verschiedenen Serotypen, vor allem in warmen Ländern), Inkubation wenige Tage bis Wochen; hochfieberhafter biphasischer Verlauf mit Enzephalitis (Schlafsucht — Krämpfe — Lähmungen) und postenzephalitischen Dauerfolgen; Letalität 30 % und höher. Aktive Immunisierung mit Formol-Totvakzinen schützt vor ZNS-Befall

Virusgrippe s. Influenza

Virushepatitis Hepatitis infectiosa, übertragbare Leberentzündung, „epidemische Gelbsucht"

hépar — lat. Leber, infícere anstecken, verderben, „hineintun"

Endemisch-epidemisch-pandemische, fäkal-oral übertragbare zyklische Infektionskrankheit. Erreger Hepatitisviren (Hepatitisvirus A), Inkubation 2 bis 6 Wochen; akut fieberhafter, bizyklischer Verlauf, uncharakteristische Magen-Darmerscheinungen, dann Zeichen der

Leberentzündung mit oder ohne (!) Ikterus; Gefahren der akuten Lebernekrose, der chronischen Hepatitis und Leberzirrhose, der perplazentaren Infektion des Embryos (Embryopathie), der parenteralen Übertragung durch Blut- und Plasmakonserven; Letalität der akuten Hepatitis 0,2 %. Passive Immunisierung mit Gammaglobulinen schützt vor Erkrankung und verhindert Embryopathie

Virusmeningitis Meningitis serosa, abakterielle („aseptische") Meningitis, vgl. übertragbare Hirnhautentzündung und Meningokokken-Meningitis

vírus — lat. Gift, sérum Blutwasser; méninx — griech. Hirnhaut; alpha privativum (alpha erster griechischer Buchstabe) — baktería Stab: „nichtbakteriell"; sépsis Fäulnis: „fehlende Fäulnis"

In Gruppenerkrankungen auftretende, je nach Erregern fäkal-oral, durch Kontakt (Beispiel Arthropoden) oder aerogen übertragbare zyklische Infektion. Vielfältige virale Ätiologie (Enteroviren, Arboviren, Choriomeningitisviren), Inkubation wenige Tage bis Wochen; akuter hochfieberhafter, bizyklischer Verlauf, Nacken-Rückenstarre, Kopfschmerz oder Bewußtseinstrübung; Letalität 1 %, bei ZNS-Befall höher (Meningo-Myelo-Enzephalitis), vgl. Virusenzephalitis. Wirksame aktive Immunisierungen gegen Poliomyelitis (s. d.) und bestimmte Arbovirosen

V i r u s p n e u m o n i e s. Influenza, Psittakose-Ornithose, Q-Fieber

Virusschnupfen Rhinitis (Rhinopharyngitis) acuta, Koryza, abakterielle Pharyngitis, Pharyngokonjunktivalfieber, „Erkältungskrankheit"; engl. Respiratory illness, acute respiratory disease, common cold

rhis — griech. Nase, phárynx Schlund; alpha privativum (alpha erster griechischer Buchstabe) — baktería Stab: „nichtbakteriell"; kóryza Schnupfen; conjúngere — lat. verbinden

Endemisch-epidemische, aerogen, seltener durch Kontakt übertragbare Lokalinfektion. Erreger „Erkältungsviren" (nichtverwandte Gruppen mit zahllosen Serotypen, Beispiel Parainfluenzaviren, Rhinoviren, Adenoviren), Inkubation wenige Stunden bis Tage; leicht fieberhafter, akuter Verlauf, Nasen-Rachenkatarrh, auch Bindehautentzündung; Gefahren bakterieller Sekundärinfektionen durch Eitererreger und des Fokalgeschehens

V o g e l k r a n k h e i t s. Psittakose-Ornithose

W

W a s s e r p o c k e n s. Windpocken

W e c h s e l f i e b e r s. Malaria

W e i c h e r S c h a n k e r s. Ulcus molle

W e i l ' s c h e r I k t e r u s s. Leptospirose

W e i ß e P o c k e n s. Alastrim

Windpocken Varicella, Varizellen, „Wasserpocken"; engl. Chicken-pox

varicélla — lat. Knötchen

Endemisch-epidemische, aerogen übertragbare zyklische Infektionskrankheit. Erreger Windpockenviren (Varizellen-Zoster-Viren), Inkubation 2 bis 3 Wochen; leicht fieberhafter Verlauf, papulo-vesikulöses Exanthem, Abheilung ohne Narben; Gefahren bakterieller Sekundärinfektionen, der (seltenen) Meningo-Enzephalitis, der perplazentaren Infektion (Windpocken-Embryopathie); Letalität weniger als 1 %. Passive Immunisierung mit Gammaglobulinen schützt gegen Embryopathie

W u n d r o s e s. Erysipel

W u n d s t a r r k r a m p f s. Tetanus

W u r s t v e r g i f t u n g s. Botulismus

Z

Z i e g e n p e t e r s. Mumps

Bibliographie

BERGER, U.: Mikrobiologie der Mundhöhle. Urban & Schwarzenberg-Verlag, München–Berlin 1955

BERGEY's Manual of Determinative Bacteriology. Seventh Edition, The Williams and Wilkins Company, Baltimore 1957

BERGMANN, G. v., W. FREY und H. SCHWIECK: Handbuch der Inneren Medizin. Band I, Teil 1 + 2, 4. Aufl. Springer-Verlag, Berlin—Göttingen—Heidelberg, 1952

BIELING, R. und O. GSELL: Die Viruskrankheiten des Menschen. 6. Aufl. J. A. Barth-Verlag, Leipzig 1964

BRANDIS, H.: Die Anwendung von Phagen in der bakteriologischen Diagnostik mit besonderer Berücksichtigung der Typisierung von Typhus- und Paratyphus B-Bakterien sowie Staphylokokken. Ergebnisse der Mikrobiologie, Immunitätsforschung und experimentellen Therapie **30**, 96–159, 1957

BRUMPT, E. und M. NEVEU-LEMAIRE: Praktischer Leitfaden der Parasitologie des Menschen. 2. Aufl. Springer-Verlag, Berlin–Göttingen–Heidelberg 1951

Bundesgesetzblatt I, Nr. 41, S. 700, 1953: Gesetz zur Bekämpfung der Geschlechtskrankheiten vom 23. 7. 1953

Bundesgesetzblatt I, Nr. 53, S. 1012, 1961: Gesetz zur Verhütung und Bekämpfung übertragbarer Krankheiten beim Menschen vom 18. 7. 1961

DENNIG, H.: Lehrbuch der Inneren Medizin. 3. Aufl. VEB Georg Thieme-Verlag, Leipzig 1954

DOCUMENTA GEIGY: Wissenschaftliche Tabellen, 6. Aufl. J. R. Geigy A. G., Basel 1960

FIORIOLI, W. und O. LEDERMAIR: Tabellarium der Infektionskrankheiten. Urban und Schwarzenberg-Verlag, München–Berlin 1955

FLAMM, H.: Die Pathogenese der pränatalen Infektionen. Bibliotheca microbiologica **1**, 3—8, 1960

FRÁGNER, P.: Parasitische Pilze beim Menschen. Verlag der tschechoslowakischen Akademie der Wissenschaften, Prag 1958

Gesetzblatt der DDR II, Nr. 17, S. 85, 1961: Verordnung zur Verhütung und Bekämpfung der Geschlechtskrankheiten vom 23. 2. 1961

Gesetzblatt der DDR II, Nr. 80, S. 509, 1961: Verordnung zur Verhütung und Bekämpfung der Tuberkulose vom 26. 10. 1961

Gesetzblatt der DDR I, Nr. 3, S. 29, 1966: Gesetz zur Verhütung und Bekämpfung übertragbarer Krankheiten beim Menschen vom 20. 12. 1965

Gesundheitskommission der Deutschen Gesellschaft für die Vereinten Nationen. Poliomyelitis. Epidemiologie, Klinik, Virus und Virusnachweis, Immunität und Bekämpfung. Georg Thieme-Verlag, Stuttgart 1956

GUNDEL, M.: Die ansteckenden Krankheiten. 4. Aufl. Georg Thieme-Verlag, Stuttgart 1955

HAAGEN, E.: Viruskrankheiten des Menschen, Lieferung 1-15. Dr. Dietrich-Steinkopff-Verlag, Darmstadt 1962/1966

HALLMANN, L.: Bakteriologie und Serologie. 3. Aufl. Georg Thieme-Verlag, Stuttgart 1961

HAWKER, L. E., A. H. LINTON, B. F. FOLKES und M. J. CARLILE: Einführung in die Biologie der Mikroorganismen. Georg Thieme-Verlag, Stuttgart 1962

HENNEBERG, G. und H. KÖHLER, Praktikum der Virusdiagnostik. Gustav Fischer-Verlag, Stuttgart 1961

HERRLICH, A.: Handbuch der Schutzimpfungen. Springer-Verlag, Berlin–Heidelberg–New York 1965

HÖRING, F. O.: Klinische Infektionslehre. 3. Aufl. Springer-Verlag, Berlin–Göttingen–Heidelberg 1962

Internationale Gesundheitsvorschriften: WHO-Vorschriften Nr. 2 vom 25. 5. 1951

JAWETZ, E., J. L. MELNICK und E. A. ADELBERG: Medizinische Mikrobiologie. Springer-Verlag, Berlin–Göttingen–Heidelberg 1963

JíROVEC, O.: Parasitologie für Ärzte. VEB Gustav Fischer-Verlag, Jena 1960

KAUFFMANN, F.: Das Kauffmann-White-Schema. Ergebnisse der Mikrobiologie, Immunitätsforschung und Experimentellen Therapie **30**, 160–216, 1957

KÖHLER, W.: Die Serologie des Rheumatismus und der Streptokokkeninfektionen. Beiträge zur Hygiene und Epidemiologie. 2. Aufl. Heft 9, 1959, J. A. Barth-Verlag, Leipzig

KÖHLER, W. und H. MOCHMANN: Grundriß der Medizinischen Mikrobiologie. 2. Aufl. VEB Gustav Fischer-Verlag, Jena 1964

KOLLE, W. und H. HETSCH/H. SCHLOSSBERGER: Experimentelle Bakteriologie und Infektionskrankheiten. 11. Aufl. 1952. Arbeitsgemeinschaft Medizinischer Verlage, GmbH, Berlin

MEYER, W.: Die Staphylokokkenerkrankungen des Menschen. Beiträge zur Hygiene und Epidemiologie, Heft 15, 1962. J. A. Barth-Verlag, Leipzig

MÜLLER, R.: Medizinische Mikrobiologie. 4. Aufl. Urban und Schwarzenberg-Verlag, München–Berlin 1950

OCKLITZ, H.-W., H. H. SCHMITZ und E. F. SCHMIDT: Die Säuglings- und Kinderstation. J. A. Barth-Verlag, Leipzig 1964

OPITZ, H. und F. SCHMID: Handbuch der Kinderheilkunde. 5. Band: Infektionskrankheiten. Springer-Verlag, Berlin–Göttingen–Heidelberg 1963

POLEMANN, G., T. WEGMANN und A. STAMMLER: Klinik und Therapie der Pilzkrankheiten. Georg Thieme-Verlag, Stuttgart 1961

Proceedings of the World Forum on Syphilis and other Treponematoses. U. S. Government Printing Office, Washington, D. C. 1964

PSCHYREMBEL, W.: Praktische Gynäkologie. Walter de Gruyter-Verlag, Berlin 1964

REPLOH, H. und H. J. OTTE: Lehrbuch der Medizinischen Mikrobiologie. 2. Aufl. Gustav Fischer-Verlag, Stuttgart 1965

SEDLÁK, J. und H. RISCHE: Enterobacteriaceae-Infektionen. VEB Georg Thieme-Verlag, Leipzig 1961

SEELIGER, H. P. R.: Geographische Verbreitung der Shiga-Kruse-Dysenterie (Bakterienruhr durch Shigella dysenteriae) im Rahmen der bakteriellen Ruhrerkrankungen in Europa 1900 bis 1950. In: Weltseuchenatlas, herausgegeben von E. Rodenwaldt, Falk-Verlag, Hamburg 1952

SEELIGER, H. P. R.: Die Laboratoriumsdiagnose der Bakterienruhr. Beiträge zur Hygiene und Epidemiologie, Heft 6, 1953. J. A. Barth-Verlag, Leipzig

SEELIGER, H. P. R.: Listeriose. Beiträge zur Hygiene und Epidemiologie, 2. Aufl., Heft 8, 1958. J. A. Barth-Verlag, Leipzig

SEIDEL, G.: Die aeroben Sporenbildner unter besonderer Berücksichtigung des Milzbrandbazillus. Beiträge zur Hygiene und Epidemiologie, Heft 17, 1962. J. A. Barth-Verlag, Leipzig

VIVELL, O.: Fortschritte der virologischen Erforschung der Respirationstrakterkrankungen. Behringwerk-Mitteilungen Heft 38, S. 76–108, 1960

WILDFÜHR, G.: Medizinische Mikrobiologie, Immunologie und Epidemiologie. Band I und II. VEB Georg Thieme-Verlag, Leipzig 1959/1961

WILLIS, A. T.: Anaerobic bacteriology in clinical medicine. Second Edition, Butterworths, London, 1964

WINKLE, S.: Mikrobiologische und serologische Diagnostik. 2. Aufl. Gustav Fischer-Verlag, Stuttgart 1955

World Health Organization Technical Report Series Nr. 262, 1963: Expert Committee on gonococcal infection

World Health Organization Techn. Rep. Ser. No. 272, 1964: Malaria. Tenth report

World Health Organization Techn. Rep. Ser. Nr. 315, 1965: Immunology and parasitic diseases

Namenregister

Sachregister

E

F

G

L

M

FSC
www.fsc.org
MIX
Papier | Fördert
gute Waldnutzung
FSC® C083411

Kolibri 360 GmbH
Ferdinand-Jühlke-Straße 7
99095 Erfurt, Deutschland
produktsicherheit@kolibri360.de